JN203720

癌診療指針のための

病理診断プラクティス

内分泌腫瘍 甲状腺，副腎

総編集 **青笹克之**
大阪大学名誉教授

専門編集 **長沼　廣**　　　**笹野公伸**
仙台赤十字病院病理診断科　　東北大学医学部病理診断学分野

中山書店

刊行にあたって

　腫瘍および類縁疾患の診断において，病理診断はつねに中心的な位置を占める．近年の病理診断技法の進歩と専門的な知識の集積はめざましい．一方，画像医学の進歩は病態の精緻な把握を可能としてきた．加えて分子レベルでの腫瘍の特性解析は個々の患者への適切な治療法の選択へと道を拓きつつある．このような状況において，腫瘍医療に携わる臨床医の最低限知るべき病理診断に関する知識と病理医が知るべき最先端治療の情報は飛躍的に増加してきている．

　昨今，腫瘍の病理形態，画像所見，分子レベルでの異常などを総合した治療方針の決定が強く求められており，もちろん現場サイドにおいても診断から治療への有機的な連携への期待が高まっている．このため病理医，臨床医ともに診断・治療の流れのなかでの両者の役割を相互に理解することが必要となる．いいかえれば，診断と治療の最新の進歩と限界を臨床医と病理医の双方が熟知していることが求められているのである．

　今般の企画は，癌の診断・治療の第一線にある病理医・臨床医にむけて腫瘍の病理診断の実際的かつスタンダードな知識を提供することを目的としている．このため，本シリーズでは各臓器ごとに「病理診断の流れとポイント」を概説した後に，診断に際して必要とされる「基本的知識」を簡明かつ総説的に示した．個々の疾患の診断についてのセッションでは写真とシェーマを豊富に用いて治療方針の決定に役立つ「診断のポイント」と「鑑別診断のフローチャート」を示した．また，日常業務の現場での使いやすさを考え，説明の文章は箇条書きとして簡明にした．編集は各臓器癌の病理診断の第一線で活躍している病理医にお願いし，執筆は病理医と腫瘍臨床の現場で実績のある外科，内科，放射線科医に加わって頂き，腫瘍の病理診断から治療までの一連の流れが理解できるように努めた．

　本書が腫瘍医療に携わる臨床医と病理医を中心とした関係者に広く活用されることを期待している．

2010 年 11 月

大阪大学大学院医学系研究科
病態病理学教室教授
青笹克之

■ ■ 序 ■ ■

　内分泌疾患は多彩な臨床症状を示すため，診断に苦慮することがある．血清学的検査が診断の第一歩であるが，画像診断による病変部同定も重要である．近年，超音波，CT，MRI などの機器の精度が向上し，非侵襲的に微小な病変を発見，診断することができるようになってきた．機器の進歩により健診等で偶発的に発見される内分泌腫瘍も多くなっている．そのため，甲状腺では微小病変を含めて，多彩な腫瘍の病理診断，副甲状腺や副腎皮質では過形成，腺腫，癌の鑑別診断，副腎髄質腫瘍の良悪性の鑑別診断が求められる．

　甲状腺疾患は女性に多いため，乳癌健診で発見されることも多い．最近では微小な病変が多数発見され，細胞診により診断が比較的容易になっている．そのなかで手術適応が考えられ，かつ明らかな癌でも経過観察をする症例もある．欧米では癌と診断されると甲状腺全摘，術後照射など過大な治療がされていた．しかし，最新の WHO 分類では新たな疾患概念が提唱され，境界悪性腫瘍，低悪性度腫瘍を分類し，過大治療にならないようにしている．

　副腎疾患においては，測定感度が高い検査で微量でも血清ホルモンの異常が見つかり，サブクリニカル Cushing 症候群のような前病変，高血圧の精査において微小な腺腫による原発性アルドステロン症も発見されるようになった．だが，術前の生検診断が困難なため，最終的には臨床的診断による治療が選択される．術後は腫瘍性と過形成性病変の鑑別が必要になり，副腎の病理診断に不慣れな病理医にとっては最終診断に苦慮することがある．副腎の病理診断に際しては内分泌所見の理解が必要なこと，複雑な形態所見を呈すること，腫瘍の良悪性の組織学的鑑別がきわめて困難な症例があること，副腎は血流が多い臓器であることから転移性腫瘍も多く，原発病変との鑑別が時に困難になる症例が少なからずあること，多彩な遺伝的背景を有する病変が多いことなどを理解し，診断を進める必要がある．

　2017 年に WHO 分類がしばらく振りに改訂され，内分泌腫瘍における概念に新たな事項が加わった．本書は甲状腺病理，副腎病理に精通している先生方に執筆していただき，最新の知識と病理診断のノウハウを解説していただいた．手術により摘出された内分泌疾患の病巣については，一般病理医でも良悪性を含め，正確な病理診断が求められ，かつ予後との関連

も問われる．本書では内分泌疾患の知っておくべき情報を「診断のための基本知識」として概説し，それぞれの疾患について「診断のポイント」を簡潔にまとめた．また，「病理診断のフローチャート」で鑑別診断の道筋を示してある．本書が内分泌疾患を取り扱う病理医および臨床医，さらには研修医にも役に立つことを期待する．

本書の企画，立案，執筆に際しては，中山書店編集部のみなさまに多大な御助力をいただきました．ここに感謝の意を表します．

2018 年 5 月
仙台赤十字病院病理診断科　**長沼　廣**
東北大学大学院医学系研究科病理診断学分野　**笹野公伸**

甲状腺・副甲状腺

1章 病理診断の流れとポイント

2章 診断のための基本知識

3章 甲状腺・副甲状腺疾患の概要と鑑別診断

※参考文献は巻末にまとめました.

内分泌腫瘍
Contents

執筆者一覧
（執筆順）

長沼　　廣	仙台赤十字病院病理診断科	
伊藤　　充	隈病院内科	
鈴木　眞一	福島県立医科大学甲状腺内分泌学講座	
越川　　卓	修文大学看護学部	
中村　靖司	近畿大学医学部病理学教室	
伊藤　康弘	隈病院外科	
宮内　　昭	隈病院外科	
小田　　瞳	隈病院外科	
林　　宏行	横浜市立市民病院病理診断科	
岩崎　博幸	神奈川県立がんセンター乳腺内分泌外科	
加藤　良平	伊藤病院病理診断科	
杉谷　　巌	日本医科大学大学院医学研究科内分泌外科学分野	
今村　好章	福井大学医学部附属病院病理診断科/病理部	
林　　俊哲	隈病院病理診断科	
廣川　満良	隈病院病理診断科	
覚道　健一	近畿大学医学部奈良病院病理診断科	
坂本　穆彦	大森赤十字病院検査部	
中島　正洋	長崎大学原爆後障害医療研究所腫瘍・診断病理学研究分野	
亀山　香織	慶應義塾大学大学院病理診断科	
近藤　哲夫	山梨大学医学部人体病理学講座	
廣川　達也	杏林大学医学部病理学教室	
菅間　　博	杏林大学医学部病理学教室	
大澤　政彦	大阪市立大学大学院医学研究科診断病理・病理病態学	
桑江　優子	大阪市立大学大学院医学研究科診断病理・病理病態学	
伊東　正博	国立病院機構長崎医療センター病理診断科	
都築　豊徳	愛知医科大学医学部病理診断科	
樋口観世子	隈病院臨床検査科	
高田　奈美	大分大学医学部診断病理学講座	
伊藤　歩紀	隈病院臨床検査科	
東山　卓也	隈病院外科	

藤原　正親	杏林大学医学部病理学教室	
岡部　直太	杏林大学医学部病理学教室	
鈴木　彩菜	隈病院臨床検査科	
笹野　公伸	東北大学大学院医学系研究科病理病態学講座病理診断学分野	
山崎　有人	東北大学大学院医学系研究科病理病態学講座病理診断学分野	
中村　保宏	東北医科薬科大学医学部病理学教室	
岡本　高宏	東京女子医科大学第二外科	
吉田　有策	東京女子医科大学第二外科	
沖　　　隆	浜松医科大学地域家庭医療学	
立木　美香	国立病院機構京都医療センター内分泌・代謝内科	
成瀬　光栄	国立病院機構京都医療センター臨床研究センター	
田辺　晶代	国立国際医療研究センター糖尿病・内分泌代謝科	
竹越　一博	筑波大学医学医療系臨床医学域スポーツ医学	
外山　由貴	東北大学病院放射線診断科	
清治　和将	東北大学病院放射線診断科	
高瀬　　圭	東北大学病院放射線診断科	
方波見卓行	聖マリアンナ医科大学横浜市西部病院代謝・内分泌内科	
月山　秀一	聖マリアンナ医科大学横浜市西部病院代謝・内分泌内科	
中村　祐太	聖マリアンナ医科大学横浜市西部病院代謝・内分泌内科	
吉田　雄一	大分大学医学部内分泌代謝・膠原病・腎臓内科学講座	
柴田　洋孝	大分大学医学部内分泌代謝・膠原病・腎臓内科学講座	
北脇　優子	東北大学大学院医学系研究科病理病態学講座病理診断学分野	
渡辺　みか	東北大学病院病理部	
木村　伯子	国立病院機構函館病院病理診断科	

内分泌腫瘍

甲状腺・副甲状腺

病理診断の流れとポイント

甲状腺と副甲状腺疾患の病理診断

甲状腺の病理診断

甲状腺の発生と解剖

　甲状腺は最も早い時期に形成される内分泌臓器である．胎生期に舌盲孔部の内胚葉成分から発生し，甲状腺原基が頸部正中を下降する．そのため，異所性甲状腺は頸部正中部のほかに，しばしば縦隔にも見るが，頸部以外でも観察される．

　甲状腺は甲状軟骨の下にあり 図1 ，前面には胸骨甲状筋などの前頸筋がある 図2 ．大きさは横径4〜5cm大で，重さは15〜19g程度である．組織学的には1層の扁平〜立方状細胞が球体を形成し，C細胞を伴っている．正常の濾胞は1個が径200〜400μmである．甲状腺内には鰓体の遺残と考えられる solid cell nest を見ることがある 図3 ．

　甲状腺では濾胞上皮細胞でサイロキシン（T_4），トリヨードサイロニン（T_3）が産生・分泌される 図4 ．ホルモンはサイログロブリンに取り込まれ，濾胞腔内に貯蔵される．ホルモンの合成分泌機能は甲状腺刺激ホルモン（TSH）とともに核内の転写因子である TTF-1，TTF-2，PAX8が制御している．C細胞のカルシトニンの産生・分泌は，血中のカルシウム値で制御されているが，ガストリン，コレシストキニン，ドーパミン，エストロゲンの影響も受けている．

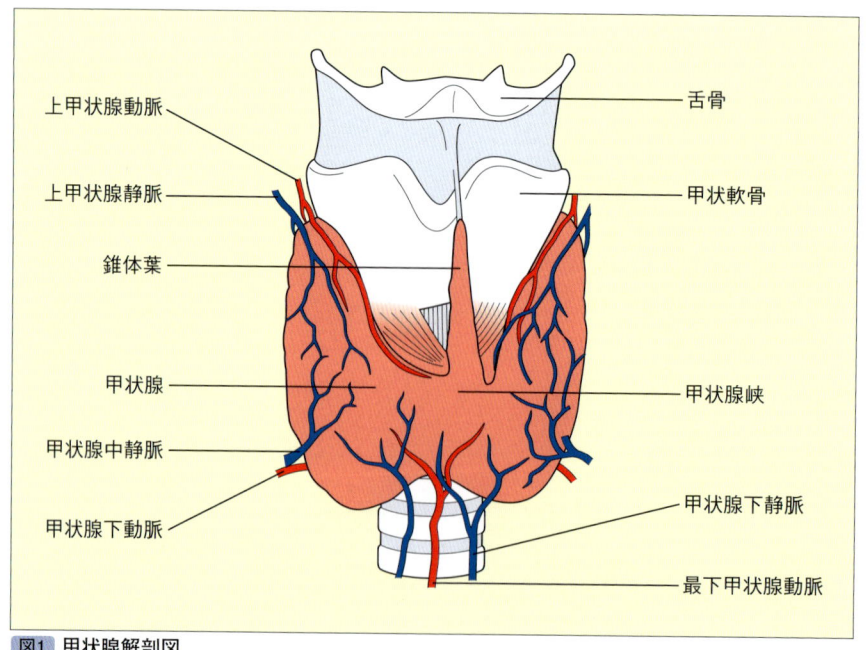

上甲状腺動脈　　上甲状腺静脈　　錐体葉　　甲状腺　　甲状腺中静脈　　甲状腺下動脈

舌骨　　甲状軟骨　　甲状腺峡　　甲状腺下静脈　　最下甲状腺動脈

図1 甲状腺解剖図

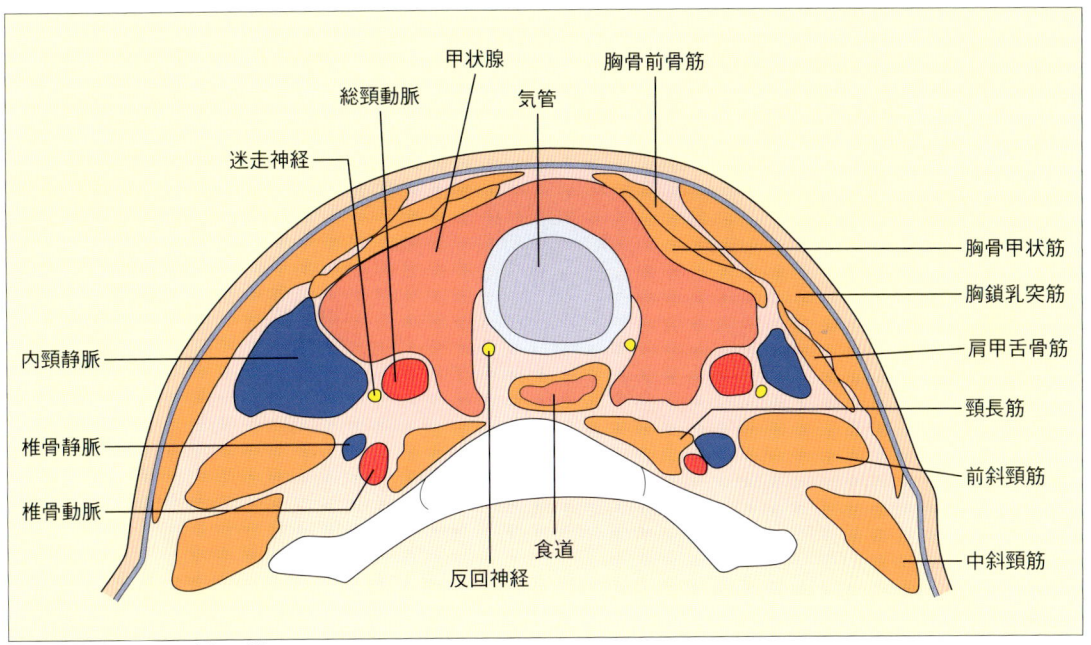

図2 甲状腺解剖図（水平断）

図中のラベル：
- 迷走神経
- 総頸動脈
- 甲状腺
- 気管
- 胸骨前骨筋
- 内頸静脈
- 椎骨静脈
- 椎骨動脈
- 反回神経
- 食道
- 胸骨甲状筋
- 胸鎖乳突筋
- 肩甲舌骨筋
- 頸長筋
- 前斜頸筋
- 中斜頸筋

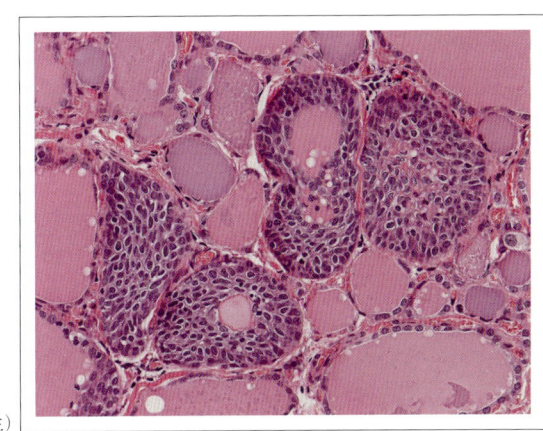

図3 solid cell nest
（写真提供：隈病院 廣川満良先生）

甲状腺疾患の概念

■ 疾患概念

　甲状腺疾患の代表は Basedow 病や橋本病など自己免疫性甲状腺炎による機能亢進症と機能低下症であるが，結節性病変も高頻度でみられ，他の内分泌臓器に比べて腫瘍性病変が多い．甲状腺結節性病変の診断の流れを **図5** に示す．多種の腫瘍が発生し，甲状腺癌には乳頭癌（85%），濾胞癌（9%），髄様癌（2%），低分化癌（1%），未分化癌（2%）があり，亜型も多数みられる **表1**．橋本病を背景にした悪性リンパ腫（2%）もみられる．

■ 甲状腺結節性病変の頻度

　前述のように甲状腺結節の頻度は高く，『甲状腺結節取り扱い診療ガイドライン2013』によれば超音波検査による結節の発見率は 7〜32% 程度，甲状腺癌の発見率

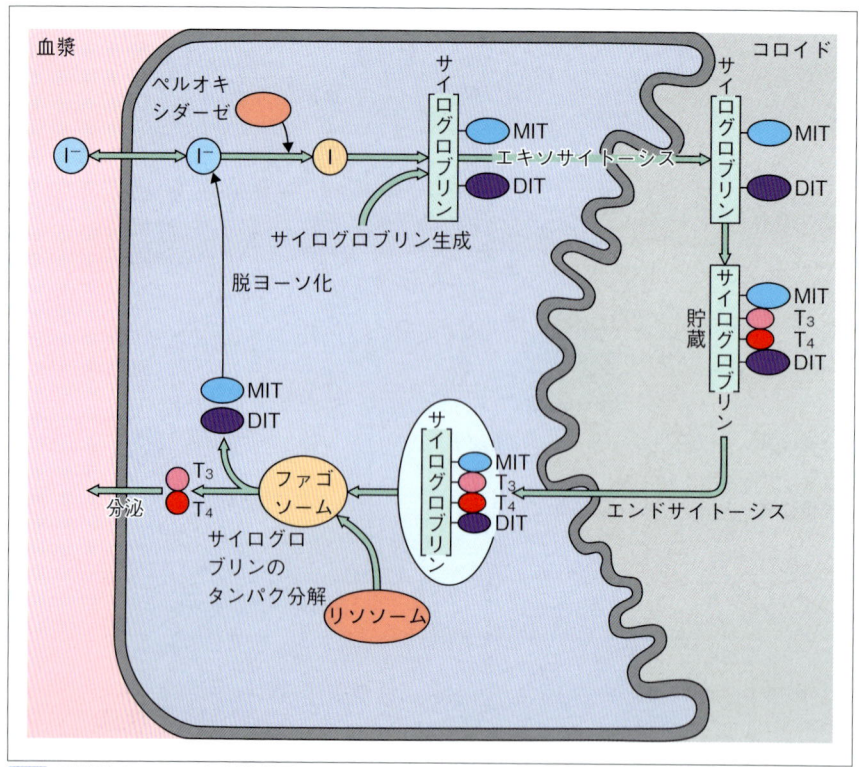

図4 甲状腺ホルモン産生模式図

（加藤良平. 甲状腺. 病理と臨床 2017：35：362-70.）

は 0.1〜1.5% で，男性 0.26%，女性 0.66% と報告されている．甲状腺結節の悪性率は 4〜16% 程度で，腺腫様甲状腺腫の癌合併率は 10% 程度だが，偶発的に発見される例も多い．剖検例を用いた検索ではラテント癌の頻度は 35.6% といわれるが，その 8 割近くは 1mm 以下の病変である．

　甲状腺癌の罹患率は 10 万人に対して 4.5〜5.9 人で，死亡率は 10 万人に対して 0.5 人と報告されている．年齢調整罹患率は男性 2.56，女性 7.17 および年齢調整死亡率は男性 0.49，女性 0.64 である．性差は圧倒的に女性に多い．

甲状腺腫瘍性病変の診断の手引き

■ 甲状腺疾患の診断

　機能性疾患は多彩な症状で発症し，問診，血清学的検査により診断される．甲状腺結節性病変は自覚症状，検診，ほかの検査時に発見され，画像検査により診断が進められる．近年は超音波検査の精度が高まり，結節の性状がより正確にわかるようになってきた．腫瘍性病変が疑われると細胞診が施行され，手術適応が決められる．細胞診の診断精度も比較的高いが，濾胞性腫瘍である濾胞腺腫と濾胞癌の鑑別は依然として困難である．腺腫様甲状腺腫の手術適応を **表2** に示す．単発する場合は濾胞性腫瘍との鑑別を要し，手術される例もある．前述のように超音波の精度が上がり，微小な乳頭癌をみつけることができるので Basedow 病，橋本病，腺腫様甲状腺腫などの良性疾患の中の偶発癌も多数発見されている．

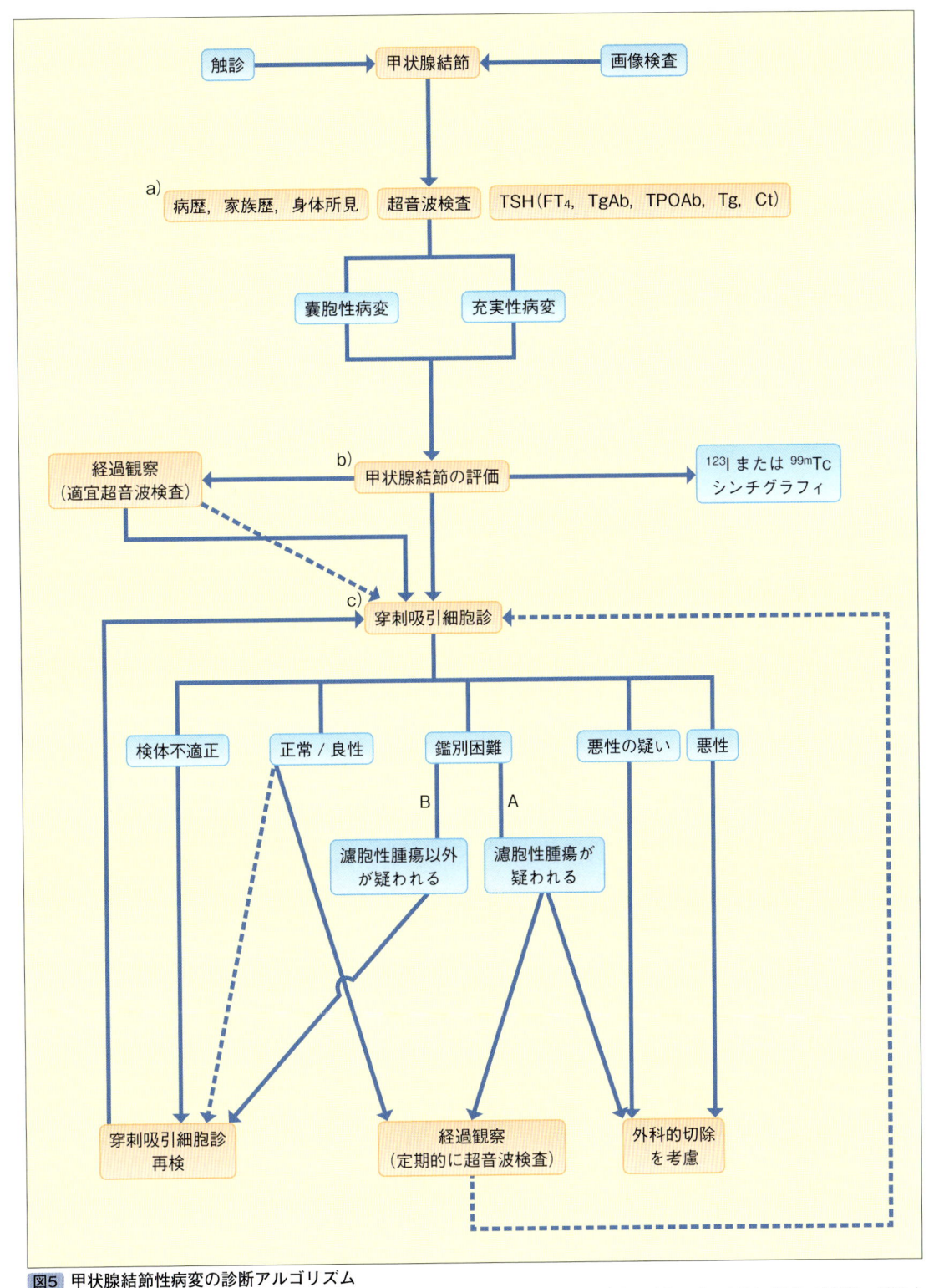

図5 甲状腺結節性病変の診断アルゴリズム

（日本甲状腺学会編．甲状腺結節取り扱い診療ガイドライン 2013．東京：南江堂；2013．）

表1 甲状腺癌取り扱い規約における甲状腺腫瘍の分類

1. 良性腫瘍 benign tumors
   a. 濾胞腺腫 follicular adenoma
      特殊型 variants
      1）好酸性細胞型濾胞腺腫 follicular adenoma, oxyphilic cell（oncocytic）variant
      2）明細胞型濾胞腺腫 follicular adenoma, clear cell variant
      3）異型腺腫 atypical adenoma

2. 悪性腫瘍 malignant tumors
   a. 乳頭癌 papillary carcinoma
      特殊型 variants
      1）濾胞型乳頭癌 papillary carcinoma, follicular variant
      2）大濾胞型乳頭癌 papillary carcinoma, macrofollicular variant
      3）好酸性細胞型乳頭癌 papillary carcinoma, oxyphilic cell（oncocytic）variant
      4）びまん性硬化型乳頭癌 papillary carcinoma, diffuse sclerosing variant
      5）高細胞型乳頭癌 papillary carcinoma, tall cell variant
      6）充実型乳頭癌 papillary carcinoma, solid variant
      7）篩型乳頭癌 papillary carcinoma, cribriform variant
      8）その他の亜型 other variants
   b. 濾胞癌 follicular carcinoma
      浸潤様式からみた分類
      1）微少浸潤型濾胞癌 follicular carcinoma, minimally invasive
      2）広汎浸潤型濾胞癌 follicular carcinoma, widely invasive
      特殊型 variants
      1）好酸性細胞型濾胞癌 follicular carcinoma, oxyphilic cell（oncocytic）variant
      2）明細胞型濾胞癌 follicular carcinoma, clear cell variant
   c. 低分化癌 poorly differentiated carcinoma
   d. 未分化癌 undifferentiated（anaplastic）carcinoma
   e. 髄様癌 medullary carcinoma
      付）混合性髄様・濾胞細胞癌 mixed medullary and follicular cell carcinoma
   f. リンパ腫 lymphoma

3. その他の腫瘍 other tumors
   a. 硝子化索状腫瘍 hyalinizing trabecular tumor
   b. 円柱細胞癌 columnar cell carcinoma
   c. 粘液癌 mucinous carcinoma
   d. 粘表皮癌 mucoepidermoid carcinoma
   e. 胸腺様分化を示す癌 carcinoma showing thymus-like differentiation（CASTLE）
   f. 胸腺様分化を伴う紡錘形細胞腫瘍 spindle cell tumor with thymus-like differentiation（SETTLE）
   g. 扁平上皮癌 squamous cell carcinoma
   h. 肉腫 sarcomas
   i. その他
   j. 続発性（転移性）腫瘍 secondary（metastatic）tumors

4. 分類不能腫瘍 unclassified tumors

（日本甲状腺外科学会編．甲状腺癌取扱い規約．第7版．東京：金原出版：2015．）

表2 甲状腺良性結節の手術選択の条件

- ・大きな結節（4cm 以上）
- ・明らかな増大傾向
- ・結節に起因する局所症状
- ・美容的に問題がある
- ・縦隔内への進展
- ・内照射，エタノール注入など他の治療を希望しない機能性結節
- ・血清サイログロブリンの異常高値（＞ 1,000ng/mL）
- ・超音波で悪性所見が疑われるようになった

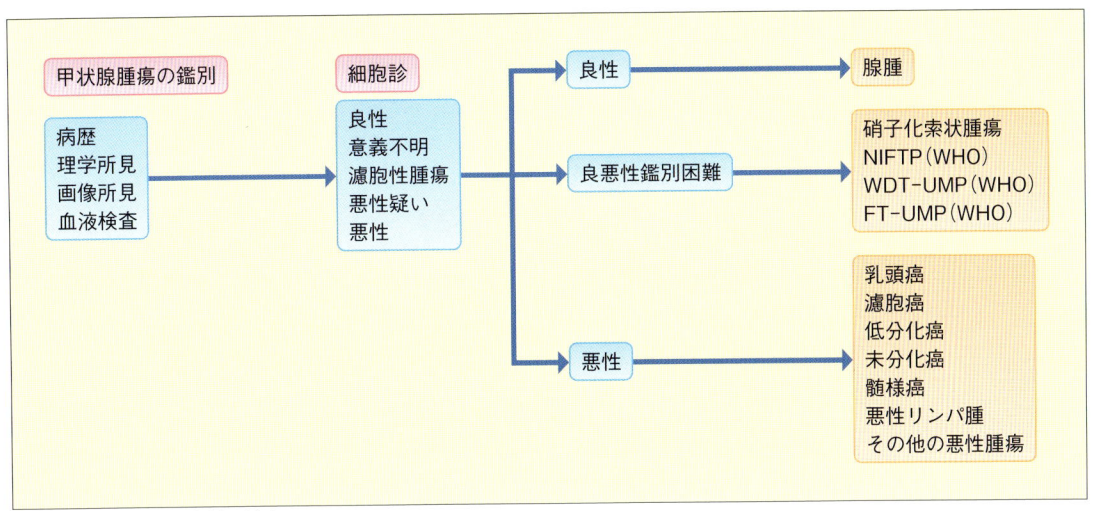

図6 甲状腺腫瘍の診断の流れ

■ 甲状腺腫瘍の診断 図6

　甲状腺腫瘍は病歴，血清学的検査，画像診断，細胞診検査により良性，鑑別困難，悪性に分けられ，手術適応が決められる．良性には腺腫様甲状腺腫，腺腫が含まれ，鑑別困難には濾胞腺腫，異型腺腫，濾胞癌，non-invasive follicular tumor with papillary-like nuclei（NIFTP），well differentiated tumor of uncertain malignant potential（WDT-UMP）が含まれる．悪性には乳頭癌，濾胞癌，髄様癌，低分化癌，未分化癌，その他の悪性腫瘍がある．NIFTP，WDT-UMP は取り扱いに注意を要する．

■ 濾胞性腫瘍の診断

　腫瘍性病変は手術適応となる．単発性の境界明瞭な腫瘤では腺腫様甲状腺腫，濾胞腺腫，濾胞癌，濾胞型乳頭癌，NIFTP などが鑑別となる．臨床的に良性が強く疑われても他臓器に遠隔転移を認めれば，甲状腺全摘が必要である．濾胞腺腫と微少浸潤型濾胞癌の鑑別は組織学的所見以外で判断するのは難しい．

■ 乳頭癌の診断

　1cm 以下の腫瘤は細胞診で乳頭癌の診断が得られても甲状腺内に限局していれば経過観察の場合がある．しかし，被膜外浸潤が疑われる例，気管に接している例は手術適応となる．これまで非浸潤性被包型濾胞型乳頭癌と診断された症例は今後 NIFTP として対処することが求められる．亜型の中でも大濾胞型乳頭癌 図7 は

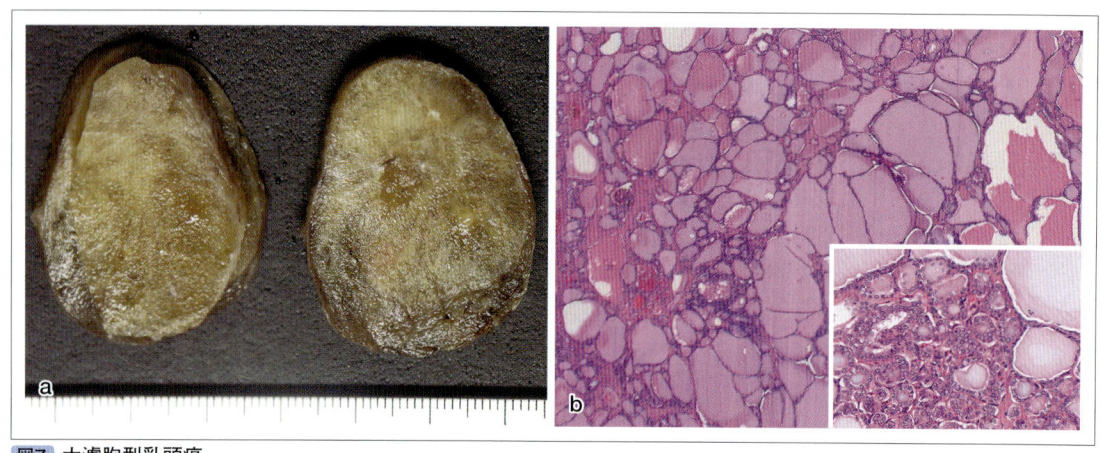

図7 大濾胞型乳頭癌
a：肉眼所見　　b：組織学的所見

腺腫様甲状腺腫との鑑別が必要となる.

■ 濾胞癌の診断

画像上明らかな浸潤，転移がなければ，細胞診でも濾胞癌の診断は困難である. 最終診断は組織診断に委ねられるが，転移がみつかった場合は浸潤が確認されなくとも濾胞癌と診断される.

■ 髄様癌の診断

臨床的に髄様癌が疑われた場合は血清カルシトニン値，細胞診により診断されるが，診断が確定されれば遺伝子検査，褐色細胞腫の有無を調べる. 髄様癌は多彩な組織像を示すため，画像や細胞診で診断がつかない場合もあるが，血清カルシトニン高値があれば，手術適応となることがある.

■ 低分化癌の診断

分化癌の遺伝子変異で発生する例と先行病変なしに発生する例がある. 低分化癌は分化癌に比べて局所浸潤性や遠隔転移率は高く，分化癌と未分化癌の中間的存在とされるが，stage Ⅰ・Ⅱの10年生存率は80%程度，stage Ⅲ・Ⅳのそれは50%程度で，未分化癌よりは遙かに予後はよい.

■ 未分化癌の診断

未分化癌は分化癌の脱分化が主体であるので，高齢者で，担癌経過が長い人にみられる. 腫瘍の急激な増大，炎症反応があれば本症が疑われるが，診断時にすでにリンパ節および多臓器への遠隔転移もみられる. 手術適応にない場合は診断確定のための生検が行われ，化学療法が行われる場合もある.

検査方法

触診では腫瘍の大きさ，硬さを知ることができ，単純頸部X線画像では気管の圧迫程度を見ることができる. 血清検査は機能評価に有用であるが，腫瘍の診断では血清サイログロブリン値，炎症反応，CEA，血清カルシトニン値が診断の参考となる. 超音波の診断精度が高くなり，1mm程度の腫瘍もみつけることができ，甲状腺被膜外浸潤の有無も検索できる. CT，MRIでは甲状腺全体像や遠隔転移の有無を検査でき，シンチグラフィで機能性や他臓器転移などを調べる.

病理診断の手引き

■ 細胞診

甲状腺腫瘍において吸引針細胞診は簡便性，感度，特異度は高く，信頼される 図8．後述のように近年はベセスダ方式が採用され，比較的病理組織診断に近づく報告がなされている．しかし，濾胞性腫瘍の良悪性に関しては依然として難しい．また，細胞診で乳頭癌の特徴的な核所見を見ても，NIFTP，WDT-UMP，硝子化索状腺腫など確定的な診断にならない場合もある．

■ 生検

細胞診の診断率が高いため，あまり行われていない．

■ 迅速診断

細胞診で確定できなかった腫瘍の性状が乳頭癌，髄様癌，未分化癌の場合は確定できるが，濾胞癌や硝子化索状腫瘍の確定診断は難しい．細胞診との併用もよい．

■ 病理組織診断

● 濾胞性腫瘍の診断 図9 ：乳頭癌の核所見の有無，転移の有無がポイントで，良

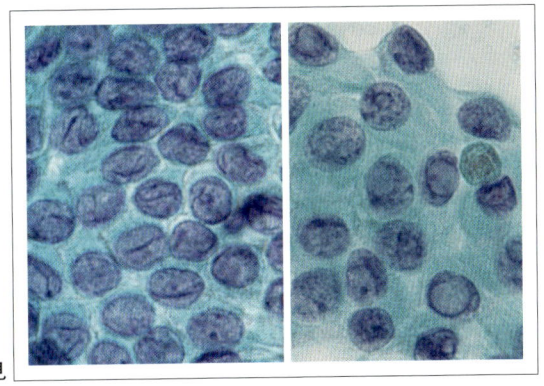

図8 典型的な乳頭癌の細胞診所見

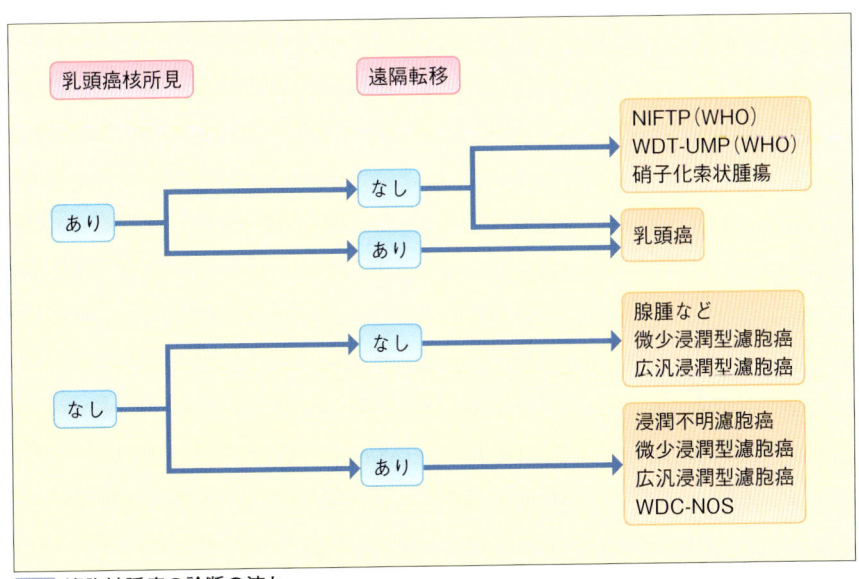

図9 濾胞性腫瘍の診断の流れ

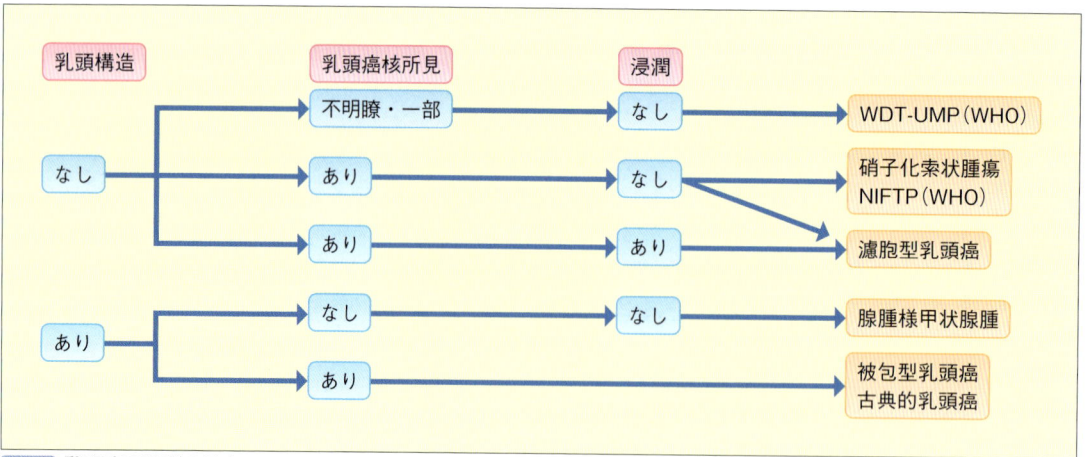

図10 乳頭癌の診断の流れ

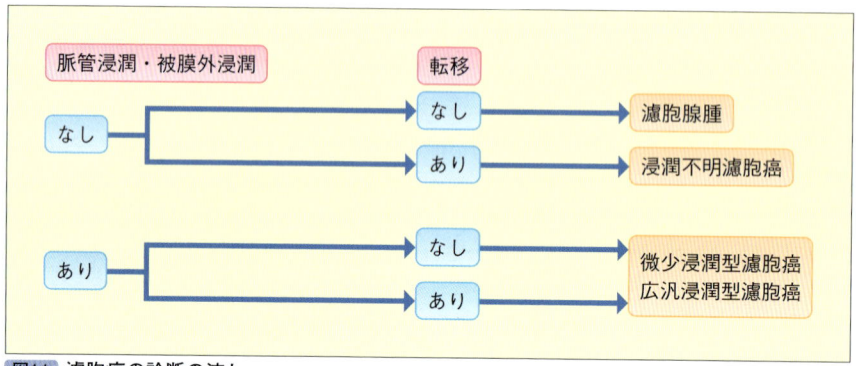

図11 濾胞癌の診断の流れ

性，良悪性鑑別困難，悪性のいずれかの判定となる．

- 乳頭癌の診断 **図10** ：典型例の診断は比較的容易であるが，乳頭構造，乳頭癌の核所見，浸潤の判断により診断にばらつきが出る．WHO分類で示されたWDT-UMP，NIFTPは診断間の不一致も予想される．乳頭癌の亜型分類もWHO分類と甲状腺癌取扱い規約では多少異なるので，注意を要する．

- 濾胞癌の診断 **図11** ：診断基準は明確であるが，被膜外浸潤，脈管浸潤の有無の判定は診断者によって異なり，濾胞癌の病理診断の再現性は高くない．濾胞腺腫と濾胞癌の鑑別は依然として難しい．

- 低分化癌の診断：充実性，索状，島状増殖などの低分化成分が腫瘍の50%以上を占め，浸潤が明らかである癌と定義されている．低分化成分が少ない例では分化癌を主診断として，低分化成分を付記する．乳頭癌の充実亜型や異型腺腫との鑑別を要し，明らかな浸潤性増殖のない例では癌と判断するのが難しい場合もある．

- 未分化癌の診断：異型が強い上皮様細胞や肉腫様細胞がみられれば，未分化癌が疑われる．上皮系マーカーが陽性になるが，陰性の例もある．細胞密度の低い乏細胞型未分化癌や扁平上皮癌との鑑別が困難な症例もみられる．

表3 WHO 分類 2017 における甲状腺腫瘍分類

- Follicular adenoma
- Hyalinizing trabecular tumour
- Other encapsulated follicular-patterned thyroid tumours
  Follicular tumour of uncertain malignant potential (FT-UMP)
  Well-differentiated tumour of uncertain malignant potential (WDT-UMP)
  Non-invasive follicular thyroid neoplasm with papillary-like nuclear features (NIFTP)
- Papillary thyroid carcinoma (PTC)
  Papillary carcinoma
  Follicular variant of PTC
  Encapsulated variant of PTC
  Papillary microcarcinoma
  Columnar cell variant of PTC
  Oncocytic variant of PTC
- Follicular thyroid carcinoma (FTC), NOS
  FTC, minimally invasive
  FTC, encapsulated angioinvasive
  FTC, widely, invasive

- Hürthle (oncocytic) cell tumours
  Hürthle cell adenoma
  Hürthle cell carcinoma
- Poorly differentiated thyroid carcinoma
- Anaplastic thyroid carcinoma
- Squamous cell carcinoma
- Medullary thyroid carcinoma
- Mixed medullary and follicular thyroid carcinoma
- Mucoepidermoid carcinoma
- Sclerosing mucoepidermoid carcinoma with eosinophilia
- Mucinous carcinoma

甲状腺癌取扱い規約と WHO 分類との比較

　表1 に示すように日本の甲状腺癌取扱い規約は WHO 分類に準拠しているが，亜型分類は臨床的に問題となるものを記載してある．2017 年に刊行された新 WHO 分類 **表3** で取り上げられる NIFTP と WDT-UMP には触れていない．

甲状腺癌のリスクファクターと予後

　リスクファクターには①放射線，②放射性ヨウ素，③食品からのヨウ素摂取，④その他9項目あるが，エビデンスがあるのは放射線，遺伝，体重である．
　甲状腺分化癌の予後は比較的良好であるが，未分化癌はきわめて予後不良である．小児甲状腺癌はある程度進行した症例でも比較的予後はよい．

甲状腺癌の遺伝子異常

　近年甲状腺癌の発生，組織分類に関してさまざまな遺伝子異常が報告されている（後述）．

副甲状腺の病理診断

副甲状腺の発生と解剖

　副甲状腺は第三および第四咽頭嚢より発生し，発生学的には魚類のエラに対応すると考えられている．

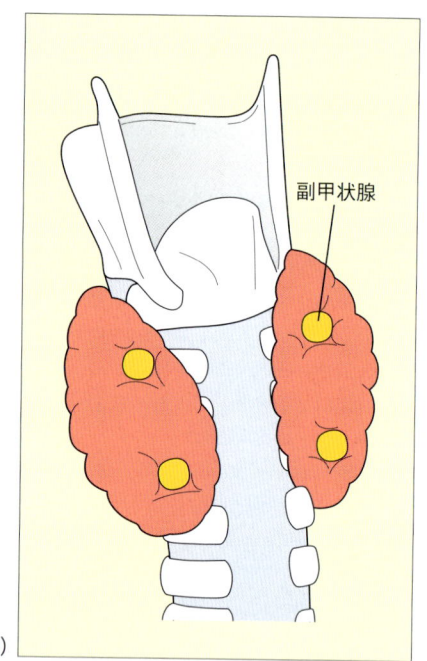

図12 副甲状腺解剖図（背面）

副甲状腺

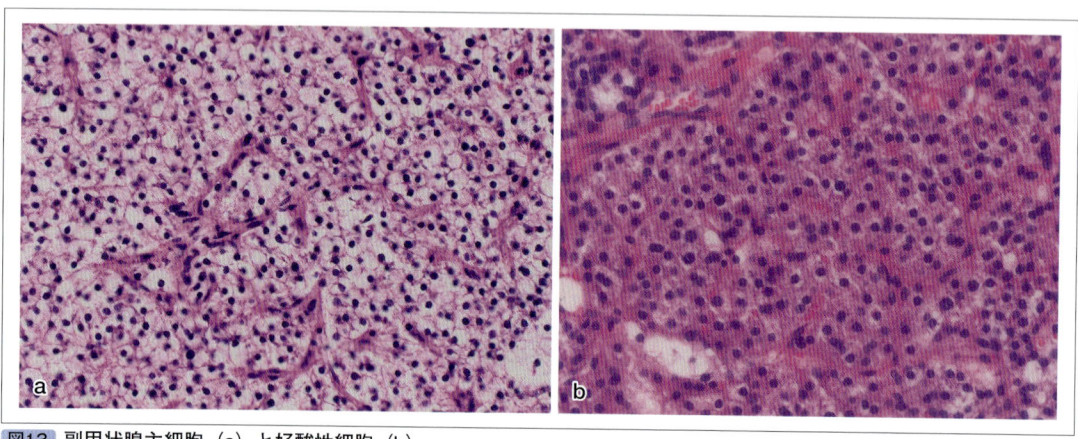

図13 副甲状腺主細胞（a）と好酸性細胞（b）

　甲状腺背側に左右2個ずつあり **図12**，5%程度は5腺以上存在する．咽頭壁，頸動脈鞘後方，迷走神経付近，甲状胸骨靱帯，甲状腺内に異所性副甲状腺がみられる．組織学的には主細胞と好酸性細胞が存在し **図13**，主細胞は胎生期に分化して副甲状腺ホルモン（PTH）を分泌する．好酸性細胞は思春期以降に出現し，ミトコンドリアが豊富に存在するが，PTH分泌は少ない．

副甲状腺疾患の概念

■ 疾患概念

　機能亢進症と機能低下症が主体をなすが，機能亢進症が臨床的に問題となる．原発性と二次性があり，高カルシウム血症，骨粗鬆症，尿路結石症などの症状で発見されることが多い．原発性副甲状腺機能亢進症の診断を **図14** に示す．原因とし

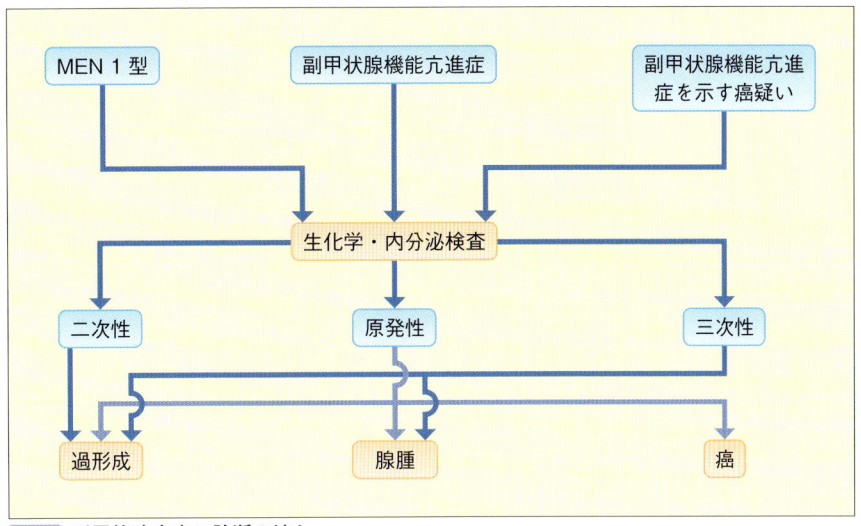

図14 副甲状腺疾患の診断の流れ

て副甲状腺の腺腫，過形成，癌があり，病理診断が必須である．二次性副甲状腺機能亢進症は腎不全に伴う症例がほとんどで，過形成性病変であるが，組織学的には腺腫と鑑別が問題になる症例もある．

■ 疾患頻度

副甲状腺機能亢進症の頻度は Basedow 病と同程度で 1,000 人に 1 人程度にみられる．臨床症状によっては見逃されていることもある．

副甲状腺病変の診断の手引き

機能亢進症が問題となる．機能亢進に伴う血清カルシウム値の上昇，骨の異常，尿路結石，異常石灰化，精神症状が発見の契機となる．原因には過形成，腺腫，癌があるが，術前における部位診断が難しい症例，手術に際してもなかなか病巣が同定できない症例もある．

検査方法

血清 PTH・カルシウム値の上昇がみつかれば，機能亢進が疑われるが，機能低下は診断がつきにくく，組織学的な確認はきわめて難しい．

病理診断の手引き

■ 細胞診

甲状腺内に発生した腫瘍に対して行われるが，細胞診のみでは診断は難しい．PTH の免疫染色で確定診断できる．

■ 生検

ほとんど行われないが，甲状腺内腫瘍が甲状腺腫瘍か副甲状腺腫瘍かの鑑別には有用である．

■ 迅速診断

副甲状腺の確認には必須である．副甲状腺に見えてもリンパ節であることも多

い.

■ 病理組織診断

- 副甲状腺の病理診断に際しては異所性副甲状腺の存在も考慮する必要がある. 胸腺内にみられる頻度が高く, 機能亢進症に際して発見されることがある.
- パラサイロマトーシスは副甲状腺腫瘍の術後に播種した副甲状腺が増殖して機能亢進症を起こすことである.
- 副甲状腺嚢胞は甲状腺嚢胞との鑑別が必要になり, 術前には内容液の PTH 測定で診断されることが多い. 線維性壁内に副甲状腺細胞を確認し, PTH の免疫染色で確定する.
- 原発性副甲状腺機能亢進症を示す原因は過形成, 腺腫, 癌であり, 70〜80% は腺腫, 10〜15% は過形成といわれる.

  腺腫：周囲に正常副甲状腺（normal rim）を認める. 主細胞の増殖のほかに, 好酸性細胞の増殖が種々の程度でみられる. 原則として4腺のうち1腺の腫大をみる.

  過形成性変化：4腺の腫大がみられ, それぞれ大きさが違うことが多い. 過形成では脂肪織の介在をみるが, 腺腫と区別できない像を示す例もあり, 鑑別は容易ではない.

  癌：通常腺腫より大きく, 組織学的に厚い線維束, 核分裂像をみるが, 確定診断には甲状腺濾胞癌と同様に脈管浸潤, 被膜外浸潤, 周囲組織への浸潤, 転移の確認が必要である.

- 二次性副甲状腺機能亢進症では4腺の過形成性変化がみられ, 三次性副甲状腺機能亢進症では複数が腺腫として増殖している. それぞれの組織学的特徴, 診断に関しては4章を参照のこと.

副甲状腺癌の遺伝子異常

HRPT2 遺伝子の変異が報告されている. 腺腫と過形成における遺伝子異常はあきらかではない.

（長沼　廣）

診断のための基本知識

甲状腺・副甲状腺疾患の血清学的診断

甲状腺疾患

甲状腺疾患の血清学的診断は，甲状腺ホルモンの過剰（甲状腺機能亢進症）・不足（甲状腺機能低下症）の評価のための甲状腺機能検査と自己免疫性甲状腺疾患の診断・経過に用いる自己抗体検査，そして甲状腺腫瘍マーカー検査などによってなされる．甲状腺機能の評価には血清中の甲状腺刺激ホルモン（TSH）と遊離 T_4（FT_4）の測定を基本として行い，必要に応じて遊離 T_3（FT_3）の測定を行う．下垂体・甲状腺系のネガティブ・フィードバック機構により，甲状腺ホルモンが過剰になると TSH は低値となり，甲状腺ホルモンが不足すると TSH は高値となる．視床下部・下垂体疾患を有する場合，甲状腺疾患におけるホルモン変動期，肝障害や腎障害などの非甲状腺疾患などを有する場合は，この典型的なパターンを呈さなくなる．

甲状腺機能亢進症

血液中に甲状腺ホルモンが過剰に存在する状態で，FT_4，FT_3 高値を示す．甲状腺中毒症ともいう．TSH が低値の場合，甲状腺機能亢進症〔甲状腺がホルモンを過剰に産生し，血液中に分泌している状態（Basedow 病や Plummer 病が代表疾患）〕か，破壊性甲状腺炎〔甲状腺濾胞の破壊によって漏出した甲状腺ホルモンが血液中に増加している状態（無痛性甲状腺炎，亜急性甲状腺炎が代表疾患）〕かの鑑別が必要となる．図1 に示すように TSH 受容体抗体（TRAb）検査を主体に鑑別を進める．TRAb が高値であれば Basedow 病である．TRAb が陰性で結節を有する場合，Plummer 病が疑われる．確定診断のため ^{123}I や ^{99m}Tc シンチグラムによる hot nodule の確認が必要である．また，妊娠初期のヒト絨毛性ゴナドトロピン（hCG）の上昇に伴い，一過性の甲状腺機能亢進症（妊娠甲状腺中毒症）を呈することがある．まれではあるが，TSH 受容体の機能獲得型の遺伝子変異で，甲状腺機能亢進症が発生する．一方，TRAb が陰性で，さらに放射性ヨード摂取率が低値であれば無痛性甲状腺炎や亜急性甲状腺炎などの破壊性甲状腺炎が疑われる．まれに，ダイエット目的のやせ薬を服用し，甲状腺ホルモン剤中毒症をきたしている症例がある．原因不明の甲状腺中毒症で，血清サイログロブリン（Tg）が低値の場合に本症が疑われる．

FT_4，FT_3 高値で TSH が正常〜高値の場合，HAMA（抗マウス IgG 自己抗体）や T_4 抗体などの測定上の干渉物質の影響が否定的であれば，TSH 不適切分泌症候群（inappropriate secretion of thyroid-stimulating hormone：SITSH）と診断される．TSH 産生腫瘍や甲状腺ホルモン不応症が疑われ，下垂体機能検査，画像診断，遺伝子診断が必要である．

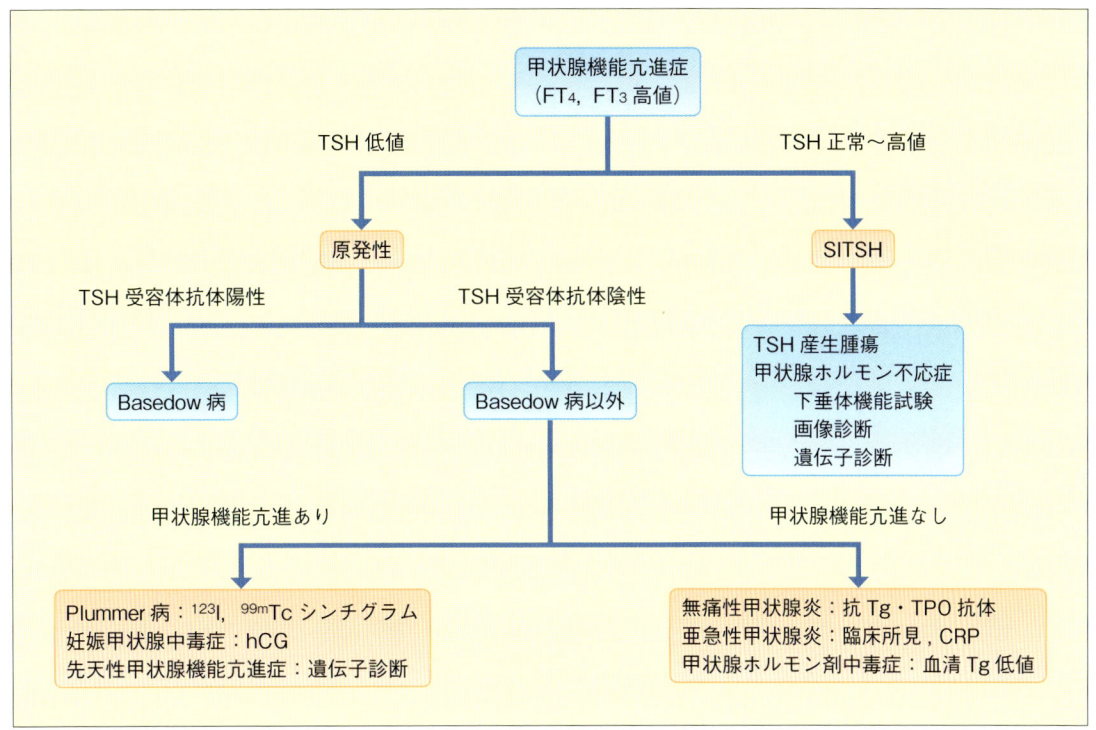

図1 甲状腺機能亢進症の鑑別診断

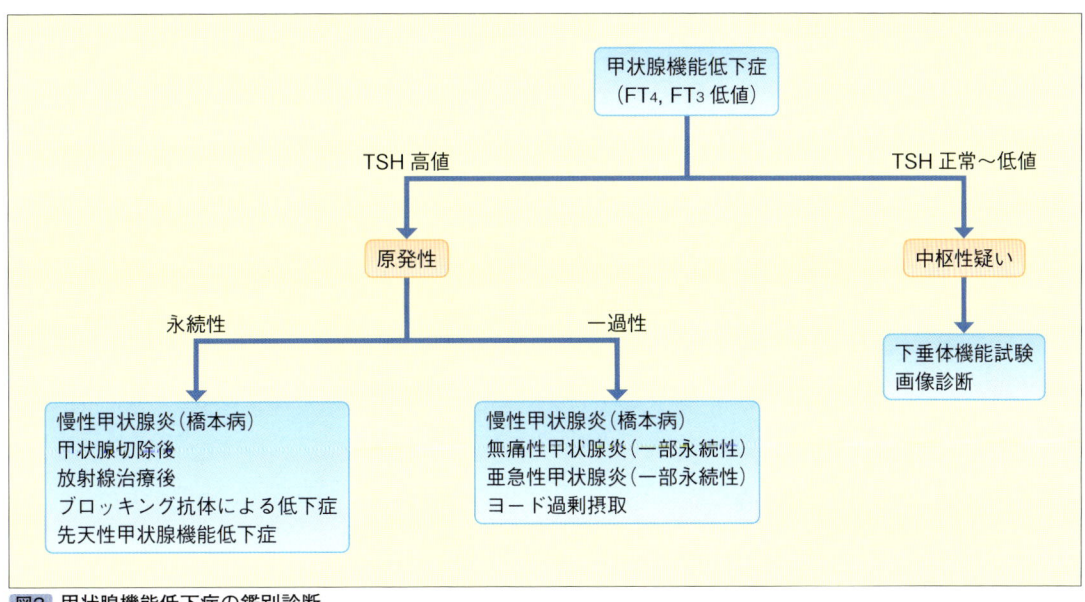

図2 甲状腺機能低下症の鑑別診断

甲状腺機能低下症

　血液中の甲状腺ホルモンが不足した状態で，FT₄，FT₃ 低値を示す．**図2** に甲状腺機能低下症との鑑別を示す．TSH が高値の場合，原発性甲状腺機能低下症と診断できる．最も高頻度なのは，慢性甲状腺炎（橋本病）であり，抗 Tg・TPO抗体が陽性となる．さらに，永続性のものとして，放射線治療後，甲状腺切除後，

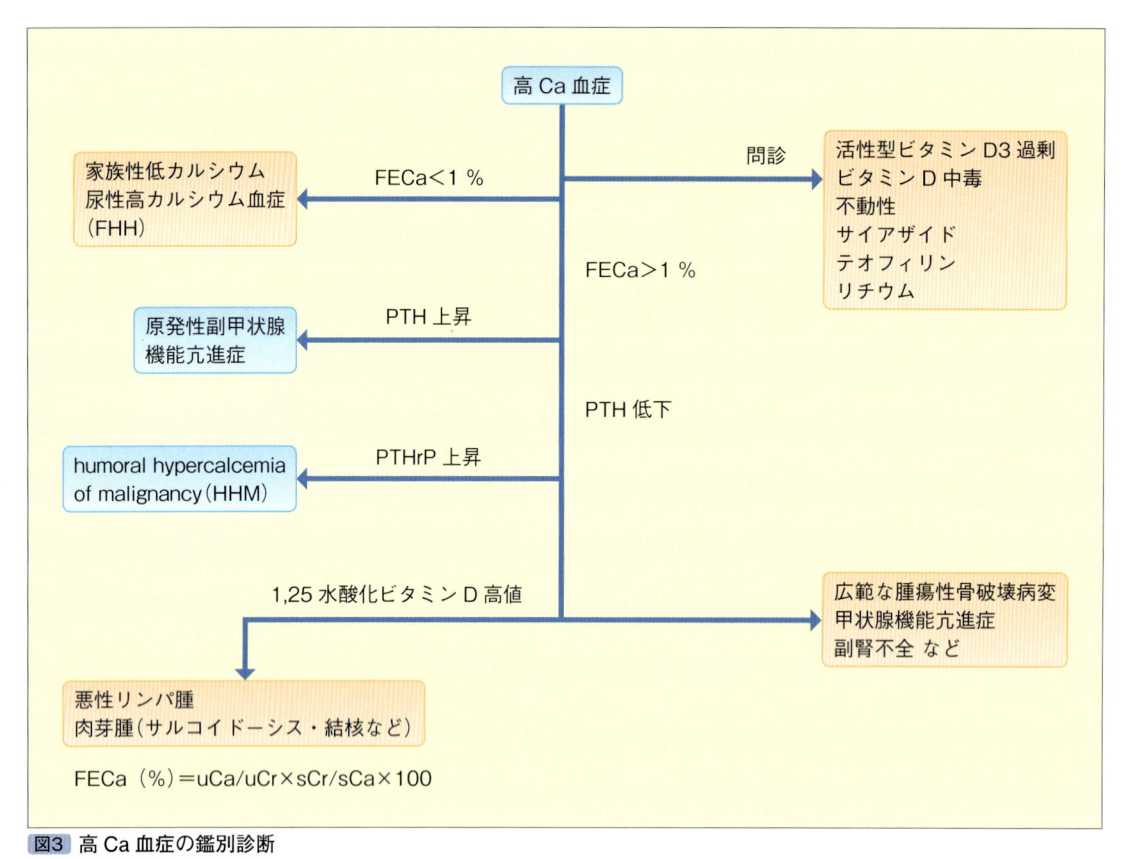

図3 高 Ca 血症の鑑別診断

（竹内靖博. 高カルシウム血症　鑑別診断. 日内会誌 2007：96：657.）

抗甲状腺薬服用中の患者がある．また，萎縮した甲状腺を特徴とするブロッキング抗体による甲状腺機能低下症があり，TRAb，甲状腺刺激阻害抗体（TSBAb）（健康保険対象外）が陽性となる．一方，一過性の甲状腺機能低下症をきたす疾患としては，橋本病の軽症例のほか，破壊性甲状腺炎（無痛性甲状腺炎，亜急性甲状腺炎）の回復期，昆布を含めたヨード過剰摂取によるものがある．

　FT_4，FT_3 低値で TSH が正常〜低値の場合，中枢性（視床下部性，下垂体性）甲状腺機能低下症を疑う．Sheehan 症候群，下垂体腫瘍術後などが考えられ，下垂体機能検査，画像診断が必要である．

甲状腺腫瘍

　Tg は臓器特異性が高く，甲状腺分化癌の全摘術後の再発の指標として有用である．抗サイログロブリン抗体（TgAb）の干渉を受けるので同時測定する．一方，甲状腺腫瘍の良悪の鑑別には役立たない．CEA, calcitonin は甲状腺髄様癌のマーカーであり，診断，経過観察に有用である．

副甲状腺疾患

　副甲状腺機能亢進症には，副甲状腺からの副甲状腺ホルモン（PTH）分泌が亢進し高カルシウム（Ca）血症，低リン（P）血症をきたす原発性副甲状腺機能亢進

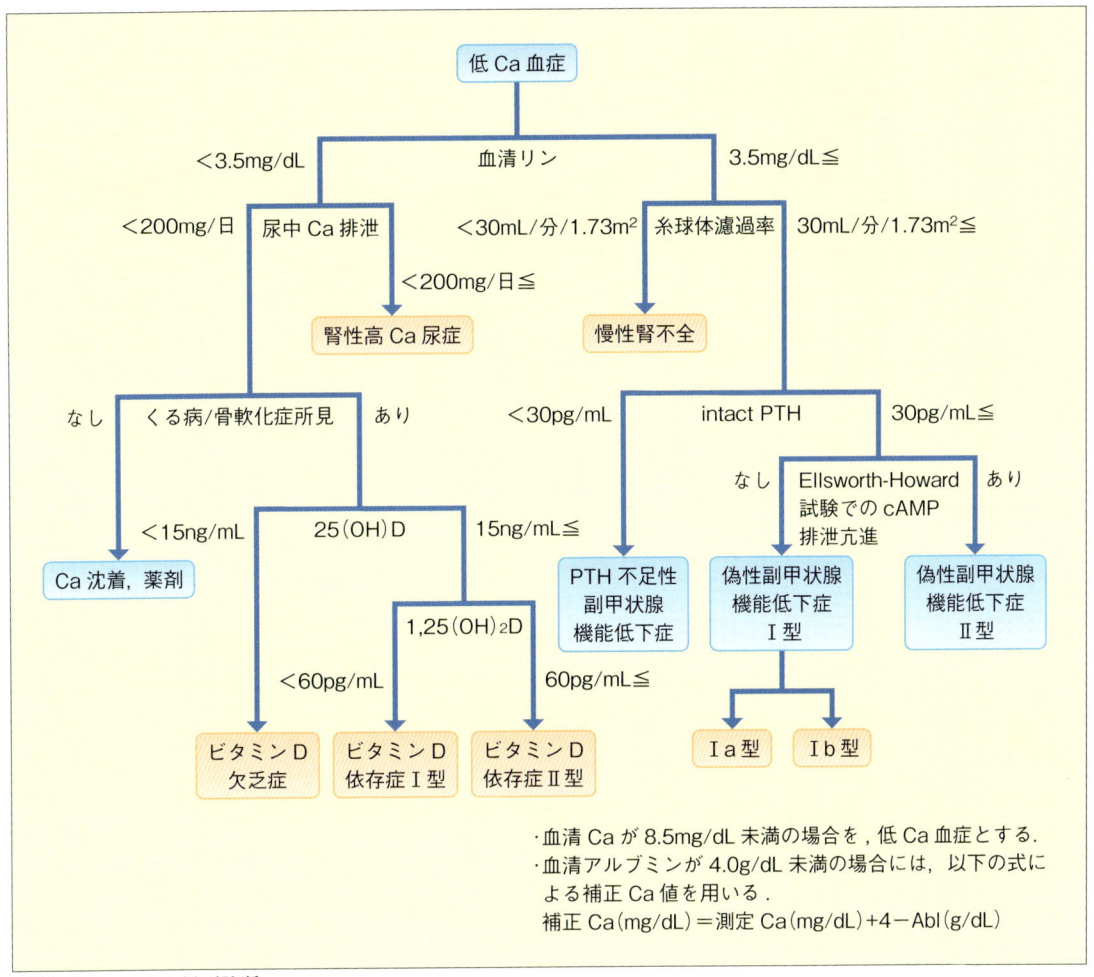

図4 低 Ca 血症の鑑別診断

(Fukumoto S, et al. Causes and differential diagnosis of hypocalcemia：recommendation proposed by expert panel supported by ministry of health, labour and welfare, Japan. Endocr J 2008；55：788.)

症と，血中 Ca の低下により二次的に PTH 分泌が亢進した続発性副甲状腺機能亢進症がある．副甲状腺機能低下症は PTH 作用の低下に基づく疾患で，副甲状腺からの PTH 分泌が低下した分泌低下型副甲状腺機能低下症と標的組織における PTH に対する反応性が低下している偽性副甲状腺機能低下症に大別される．したがって，副甲状腺機能異常の診断は，血清 Ca 値の異常の鑑別により行われる．

高 Ca 血症の鑑別診断 図3

　高 Ca 血症が認められた場合，まず，ビタミン D 製剤の過剰服用やサイアザイド系利尿薬の服用，長期臥床などによる不動の有無を確認する．ついで血清 Ca 濃度と尿中 Ca 濃度を同時測定し，FECa＜1%〔尿 Ca(mg/dL)/尿 Cr(mg/dL)×血清 Cr(mg/dL)/血清 Ca(mg/dL)×100〕であれば家族性低 Ca 尿性高 Ca 血症（familial hypocalciuric hypercalcemia：FHH）を疑う．本症が疑われた場合は，家族の検索も必要である．尿中 Ca の低下がなく，PTH 値が正常上限〜高値であれば原発性副甲状腺機能亢進症と診断される．PTH は血清 Ca により鋭敏に抑制

されるため，高Ca血症にもかかわらずPTHが抑制されていなければ本症の可能性がある．血清PTH低値でPTHrPが高値を示した場合には，PTHrP産生の悪性腫瘍が考えられる．PTHrPの上昇も認めない場合は血清1,25水酸化ビタミンDを測定し，高値なら悪性リンパ腫などの1,25水酸化ビタミンD産生腫瘍を考える．PTH, PTHrP, 1,25水酸化ビタミンD以外の要因として悪性腫瘍の骨転移や骨浸潤のほか，甲状腺機能亢進症や副腎皮質機能低下症による骨吸収亢進が挙げられる．

低Ca血症の鑑別診断 図4

副甲状腺機能低下症や慢性腎不全によりPTHの腎作用が障害された場合は，低Ca血症に加え高P血症を呈する．腎機能の障害がなく，intact PTH値が高値を示すものは偽性副甲状腺機能低下症である．intact PTH値が低値の場合，分泌低下型副甲状腺機能低下症であり，頸部手術や放射線照射後の続発性のものが多いが，*PTH*遺伝子異常，自己免疫性疾患，低マグネシウム（Mg）血症などに伴うPTH分泌低下も近年数多く報告されている．低Ca血症に加え低P血症を示せば，低Ca血症に伴う続発性副甲状腺機能亢進症である．このうち腎からのCa排泄亢進による腎性高Ca尿症以外のもので，くる病・骨軟化症に伴う異常骨所見を示すものは，ビタミンD欠乏やビタミンD依存症など，ビタミンD作用不全に基づく病態である．また，くる病・骨軟化症の骨所見を認めない場合は，骨へのCa蓄積亢進（hungry bone）や軟部組織へのCa沈着を考える．

（伊藤　充）

甲状腺・副甲状腺画像診断

　甲状腺・副甲状腺の画像診断の中で超音波検査は第1選択となっている．CT，MRI，PET検査などに先立ち実施されている．以前は，画像解像度の問題から，部位診断，存在診断としての意義が強く，確定診断は穿刺吸引細胞診（FNAC）が担っていた．頸動脈エコーやCT，MRI，PETなどの画像の普及で偶発的甲状腺腫瘍の精査の機会が増える昨今，この構図は，過剰診断を惹起する可能性があり，現在は，超音波診断でも質的診断を行い，診断基準を設けて，FNACをせずとも良性と判断した場合には経過観察となるようになった．

甲状腺超音波診断総論

　通常臨床では，特に超音波検査が勧められる病歴，理学所見，血液検査がある．

■ 病歴

　放射線被曝（若年者），良性甲状腺腫瘍そして甲状腺癌家族歴がある．甲状腺癌家族歴は多発性内分泌腫瘍症（multiple endocrine neoplasia：MEN）2型や家族性髄様癌（familial medullary thyroid carcinoma：FMTC）がある．

■ 理学所見

　結節の周囲組織への固定，リンパ節腫脹，声帯の麻痺（嗄声），4cm以上の結節，呼吸困難，嚥下困難，咳嗽，硬い結節，腫瘍の急激な増大などである．

■ 血液・生化学検査

　TSHが低下かつ，またはFT$_3$（FT$_4$）が高値を示す場合は自律性機能性甲状腺結節（autonomously functioning thyroid nodule：AFTN）を疑い，血中CEAないしcalcitoninが高値の場合には髄様癌を疑い超音波検査を行う．

　甲状腺超音波検査を施行した場合，びまん性と結節性に分けられる．

■ びまん性の場合

　大半は甲状腺が腫大した自己免疫性甲状腺疾患（Basedow病，橋本病），単純性甲状腺腫などである．

■ 結節性の場合

　嚢胞性と充実性，さらに甲状腺外腫瘍，リンパ節腫大に分類される．

超音波検査による細胞診の精査基準

　甲状腺外腫瘍，リンパ節腫大では細胞診を行うのが原則であるが，最近の超音波検査の精度が向上したため，リンパ門が描出される扁平な生理的リンパ節に関しては細胞診を実施せず経過をみる．さらに，副甲状腺機能亢進症による副甲状腺腫が明らかな場合には，播種を避けるために細胞診は施行しない．

表1 甲状腺結節（腫瘤）超音波診断基準

	<主>				<副>	
	形状	境界の明瞭性・性状	内部エコー		微細高エコー	境界部低エコー帯
			エコーレベル	均質性		
良性所見	整	明瞭平滑	高～低	均質	(－)	整
悪性所見	不整	不明瞭粗雑	低	不均質	多発	不整/なし

（日本超音波医学会用語・診断基準委員会. 甲状腺結節（腫瘤）超音波診断基準. JPN J Med Ultrasonics 2011：38：667-8.）

　嚢胞の場合，内腔に充実部分を伴わない場合にはおおよそ良性と判断されるが，内腔に充実部分が 50% 以上ある場合には，充実性結節と同様の診断基準 **表1** を用いて良悪性の鑑別診断を行う.

1）充実部が 50% 未満で，嚢胞が 5.0mm 以下の場合は経過観察する.

2）嚢胞が 5.1～20mm の症例では嚢胞壁外への浸潤疑い，充実部分が 5mm 未満，充実部分の形状不整，微細高エコー多発，血流亢進のうち 2 つが合致する場合は細胞診を勧める.

3）充実部分が 5mm 以上 10mm 未満の症例では充実部分の形状不整，微細高エコー多発，血流亢進のうち 1 つでも認めれば細胞診を勧める.

4）上記 2，3 以外は経過観察である.

　充実性病変の良悪性の鑑別診断のポイントを **表1** に示す. 主所見はすべての甲状腺癌に，副所見は乳頭癌に特異的な所見である.

1）基本的に 5.0mm 以下では頸部リンパ節転移や遠隔転移が疑われた場合や CEA，calcitonin が高値であった場合を除き，細胞診は施行せず経過観察となる.

2）5.1～10.0mm では前出の診断基準のほとんどが悪性所見を呈する場合のみ細胞診を勧める.

3）10.1～20.0mm では前出の診断基準の 1 つでも悪性所見を呈する場合やドプラ法で貫通血管を認める場合に細胞診を勧める.

4）20.1mm 以上ではすべて細胞診を勧める.

5）前述の充実部分を伴う嚢胞も 20.1mm 以上では細胞診を勧める.

6）充実部分を伴わない嚢胞でも 20.1mm を超える場合には細胞診とまではいかなくとも穿刺吸引を勧めている.

　このように，**表1** の診断基準で良悪性は鑑別が可能であるが，超音波検査の精度が向上している現在では，過剰診断を防止するために，悪性と診断するだけでなく，腫瘍サイズ別に精査基準を変えている.

甲状腺超音波診断各論

正常甲状腺

　正常甲状腺横断面の超音波画像（Bモード）を **図1** に示す．基本的に甲状腺は横断像では内側は気管，外側は総頸動脈の間に描出される．長軸方向はフットボールのような楕円形であり上端は甲状軟骨，下端は鎖骨胸骨前後にまで及ぶ．頸動脈エコーを実施すれば当然接している甲状腺病変が目に入ることとなる．甲状腺超音波検査で最も容易にかつ高頻度にみつかりやすいのは甲状腺囊胞である．内部に高エコーのコメットサインを認める場合にはコロイド囊胞を考える **図2a** ．また，内部が無エコーで後方エコーが増強していれば甲状腺囊胞である **図2b** ．これらは超音波検査だけで良性と判断ができる．

甲状腺良性結節

　腺腫様甲状腺腫（腺腫様結節）と甲状腺濾胞腺腫がある．超音波像としては，橋本病患者の場合，等～高エコー結節を認めることがある．真性の腫瘍である濾胞腺腫は診断基準の項目がすべて良性になることが多い．すなわち，形状整，境界明瞭，平滑，内部等エコー，均質，境界部低エコー帯整であり微細高エコーを認めない **図2c** ．時に粗大石灰化を認めることがある．

　腺腫様結節でも同様の所見を呈するが，腺腫は線維性被膜の存在から整な境界部低エコー帯が描出されることが多いのに比べ，腺腫様結節は被膜がなく，境界部低エコー帯がないことが多い **図2d~f** ．また，ハニカムパターン **図2d** や粗大石灰化，囊胞変性 **図2f** を伴うことも多く，前出の診断基準の一部が悪性所見を呈することがしばしば認められ，鑑別診断に注意を要する．腺腫様結節は全体としては腺腫様甲状腺腫の個々の結節を表現しているが，基本的に多発性で時には巨大腫瘍

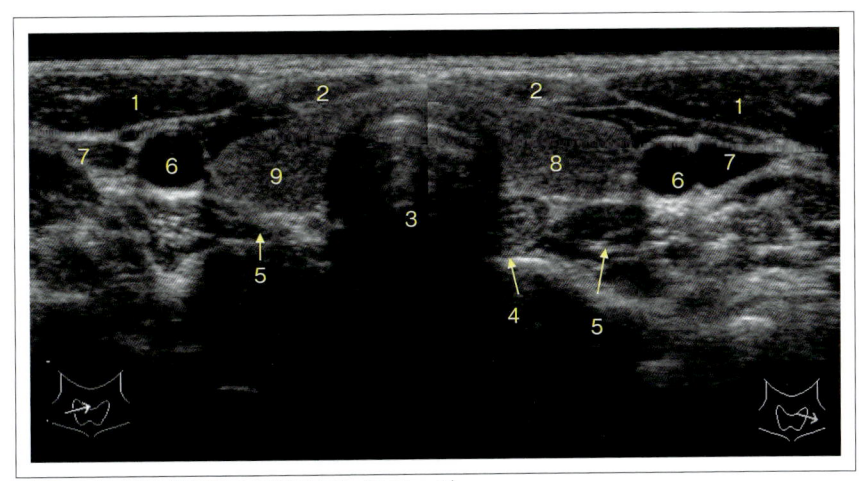

図1　正常甲状腺横断面の超音波画像（Bモード）
甲状腺は気管前面に位置し，境界明瞭で内部エコーは周囲の軟部組織より高エコーを呈する．
1：胸鎖乳突筋，2：前頸筋群，3：気管，4：食道，5：頸長筋，6：総頸動脈，7：内頸静脈，8：甲状腺左葉，9：甲状腺右葉

（鈴木眞一．一般医のためのエコー活用法　v. 表在 甲状腺．Medicina 2007：44：412-22.）

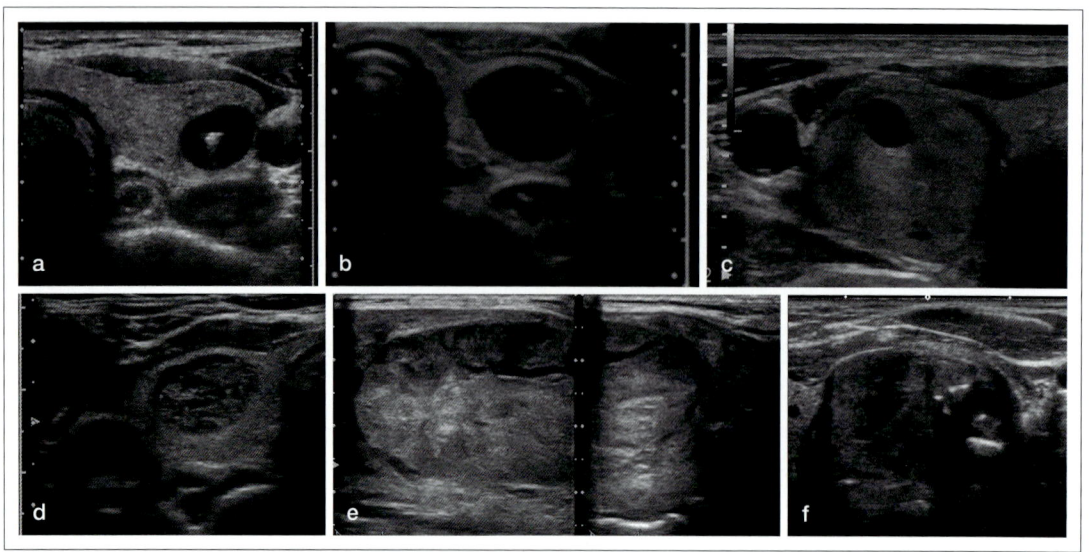

図2 甲状腺良性結節の超音波画像
a：コロイド嚢胞（Bモード左葉横断像）．コメットサインを認める．
b：嚢胞（Bモード左葉横断像）
c：濾胞腺腫（Bモード右葉横断像）．形状整，境界明瞭，平滑，内部等エコー，均質，境界部低エコー帯整．
d, e：腺腫様結節．ハニカムパターンを呈する，形状整，境界明瞭，平滑，内部低エコー，均質，境界部低エコー帯なし
（d：Bモード右葉横断像）．形状整，境界明瞭，平滑，内部等エコー，均質，境界部低エコー帯なし（e：Bモード左葉縦断像）．
f：腺腫様結節（Bモード左葉横断像）．形状整，境界明瞭，平滑，内部低エコー，不均質，嚢胞変性を伴う，粗大高エコー，境界部低エコー帯なし．

として認められ 図2e ，なおかつ線維性被膜を伴わないことから広範な被膜浸潤をする濾胞癌や低分化癌，未分化癌などとの鑑別も必要になる．

甲状腺悪性結節

乳頭癌，濾胞癌，髄様癌，低分化癌，未分化癌，リンパ腫がある．診断基準で悪性所見を呈する．

■乳頭癌

形状不整，境界不明瞭・粗雑，内部低エコー，内部不均質そして微細高エコー多発，境界部低エコー帯が不整かないのが典型である 図3a, b, 図4a ．10mm以下の微小乳頭癌は，境界平滑で高エコーを伴わないことがある．ドプラ法で内部ないし周辺への血流増加を認める 図3c が，硬くて全く認めない場合 図4b もあり特異的ではない．むしろエラストグラフィでは嚢胞変性がなければ硬く（Grade 3ないし4，strain ratio（SR）＜0.4）表示される 図3d, 図4c ．

乳頭癌はリンパ節転移が多く，気管周囲，頸動脈周囲のリンパ節腫大で発見される．図3e のようにVb，Va，Ⅵリンパ節ともに腫大し内部エコーがあり，かつ微細高エコーや一部嚢胞変性もあり乳頭癌に特徴的なリンパ節転移像を呈している．

結節性病変のみならず，びまん性病変でも点状高エコーが広範囲に多数散在して認められる場合，乳頭癌の亜型であるびまん性硬化型乳頭癌を考える 図5 ．小児，若年者に多く，自己免疫性甲状腺疾患の合併があり，甲状腺自己抗体が陽性，リンパ管浸潤像が著明でリンパ節転移も多い．

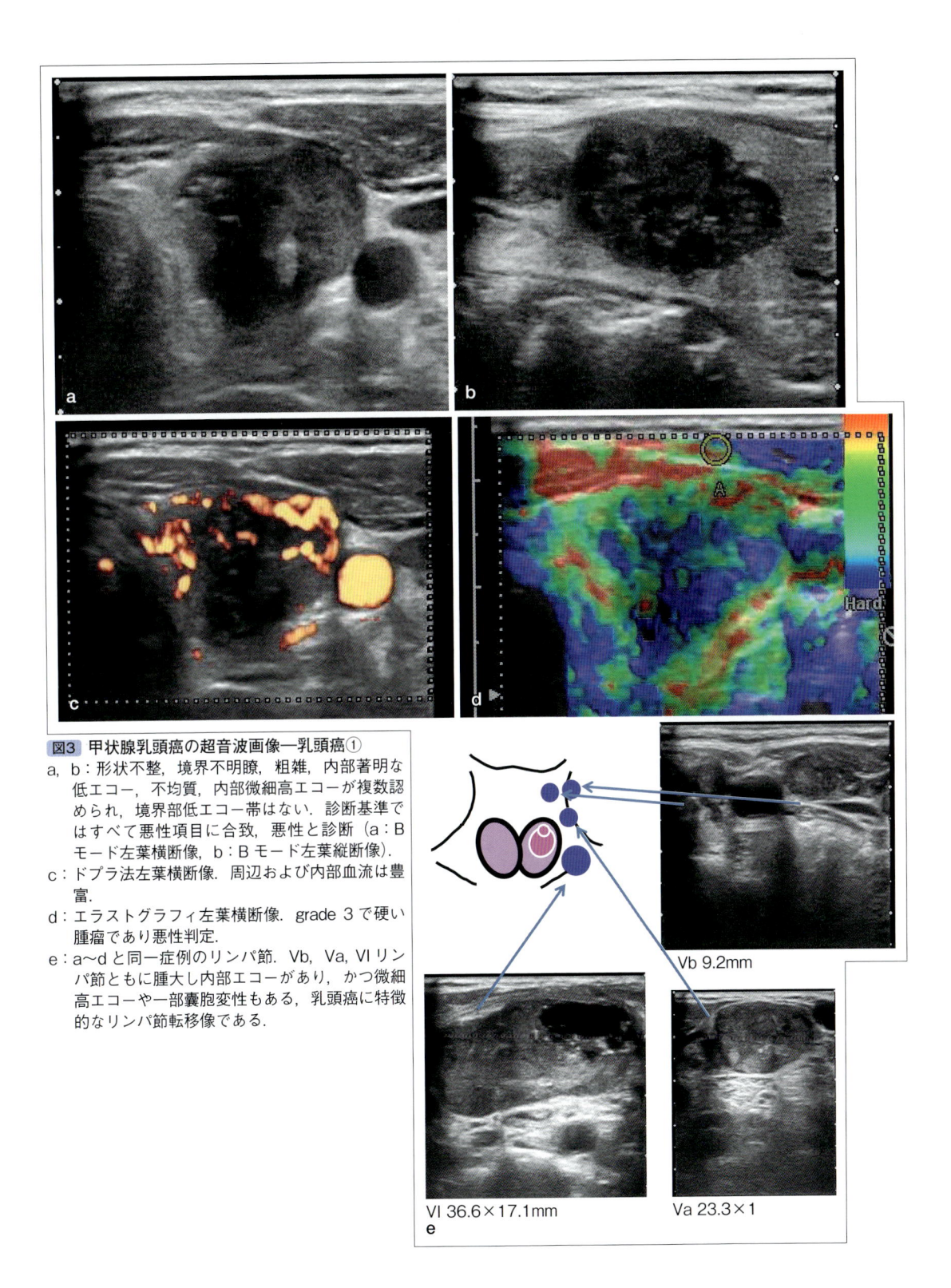

図3 甲状腺乳頭癌の超音波画像—乳頭癌①

a, b：形状不整，境界不明瞭，粗雑，内部著明な低エコー，不均質，内部微細高エコーが複数認められ，境界部低エコー帯はない．診断基準ではすべて悪性項目に合致，悪性と診断（a：Bモード左葉横断像，b：Bモード左葉縦断像）．

c：ドプラ法左葉横断像．周辺および内部血流は豊富．

d：エラストグラフィ左葉横断像．grade 3で硬い腫瘤であり悪性判定．

e：a〜dと同一症例のリンパ節．Vb, Va, VIリンパ節ともに腫大し内部エコーがあり，かつ微細高エコーや一部嚢胞変性もある，乳頭癌に特徴的なリンパ節転移像である．

Vb 9.2mm

VI 36.6×17.1mm

Va 23.3×1

e

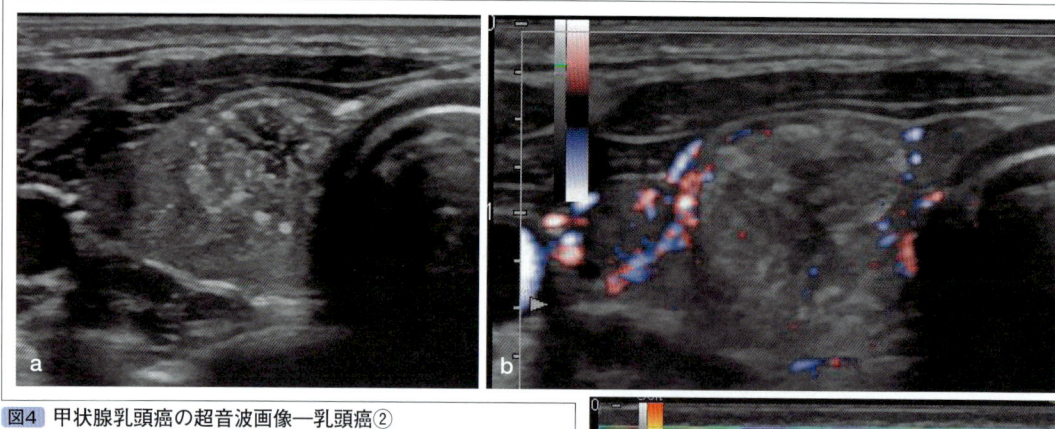

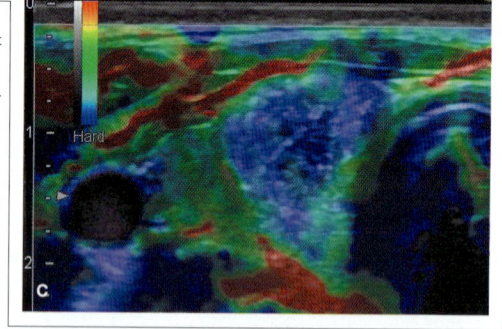

図4 甲状腺乳頭癌の超音波画像—乳頭癌②

a：Bモード右葉横断像．形状不整，境界不明瞭，粗雑，内部著明な低エコー，不均質，内部微細高エコーが複数認められ，境界部低エコー帯はない．診断基準ではすべて悪性項目に合致，悪性と診断．特に微細高エコーが腫瘍辺縁に多数認められている．
b：ドプラ法右葉横断像．血流は腫瘍内部にはほとんど認めない．
c：エラストグラフィ右葉横断像．grade 4，SR=0.13ときわめて硬い腫瘍で悪性判定．

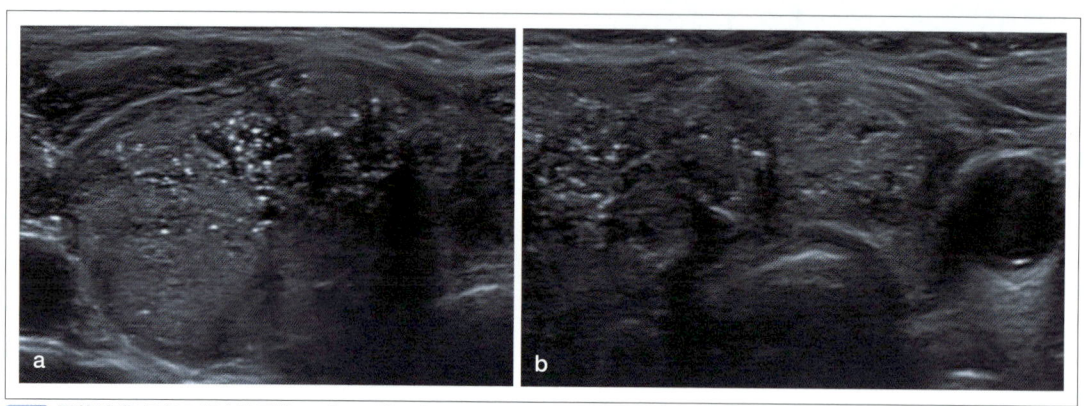

図5 甲状腺乳頭癌の超音波画像—びまん性硬化型乳頭癌

びまん性腫大している甲状腺内部に点状の高エコーが広範囲に散在している．リンパ節転移を伴うことが多い（a：Bモード右葉横断像，b：Bモード左葉横断像）．

　乳頭癌ではFNACの正診率が高く，進行癌のスクリーニングはもちろんのこと，むしろ超音波検査で過剰診断にならないように精査基準の遵守が必要である．

■濾胞癌

　基本的にFNACでは診断できず，術前診断での超音波検査に期待されている．**図6**にBモード像で濾胞性腫瘍に見える3症例を呈示した．濾胞腺腫**図6a**は診断基準ですべて良性判定であり，微少浸潤型濾胞癌**図6d**や濾胞型乳頭癌**図6g**もよく似たBモード所見を呈する．しかもドプラ法では3症例とも血流は豊富であり**図6b, e, h**鑑別が難しい．エラストグラフィでは濾胞腺腫がGrade 1**図6c**で軟らかく，濾胞癌がGrade 3**図6f**，濾胞型乳頭癌ではGrade 4**図6i**であり

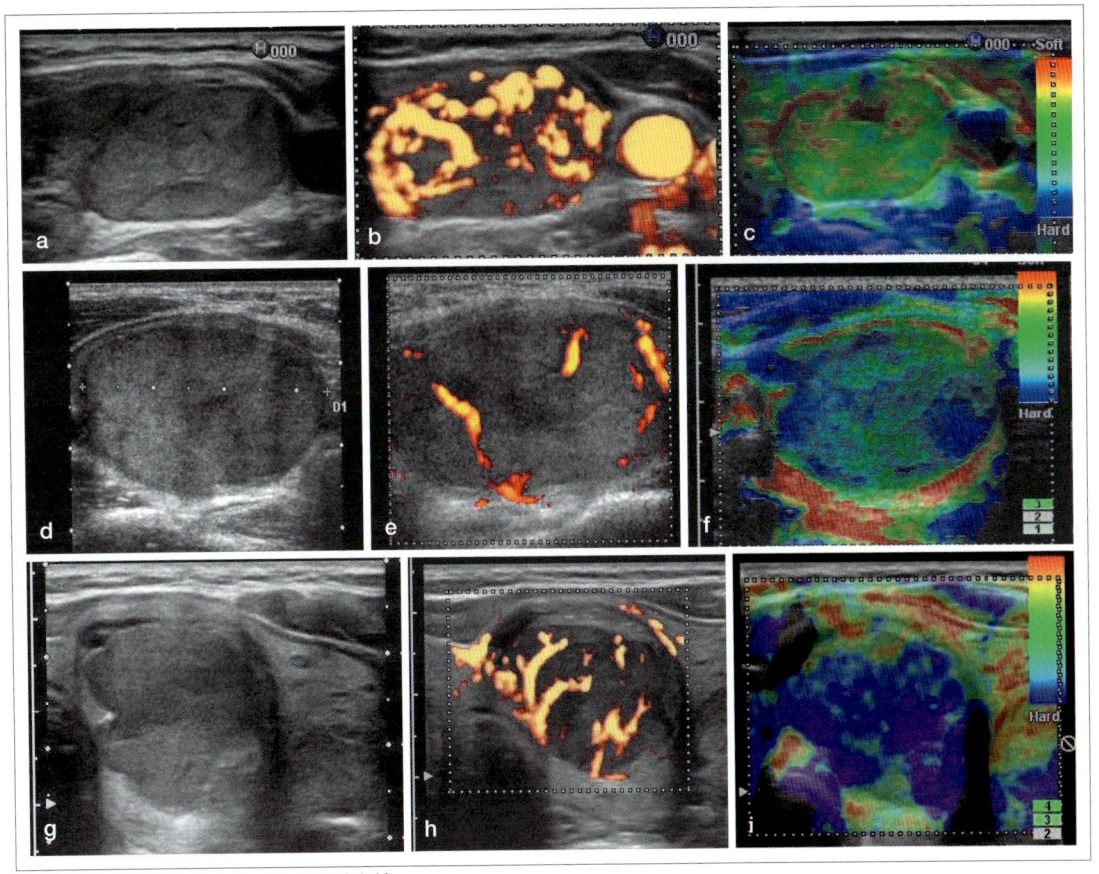

図6 甲状腺濾胞性結節の良悪性鑑別診断

a～c：濾胞腺腫．形状整，境界明瞭，平滑，内部低エコー，均質，境界部低エコー帯整で，診断基準はすべて良性所見である（a：Bモード左葉横断像）．内部血流は増加し，AFTNや濾胞癌も疑われる（b：ドプラ法左葉横断像）．Grade 1で軟らかく，悪性は否定された（c：エラストグラフィ左葉横断像）．

d～f：微少浸潤型濾胞癌．形状整，境界明瞭，平滑，内部低エコー，均質で，境界部低エコー帯が若干不整である（d：Bモード左葉横断像）．少ないが貫通血管を認め，濾胞腺腫より濾胞癌を疑う（e：ドプラ法左葉横断像）．Grade 3で硬い腫瘍であり，ドプラ法とともに濾胞癌を疑う所見である（f：エラストグラフィ左葉横断像）．

g～i：濾胞型乳頭癌．形状整，境界一部不明瞭，平滑，内部低エコー，やや不均質，境界部低エコー不整で，診断基準ではすべて良性所見とはならない（g：Bモード左葉横断像）．貫通血管が多数認められる（h：ドプラ法左葉横断像）．Grade 4，SR＝0.24で硬い腫瘍であり，濾胞癌ないし濾胞型乳頭癌が疑われ，細胞診で濾胞型乳頭癌となった（i：エラストグラフィ左葉横断像）．

硬く，濾胞性腫瘍の良悪性の鑑別にはエラストグラフィも有用である．

■ 髄様癌

　髄様癌では通常診断基準では悪性所見を呈するものの，乳頭癌のような内部に微細高エコーの多発ではなく，粗大石灰化の中のような牡丹雪状の石灰化を反映した高エコーを認める **図7a, b**．甲状腺上極1/3に多く，良性所見を呈することもある **図7c, d**．この症例は偶然にCEA，calcitonin採血で高値を示したために診断がついた．

■ 甲状腺リンパ腫

　リンパ腫では一見嚢胞に見えるような著明な低エコーと後方エコーの増強が認められ **図8a**．ドプラ法では同部位に血流亢進があり **図8b**，この部位を細胞診すると腫瘍細胞が採取しやすい．

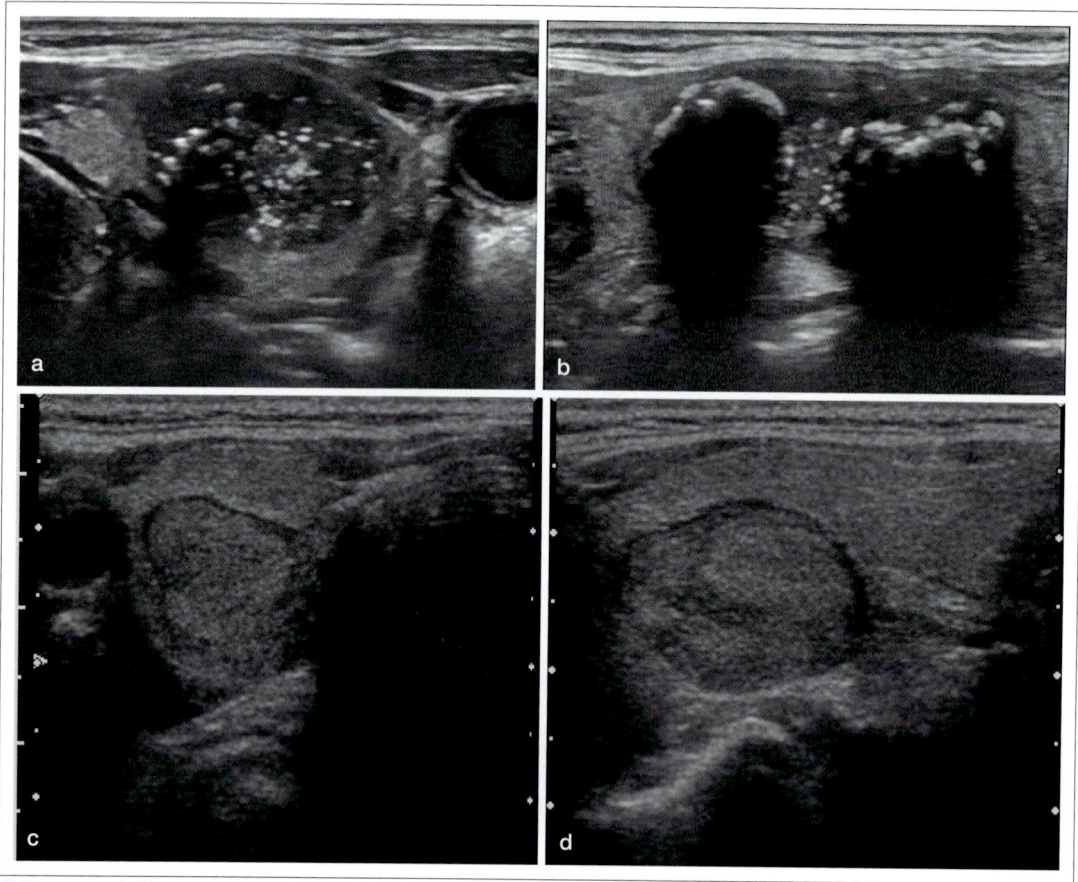

図7 甲状腺髄様癌の超音波画像
a, b：乳頭癌よりやや大きな石灰化を認め，牡丹雪状石灰化ともいわれる（a：Bモード左葉横断像，b：Bモード左葉縦断像）．
c, d：形状がやや不整で内部がやや不均質以外は診断基準からはほとんど良性判定である．一見良性に見える髄様癌が存在する．甲状腺の上極 1/3 に存在している（c：Bモード右葉横断像，d：Bモード右葉縦断像）．

■未分化癌

　未分化癌では腫瘍が大きく，形状不整であるが超音波プローブを超えた大きさのためわかりにくい．甲状腺外への浸潤のため境界不明瞭粗雑や，低エコー，内部不均質を認める **図8c**．また所属リンパ節転移も高頻度に認められる．

(副甲状腺の超音波画像)

　超音波検査を行う副甲状腺疾患の大半は原発性と続発性副甲状腺機能亢進症である．

　副甲状腺機能亢進症は生化学的診断の後，局在診断として超音波検査が第1選択となる．超音波では正常副甲状腺の描出は困難とされている．したがって甲状腺背側に低エコー所見を認めた場合，リンパ節ないし副甲状腺腫が疑われる．副甲状腺腫が甲状腺に接して存在する場合にはその境界に線状の高エコーを認める **図9a**．

　原発性副甲状腺機能亢進症の 80% 以上は単発の腺腫である．15〜19% が多腺腫

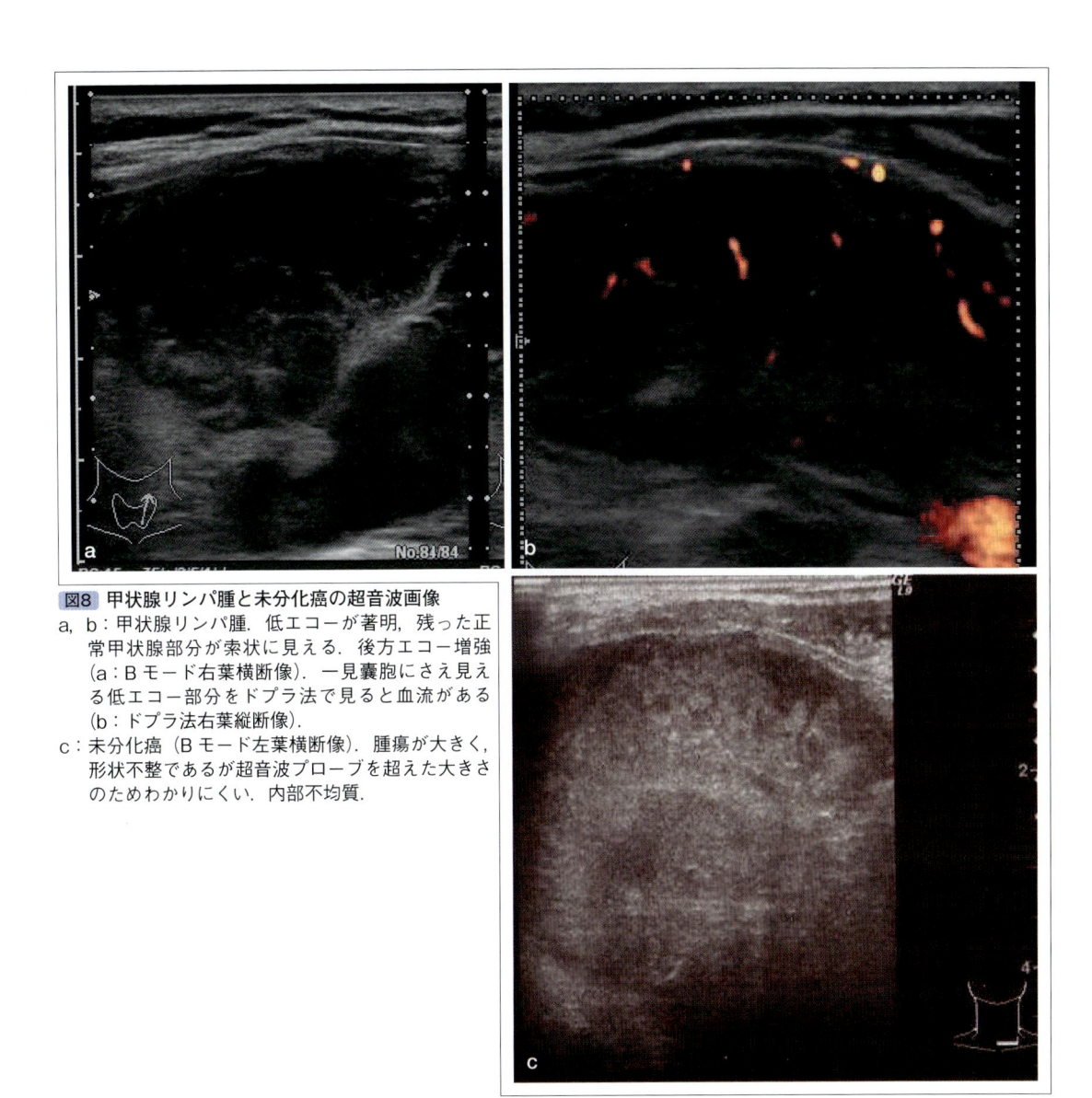

図8 甲状腺リンパ腫と未分化癌の超音波画像

a, b：甲状腺リンパ腫．低エコーが著明，残った正常甲状腺部分が索状に見える．後方エコー増強（a：Bモード右葉横断像）．一見囊胞にさえ見える低エコー部分をドプラ法で見ると血流がある（b：ドプラ法右葉縦断像）．

c：未分化癌（Bモード左葉横断像）．腫瘍が大きく，形状不整であるが超音波プローブを超えた大きさのためわかりにくい．内部不均質．

大の過形成，副甲状腺癌は1〜5％であるが，最近は1％程度と少なくなっている．

　副甲状腺腺腫の場合，ドプラ法での腫瘍内への血流が認められ **図9b, c**，多くはやや細長く，またエラストグラフィでは甲状腺実質より軟らかい **図9d**．

　副甲状腺癌はきわめてまれであるが，周囲への浸潤や，扁平でなく，またドプラ法で血流亢進があり，エラストグラフィでは硬く表示される．

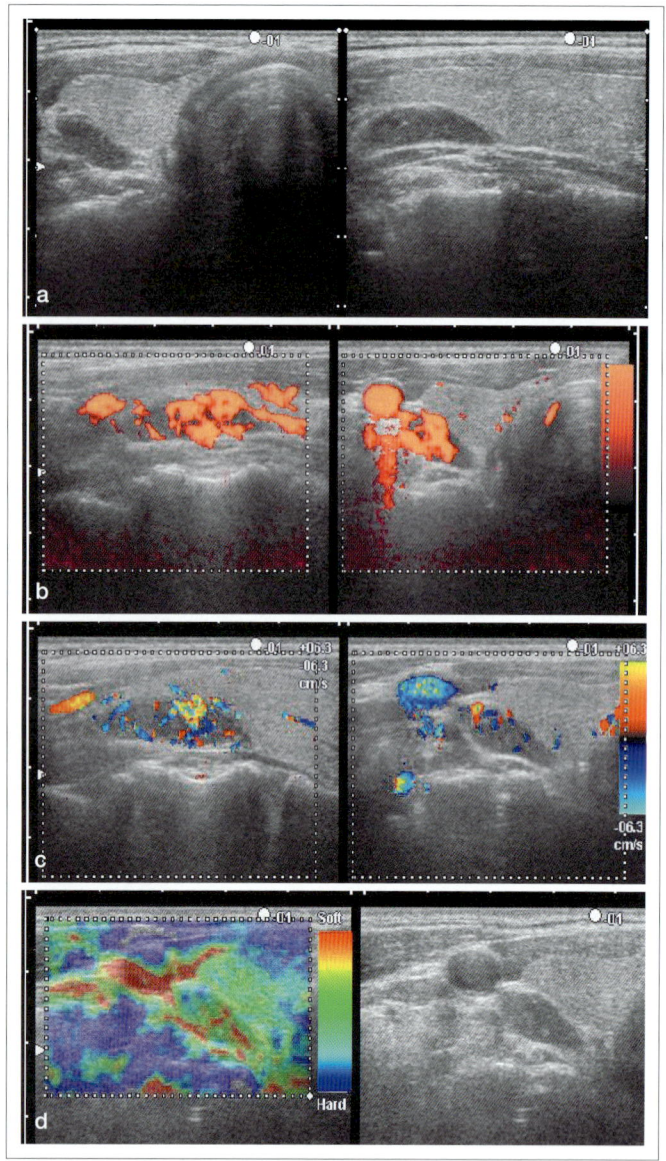

図9 副甲状腺機能亢進症の超音波画像―副甲状腺腺腫
a：Bモード右葉横断像，縦断像
b：パワードプラ法右葉横断像，縦断像
c：カラードプラ法右葉横断像，縦断像
d：エラストグラフィ右葉横断像，縦断像

（鈴木眞一）

甲状腺の細胞診

　穿刺吸引細胞診の対象となる甲状腺疾患は主に結節性甲状腺腫であるが，びまん性甲状腺腫も対象となる．ただし，Basedow 病については後出血の危険性があるため通常穿刺の対象とはならない．穿刺吸引細胞診で診断が可能な甲状腺疾患としては，嚢胞，腺腫様甲状腺腫，乳頭癌，低分化癌，未分化癌，髄様癌，リンパ腫，転移性癌，濾胞性腫瘍や好酸性細胞腫瘍などの腫瘍性病変，橋本病や亜急性甲状腺炎などの炎症性疾患，Basedow 病などがあるが，これらのうち一般の病院で日常的に経験する疾患は，悪性では乳頭癌，良性では嚢胞や腺腫様甲状腺腫，鑑別困難では濾胞性腫瘍がほとんどを占める．

細胞診の方法

　甲状腺疾患の病理診断には主として穿刺吸引細胞診が用いられる．後出血の危険性が高いため，針生検はあまり行われない．穿刺吸引細胞診は通常 22〜23G の針を注射器につけて陰圧で吸引するが，甲状腺のように血流が豊富な臓器では注射器をつけずに針だけで穿刺する方法（無吸引穿刺細胞診；無吸引法）も行われる．無吸引法では吸引法に比べ採取量は少ないが末梢血の混入が少なく観察しやすい標本を作製することができる．どちらの場合も超音波ガイド下で針先が病変に達していることを確認して行うため，目的の細胞を確実に採取することができる．ただし，5mm 未満の小病変では採取が困難な場合もある．

標本作製法

　採取された検体はスライドガラスに吹き出して塗抹標本を作製する．甲状腺の穿刺吸引細胞診では Papanicolaou（Pap）染色と May-Grünwald Giemsa（MGG）染色を併用することが推奨される．Pap 染色は乳頭癌の核所見を観察するのに便利であるが，背景のコロイドや細胞質の顆粒などの観察には MGG 染色のほうが優れている．1回の穿刺検体を Pap 用と MGG 用の2枚のスライドガラスに均等に分ける方法としては，　図1　に示すようにまず初めに穿刺検体を合わせガラス法（①）で2枚のスライドガラスに分け，その後で2枚のガラスをそれぞれ別々に引きガラス法（②）で擦り合わせて塗抹する方法が推奨される．このような方法で2枚の均質な塗抹標本を簡単に作製することができる．

細胞標本の見方

　甲状腺細胞標本を観察する際に必ずチェックすべき重要な所見が3つある．

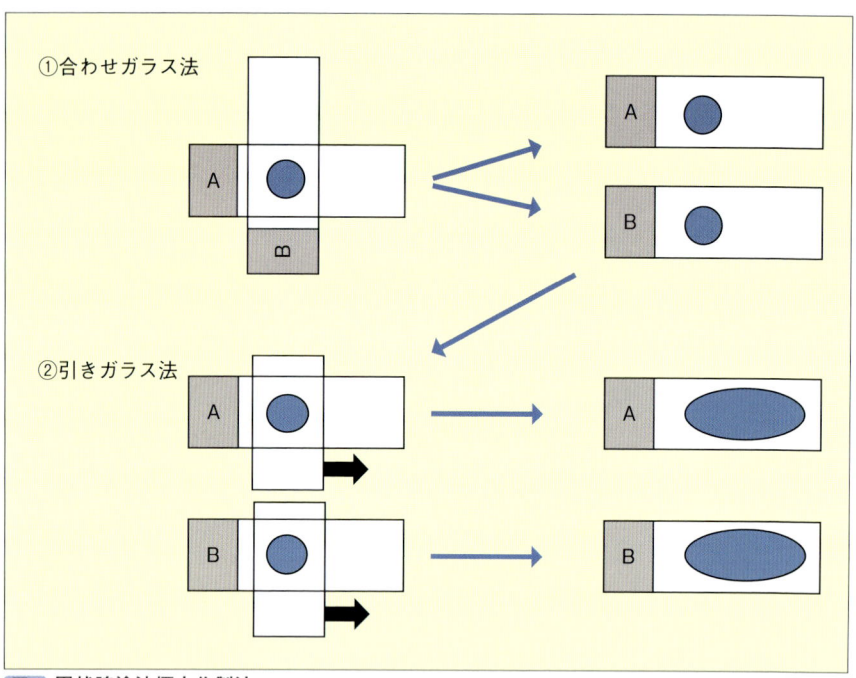

①合わせガラス法

②引きガラス法

図1 甲状腺塗抹標本作製法

①濾胞上皮細胞の所見：特に濾胞上皮細胞の出現パターンが重要である．シート状，小濾胞状，乳頭状，重積性などの出現パターンによって病変の推定が可能である．もちろん，核の溝や核内細胞質封入体などの核所見が重要であることはいうまでもないが，核所見を詳細に観察する前にまず細胞の出現パターンによって腺腫様甲状腺腫か濾胞性腫瘍か，あるいは乳頭癌やその他の腫瘍なのかなどを推測することも大切である．

②背景のコロイドの所見：背景に多量のコロイドがみられる場合，通常は腺腫様甲状腺腫のような良性病変である．腫瘍性病変ではコロイドがみられず背景は血性となることが多い．

③泡沫細胞（またはマクロファージ）の有無：泡沫細胞は囊胞様の退行性変化がある場合にみられる．囊胞化した乳頭癌を除けば，ほとんど囊胞や腺腫様甲状腺腫のような良性病変に由来する．したがって，泡沫細胞が多数みられる場合，乳頭癌を疑う細胞がみられなければ，通常は良性の囊胞様変化と考えて差し支えはない．

　これらの所見をもとに疾患を推定する手順を **図2** に示す．ステップ1とステップ2ではコロイドと泡沫細胞の所見を評価することによって囊胞や腺腫様甲状腺腫を疑う症例を選別することができる．ただし，いずれのステップにおいても乳頭癌の核所見がないことを確認する必要がある．コロイド，泡沫細胞がともに少量の場合はステップ3で濾胞上皮細胞の所見によってそれぞれの疾患を推定する．最終的な診断にあたってはコロイド，泡沫細胞，濾胞上皮細胞以外の細胞所見も総合して判断することはいうまでもないが，診断の目安として大まかに疾患を推定できる点で便利な方法である．

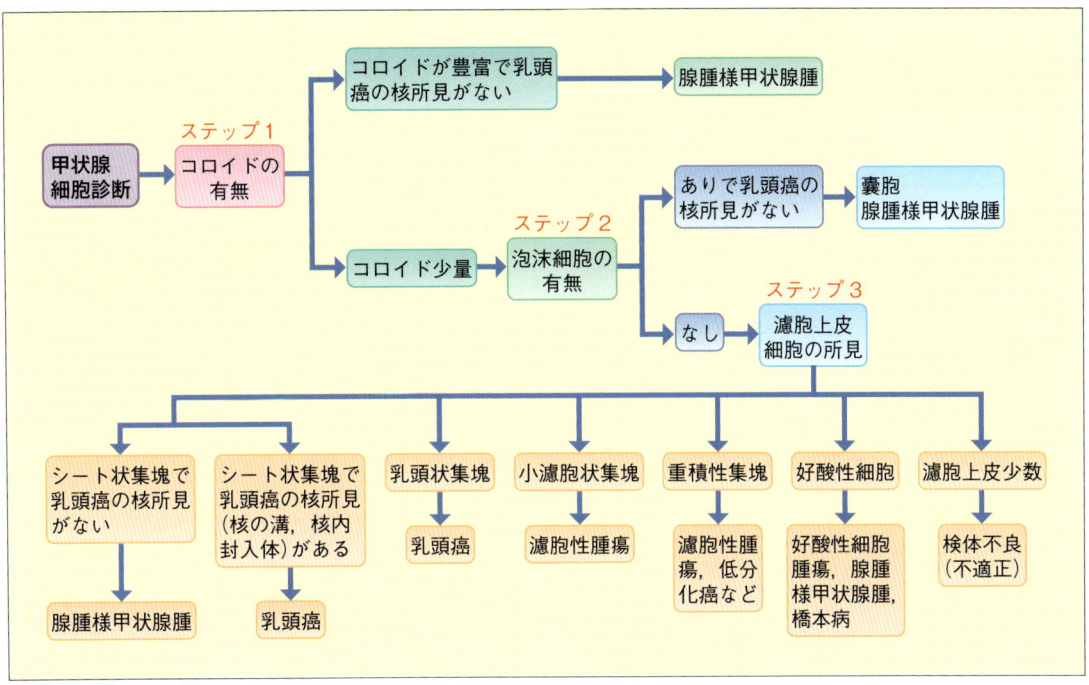

図2 甲状腺細胞診断フローチャート

診断に有用な細胞所見

コロイド，泡沫細胞，濾胞上皮細胞のほかにも，甲状腺疾患の診断に有用な特徴的細胞所見として，好酸性細胞，変性赤血球，コレステリン結晶，核破砕，リポフスチン顆粒，辺縁空胞，組織球性多核巨細胞，核の溝，核内細胞質封入体，細胞質内隔壁性空胞，アミロイド，神経内分泌顆粒などが挙げられる．

コロイド

背景のコロイドについては単に量的な点だけではなく，その性状についても観察する必要がある．コロイドの性状は大まかに液状のコロイド **図3** と濃縮したコロイド **図4** の2つに分けられる．前者は液状に拡散した淡染性のコロイドで，後者は滴状の塊を形成する濃染性のコロイドである．このほか，濃縮したコロイドの特殊型として乳頭癌でみられるロービーコロイド（異常コロイド） **図5** がある．

液状のコロイドは正常甲状腺や腺腫様甲状腺腫などの良性病変でみられる．濃縮したコロイドは主に腺腫様甲状腺腫でみられるが，少量であれば濾胞性腫瘍でもみられる．ロービーコロイドはチューインガムを引き伸ばしたような細長い形状の濃縮したコロイドで，乳頭癌の特徴的所見とされる．

泡沫細胞

泡沫細胞は囊胞様の退行性変化を示す所見で，主に囊胞や腺腫様甲状腺腫でみられる．細胞質にヘモジデリンなどを含む粗大な青色顆粒をもつものが多い．泡沫細胞自体は良性の細胞であるが，囊胞化した乳頭癌でもみられるため注意が必要であ

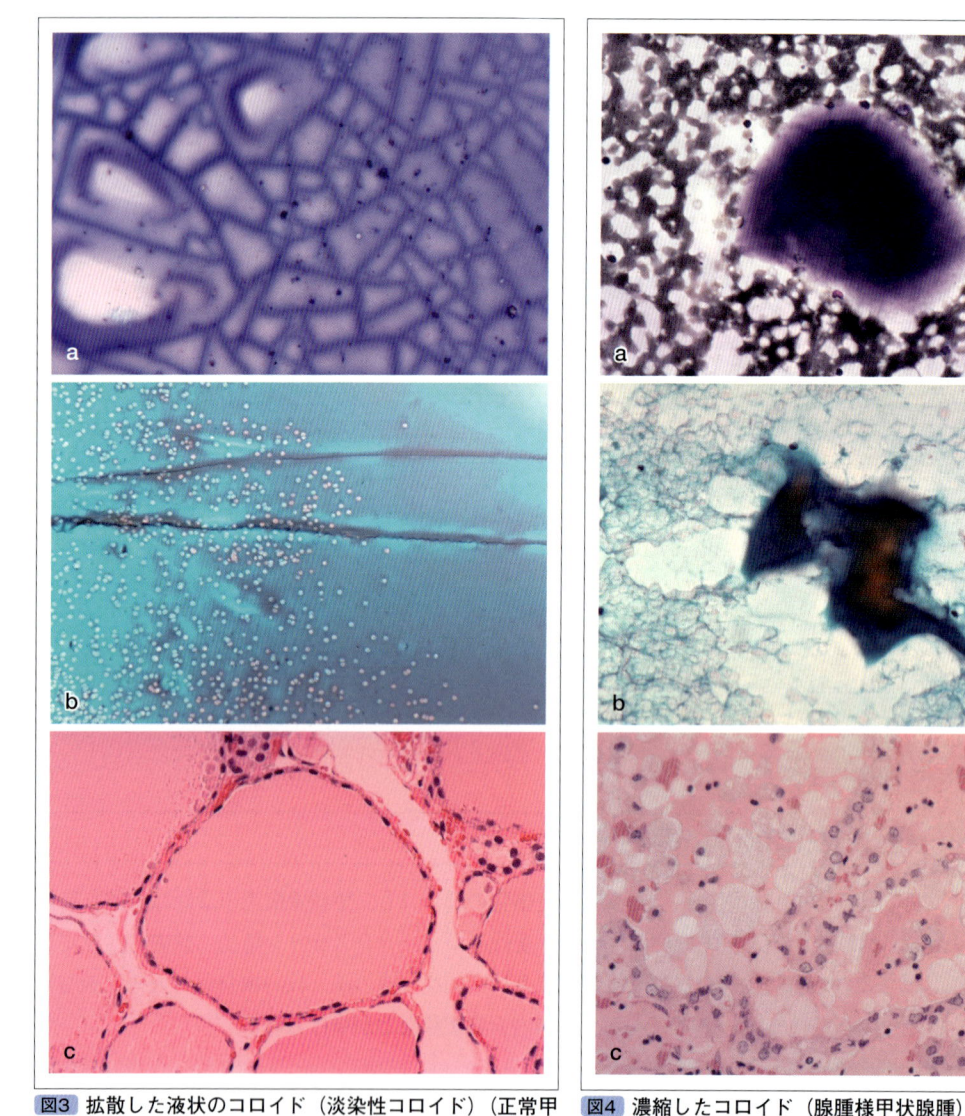

図3 拡散した液状のコロイド（淡染性コロイド）（正常甲状腺）

a：MGG 染色　　　b：Pap 染色　　　c：HE 染色

図4 濃縮したコロイド（腺腫様甲状腺腫）

a：MGG 染色　　　b：Pap 染色　　　c：HE 染色

　る．泡沫細胞がみられる場合，乳頭癌を疑う所見がないかを十分に確認しなければならない．核の溝や核内細胞質封入体などの所見とともに砂粒体（石灰化小体）や細胞質内隔壁性空胞（後述）についてもよく観察する必要がある．

濾胞上皮細胞

　濾胞上皮細胞の出現パターンには裸核状 **図6**，シート状集塊 **図7**，小濾胞状集塊 **図8**，乳頭状集塊 **図9**，重積性集塊 **図10** などがみられる．裸核状の濾胞上皮細胞は孤立散在性にみられる良性の細胞であり，正常甲状腺や腺腫様甲状腺腫でしばしばみられる．一見リンパ球のようにもみえるが，細胞質を欠く点で鑑別は可能である．シート状集塊は単層で平面的なシート状の細胞集塊で主に正常甲状腺や腺腫様甲状腺腫でみられるが，乳頭癌 **図11** でも頻繁にみられるため注意を要

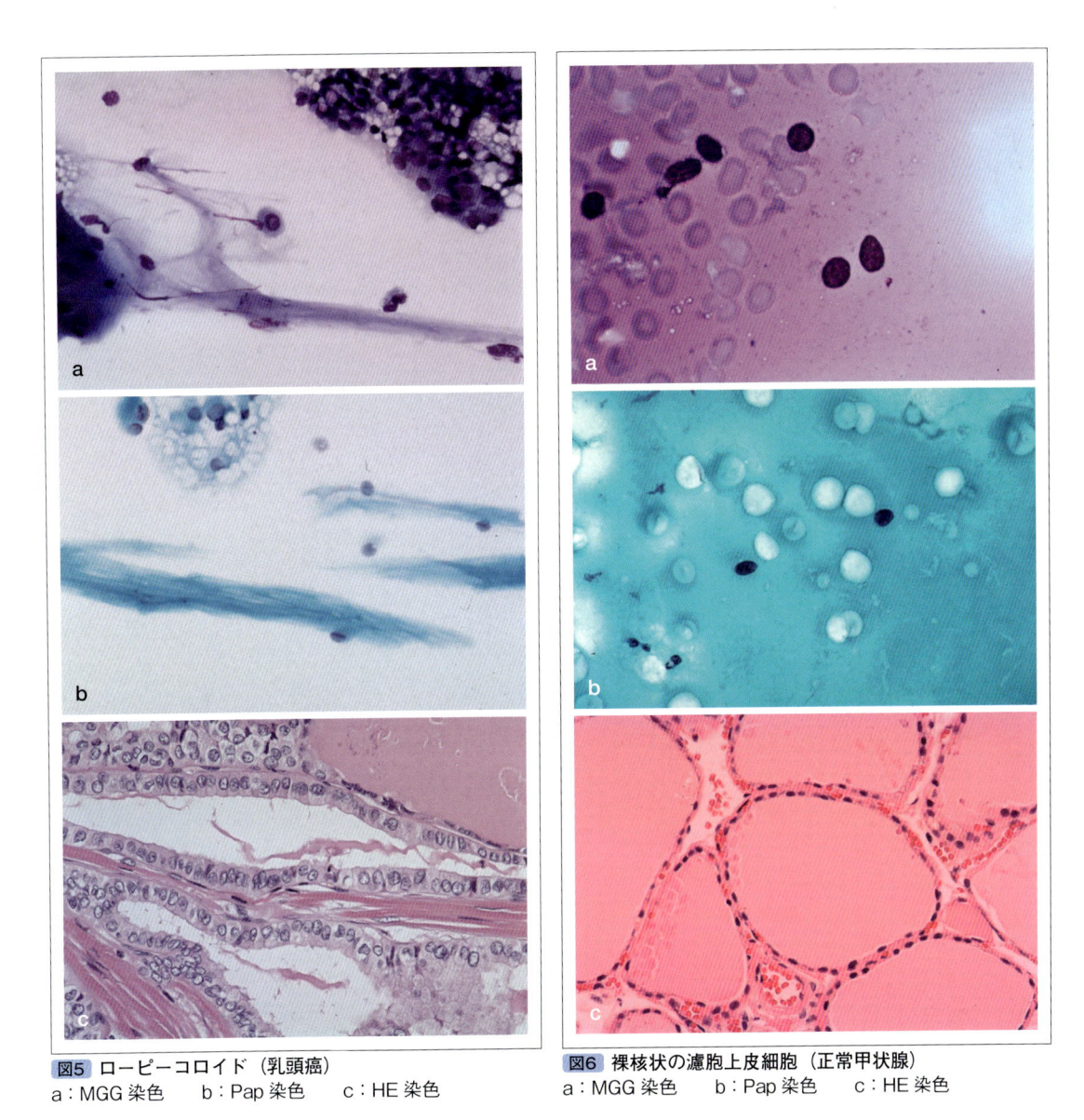

図5 ロービーコロイド（乳頭癌）
a：MGG 染色　　b：Pap 染色　　c：HE 染色

図6 裸核状の濾胞上皮細胞（正常甲状腺）
a：MGG 染色　　b：Pap 染色　　c：HE 染色

する．ただし，乳頭癌のシート状集塊は核密度が高く倍率を上げれば核の溝や核内細胞質封入体がみられるので鑑別は容易である．小濾胞状集塊は核が円形に配列した濾胞上皮細胞の集塊で腺腫様甲状腺腫や濾胞性腫瘍の特徴的所見である．乳頭状集塊は中心に血管間質成分を含む細胞集塊で乳頭癌の特徴的所見であるが，出現頻度はシート状集塊よりも低い．重積性集塊は細胞の重積を示す合胞様の細胞集塊で，濾胞性腫瘍のほか低分化癌や未分化癌などの悪性腫瘍でみられる．これらの出現パターンのほかにも髄様癌では細胞質を有する形質細胞様の類円形異型細胞が孤立散在性に出現するパターンをみる．

　甲状腺濾胞上皮細胞の特殊型として好酸性細胞 図12 がみられる．好酸性細胞は核小体の腫大した大型核をもつが，N/C 比は低く細胞質が豊富な大型細胞である．膨大細胞，Hürthle 細胞，Askanazy 細胞などとも呼ばれている．好酸性細胞は好酸性細胞型の濾胞性腫瘍，腺腫様甲状腺腫，橋本病などでみられる．

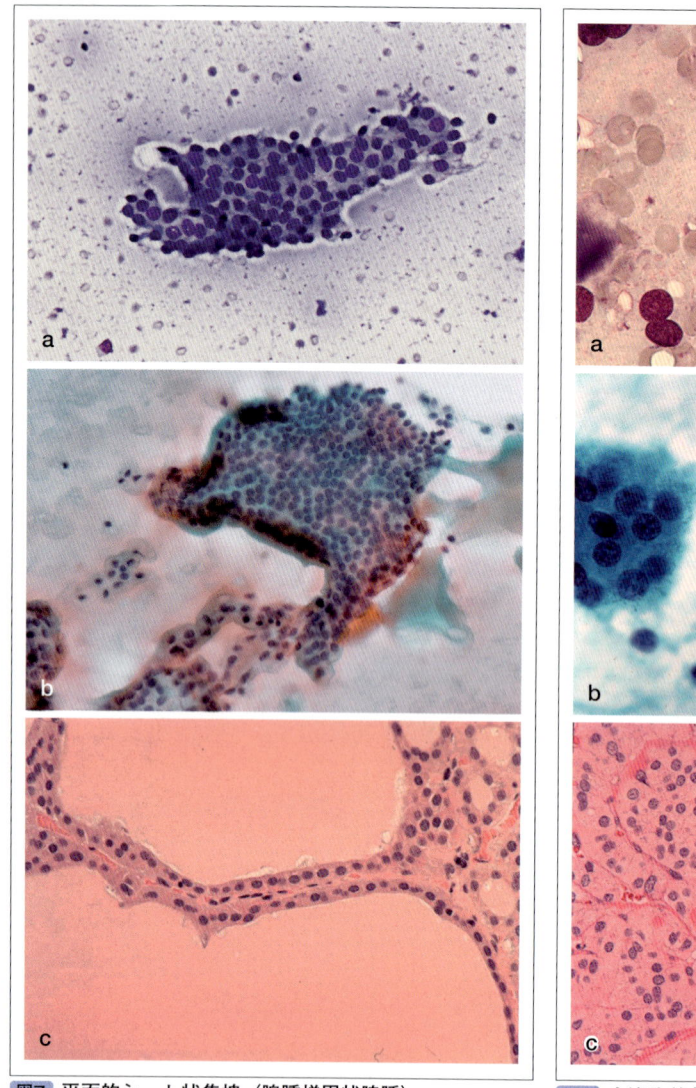

図7 平面的シート状集塊（腺腫様甲状腺腫）
a：MGG 染色　　b：Pap 染色　　c：HE 染色

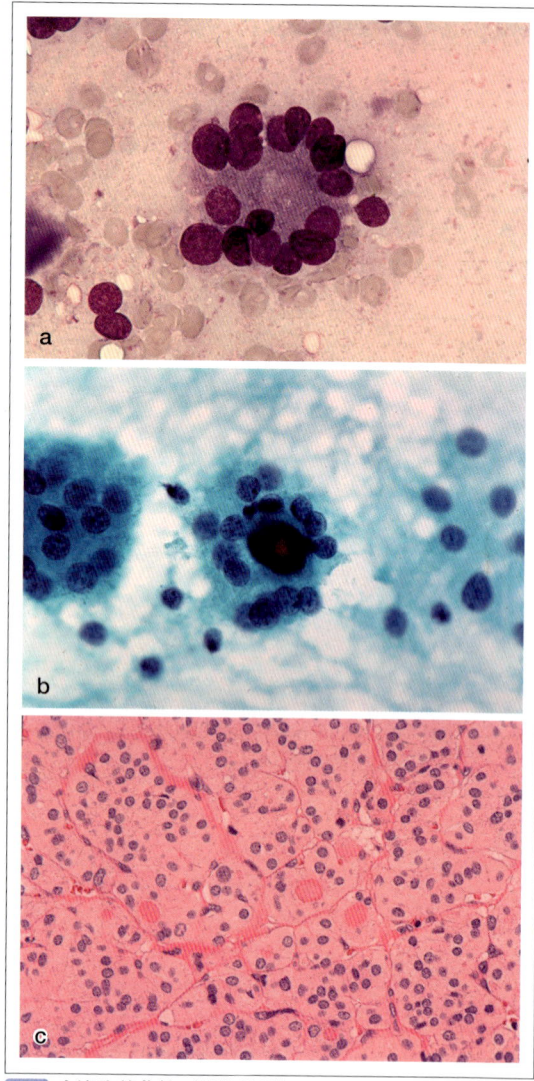

図8 小濾胞状集塊（濾胞腺腫）
a：MGG 染色　　b：Pap 染色　　c：HE 染色

変性赤血球 図13

　変性赤血球（degenerating erythrocytes）は MGG 染色で青色に染まる赤血球で，囊胞内に出血した赤血球が変化したもので囊胞や腺腫様甲状腺腫でみられる．Pap 染色ではエオジン好性を示すことが多い．通常の赤血球は MGG 染色では赤褐色に染まり Pap 染色では染まらない点で識別できる．

コレステリン結晶 図14

　コレステリン結晶は MGG 染色でみられる平行四辺形の無構造体で陰性染色によるコレステリン結晶の陰影である．Pap 染色では観察できない．囊胞でしばしばみられる所見である．

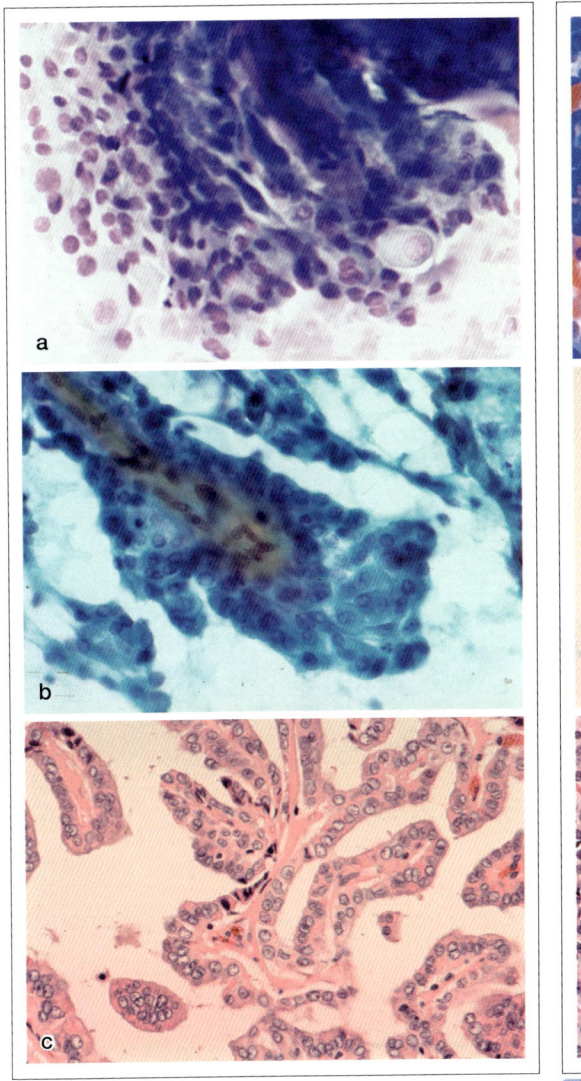

図9 乳頭状集塊（乳頭癌）
a：MGG染色　　b：Pap染色　　c：HE染色

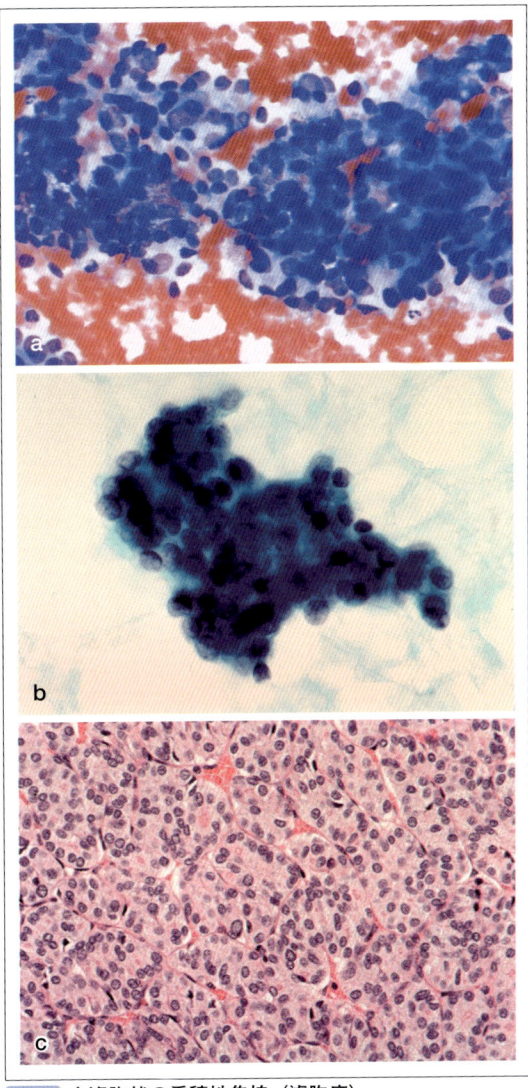

図10 小濾胞状の重積性集塊（濾胞癌）
a：MGG染色　　b：Pap染色　　c：HE染色

核破砕　図15

　主にリンパ球の核が潰れて糸屑状に変化したもので，橋本病や亜急性甲状腺炎などの炎症性疾患でみられる．炎症性に浸潤したリンパ球が穿刺吸引のアーチファクトで変形したものと考えられる．糸屑のように縮れた散在性のものと束状の集塊を形成するものがみられる．いずれも甲状腺の炎症性変化を示唆する所見である．

リポフスチン顆粒　図16

　濾胞上皮細胞の細胞質にみられるリソソーム顆粒で，paravacuolar granulation（PVG）とも呼ばれる．MGG染色では濃青色に染まり認識しやすいが，Pap染色では淡黄褐色で観察に注意を要する．

　濾胞上皮細胞の退行性変化を示す所見で囊胞や腺腫様甲状腺腫，亜急性甲状腺炎

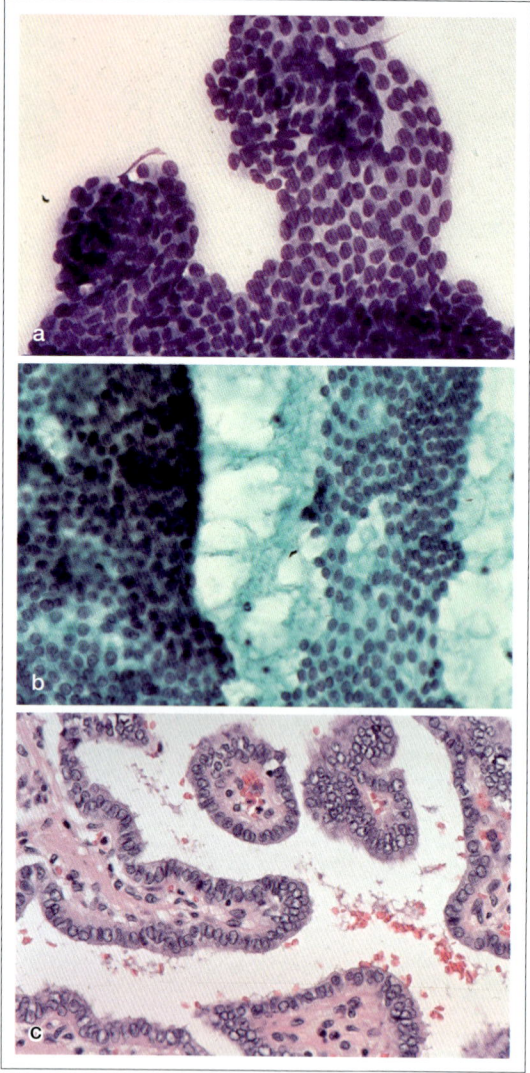

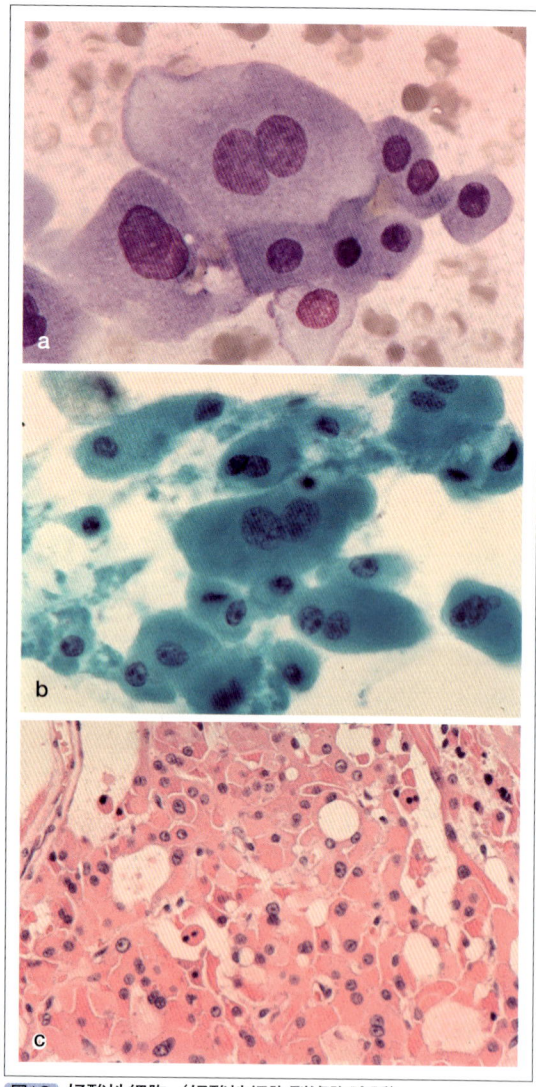

図11 平面的シート状集塊（乳頭癌）
a：MGG 染色　　b：Pap 染色　　c：HE 染色

図12 好酸性細胞（好酸性細胞型濾胞腺腫）
a：MGG 染色　　b：Pap 染色　　c：HE 染色

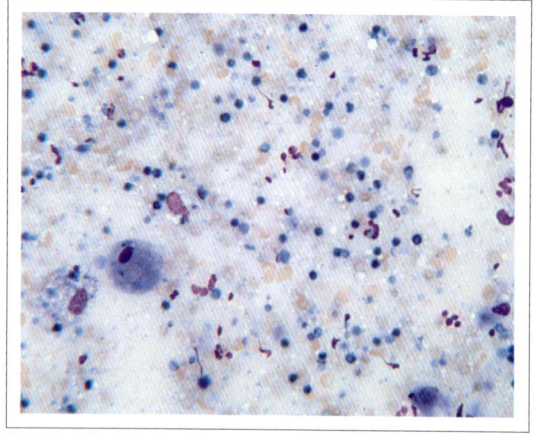

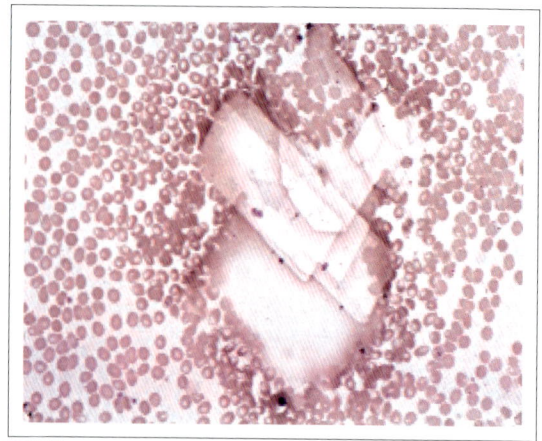

図13 変性赤血球（嚢胞）
MGG 染色

図14 コレステリン結晶（嚢胞）
MGG 染色

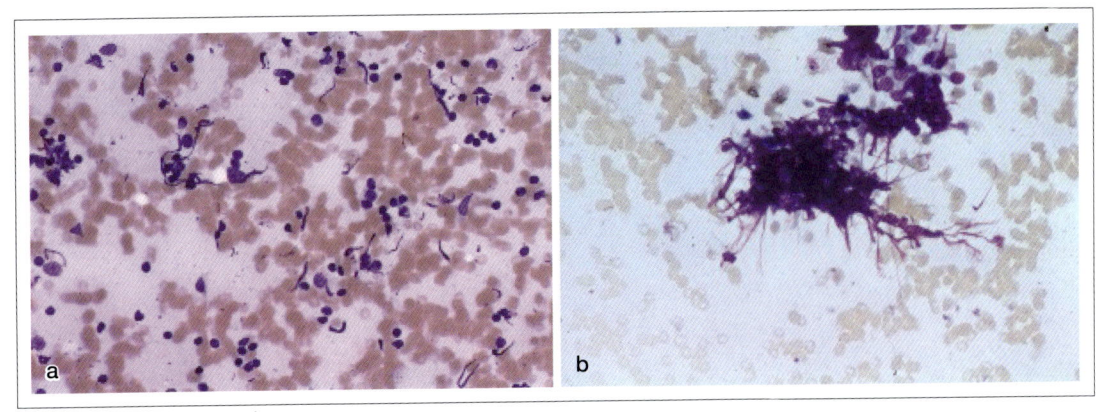

図15 核破砕（MGG 染色）
a：糸屑状　　b：束状

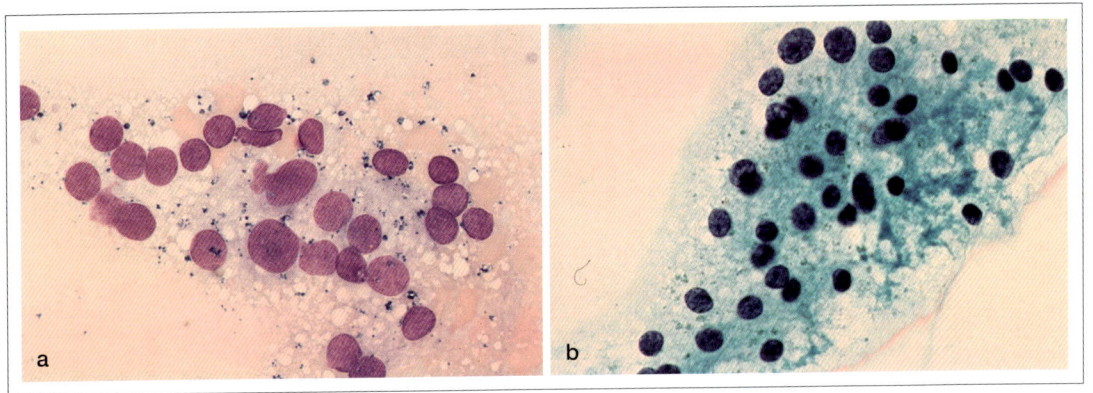

図16 リポフスチン顆粒（腺腫様甲状腺腫）
a：MGG 染色　　b：Pap 染色

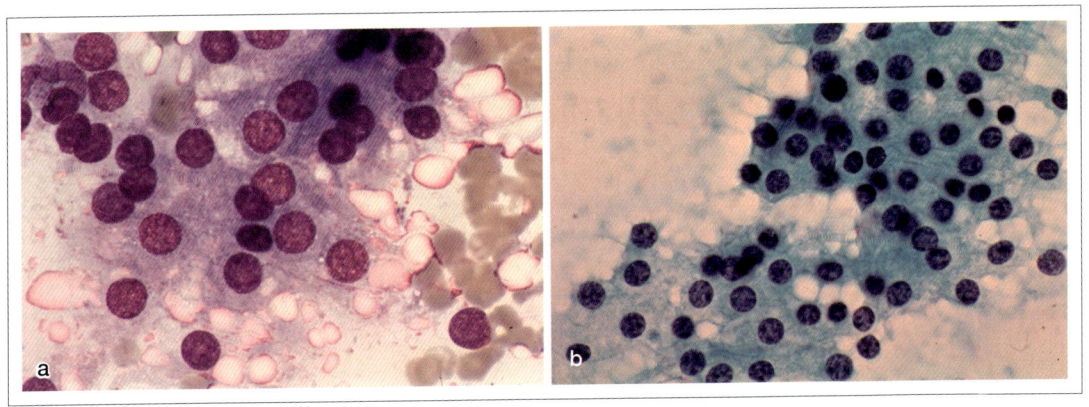

図17 辺縁空胞（Basedow 病）
a：MGG 染色　　b：Pap 染色

でみられる．多くは良性の細胞でみられるが，乳頭癌でみられたという報告もあるので核所見には十分注意する必要がある．

辺縁空胞 図17

　辺縁空胞（marginal vacuolation）は細胞質の辺縁にみられる空胞で MGG 染色

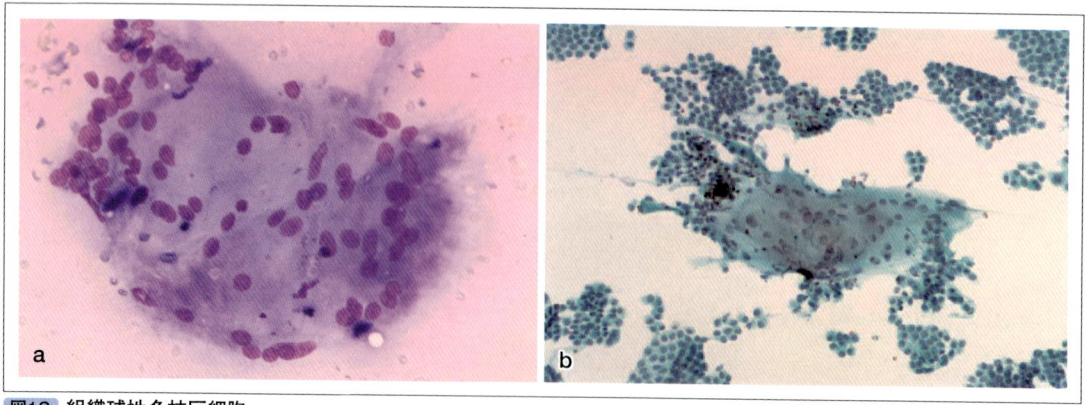

図18 組織球性多核巨細胞
a：亜急性甲状腺炎．MGG 染色　　b：乳頭癌．Pap 染色

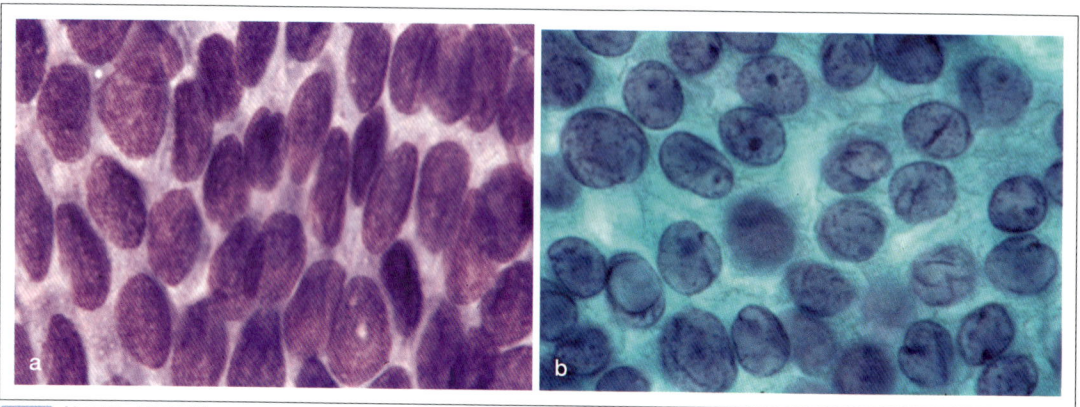

図19 核の溝（乳頭癌）
a：MGG 染色　　b：Pap 染色

ではピンク色に染色されるが，Pap 染色では染まらないため認識しがたい．辺縁空胞は濾胞上皮細胞の機能亢進を示す所見で，Basedow 病の特徴的所見といわれている．Basedow 病のほかに橋本病や腺腫様甲状腺腫でも部分的にみられることがある．

組織球性多核巨細胞 図18

組織球由来の合胞性多核細胞で亜急性甲状腺炎の特徴的所見とされるが，ほかに橋本病や乳頭癌でもみられる．細胞質に空胞がほとんどみられない点で多核のマクロファージとは異なる．亜急性甲状腺炎では核が 50～100 個を超える大型の細胞が多く，橋本病では核が 10 個程度までの小型の細胞が多い．乳頭癌の多核巨細胞はその中間である．このほか，未分化癌でも破骨細胞型の多核巨細胞をみることがある．

核の溝，核内細胞質封入体

核の溝 図19 と核内細胞質封入体 図20 は乳頭癌の特徴的核所見である．いずれも核膜が核内に陥入して生ずるもので乳頭癌の核の形状が複雑であることを示すものである．核の溝では核膜の陥入が核のしわのようにみえるのに対し，核内細胞

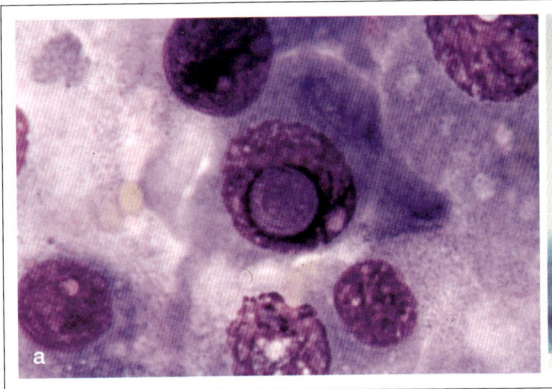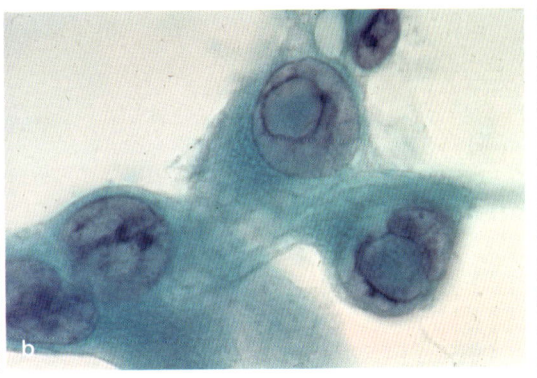

図20 核内細胞質封入体（乳頭癌）
a：MGG 染色　　b：Pap 染色

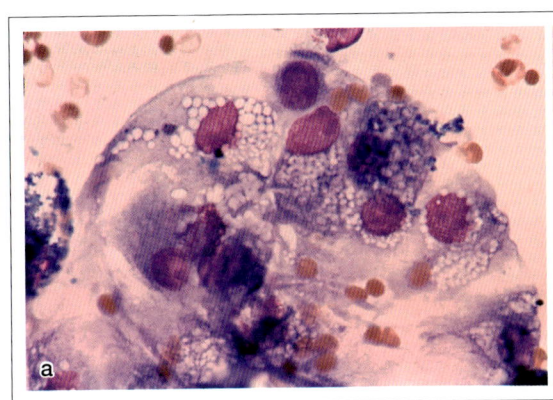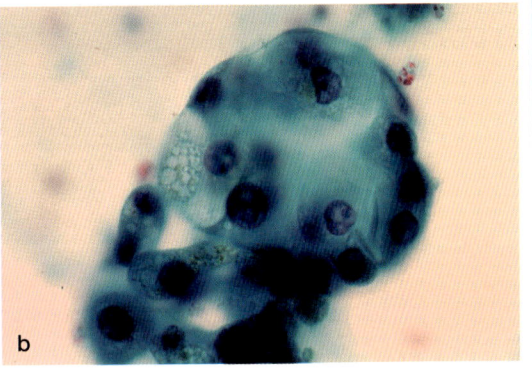

図21 細胞質内隔壁性空胞（乳頭癌）
a：MGG 染色　　b：Pap 染色

質封入体では核膜とともに細胞質の陥入を伴うため封入体内に細胞質成分を認める点が特徴である．核の溝はしばしばコーヒー豆に例えられるが，実際にはコーヒー豆のような一本の溝よりも一個の核に複数の溝があるほうが診断的意義は大きい．

細胞質内隔壁性空胞　図21

囊胞化した乳頭癌でしばしばみられる所見である．核の周辺にあたかも隔壁をもつような大小不同の空胞形成がみられる．囊胞液中に剝離した癌細胞が変化したものである．一見マクロファージのようにもみえるが，細胞質内の空砲が核の周辺に局在する点が特徴である．

アミロイド　図22

甲状腺髄様癌の随伴所見としてみられる．MGG 染色では赤紫色，Pap 染色ではライトグリーン好性の無構造な物質として認められる．Pap 染色ではコロイドとの識別が難しく，十分注意しないと見過ごすこともある．

神経内分泌顆粒　図23

神経内分泌細胞に特徴的な細胞質内の微細顆粒であるが，甲状腺では髄様癌の特

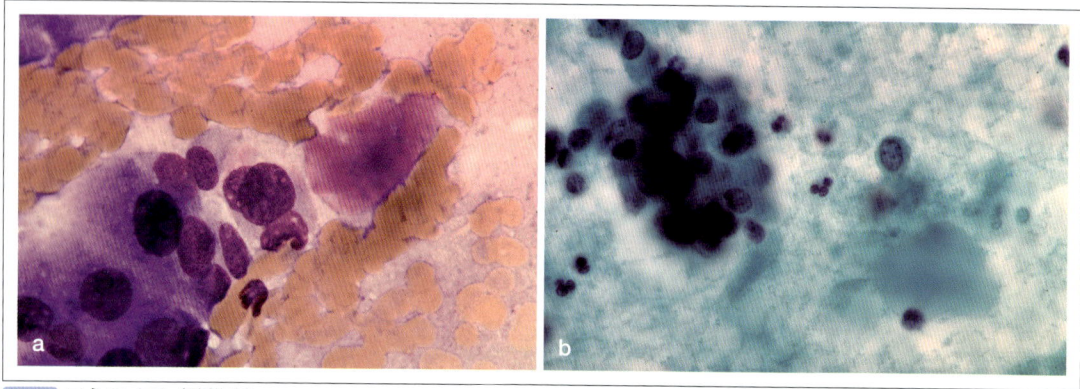

図22 アミロイド（髄様癌）
a：MGG 染色　　b：Pap 染色

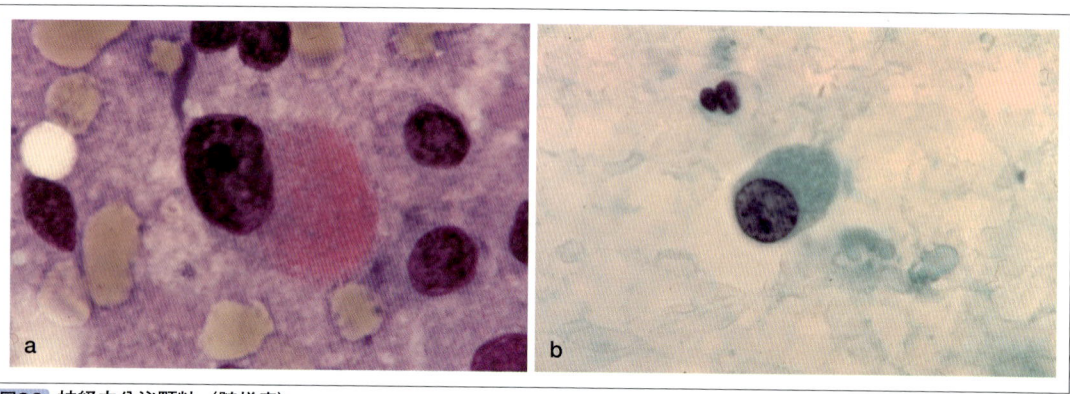

図23 神経内分泌顆粒（髄様癌）
a：MGG 染色　　b：Pap 染色

徴的所見とされる．MGG 染色では髄様癌細胞の細胞質に微細な好酸性顆粒をもつものがみられる．Pap 染色では観察できない．

> ## 主な甲状腺疾患の細胞所見

囊胞

　囊胞では，囊胞液，泡沫細胞，変性赤血球，コレステリン結晶，囊胞壁の被覆細胞などがみられる．囊胞壁の被覆細胞は再生上皮様のシート状細胞集塊で，N/C 比の増加や核異型はみられない．囊胞の診断で最も注意すべき点は囊胞化した乳頭癌との鑑別である．囊胞化した乳頭癌では囊胞液中に剥離した癌細胞が浮遊しているので，これを見逃さないようにしなければならない．囊胞液中の乳頭癌細胞は変性のためしばしば細胞質に細胞質内隔壁性空胞を認める．また，核の溝や核内細胞質封入体などの核所見や石灰化小体などにも十分な注意が必要である．

Basedow 病

　Basedow 病では，辺縁空胞をもつ腫大した濾胞上皮細胞が多数みられコロイド

表1 腺腫様甲状腺腫と濾胞性腫瘍の鑑別診断

細胞所見	腺腫様甲状腺腫	濾胞性腫瘍
コロイド	多量	少量〜無
泡沫細胞	有	無
シート状集塊	多数	少数〜無
小濾胞状集塊	少数〜中等数	多数

は通常みられない．治療後の症例では細胞質にリポフスチン顆粒をみることもある．リンパ球浸潤を伴う症例もみられるが，このような症例では慢性甲状腺炎との鑑別が必要である．甲状腺のびまん性腫大や機能亢進などの臨床情報は診断に有用である．

亜急性甲状腺炎

　亜急性甲状腺炎では，組織球性多核巨細胞，類上皮細胞，組織球，リンパ球，核破砕，リポフスチン顆粒を伴う濾胞上皮細胞集塊などがみられる．大型の組織球性多核巨細胞を認める点が特徴である．亜急性甲状腺炎は組織球とリンパ球を主体とする炎症であるが，慢性甲状腺炎ほど多くのリンパ球はみられない．典型的な組織球性多核巨細胞が多数みられれば診断は容易であるが，組織球性多核巨細胞は慢性甲状腺炎や乳頭癌でもみられるので少数の場合は鑑別が必要である．一般に亜急性甲状腺炎の組織球性多核巨細胞は慢性甲状腺炎や乳頭癌に比べ大型のものが多い．

慢性甲状腺炎

　慢性甲状腺炎では，リンパ球，形質細胞，核破砕，好酸性細胞，小型の組織球性多核巨細胞などがみられる．多数のリンパ球と好酸性細胞を認める点が特徴である．リンパ球が少なく好酸性細胞が優位を占める場合は腫瘍性病変と間違えて悪性と診断しないよう注意が必要である．血清抗体価や甲状腺のびまん性腫大などの臨床情報は細胞診断の際に有用である．慢性甲状腺炎はリンパ腫や乳頭癌のリスクファクターであることが知られているので，結節性病変で慢性甲状腺炎を疑う細胞所見がみられる場合は，リンパ腫や乳頭癌の可能性も考慮して十分標本を観察する必要がある．

腺腫様甲状腺腫

　腺腫様甲状腺腫では，液状のコロイド，濃縮したコロイド，裸核状の濾胞上皮細胞，平面的シート状の濾胞上皮集塊，小濾胞状集塊，好酸性細胞，リポフスチン顆粒などさまざまな細胞所見がみられる．嚢胞化を伴う場合は，これらのほかに泡沫細胞や変性赤血球などもみられる．

　鑑別の対象となる疾患は主に濾胞性腫瘍と乳頭癌である．腺腫様甲状腺腫と濾胞性腫瘍との細胞診の鑑別点について 表1 に示す．両者の鑑別にあたっては小濾胞状集塊とともにシート状集塊や背景のコロイド，泡沫細胞に注目する必要がある．小濾胞状集塊のほかにシート状集塊やコロイド，泡沫細胞が多く多彩な細胞所見であれば腺腫様甲状腺腫を考える．シート状集塊やコロイド，泡沫細胞がみられず小

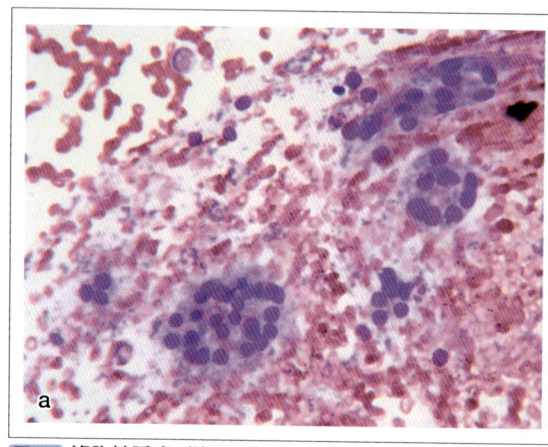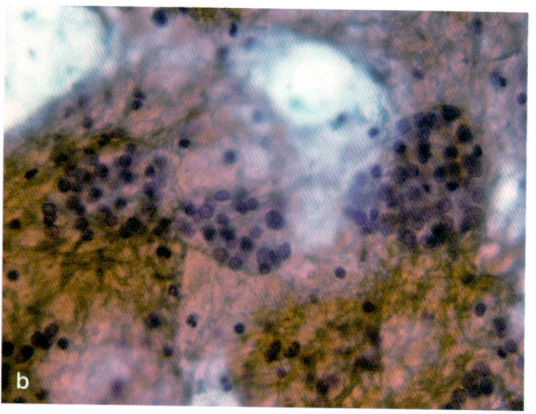

図24 濾胞性腫瘍（濾胞腺腫）
a：MGG 染色　　b：Pap 染色

濾胞状集塊の単調な細胞所見であれば濾胞性腫瘍を考える．濾胞性腫瘍は腫瘍性病変のため小濾胞状集塊の単調な細胞像を示すことが特徴であるが，腺腫様甲状腺腫は過形成と退行性変化が混在する病変のため細胞所見も多彩である．腺腫様甲状腺腫と乳頭癌との鑑別については核所見の確認が重要である．乳頭癌では腺腫様甲状腺腫と同様シート状の細胞集塊が多数みられるが，核の溝や核内細胞質封入体などの核所見によって鑑別は可能である．乳頭癌の核所見が不明瞭あるいは少数で確定診断が難しい場合には再検査による確認が有効である．

濾胞性腫瘍

　細胞診では濾胞腺腫と濾胞癌の正確な鑑別ができないため両者を含む濾胞性腫瘍という診断名を用いている．濾胞癌は細胞異型にかかわらず被膜浸潤や脈管浸潤により診断すると定義されており，細胞診では濾胞癌という診断はしないというのが一般的な考え方である．ベセスダシステムでも濾胞癌を疑う症例はすべて濾胞性腫瘍に分類し，悪性の疑いには分類しないと定められている．『甲状腺癌取扱い規約（第7版）』では細胞診の診断カテゴリーとして「濾胞性腫瘍」が設けられ，濾胞性腫瘍を疑う症例はこのカテゴリーに分類することが定められた．

　濾胞性腫瘍では，コロイドのない血性背景に小濾胞状集塊が多数みられる点が特徴的である **図24**．小濾胞状集塊が多ければ診断は容易だが，血液成分が多く小濾胞状集塊が少ない症例も少なくない．濾胞性腫瘍は血流の豊富な症例が多く，吸引により多量の血液が採取されるためである．小濾胞状集塊が少ない場合でもコロイドや平面的シート状集塊，裸核状濾胞上皮細胞などがみられず，小濾胞状集塊よりなる単調な細胞像であれば濾胞性腫瘍を考える．

　濾胞性腫瘍と判定された症例の悪性の危険度は日本では 10～20% 程度であり，濾胞性腫瘍をすべて手術することになると効率はよくない．そこで，臨床医は病理医に手術の適応を判断する手がかりを求めている．このような事情から細胞診による濾胞性腫瘍の悪性度分類が提唱されている．濾胞癌の確定診断はできないまでも悪性を疑う症例と悪性の疑いが乏しい症例に分けることで，臨床医の要望にある程

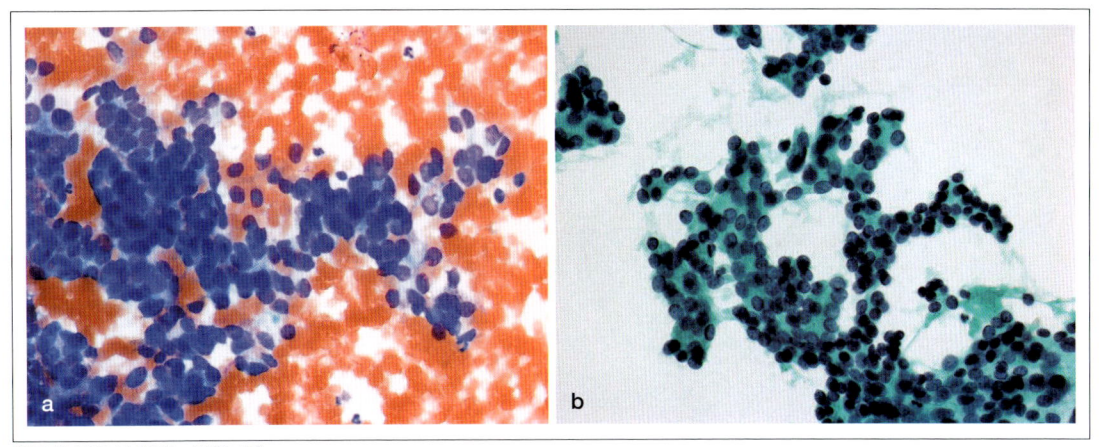

図25 濾胞性腫瘍（濾胞癌）
a：MGG染色　　b：Pap染色

度は応えることができる．濾胞癌 **図25** を疑う細胞所見としては，細胞量が多い，重積性の強い細胞集塊，立体的な細胞集塊，細胞結合性の低下，クロマチンの増量などが挙げられる．特にこれらの細胞所見が複数みられる場合は濾胞癌の可能性がより高くなる．

乳頭癌 **図26**

　乳頭癌では，ロービーコロイド，乳頭状細胞集塊，シート状細胞集塊，核の溝，核内細胞質封入体，細胞質内隔壁性空胞，組織球性多核巨細胞，石灰化小体（砂粒体）などがみられる．核の溝と核内細胞質封入体が最も信頼性の高い所見である．すりガラス状核も乳頭癌の特徴的所見であり，クロマチンは微細で淡い粉末状を呈する．乳頭癌は核所見に特徴があるため細胞診で確定診断が可能である．乳頭癌の細胞質は好酸性細胞に類似するが，腺腫様甲状腺腫や濾胞性腫瘍でみられる好酸性細胞に比べると N/C 比が大で，鑑別は容易である．線維血管性間質をもつ乳頭状集塊は乳頭癌の最も特徴的な所見であるが，平面的シート状集塊に比べると出現頻度は低い．シート状集塊は腺腫様甲状腺腫でもみられるが，乳頭癌では N/C 比が増加して核間距離が狭くなり核が密集してみえるのが特徴である．強拡大で核の溝や核内細胞質封入体を確認できれば鑑別は容易である．背景にみられるロービーコロイドや組織球性多核巨細胞，石灰化小体なども診断を確定するためには有用である．

■乳頭癌組織亜型の特徴

　囊胞化した乳頭癌（囊胞型乳頭癌）では囊胞様の背景をみるが，囊胞液中に細胞質内隔壁性空胞や核内細胞質封入体を有する癌細胞がみられる点で囊胞との鑑別は可能である．ただし，このような癌細胞は比較的少数であることが多いので見落とさないよう十分な注意が必要である．濾胞型乳頭癌は乳頭癌の核所見を示す小濾胞状の細胞集塊を特徴とする．通常型のようなシート状集塊や乳頭状集塊がみられない点も重要で，小濾胞状集塊がシート状集塊や乳頭状集塊と混在する場合は濾胞型よりも通常型乳頭癌を考える．また，核異型は通常型に比べると軽度なことが多く，濾胞性腫瘍との鑑別が困難であり細胞診では濾胞性腫瘍と診断されることが少

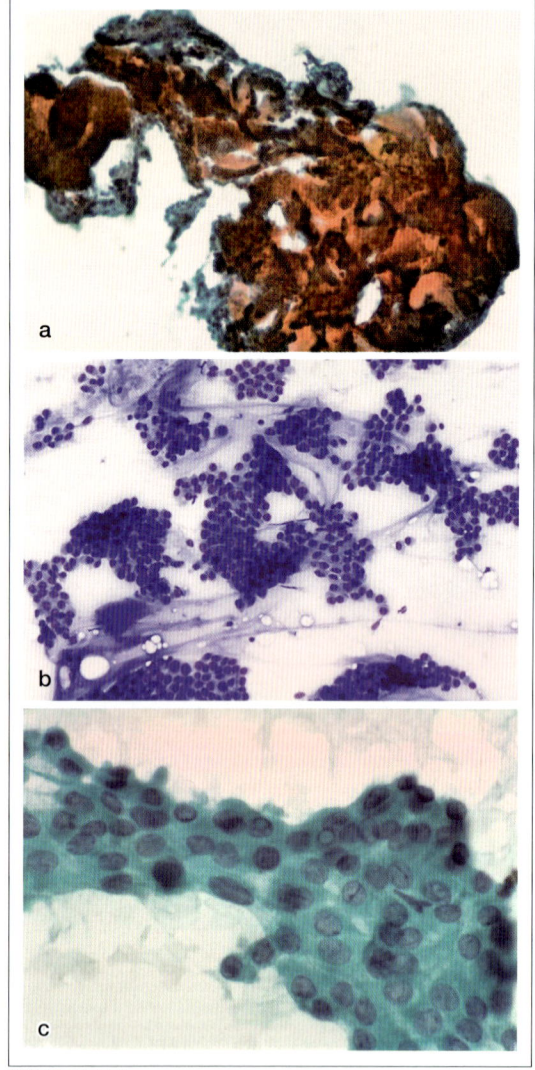

図26 乳頭癌
a：乳頭状集塊．Pap 染色
b：シート状集塊．MGG 染色
c：核の溝と核内細胞質封入体．Pap 染色

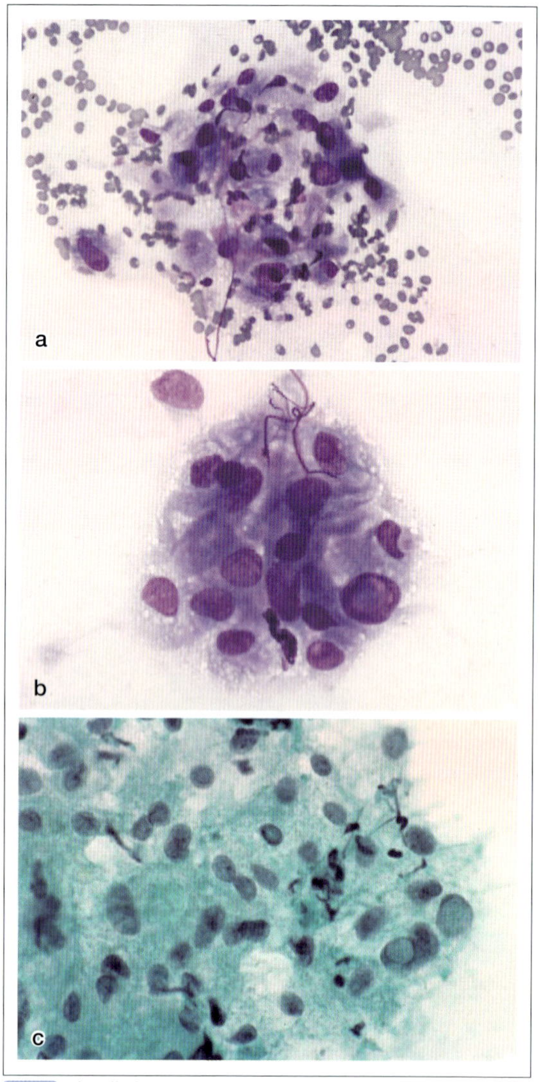

図27 硝子化索状腫瘍
a：MGG 染色　　b：MGG 染色　　c：Pap 染色

なくない.

■ 乳頭癌の細胞診断において最も注意すべき点

　核の溝や核内細胞質封入体のような核所見のみに頼りすぎないことである．核の溝や核内細胞質封入体は良性疾患でもみることがあるため，核の所見だけで乳頭癌の診断をすると時に過剰診断となることがある．この点に関して特に注意すべき疾患として硝子化索状腫瘍 **図27** がある．硝子化索状腫瘍は核の溝や核内細胞質封入体がみられるため細胞診で乳頭癌と誤診されやすい．核の所見は乳頭癌との鑑別が困難であるが，乳頭癌に比べると N/C 比はやや低く，細胞境界が不明瞭な点や背景に硝子様の線維成分がみられる点などが異なり，注意深く観察すれば鑑別は可能である．核の溝や核内細胞質封入体のほかに乳頭状集塊，シート状集塊，ロピーコロイド，組織球性多核巨細胞，石灰化小体などのうちいくつかの所見がみら

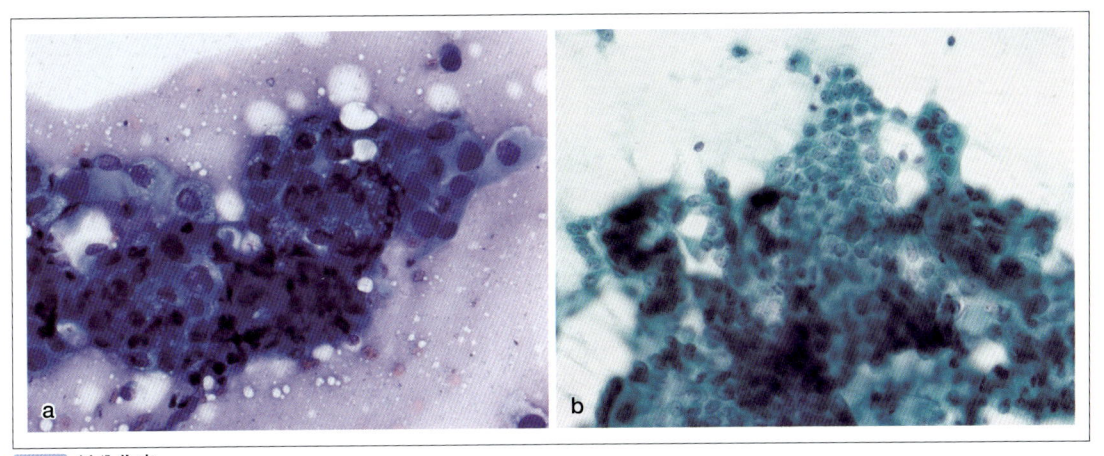

図28 低分化癌
a：MGG 染色　　b：Pap 染色

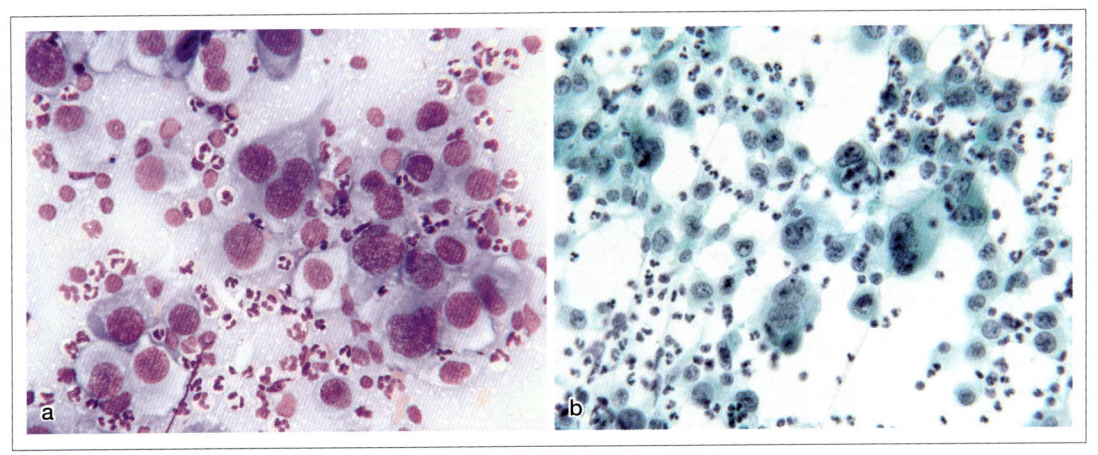

図29 未分化癌
a：MGG 染色　　b：Pap 染色

れれば乳頭癌の確定診断が可能であるが，十分に所見が揃っていない場合は乳頭癌疑いに留めるほうが無難である．乳頭癌の細胞診においては，核所見のみで診断することなく細胞集塊や背景の所見などを含めて総合的に診断することが肝要である．

低分化癌 図28

　低分化癌では，血性背景，細胞多数，クロマチン増量した異型細胞，重積性集塊，細胞結合性の低下などがみられる．非常に多数の異型細胞が採取される点が特徴的である．低分化癌では高分化癌と未分化癌の中間の細胞異型を認める．また，低分化癌には乳頭癌に由来するものと濾胞癌に由来するものがあるが，両者の鑑別は困難である．低分化癌は組織標本では充実性，索状，島状の増殖パターン（STIパターン）のいずれかを示す点が特徴であるが，これらのパターンは細胞診においても識別可能である．

未分化癌 図29

　未分化癌では，類円形の大型異型細胞，紡錘形の大型異型細胞，壊死性背景，多

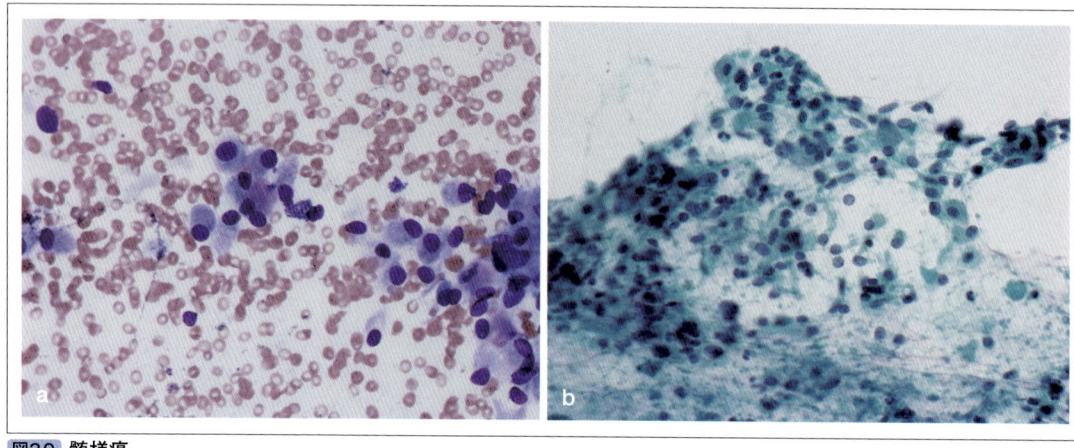

図30 髄様癌
a：MGG 染色　　b：Pap 染色

数の好中球，破骨細胞型多核巨細胞などがみられる．未分化癌の細胞は一見して悪性と判断可能な核異型が明瞭な大型細胞で，十分な細胞が採取されれば診断は容易である．ただし，転移性の癌細胞との鑑別は困難なため実際の診断にあたっては臨床情報を参考にする必要がある．なお，未分化癌は非常に予後不良な腫瘍のため細胞診で未分化癌の疑いがあれば速やかに臨床医に伝える必要がある．

髄様癌 図30

　髄様癌では，形質細胞様の類円形細胞，紡錘形細胞，細胞結合性の低下，ゴマ塩状の核クロマチン，神経内分泌顆粒，アミロイドなどがみられる．コロイドはみられない．腫瘍細胞には類円形のものと紡錘形のものがみられるが，形質細胞様の類円形細胞が孤立散在性に出現することが多い．神経内分泌顆粒は MGG 染色でみられるが，Pap 染色では観察できない．背景のアミロイドは，MGG 染色では赤紫色に染まり，青色に染まるコロイドとの識別は容易であるが，Pap 染色ではどちらもライトグリーンに染まり識別が難しい．

　髄様癌の鑑別診断の対象としては濾胞性腫瘍や乳頭癌が挙げられる．アミロイドや神経内分泌顆粒，ゴマ塩状核クロマチンなどの所見が揃えば問題ないが，細胞所見で鑑別に迷う場合は血清カルシトニンや CEA のデータが参考になる．

リンパ腫

　甲状腺でみられるリンパ腫は主に mucosa-associated lymphoid tissue（MALT）型 図31 とびまん性大細胞型 図32 の 2 つである．MALT 型リンパ腫では，核にクビレのある centrocyte 様の小〜中型リンパ球が優位を占め，濾胞上皮細胞はみられないことが多い．びまん性大細胞型リンパ腫では，多数の大型リンパ球がみられ，コロイドや濾胞上皮細胞はみられない．いずれのリンパ腫も背景に多数のlymphoglandular body がみられリンパ性病変であることがわかる．びまん性大細胞型リンパ腫は大型リンパ球の単調な増殖を示し細胞診断は容易であるが，MALT型リンパ腫は反応性のリンパ球が混在するため細胞診断は難しく，多くの場合確定

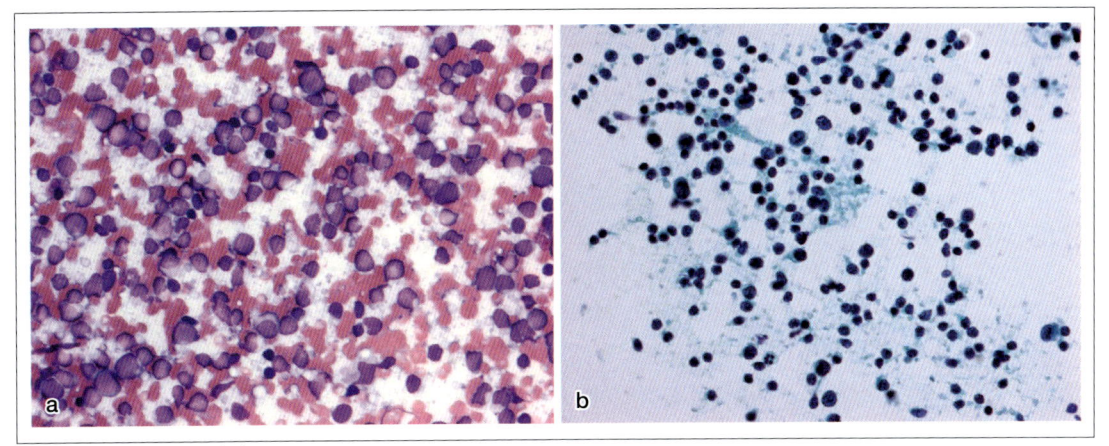

図31 MALT 型リンパ腫
a：MGG 染色　　b：Pap 染色

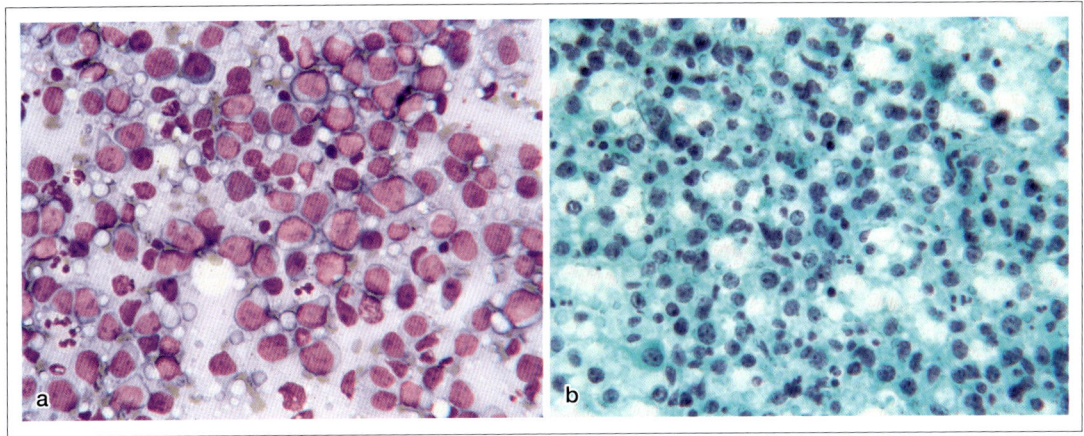

図32 びまん性大細胞型リンパ腫
a：MGG 染色　　b：Pap 染色

診断には至らない．MALT 型リンパ腫を疑う症例ではフローサイトメトリーや組織診断による確定が必要となる．

転移性腫瘍

　甲状腺には，喉頭癌，食道癌，肺癌，乳癌，腎癌，胃癌，大腸癌，肝癌などの転移がみられる．組織型は主に腺癌と扁平上皮癌であるが，小細胞癌もみられる．腺癌では甲状腺原発の未分化癌や低分化癌との鑑別を要する．鑑別には免疫染色が有用で甲状腺の未分化癌や低分化癌は PAX8（＋）である．転移性の扁平上皮癌は甲状腺原発の扁平上皮癌との鑑別を要する．小細胞癌では肺癌の転移を第一に考える．このほか，腎癌（淡明細胞癌）の転移では淡明細胞型の濾胞性腫瘍との鑑別を要する．免疫染色では腎癌は CD10（＋），thyroglobulin（－），TTF-1（－）である．

（越川　卓）

甲状腺癌の広がり —TNM 分類

　甲状腺癌術後の病理診断時に TNM に準じた分類，因子記載が必要である．以下に TNM 分類について概説する．

　本邦では日本甲状腺外科学会による『甲状腺癌取扱い規約』に記載されている腫瘍分類が用いられることが多い．

甲状腺癌取扱い規約第 7 版における分類　表1

- UICC／AJCC-TNM 分類第 7 版（2009）に準拠しているが，全く同じではない．本邦独自の Ex 分類が含まれる．
- 2016 年に改訂された UICC／AJCC-TNM 分類第 8 版では多少の変更がみられるので，癌登録時には留意が必要である．

T 分類

　腫瘍の大きさ（最大径）と甲状腺外進展（Ex），進展度により分類される．腫瘍最大径は 2cm 以下，2〜4cm，4cm 以上の 3 つに分けられる．

■ 分化癌の分類

①甲状腺内限局性かつ pEx0 であれば，pT1a：最大径 ≦ 1cm（微小癌に相当），pT1b：1cm< 最大径 ≦ 2cm，pT2：2cm< 最大径 ≦ 4cm．

②甲状腺外浸潤があれば，腫瘍の大きさ（最大径）は無視される．

- pEx1 であれば pT3，pEx2 であれば pT4
  進展の度合いにより，次のとおりとなる．
  pT4b：椎骨前筋群の筋膜，縦隔大血管，頸動脈周囲へ及ぶ進展
  pT4a：pT4b 以外（未満）
- 甲状腺多発性腫瘍の場合：最大径の腫瘍で分類し，T 分類に（m）を付加する．（通常は最大 T 分類腫瘍が分類，因子付加の対象となる）
- 甲状腺多重癌の場合：組織型が異なる場合は個々に分類される．
- 未分化癌は大きさ，広がりに関係なくすべて pT4 とする．甲状腺限局であれば pT4a，甲状腺外に進展するものは pT4b となる．
- 腫瘍最大径は固定後の測定値でよい．

■ 注意点

- 最大径は甲状腺癌取扱い規約では cm 記載．National Clinical Database（NCD）登録は mm で行われる．
- 後述の pEx 分類の項で述べる甲状腺 "被膜" の評価に注意を要する．
- 副甲状腺，胸腺へ浸潤がある場合は WHO 分類 2017，UICC／AJCC-TNM 分類第 8 版に従えば，gross expansion と評価して pT3b となる．両者を "臓器" に

表1 甲状腺癌取扱い規約における TNM 分類

pT 分類	pTX	原発腫瘍の評価が不可能		
	pT0	原発腫瘍を認めない		
	pT1	(甲状腺に限局し最大径が 2cm 以下の腫瘍)		
	pT1a	甲状腺に限局し最大径が 1cm 以下の腫瘍	甲状腺限局	最大径≦1cm
	pT1b	甲状腺に限局し最大径が 1cm をこえ 2cm 以下の腫瘍	甲状腺限局	1cm< 最大径≦2cm
	pT2	甲状腺に限局し最大径が 2cm をこえ 4cm 以下の腫瘍	甲状腺限局	2cm< 最大径≦4cm
	pT3	甲状腺に限局し最大径が 4cm をこえる腫瘍 もしくは	甲状腺限局	4cm <最大径
		大きさを問わず甲状腺外に微少進展する腫瘍	甲状腺外	胸骨甲状筋 あるいは 甲状腺周囲脂肪組織への浸潤（pEx1 に相当）
	pT4	大きさを問わず甲状腺の被膜をこえて上記（胸骨甲状筋 あるいは 甲状腺周囲脂肪組織）以外の組織 あるいは 臓器に進展する腫瘍		（pEx2 に相当）
	pT4a	下記の進展を伴わない腫瘍	甲状腺外	
	pT4b	椎骨前筋群の筋膜，縦隔の大血管に浸潤する あるいは 頸動脈を取り囲む腫瘍	甲状腺外	
pEx 分類	pExX	甲状腺腫瘍の腺外浸潤が不明		
	pEx0	甲状腺腫瘍の腺外浸潤なし		
	pEx1	甲状腺腫瘍の腺外浸潤が胸骨甲状筋 あるいは 脂肪組織にとどまる		
	pEx2	甲状腺腫瘍の腺外浸潤が上記以外の組織 あるいは 臓器に及んでいる		
pN 分類	pNX	所属リンパ節の評価が不可能		
	pN0	所属リンパ節転移なし		
	pN1	所属リンパ節転移あり		
	pN1a	頸部中央区域リンパ節に転移あり	中央区域	(I, II, III, IV リンパ節)
	pN1b	一側，両側 もしくは 対側の頸部外側区域リンパ節 * あるいは 上縦隔リンパ節 ** に転移あり	外側区域，上縦隔	*(Va, Vb, VI, VII, VIII, IX リンパ節) **(XI リンパ節)
M 分類	M0	遠隔転移なし		
	M1	遠隔転移あり		

（日本甲状腺外科学会編．甲状腺癌取扱い規約 第 7 版．東京：金原出版；2015.）

該当するとすれば，本邦規約では pT4a となる．実際はこれらの臓器は周囲脂肪組織に準じて解釈されている．

- 副甲状腺への直接癌浸潤例はまれで，また，胸腺浸潤例はほぼ皆無である．

Ex 分類

- 甲状腺外進展，浸潤の度合いを pEx0，1，2 の 3 段階で評価している．

  pEx0：甲状腺内限局

  pEx1：甲状腺周囲脂肪組織，胸骨甲状腺筋に留まる．

  pEx2：Ex1 を越えて進展する．

■注意点

- 解剖学的に甲状腺被膜は明瞭ではなく，被膜とされるものは，甲状腺小葉周囲間質ならびに甲状腺周囲筋の筋膜であり，しばしば脂肪組織と入り混じりわかりにくい．
- 甲状腺外浸潤の判定は，甲状腺小葉外側間に線を引くことにより行いうるも正確とはいえない．しかしながら，近年の画像診断，特に超音波診断では微小な被膜外浸潤も診断されるので，病理診断での確認は必要である．

表2 甲状腺癌取扱い規約と耳鼻科領域，NICC/AJCC における所属リンパ節分類の比較

甲状腺癌取扱い規約		耳鼻科領域，NICC/AJCC
Ⅰ	喉頭前	Level Ⅵ
Ⅱ	気管前	Level Ⅵ
Ⅲ	気管傍	Level Ⅵ
Ⅳ	甲状腺周囲	Level Ⅵ
Ⅴ	上内深頸　Va	Level Ⅲ
	Vb	Level Ⅱ
Ⅵ	下内深頸	Level Ⅳ
Ⅶ	外深頸	Level Ⅴ
Ⅷ	顎下	Level Ⅰ
Ⅸ	オトガイ下	Level Ⅰ
Ⅹ	浅頸	
Ⅺ	上縦隔	Level Ⅶ

- pEx1 に該当する pT3 における甲状腺外浸潤は UICC/AJCC-TNM 分類第 7 版では "minimal extrathyroidal extension" と定義されていたが，第 8 版では "gross extrathyroidal extension" の表現になっている．『甲状腺癌取扱い規約』では甲状腺外微少浸潤と定義している．
- UICC/AJCC-TNM 分類第 8 版では pEx 分類は採用されていない．

N 分類

- 所属リンパ節転移の有無，広がりにより分類される．
  pN0：リンパ節転移なし
  pN1a：頸部中央区域に限局
  pN1b：頸部外側区域ならびに上縦隔リンパ節への転移
- リンパ節の分類は『甲状腺癌取扱い規約』と耳鼻科領域，UICC/AJCC では異なっている **表2**．
- 『甲状腺癌取扱い規約』では Ⅰ，Ⅱ，Ⅲ，Ⅳを頸部中央区域，Va，Vb，Ⅵ，Ⅶ，Ⅷ，Ⅸを頸部外側区域と称する．

■ 注意点

- 異所性甲状腺，腺腫様結節，胸腺，副甲状腺の存在に留意する．
- リンパ節転移が隣接臓器に浸潤する場合 pEx を付し，浸潤臓器名を併記する．

M 分類

- 遠隔転移の有無で以下に分類される．
  pM0：遠隔転移なし
  pM1：遠隔転移あり

病期分類 **表3**

- 病期分類は上述の TNM 分類を基に行われる．
- 乳頭癌および濾胞癌の分化癌，髄様癌，未分化癌に関して異なる病期分類を用いる．

表3 病期分類（甲状腺癌取扱い規約）

乳頭癌または濾胞癌（45歳未満）	I期	T に関係なく	N に関係なく	M0
	II期	T に関係なく	N に関係なく	M1
45歳以上の乳頭癌または濾胞癌	I期	T1a, T1b	N0	M0
	II期	T2	N0	M0
	III期	T3	N0	M0
	IVA期	T1, T2, T3	N1a	M0
		T1, T2, T3	N1b	M0
		T4a	N0, N1	M0
	IVB期	T4b	N に関係なく	M0
	IVC期	T に関係なく	N に関係なく	M1
髄様癌	I期	T1a, T1b	N0	M0
	II期	T2, T3	N0	M0
	III期	T1, T2, T3	N1a	M0
	IVA期	T1, T2, T3	N1b	M0
		T4a	N に関係なく	M0
	IVB期	T4b	N に関係なく	M0
	IVC期	T に関係なく	N に関係なく	M1
未分化癌（全例を第IV期とする）	IVA期	T4a	N に関係なく	M0
	IVB期	T4b	N に関係なく	M0
	IVC期	T に関係なく	N に関係なく	M1

（日本甲状腺外科学会編. 甲状腺癌取扱い規約 第7版. 東京：金原出版；2015.）

表4 UICC/AJCC による T 分類

pT 分類	pTX	原発腫瘍の評価が不可能		
	pT0	原発腫瘍を認めない		
	pT1a	甲状腺に限局し最大径が 1cm 以下の腫瘍	甲状腺限局	最大径≦1cm
	pT1b	甲状腺に限局し最大径が 1cm をこえ 2cm 以下の腫瘍	甲状腺限局	1cm< 最大径≦2cm
	pT2	甲状腺に限局し最大径が 2cm をこえ 4cm 以下の腫瘍	甲状腺限局	2cm< 最大径≦4cm
	pT3a	甲状腺に限局し最大径が 4cm をこえる腫瘍	甲状腺限局	4cm <最大径
	pT3b	甲状腺外に gross に進展する腫瘍	甲状腺外	strap muscles（胸骨舌骨筋, 胸骨甲状筋, 肩甲舌骨筋）まで
	pT4a	甲状腺の被膜をこえて 皮下組織，喉頭，気管，食道，反回神経のいずれかに浸潤する腫瘍	甲状腺外	
	pT4b	椎骨前筋群の筋膜，縦隔の大血管に浸潤する あるいは 頸動脈を取り囲む腫瘍	甲状腺外	

（UICC 日本委員会 TNM 委員会訳. TNM 悪性腫瘍の分類. 第8版. 東京：金原出版；2017.）

- 分化癌では年齢により分類が異なる.

甲状腺癌取扱い規約第7版と UICC/AJCC-TNM 分類第8版の違い

■ UICC/AJCC における相違点

① pT3 が pT3a と pT3b に分けられる．甲状腺被膜の解剖学的構造もあり，微小な進展は甲状腺外進展とはされない．gross な進展のみ甲状腺外浸潤として評価される 表4 .

② Hürthle cell carcinoma も分類の対象となる.

③未分化癌も分化癌と同様の T 分類を行う.

④病期分類の年齢が 55 歳で分けられる. （中村靖司）

甲状腺微小癌の診断と取り扱い

リンパ節転移や遠隔転移の有無，組織型，浸潤度などにかかわらず，腫瘍径が1cm以下の甲状腺癌を微小癌という．臨床的に問題になるのはリンパ節転移，遠隔転移，浸潤性がなく，無症状であり，画像検査などで偶然発見された微小な乳頭癌である．本稿ではこのような低リスク微小癌について述べる．

微小癌をめぐる臨床的背景

乳癌検診を受診した30歳以上の女性に超音波検査と細胞診を行ったところ，3.5%に甲状腺癌を発見したという報告がある．これは，剖検で発見される小さいラテント甲状腺癌の頻度とほぼ同程度であり，報告当時の日本人女性の臨床的甲状腺癌罹患率の約1,000倍以上であった．

健診などで発見される無症状の微小癌には積極的経過観察が望まれる．『甲状腺腫瘍診療ガイドライン2010年版』に微小癌の取り扱い方法として採択され，2015年米国甲状腺学会（ATA）のガイドラインにも取り扱い方法の選択肢として記載されている．しかしながら微小癌の経過観察は最初にきちんと症例を選んで慎重に行う必要がある．直ちに手術を行うべき微小癌を漫然と経過観察して，癌が進行し，不幸な事態を招く可能性がありうる．このため経過観察の適応となる症例の基準を含めて，経過観察の実際を述べる．

微小癌の診断

ATAのガイドラインでは，1cm以下の結節に対してはリンパ節転移や遠隔転移が画像上疑われない場合や声帯麻痺などの臨床的に癌を示唆する所見がなければ穿刺吸引細胞診（以下，細胞診）を行わないことが推奨されており，疑わしい5mm以上の結節は細胞診の適応としている．

微小癌の一部には進行してくる症例もみられるため，筆者らの施設では超音波検査で微小癌を疑う5mm以上の結節で細胞診を行っている．

微小癌の手術適応

- 表1 に直ちに手術を要する微小癌の特徴を示す．
- リンパ節転移や遠隔転移のある症例は原発巣が微小癌でも予後不良なため，直ちに進行癌として治療を行う必要がある 図1 ．
- 気管浸潤が明らかな症例や，反回神経浸潤による声帯麻痺がすでにみられる症例 図2 も隣接臓器合併切除を含む手術が必須である．

表1 手術を要する微小癌

・画像検査でリンパ節転移や（まれではあるが）遠隔転移が認められる症例
・すでに反回神経麻痺や気管浸潤など悪性度の高い所見のある症例
・穿刺吸引細胞診で悪性度が高い乳頭癌
・画像上，気管や反回神経に浸潤のリスクがある症例
・経過観察中に腫瘍径が増大，あるいは新たなリンパ節転移が出現するなどの進行症例

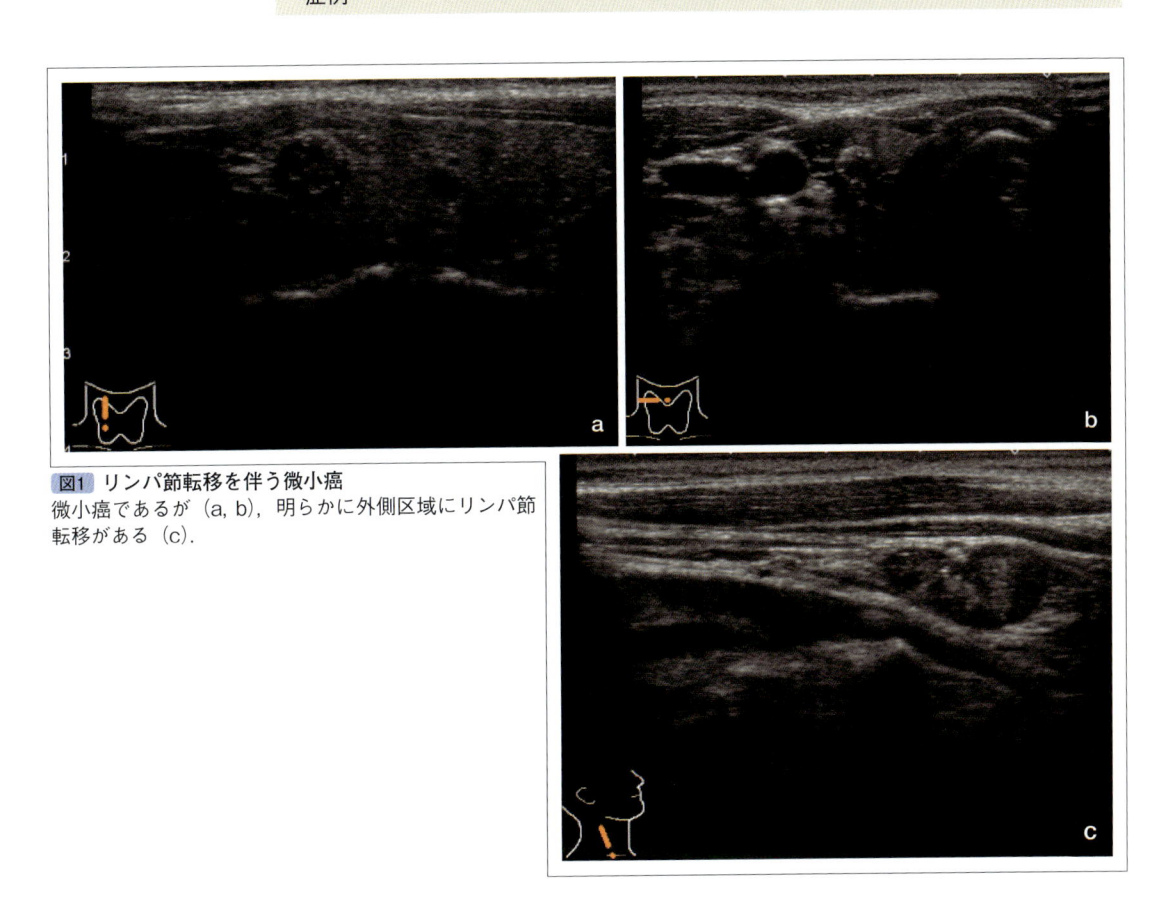

図1 リンパ節転移を伴う微小癌
微小癌であるが（a, b），明らかに外側区域にリンパ節転移がある（c）．

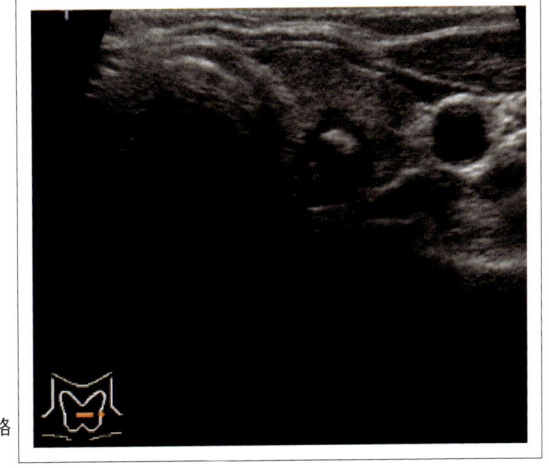

図2 反回神経の走行経路に近く，すでに声帯麻痺がある症例
背面に存在し，反回神経走行経路と癌の間に正常甲状腺がない．

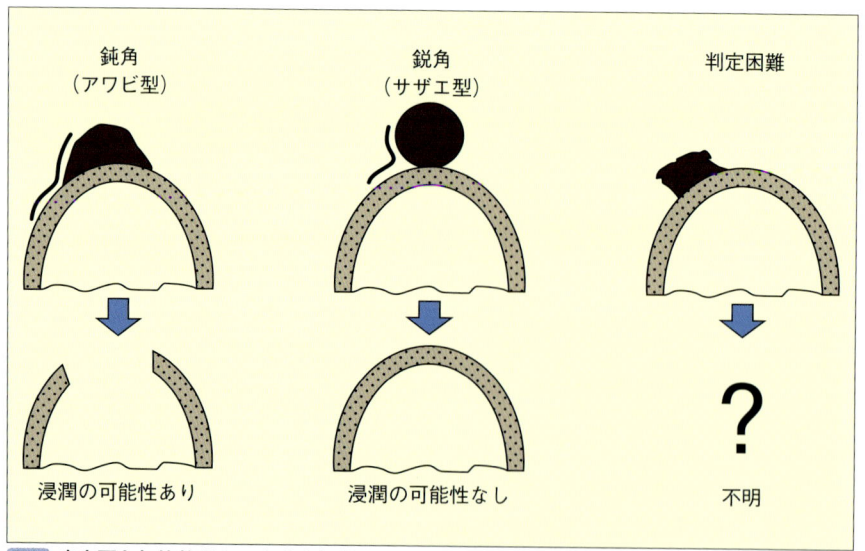

鈍角
（アワビ型）

鋭角
（サザエ型）

判定困難

浸潤の可能性あり

浸潤の可能性なし

不明

図3 癌表面と気管軟骨との角度と気管浸潤との関係
鋭角であれば浸潤の可能性はほぼない．逆に鈍角であれば浸潤している可能性があり，要注意である．角度の評価が難しい場合もあり，そのときは判定困難とする．

- 細胞診で低分化癌や高細胞型乳頭癌などの高悪性度の組織型の可能性がある場合も手術を行うべきである．
- 経過観察中に明らかに腫瘍が増大した場合やリンパ節転移が出現した場合は，直ちに外科治療を施行すべきである．
- 筆者らは当初から腫瘍の多発性や分化癌の家族歴は手術の適応根拠としないが，これらを手術の適応とすれば甲状腺全摘の頻度およびその合併症の頻度が高くなり，かえって不利益のほうが大きくなると考えている．
- 画像上，気管に接する場合や反回神経の走行経路に近い症例や癌が進行して，気管や反回神経に浸潤していく恐れのある症例は手術適応としている．次項でこれについて詳しく述べる．

気管に接する症例や反回神経走行経路に近い症例の取り扱い

気管に接する症例の取り扱い

　腫瘍壁と気管軟骨とで形成される角度をいちばんの目安としている **図3**．この評価は超音波検査で行うことが多いが，石灰化が強い場合などはCTと併せて評価する．**図4a** に示すように腫瘍壁と気管軟骨の角度が鋭角であれば，気管軟骨への浸潤の可能性はきわめて低く，そのような症例は経過観察としている．このような症例では手術の結果，すべての症例に気管浸潤はみられなかった．

　図4b〜d の症例では両者の角度は鈍角であり，これは浸潤を疑う所見で，手術に際して根治切除のために気管軟骨層状切除が必要であった．角度が鈍角であった症例の手術結果を見てみると，腫瘍径6mm以下では浸潤はなかったが，7mm以上の症例では24%に気管浸潤が認められ，合併切除が必要であった．

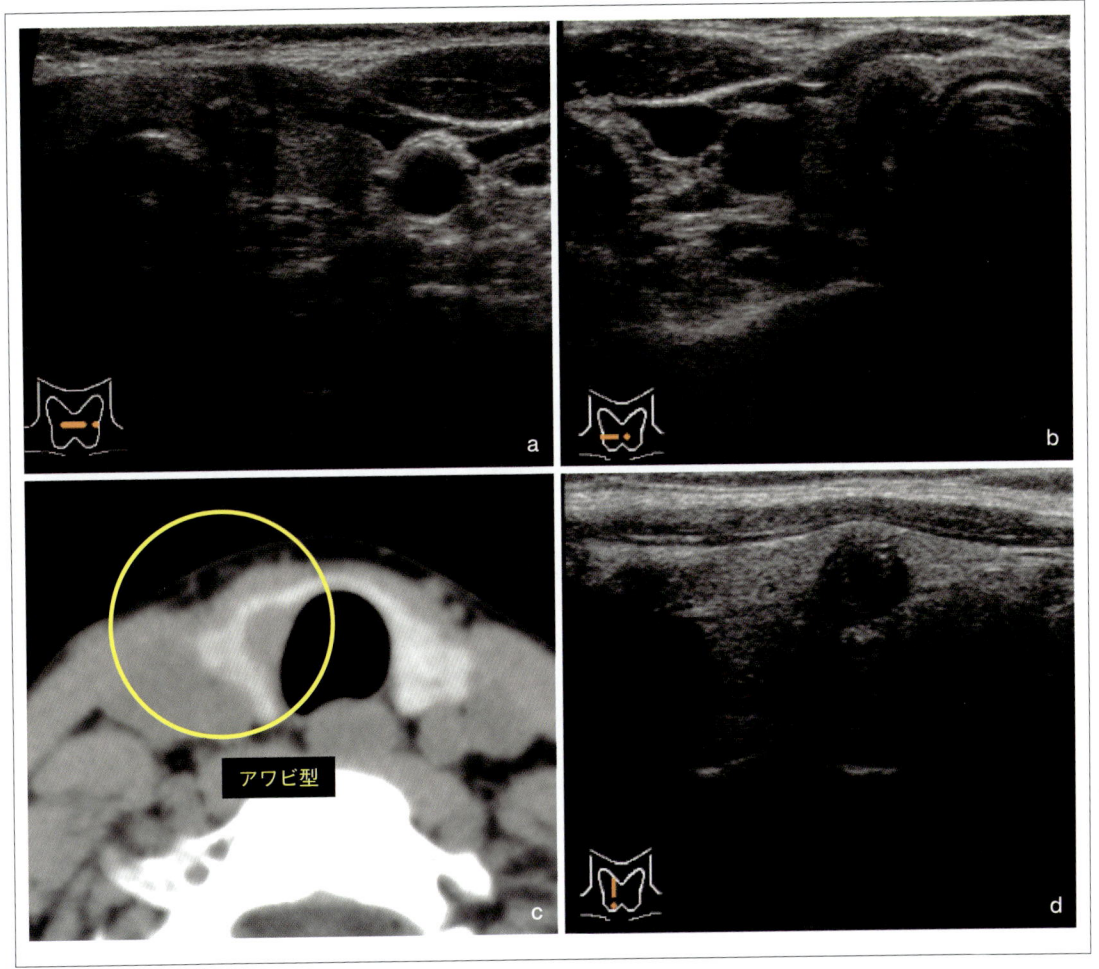

図4 気管に接する微小癌
a：気管に接してはいるが浸潤していないと判定できる症例．癌表面と気管軟骨との角度は鋭角である．
b～d：気管に接しており，浸潤が疑われる症例．気管軟骨と癌表面との角度は鈍角である．手術を施行したが気管軟骨層
　　状切除が必要であった．

　角度がほぼ垂直である場合や，辺縁がはっきりせず，気管浸潤の有無を判定しがたい場合，現在のところ判定困難な症例として，安全のために手術を勧めている．

反回神経走行経路に近い症例の取り扱い

　反回神経走行経路の近傍に存在する癌は細心の注意が必要である．経過観察中に声帯麻痺が起きれば患者の QOL は著しく下がることが想定されるが，筆者らの施設では経過観察中に声帯麻痺をきたした症例は皆無である．このような症例の手術か経過観察かの判定に際しては癌と反回神経走行経路との間に正常甲状腺があるかどうかが参考になる．

　反回神経走行経路との間に正常甲状腺がある場合 **図5a, b** は，経過観察の適応としてよい．正常甲状腺がない場合 **図5c, d** は，手術を勧めている．筆者らの検討では両者間に正常甲状腺がない症例のうち，腫瘍径が 6mm 以下の症例は神経浸潤がなかったが，7mm 以上の症例の 9% に反回神経浸潤が認められ，神経の層状

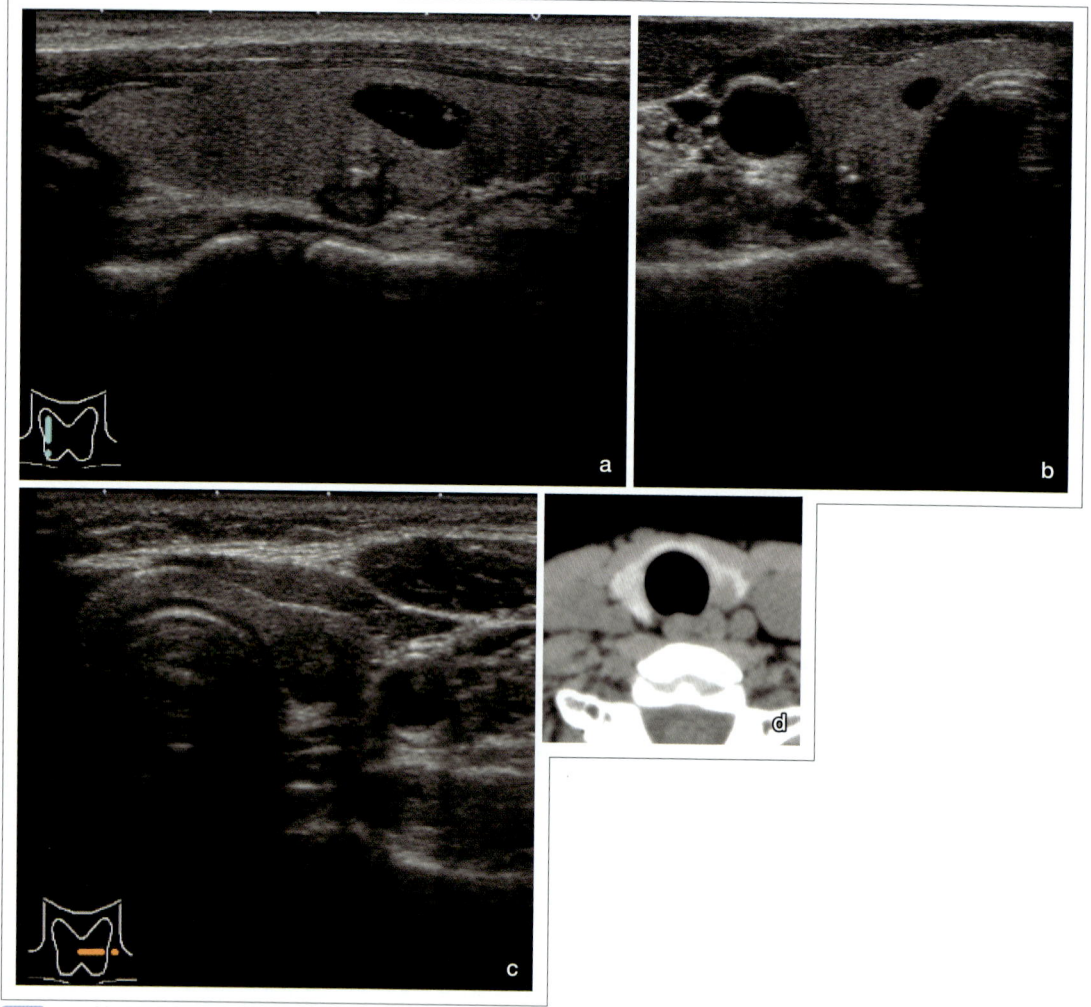

図5 反回神経走行経路に近い微小癌

a, b：癌は背面にあるが，反回神経走行経路との間に正常甲状腺があり，神経浸潤はないと考えられる．この症例は経過
　　　観察となっている．

c, d：反回神経がリスキーと判定された症例．反回神経走行経路と癌との間に正常甲状腺はない．本症例は手術を施行し
　　　たが腫瘍は反回神経に強く癒着しており，神経から鋭的剥離して摘出した．

切除あるいは切除再建が必要であった．

微小癌経過観察の方法　図6

　甲状腺乳頭癌の場合，経過観察か否かを臨床所見や画像検査で検討する．現在で
は微小乳頭癌は経過観察を患者に勧めている．重要な点は経過観察中のサイズ増大
やリンパ節転移が出現するような進行例も，その時点で手術を施行すれば深刻な再
発はないということである．2回目の診察は半年後とし，変化がなければ以後は原
則的に年に一度，採血と超音波検査で経過観察する．

　サイズが3mm以上に増大した場合やリンパ節転移が出現した場合は，その時点
で手術を施行する．リンパ節転移の有無の判断にはリンパ節の細胞診とその穿刺液

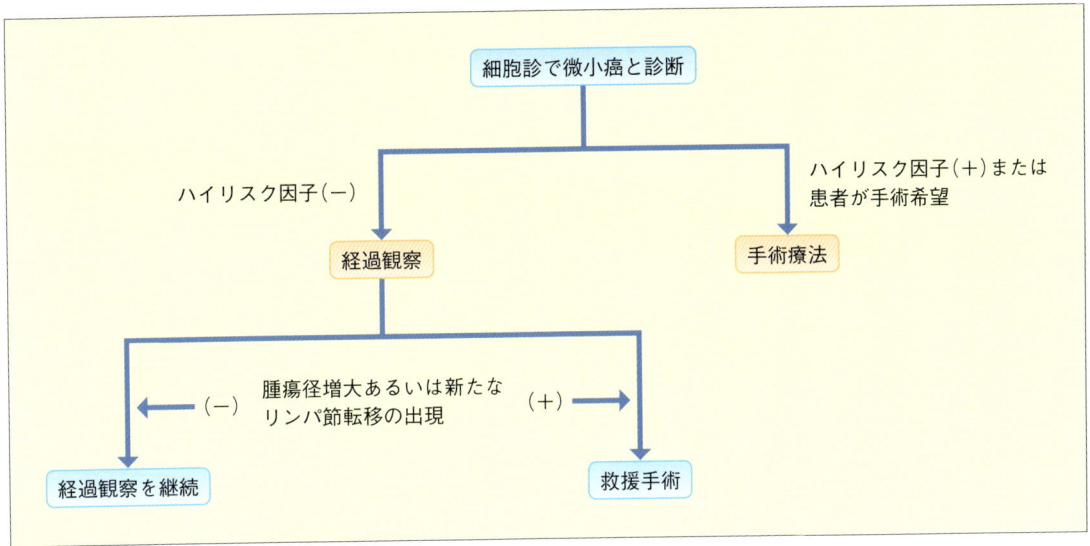

図6 微小癌の診断と治療のアルゴリズム

表2 隈病院および癌研有明病院における微小癌の経過観察結果

隈病院

- 1,235 例の微小癌を経過観察したところ 10 年で腫瘍径が増大した症例は 8%，新たにリンパ節転移が出現した症例は 3.8% にすぎなかった．
- 臨床癌と異なり，60 歳以上の微小癌は進行しにくい．逆に 40 歳未満の微小癌は進行しやすいが，進行が確認された時点で救援手術を行っても遅くはない．
- 経過観察中に遠隔転移が発見された症例や甲状腺癌で死亡した症例は皆無である．
- 微小癌で経過観察中に妊娠した場合，出産後に進行が確認された症例はわずか 8% であり，それらに産後救援手術を行い，現時点でさらなる再発は認めていない．
- 微小癌を直ちに手術をした場合，専門病院で行っても，永続性の声帯麻痺が 0.2%，永続性の副甲状腺機能低下症が 1.6% に起きる．
- 微小癌と診断してすぐに手術を行った症例のコストは，経過観察を行った症例に比べて 10 年で 4.1 倍高かった．
- 経過観察中に腫瘍が増大した症例の細胞増殖能（ki-67 標識率で評価）は，それ以外の症例よりも有意に高い．
- 経過観察中に増大した微小癌では *TERT* 遺伝子変異は認められなかった．

癌研有明病院

- 微小癌の経過観察症例 230 例のうち，サイズが明らかに増大した症例は 7%，新たにリンパ節転移が出現した症例は 1% であった．
- 経過観察中に遠隔転移が発見された症例や甲状腺癌で死亡した症例は皆無である．
- 微小癌経過観察症例において血中 TSH 値は，その進行増大に関係しなかった．
- 超音波所見で血流豊富な症例や粗大石灰化がない症例は進行しやすいが，経過観察中に血流が乏しくなることがよくある．

中のサイログロブリン値を測定することが有用である．頸部外側区域リンパ節転移例，あるいは再発例に対しては甲状腺全摘（あるいは補完的全摘）および外側区域郭清を行う．

　最終的な予後はいずれも同様に良好である．

微小癌経過観察の意義

　微小癌の経過観察についての報告を 表2 にまとめた．経過観察中に進行した症例は少なく，たとえ進行してもその時点で手術を行えば，ほぼ再発をきたさない．微小癌の経過観察は適切な症例を選択し，継続的な観察を行えば安全な方法である．

（伊藤康弘，宮内　昭，小田　瞳）

術中病理診断の意義

甲状腺疾患において術中病理診断が必要となるケースはあまり多くないと思われる。例えば、『甲状腺腫瘍診療ガイドライン 2010 年版』の術中診断に関する記載は1項目のみで、その内容は濾胞性腫瘍の良悪鑑別に有用ではないというネガティブな記載である。これは術前に超音波検査、シンチグラフィ、腫瘍マーカーとしてサイログロブリンや髄様癌の場合の CEA・カルシトニンなどを測定する血液検査、穿刺吸引細胞診などにより十分な評価がなされていることが多く、その評価に沿って術式が決定されているためである。

特に、この領域の腫瘍の大半を占める甲状腺乳頭癌の術前診断には細胞診が有効で、その正診率が高いため、わざわざ術中に細胞を再度評価する必要がないことが一般的である。しかし、時に型どおりに評価できない非典型的な症例もあり、そのような場合には他の臓器と同様に術中病理診断が重要な検査となる。

甲状腺悪性リンパ腫では通常超音波検査とコアニードル生検で診断がつくことが多く、術中病理診断が必要となるケースはほとんどないと思われる。

また、副甲状腺疾患においては、手術症例数は甲状腺に比べて圧倒的に少ないものの副甲状腺と同定するための術中病理診断を行う必要があると思われる。この領域に特徴的なものとして、腺腫とともにコントロールとして副甲状腺正常組織であることを確認するといった他の臓器では通常みられない術中診断も行われる。

甲状腺乳頭癌における術中診断の正診率は 90〜97% と報告されており、外科医の期待は大きい。以下、術中病理診断が求められうるケースごとに、それぞれの意義や注意点をまとめた。

乳頭癌・髄様癌が疑われるケース

乳頭癌や髄様癌では術前細胞診で癌の確定診断がつかないことがまれながらある。例えば、術前診断が癌疑いに留まる症例で、癌確定であればリンパ節郭清を追加したい場合には、半葉切除した検体や腫瘍の一部が術中病理診断に提出され良悪の判定が求められる。また、術前細胞診で扁平上皮への分化を示す甲状腺腫瘍が疑われた場合には、頭頸部扁平上皮癌の甲状腺浸潤なのか、乳頭癌の扁平上皮化生や未分化転化なのか、それとも胸腺への分化を示す腫瘍なのかの鑑別のため、術中病理診断を求められることもある。

迅速標本でも乳頭癌に特徴的な核所見は永久標本と同様に観察できるが、凍結によるアーチファクトで正常な核が乳頭癌様に見えることがあることに注意を要する **図1**。乳頭癌でもアーチファクトで核内空胞が目立つことがあるが、細胞質封入体があることや組織構築を確認すれば、多くの場合は診断可能と思われる **図2**。

乳頭癌、髄様癌では石灰化を強く伴っている場合があるので、そのようなときは

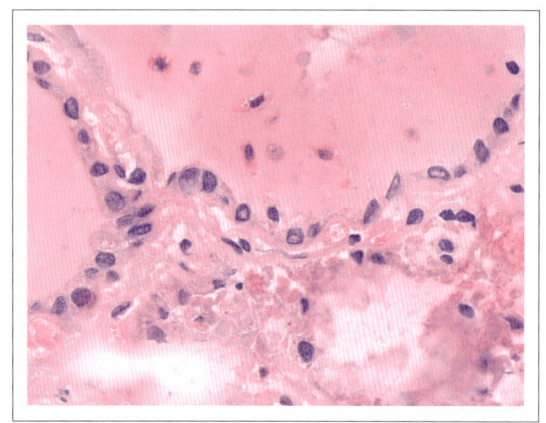

図1 迅速標本の非腫瘍部
濾胞上皮に核内空胞が形成されているが，アーチファクトである．

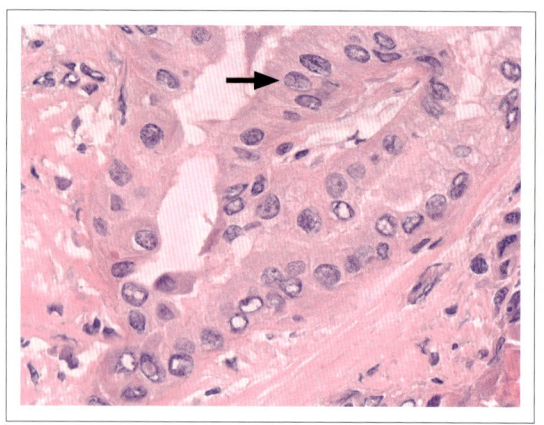

図2 乳頭癌の迅速標本
好酸性の核内封入体（➡）が確認できるが，白く抜けた空胞についてはアーチファクトの可能性もある．

組織標本作製にこだわらず，捺印細胞診標本のほうが速やかに結果を報告できることも念頭に置いておくとよい．細胞診標本であれば凍結によるアーチファクトもない．

良悪鑑別困難な濾胞性腫瘍のケース

濾胞性腫瘍の良悪鑑別は永久標本においてなされるべきものであると考えられている．濾胞癌の病理診断基準は腫瘍の被膜浸潤，脈管浸潤，甲状腺外への転移のうち少なくとも1つを組織学的に確認することである．術中診断では被膜浸潤，脈管浸潤を確認することは難しいこと，検体を固定前に複数箇所刻んでしまうことによって永久標本の評価が難しくなる可能性があること，ガイドラインにも濾胞癌の診断率を高めることは不可能であると書かれていることから，術中病理診断は勧められない．

切除断端の判定を必要とするケース

甲状腺癌は周囲の食道や気管といった重要な臓器への浸潤を伴うことがしばしばあり，切除断端の評価が術中に求められることがある．分化型の甲状腺癌はそれぞれ特徴的な像をとるので，通常は判定に苦慮することはあまりないが，切離部分に変性が加わっていると評価が難しいこともある．

副甲状腺過形成と副甲状腺腺腫の鑑別が必要なケース

副甲状腺過形成と副甲状腺腺腫では術式が異なる．すなわち，過形成であれば副甲状腺をすべて取り切る手術が望ましいが，腺腫では腫瘍を含む腺のみの摘出でよい．過形成の場合，術後再発をきたした場合の再手術は極力避けたいので，術中病理診断への期待は大きい．ところが，過形成と腺腫の組織学的鑑別診断は難しく，

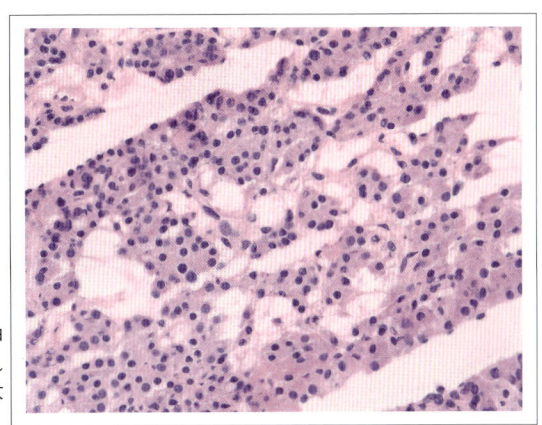

図3 副甲状腺過形成の迅速標本
細胞密度の高い，異型の乏しい副甲状腺組織に，少量の脂肪が含まれている．実際の診断は2腺の腫大を確認したうえで過形成とした．

組織レベルで腺腫を判断するためには normal rim の有無が最も有用である（鑑別点の詳細はそれぞれの疾患の項目を参照）．

　術中診断の対象が腫大した副甲状腺1腺のみの検索の場合は，normal rim を確認することが術中標本では困難なので，脂肪組織が少ないことや腺が腫大している所見を踏まえ，過形成か腺腫かの鑑別困難な hypercellular parathyroid tissue といった評価に留まる **図3**．そこで他腺の検索を追加し，それが萎縮しているか過形成性かで両者を鑑別することになる．頻度は少ないものの複数の腺腫が存在する可能性も考慮すると，診断はいっそう難しくなる．

　近年，血中 intact PTH の術中測定が可能な施設では，術中病理診断に代わるものとして副甲状腺機能の判定に利用されている．検査の概略は，intact PTH の半減期が短いことを踏まえ，責任病変の流入血管結紮時の測定値と病変切除5分後（10分，20分と追加する場合もあり）の測定値を術中に比較して，十分な低下がみられれば病巣がすべて取り切れたと考え，全く低下がみられなかった場合には病巣が残っていると考えて責任病巣の再検索を行い，完全切除を目指すというものである．病理診断の限界を超える検査法として期待されるが，副甲状腺の手術症例自体が少なく，費用面などからも十分に普及しているとはいえない．

副甲状腺癌と腺腫の鑑別を求められるケース

　甲状腺濾胞癌と同様に，非浸潤性副甲状腺癌の診断は病変全体の評価が必要であり，術中病理診断はほぼ不可能である（副甲状腺癌の項目を参照）．一般に，周囲への浸潤傾向や腺腫と比較して硬いことから術前・術中に術者は癌を疑うことが可能であるため，術中病理診断を依頼された場合には組織所見のみで無理に診断しないことが大切である．癌でよく観察される厚い線維性隔壁の有無や核分裂像の評価を行って手術の方針が定まるように術者に助言することは可能である．

副甲状腺組織の確認が必要なケース

　甲状腺全摘時に温存できなかった副甲状腺は摘出後細切され自家移植されるが，

時にリンパ節や甲状腺，脂肪などの組織と副甲状腺の鑑別が肉眼的に困難な場合があり，副甲状腺であることの組織学的確認のために術中病理診断に提出されることがある．判定そのものは通常容易である．

　副甲状腺全摘を目指す手術の場合にも，小さな切除検体が副甲状腺であることの確認を求められることがある．いずれにしても，過形成や腺腫の診断を求められているわけではないので，どんな目的で正常組織が提出されているかを病理医は理解しておくとよい．

その他

　甲状腺内胸腺腫，甲状腺内軟部腫瘍，甲状腺への転移性腫瘍（頭頸部扁平上皮癌，腎癌，大腸癌など）はいずれもまれな腫瘍であるが，診断困難例として術中診断を求められるケースがある．一般に術前診断に苦慮することが少ない甲状腺腫瘍にもかかわらず術中診断を求められるということは，診断困難な珍しい腫瘍である可能性があると考え，さまざまな可能性を念頭に置いて術中診断に臨む必要がある．

　また，甲状腺・副甲状腺に限ったことではないが，外科医との連携が大切である．診断が難しい場合は無理をすることなく，術者とよく相談しながら最適な方針を立てることを目指すべきである．

（林　宏行，岩崎博幸）

甲状腺腫瘍の遺伝子異常と診断応用

　腫瘍（特に癌）の診断や治療には，遺伝子異常に関する知識と理解が必須である．現在，多くの癌で遺伝子に基づく病態診断が可能になり，今までの経験的医療から遺伝子を踏まえたエビデンス医療あるいは個別化医療に変革しつつある．すなわち「プレシジョンオンコロジー」といわれる分野が重要視されている．近年，甲状腺癌においても遺伝子変異の基本的理解が急速に進み，それを基にした遺伝子診断や治療戦略の選択が可能になりつつあるといってもよい．本稿では甲状腺腫瘍における遺伝子変異の基本的な知見とその診断応用について記述する．

甲状腺腫瘍の遺伝子変異

　甲状腺腫瘍は，濾胞上皮細胞由来の腫瘍（濾胞腺腫，濾胞癌，乳頭癌，低分化癌，未分化癌）とC細胞由来の髄様癌に分かれるが，それぞれの腫瘍の発生に関わる遺伝子異常を 図1 に示した．高分化癌の発生に関するドライバー変異は，*RET* 遺伝子再構成，*BRAF* 遺伝子突然変異，*RAS* 遺伝子突然変異，*PAX8/PPARγ* などで，*TERT* 遺伝子，*p53* 遺伝子，βカテニン（*CTNNB1*）遺伝子などは，高分化癌から低分化癌，未分化癌へのトランスフォーム（プログレッション）に関係すると考えられる．

　甲状腺細胞の増殖シグナル経路を 図2 に示した．MAPK/ERK 経路と PI3K/Akt 経路に分かれ，甲状腺腫瘍の発生に強く関係すると思われる遺伝子は，主として MAPK/ERK 経路にある蛋白をコードしている遺伝子である．

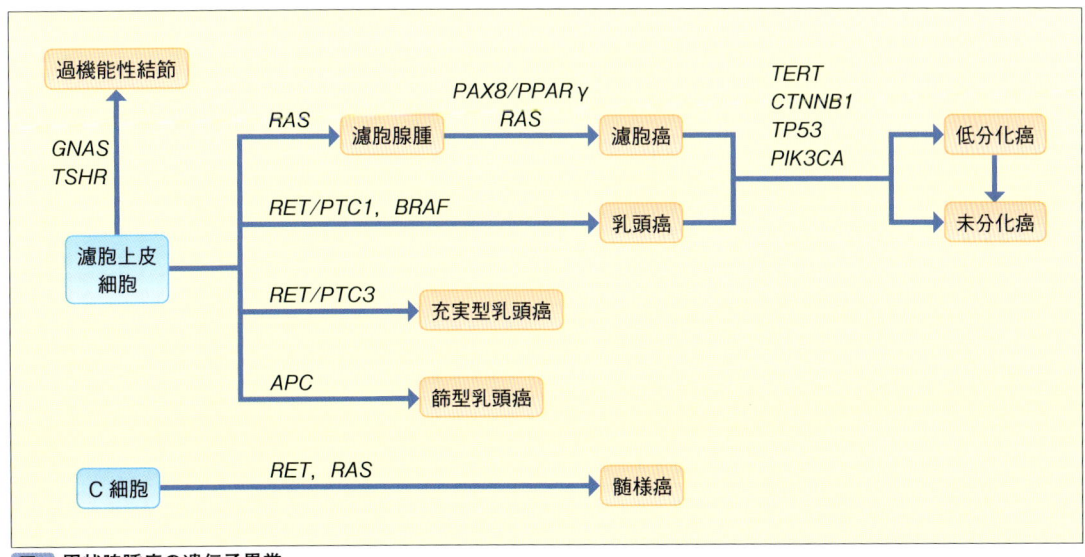

図1 甲状腺腫瘍の遺伝子異常

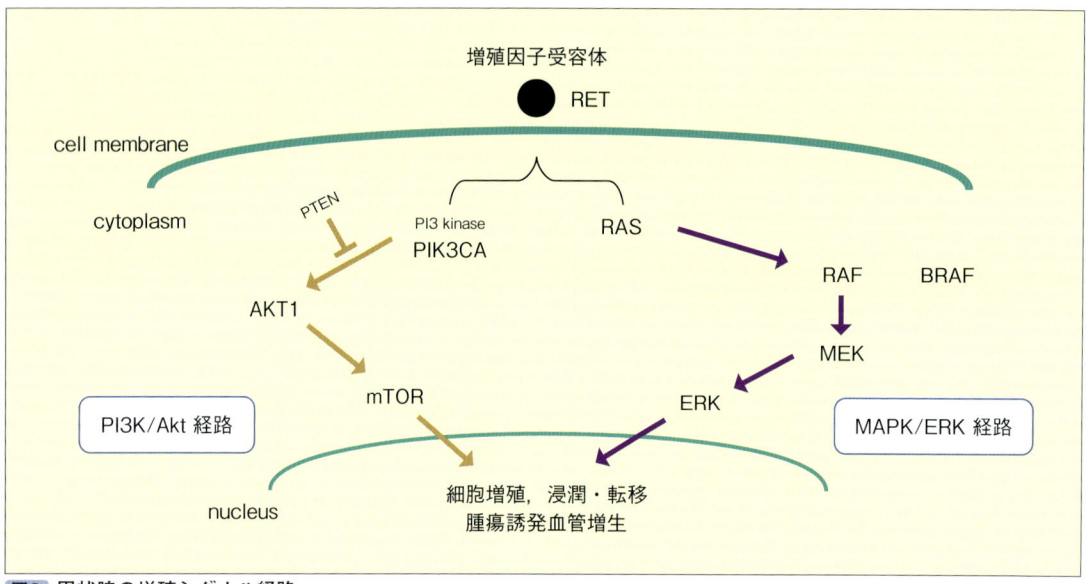

図2 甲状腺の増殖シグナル経路

RET 変異

RET 遺伝子は染色体の 10q11.2 にあり，増殖因子である GDNF（glial cell line derived neurotrophic factor）の受容体をコードしている．*RET* 遺伝子は 21 のエクソンからなり，その長さは 55,000bp で，コード蛋白はカドヘリンドメインと高システインドメイン，チロシンキナーゼドメインからなる．

RET 変異には突然変異と再構成の 2 種類がある．*RET* 突然変異は家族性および非家族性甲状腺髄様癌，多発性内分泌腫瘍症（multiple endocrine neoplasia：MEN）2 型で知られ，家族性甲状腺髄様癌や MEN2 型の 90% 以上に検出される．

一方，*RET* 再構成は，甲状腺乳頭癌の特異的な遺伝子変異として報告されてきた．*RET* 再構成（*RET/PTC*）は *RET* 遺伝子の断片が他の遺伝子に転座するもので，パートナー遺伝子の種類により 15 種以上が報告されている．なかでも *RET* 遺伝子の一部の *H4* 遺伝子転座を *RET/PTC1*，*ELE1* 遺伝子への転座を *RET/PTC3* と呼ぶ．*RET* 再構成は乳頭癌の発生に重要で，*RET/PTC1* は通常型の 10～40% に認められ，*RET/PTC3* は充実亜型の特徴的変異とみなされる．*RET* 再構成は低分化癌や未分化癌では認められないことは興味深い．

BRAF 変異

BRAF はセリンスレオニンキナーゼで，リン酸化により下流の MAPK カスケードを活性化し，細胞増殖，細胞骨格の変化を起こすとされている．*BRAF* 遺伝子の異常は点突然変異としてみられ，90% 以上はリン酸化活性領域内のコドン 600 のチミンがアデニンに変わり，バリンがグルタミン酸へ置換される V600E である．*BRAF* 変異は多くの腫瘍でも報告されていて，なかでも悪性黒色腫，Langerhans 型組織球症，有毛細胞白血病，後腎性腺腫，異形成母斑などでは，70～100% にこの変異がみられる．

甲状腺腫瘍では，*BRAF*変異は通常型乳頭癌で最も高頻度に認められる遺伝子変異で，その頻度は 30〜70% である．*BRAF*変異の頻度は，同一施設においても増加傾向を示している．乳頭癌における*BRAF*変異の頻度は若年者よりも高齢者で高く，また高細胞亜型など臨床的悪性度が高いものでその頻度が高いことが報告されてきた．低分化癌や未分化癌では，通常型乳頭癌に比べて本変異の陽性率は低いもののしばしば認められる．

RAS 変異

　ヒト RAS ファミリーには，*HRAS，KRAS，NRAS* 遺伝子がある．*RAS* 遺伝子は GTPase 活性を有する RASp21 と呼ばれる GTP・GDP 結合蛋白（いわゆる G 蛋白）をコードし，この蛋白は細胞膜の内側に存在し，上流にあるチロシンキナーゼ受容体からの情報を下流に伝達する役割をもっている．*RAS* 遺伝子に変異が起きると GTPase が失活し，恒常的に GTP が結合した活性型の状態で下流にシグナルを送り続ける．この過剰なシグナルが発癌や癌の増殖に関与するとされている．多くの癌で *RAS* 遺伝子突然変異は知られており，膵臓癌，大腸癌，肺非小細胞癌などでは，*KRAS* のコドン 12/13 の突然変異が高頻度に認められている．一方，甲状腺癌では，他の臓器の癌とは異なり，*NRAS* のコドン 61 の変異が多く，*KRAS* や *HRAS* の変異は少ない．

　RAS 変異は通常型乳頭癌でみられることは少なく，濾胞性腫瘍で頻度が高い．このことから，濾胞腺腫-濾胞癌系の特徴的なドライバー変異とみなされる．一方，*RAS* 変異は低分化癌や未分化癌でも検出され，被包性濾胞型乳頭癌，NIFTP（non-invasive follicular thyroid neoplasm with papillary-like nuclear features），WDT-UMP（well-differentiated tumor of uncertain malignant potential）といった乳頭癌と濾胞性腫瘍の境界領域の腫瘍でも認められることから，これらは遺伝子異常の観点からみると濾胞性腫瘍に分類しうる．

PAX8/PPARγ

　染色体転座 t(2, 3)(q13；p25) により，甲状腺濾胞の分化に関与する転写因子 *PAX8* の 5′ 端側と *PPARγ* 遺伝子の 3′ 側が結合した融合蛋白が生じる．この変異は通常型濾胞癌（30〜40%）や好酸性細胞癌に認められ，濾胞癌の遺伝子変異マーカーとされていたが，濾胞腺腫でも 2〜13% に検出されている．日本人の濾胞癌での陽性率はきわめて低く，われわれの検討では濾胞癌の数 % にすぎなかった．*PAX8/PPARγ* の変異は，低分化癌ではまれで，未分化癌では通常認めることはない．

その他の遺伝子異常

　APC 遺伝子突然変異は家族性大腸ポリポーシス（familial polyposis coli）の特徴的な遺伝子異常として知られているが，篩型乳頭癌でも認められる．*TERT*（teromerase reverse transcrptase）遺伝子はテロメラーゼの触媒ドメインをコードしているが，甲状腺の低分化癌や未分化癌では高率にプロモーター領域の変異が認められる．その他，*TP53* 遺伝子，*CTNNB1* 遺伝子の変異なども高分化癌（乳

頭癌や濾胞癌）では少なく，低分化癌や未分化癌で高率にみられることから，これらの遺伝子異常は，高分化癌からの低分化・未分化転化（anaplastic transformation）に強く関与しているものと考えられる．

遺伝子変異と腫瘍組織型の相関による甲状腺腫瘍の再分類

　各組織型における遺伝子異常の頻度を 表1 に示した．甲状腺癌は遺伝子変異と組織型に相関（genotype phenotype correlation）がみられる．

　ドライバー遺伝子変異から甲状腺腫瘍を再分類すると 図3, 4 のようになる．すなわち，濾胞上皮細胞から発生する腫瘍には，*BRAF* 腫瘍，*RET* 再構成腫瘍，*RAS* 腫瘍，*PAX8/PPARγ* 腫瘍があり，C 細胞から発生するものには *RET* 突然変異腫瘍がある．濾胞上皮細胞由来の腫瘍のなかでは，*BRAF* 腫瘍と *RET* 再構成腫瘍は乳頭癌に，低分化癌や未分化癌は *BRAF* 腫瘍に含まれる．一方，*RAS* 腫瘍と *PAX8/PPARγ* 腫瘍には濾胞腺腫，濾胞癌が含まれるが，低分化癌や未分化癌は *RAS* 腫瘍に含まれる．なお，被包性濾胞型乳頭癌，NIFTP，WDT-UMP などの中間領域の甲状腺腫瘍は，主として *RAS* 腫瘍のなかに含まれる．*RET* 突然変異腫瘍には C 細胞由来の髄様癌がある．

表1　各組織型における遺伝子異常とその頻度

	乳頭癌	濾胞癌	低分化癌	未分化癌
RET 再構成	5〜35%	0%	0〜13%	0%
BRAF 突然変異	45〜80%	0%	5〜15%	10〜50%
PPARγ 再構成	0%	20〜30%	0%	0%
RAS 突然変異	0〜15%	30〜50%	20〜50%	10〜50%
CTNNB1 突然変異	0%	0%	0〜5%	0〜5%
TP53 突然変異	0〜5%	0〜9%	10〜35%	40〜80%
NTRK1 突然変異	5〜13%	―	―	3%

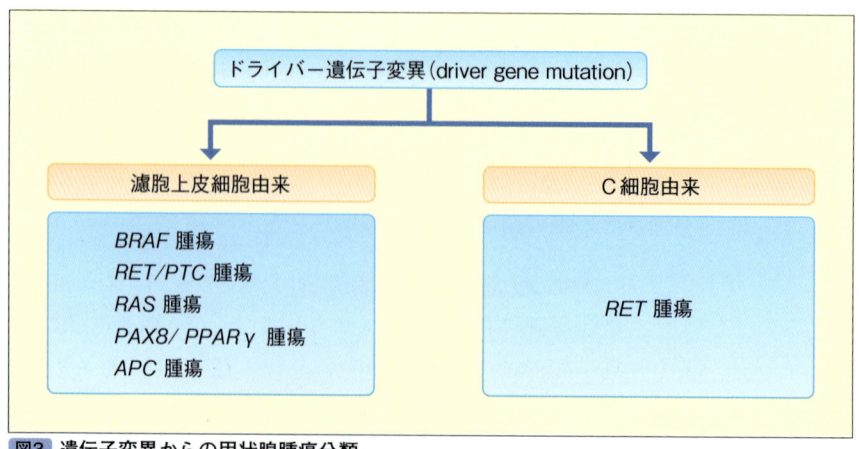

図3　遺伝子変異からの甲状腺腫瘍分類

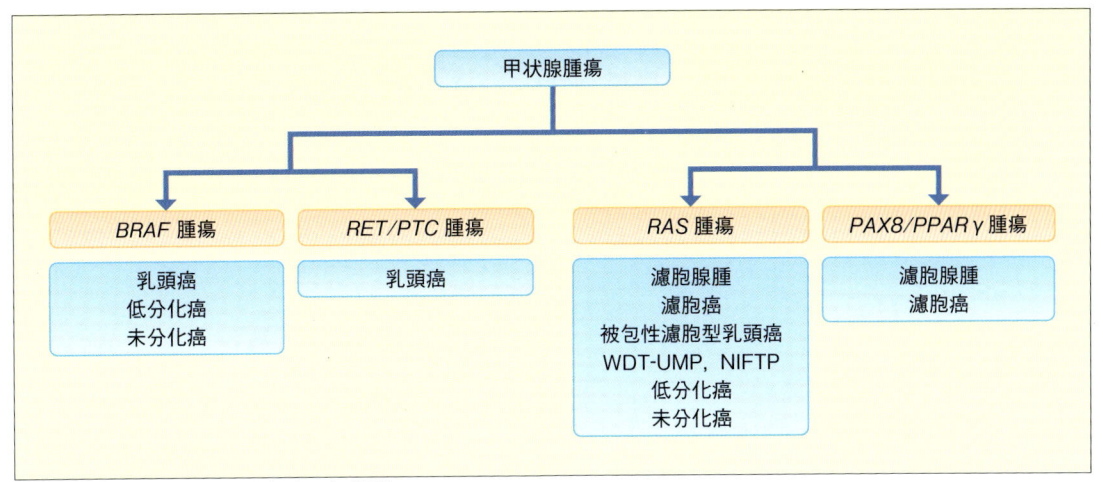

図4 遺伝子変異腫瘍分類と従来の組織型

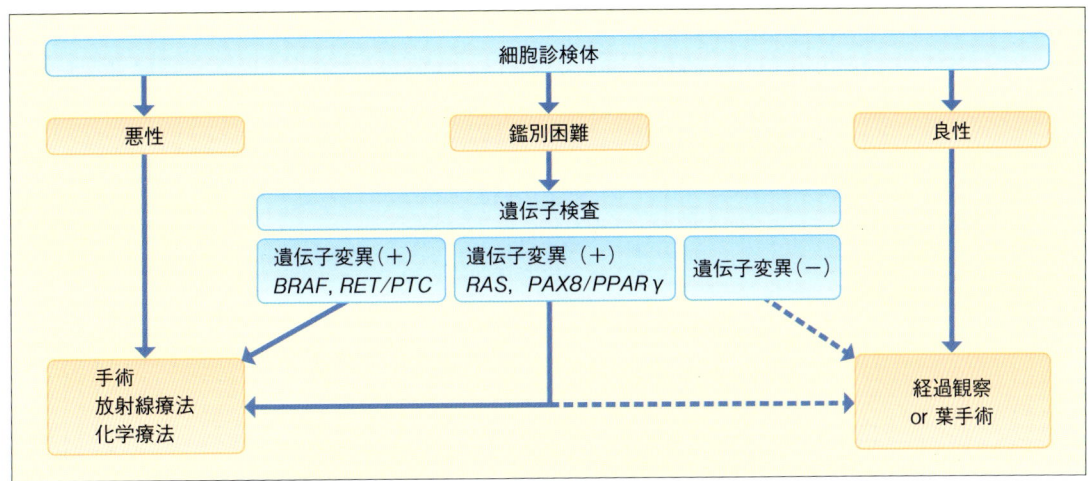

図5 細胞診の形態診断への分子診断の併用

遺伝子検査と細胞診断

　現在，甲状腺腫瘍の術前診断には超音波と穿刺吸引細胞診がゴールデンスタンダードである．幸いなことに，細胞診断に用いられるアルコール固定は，組織診断でのホルマリン固定よりも核酸の保存状態が良好であるため，細胞検体は遺伝子検査に向いている．また，採取された検体では，目的とする腫瘍細胞以外の細胞も同時に採取されるが，現在は遺伝子検査の感度がかなり高くなっている．ちなみに，現在用いられている Allele Specific PCR 法では，1,000 個中 1 個の腫瘍細胞があれば検出可能である．

　細胞診材料での遺伝子検査の過程を **図5** に示した．術前穿刺吸引細胞診では，明らかな良性（benign）ないし悪性（malignant）と診断されるもののほかに，鑑別困難や悪性疑いなど判定が難しい領域が存在する．特に，濾胞腺腫と濾胞癌の鑑別診断は，細胞診では不可能とされている．この形態診断が難しい領域に，遺伝子診断は有用な手段とみなされる．現在は，次世代シークエンス解析（next-genera-

表2 遺伝子異常を踏まえた治療関連因子の評価

遺伝子変異腫瘍名	機能分化因子	プログレッション関連分子	治療標的分子
BRAF 腫瘍	*TTF-1*	*TERT*	*VEGFR*
RET/PTC 腫瘍			
RAS 腫瘍	*TG*	*p53*	*FGFR*
PAX8/PPARγ 腫瘍	*TPO*	*CTNNB1*	*PDGFR*
APC 腫瘍			
RET 腫瘍	*NIS*	*PIK3CA*	*mTOR*

tion sequence analysis）が可能になり，1つの検体から複数の遺伝子異常を解析することができる．

個別的分子病理診断

　甲状腺腫瘍は遺伝子異常と組織型に強い関連があることから，組織・細胞診断とともに遺伝子診断は有力な手法であると考えられる．また，同じ組織型の腫瘍でもその生物学的性質は個々の症例でかなり異なることから，遺伝子診断に加えて，機能分化因子，プログレッション因子，治療標的分子などをプロファイルすることで，より正確な個別診断が可能になる **表2**．

（加藤良平）

外科的治療

外科的治療の対象となる甲状腺・副甲状腺疾患を 表1 に示す．甲状腺癌では外科的治療以外にホルモン療法や放射線療法，さらに化学療法などがある．最近甲状腺分化癌や髄様癌，未分化癌に対する分子標的治療薬（TKI）が保険承認された．進行している分化癌では放射性ヨウ素（RAI）治療への抵抗性がある場合に適用となる．外科手術と放射線治療（外照射，内照射），そして TKI を含めた薬物療法それぞれにつき十分に考慮したうえでの治療法の選択が重要となるため，これらの背景も踏まえたうえでの外科的治療について解説する．

甲状腺疾患の外科的治療

総論

■ 術式

頸部に襟状皮膚切開を置くのが通常の開放手術で，切除範囲は全摘，準全摘，亜全摘，（片）葉切除，葉部分切除，峡部切除，核出術がある 表2 ．準全摘は副甲状腺温存のためこれに接する甲状腺を 1g 以下残す．亜全摘は甲状腺のおよそ 2/3 以上残す．片側と両側に遺残させるが，前者は腫瘍性病変，後者は Basedow 病に用いられることが多い．核出術は禁忌で基本的に行われない．

内視鏡下手術は，2016 年に良性腫瘍，2018 年には悪性腫瘍にも保険承認された．保険上は 1 術式であるが，炭酸ガスを注入して行う完全内視鏡下手術と吊り上げ法による内視鏡補助下手術に大別される 表2 ．

■ リンパ節郭清

甲状腺癌の所属リンパ節への転移を 図1 に示す．気管周囲のリンパ節を郭清する場合を D1，内頸静脈周辺のリンパ節まで郭清する場合を D2，両側であると D3 となる．顎下付近（Vb），外頸静脈付近（Ⅶ）までが D2b であり，これを含まないものが D2a となる．両側の場合，両側とも D2a は D3a，片方でも D2b があれ

表1 甲状腺・副甲状腺疾患で外科的治療の対象となるもの

1. 甲状腺疾患	甲状腺良性腫瘍（腺腫様甲状腺腫含む） 甲状腺癌 Basedow 病 橋本病	
2. 副甲状腺疾患	原発性副甲状腺機能亢進症（腺腫，過形成，癌） 二次性副甲状腺機能亢進症（過形成）	

表2 甲状腺手術について

開放手術	全摘術，準全摘術，亜全摘術 葉切除樹，葉部分切除術 峡部切除術 核出術
内視鏡下手術	完全内視鏡手術（送気法） 内視鏡補助下手術（吊り上げ法）

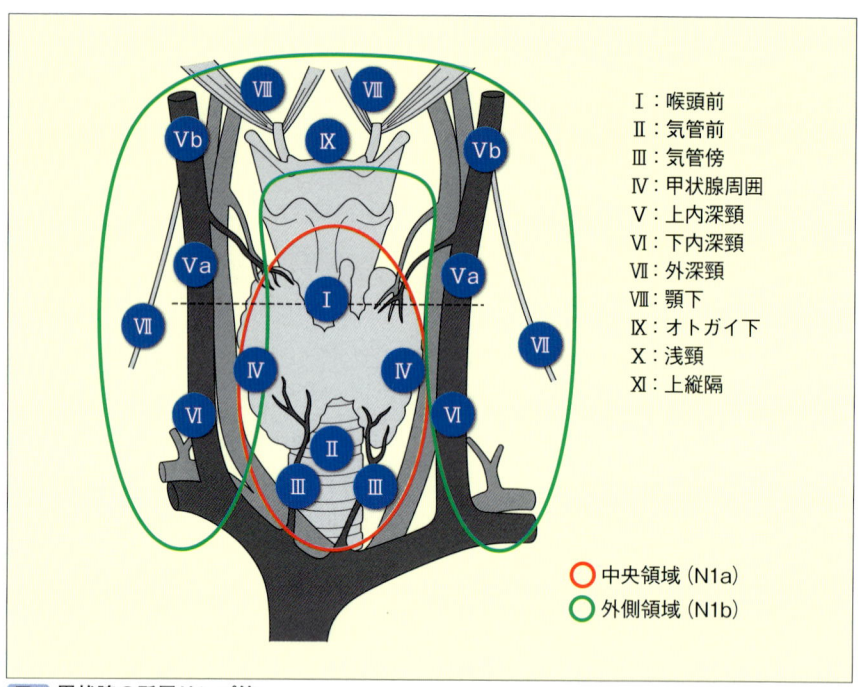

Ⅰ：喉頭前
Ⅱ：気管前
Ⅲ：気管傍
Ⅳ：甲状腺周囲
Ⅴ：上内深頸
Ⅵ：下内深頸
Ⅶ：外深頸
Ⅷ：顎下
Ⅸ：オトガイ下
Ⅹ：浅頸
Ⅺ：上縦隔

○ 中央領域（N1a）
○ 外側領域（N1b）

図1 甲状腺の所属リンパ節
（日本甲状腺外科学会編．甲状腺癌取扱規約．第7版．東京：金原出版；2015．を基に筆者作成）

ばD3bとなり，胸骨縦切開を伴う郭清が必要な場合をD3cとしている．

■合併症

甲状腺の外科的治療の合併症として出血，嗄声，テタニーなどが挙げられる．後出血は術後24時間以内に最も多く，甲状腺の日帰り手術がされない理由である．後出血は吸気性喘鳴，急激な喉頭浮腫や窒息に陥ることもあり，再止血術も行われる．

反回神経の損傷では，片側で嗄声，嚥下障害，両側で気管切開などの気道確保を要する．多くは一過性であるが，永続性が1%程度認められる．

副甲状腺の全摘ないし術後の影響で機能低下になると低カルシウム血症によるテタニー発作を起こす．前もって自家移植を施行したり，術後にカルシウムやビタミンD$_3$製剤の補充を行う．

甲状腺良性腫瘍（腫瘍様病変を含む）

腫瘍様病変である腺腫様甲状腺腫（腺腫様結節）が最も頻度が高い．次いで濾胞腺腫となる．真性の嚢胞は甲状舌管嚢胞などでまれであり，多くの嚢胞は腺腫様甲状腺腫の一部や腺腫様結節である．

■手術適応

濾胞癌が疑われた場合，圧迫症状がある場合，機能性結節，縦隔内進展例，美容上その他手術を希望などが手術適応である **表3** ．

狭義の濾胞癌疑いとは超音波検査〔Bモードのほかにドプラ法，エラストグラフィ（「超音波診断」の項を参照）〕，^{201}Tl シンチグラフィやPETで疑われた場合である．また，細胞診でも濾胞癌と濾胞腺腫の術前鑑別は困難とされているが，細

表3 甲状腺良性結節の手術適応

1）（濾胞）癌との鑑別が困難な濾胞腺腫（広義）
　a）（濾胞）癌との鑑別が困難な濾胞腺腫（狭義）
　b）増大傾向
　c）腫瘍径が 3〜4cm 以上
　d）好酸性腫瘍
　e）遠隔転移（疑い）例
2）圧迫症状
3）機能性結節　（AFTN：autonomous functioning thyroid nodule）
4）縦隔内進展例
5）美容上その他手術を希望

（鈴木眞一. 甲状腺良性結節. 村井　勝, 高見　博編. 内分泌外科標準テキスト. 東京：医学書院；2003. p.47-52. ）

胞診で悪性疑いになる場合もこれに該当する．増大傾向，腫瘍径が 3〜4cm 以上，好酸性腫瘍，遠隔転移(疑い)例なども広い意味での濾胞癌を否定できないものとして手術を勧める **表3**．

■手術法

経皮的エタノール注入療法（percutaneous ethanol injection therapy：PEIT）や TSH 抑制療法も行われるが，外科手術が第 1 選択である．通常の襟状切開による片葉切除，亜全摘，全摘などである．両側病変があるときや濾胞癌の遠隔転移を疑う場合などには全摘を行う．後者は術後の血中サイログロブリン（Tg）やアイソトープ検査で遠隔転移の有無の確認を行う．また，亜全摘は再手術を困難にするため，施行されなくなってきている．

最近は内視鏡下甲状腺手術が良性腫瘍に保険適用となり，若年女性など整容性の向上を目的に適応が広がっている．

甲状腺癌

組織型によって治療法が異なる．乳頭癌，濾胞癌，髄様癌，低分化癌は外科的治療が第 1 選択であるが，甲状腺リンパ腫は化学放射線療法が第 1 選択である．

未分化癌も根治切除後の化学放射線療法を完遂できる症例の予後が良好で手術が第 1 選択といっていいが，切除可能な Stage ⅣA で発見される例は少ない．

■乳頭癌

・**手術適応**：10mm 以上の大きな腫瘍，甲状腺外浸潤・転移を伴う症例が適応となる．乳頭癌は細胞診で正診率が高く，エコー下細胞診を実施すると 1〜2mm の微小癌すら診断が可能である．予後良好で，剖検時発見される乳頭癌の大半が 5mm 以下の微小癌であることから，過剰診断・治療にならないように，現在は精査基準（2 章「甲状腺・副甲状腺画像診断」の項を参照）を設けている．したがって 5mm 以下では遠隔転移例を除いて経過観察，10mm 以下も被膜浸潤（EX）やリンパ節転移，遠隔転移の疑いがなければ経過観察することがある．年齢が最大の予後因子であることから，45 歳未満と 45 歳以上で適応を変えることがある．

- 治療法：低リスクの T1N0M0 では片葉切除と患側の気管周囲郭清（D1）を行う．高リスクは T＞5cm, EX2, N1（3cm 以上，内頸静脈，頸動脈，主要な神経，椎前筋膜への浸潤，累々と腫大している場合），M1 であり，全摘，リンパ節郭清が勧められる．低リスクと高リスクの間は中間リスクであるが，本邦ではそれぞれの施設の判断による．気管周囲リンパ節は予防的郭清を行うが外側は術前の画像診断（CT/MRI, PET, 超音波検査）や穿刺吸引細胞診（FNAC）ないし穿刺液の Tg 測定などで陽性になった場合に行う．

■ 濾胞癌

- 手術適応：術前には良性腫瘍との鑑別が困難な微少浸潤型は基本的には良性腫瘍と同様の扱いとなる．細胞診や超音波，PET などで広汎浸潤型が疑われる場合に適応となり，遠隔転移が疑われたり，Tg 異常高値（1,000ng/dL 以上）の症例が多い．
- 治療法：微少浸潤型では術前診断が良性腫瘍の可能性もあり，まずは片葉切除を行う．術後病理診断で良性ないし微少浸潤型濾胞癌では術後経過観察とするが，広汎浸潤型濾胞癌であれば補完全摘を追加する．術前から広汎浸潤型濾胞癌であれば全摘を行い，術後直ちに放射性ヨウ素治療を行う．

■ 髄様癌

- 手術適応：髄様癌と診断されれば基本的に外科的治療である．
- 治療法：*RET* 遺伝子陽性ないし多発性内分泌腫瘍症（multiple endocrine neoplasia：MEN）2 型などの遺伝性を疑った場合にはまずは副腎褐色細胞腫の有無を確認し，あるときは褐色細胞腫切除を先行，ない場合には甲状腺全摘とリンパ節郭清を行う．遺伝性が否定された場合，片葉に限局していれば片様切除とリンパ節郭清も可能である．

■ 低分化癌

- 手術適応：術前に診断されにくいため，低分化癌と確定診断されて手術される症例は少ない．
- 治療法：外科切除が第 1 選択である．たとえ細胞診で疑われ，全摘と広範なリンパ節郭清を行ったとしても予後が改善するという根拠がない．片葉切除施行例に補完全摘を加えても予後を改善するかの根拠は不明である．放射性ヨウ素内用療法も予後を改善する根拠に乏しく全摘をすべきともいえない．低分化癌の病理診断基準が改訂され，今後の症例の再検討の結果を注目したい．

Basedow 病

■ 手術適応

抗甲状腺薬の副作用もあり，生化学的検査を定期的に施行しなくてはならず，早期寛解を望んだ場合や，抗甲状腺薬は 2 種類しかなく，両者の副作用が出現し服薬継続が望めない場合，コントロール不良例，結節性甲状腺腫（甲状腺癌を含む）の合併例，巨大甲状腺腫，呼吸困難や嚥下時の違和感などの圧迫症状が出現した場合，重症例や TSH レセプター抗体（TRAb）高値例での挙児希望の場合などが手術適応である 表4．

RAI 治療との選択もあるが，早期寛解と結節性甲状腺腫合併や巨大甲状腺腫例

表4 Basedow 病の手術適応

1. 抗甲状腺薬副作用例	5. 呼吸困難などの圧迫症状
2. コントロール不良例	6. 早期寛解希望例（社会的適応）
3. 結節性甲状腺腫の合併	7. 妊娠希望例（重症例のみ）
4. 巨大甲状腺腫	

（鈴木眞一. 内視鏡下バセドウ病手術. 伴 良雄編. よくわかる甲状腺疾患のすべて. 改訂第2版. 大阪：永井書店；2009. p.218-25.）

では外科的治療が選択される.

■ 治療法

以前は亜全摘が多かったが，最近では，前述した適応例や TRAb 高値例で全摘される場合が多くなっている．永続的副甲状腺機能低下症と反回神経麻痺を避けるために亜全摘が勧められてきたが，技術の進歩により全摘でも上記合併症の発生頻度が亜全摘と大差がなくなり，全摘を選択するケースが増えている．甲状腺ホルモン剤の服薬コンプライアンスの不良や，服薬を希望しない患者の場合には一定の再発，機能低下リスクを考慮したうえで亜全摘を選択している．

再手術の可能性が高い場合には両側の甲状腺を残さず，片側に遺残させる術式をあらかじめ選択することもある．

周術期の甲状腺クリーゼを未然に防ぐために，コントロール不良例でも術前には甲状腺機能を正常化させてから手術を実施する．また出血量が非常に多くなることが多く，術前に無機ヨード（ルゴール液やヨウ化カリウム）を内服させ機能低下と出血防止を図ることも多い．

橋本病

■ 手術適応

基本的に外科手術の適応はない．リンパ腫が合併しやすいが診断がつけば手術はしない．MALT リンパ腫が切除後の病理組織検査で発見されることもある．

呼吸困難などの圧迫症状が TSH 抑制でも改善しないような症例や，結節性の病変が時に FNAC だけでは好酸性腫瘍や濾胞癌，乳頭癌と鑑別が困難で，外科的治療となることがある．本疾患でも所属リンパ節の腫大を認めるので超音波や FNAC を用いて慎重に鑑別を行う．

■ 治療法

片葉切除ないし全摘が行われる．術中迅速診断の併用も重要である．

副甲状腺疾患の外科的治療

対象となるのは原発性・二次性副甲状腺機能亢進症で外科的治療が第1選択であるが，薬物療法や PEIT も施行される．

原発性副甲状腺機能亢進症

■ 手術適応

血中カルシウム値が正常上限の 1.0mg/dL 以上，骨量 T score ＜－2.5SD，椎体骨の骨折，クレアチニンクリアランス＜ 60cc/min，24 時間カルシウム排泄量＞ 400mg/dL，腎・尿管結石の合併，50 歳未満などが適応となる．

外科的には腫瘤の局在が明確であれば摘出が勧められる．副甲状腺癌が疑われれば可能な限り手術を検討する．

家族性低カルシウム尿性高カルシウム血症（familial hypocalciuric hypercalcemia：FHH）は外科的治療の適応はないので鑑別診断が重要である．

■ 治療法

基本は副甲状腺切除であるが，局在と単発か多発かによって対応が異なる．大多数を占める単発の腺腫の場合，片側切除〔腺腫切除，同側の正常腺切除（ipsilateral approach）〕が標準であったが，最近は術中 intact PTH 迅速測定や Tc-MIBI による術中支援システムなどによって focused surgery が可能になり，小切開や内視鏡下手術にて腫大腺のみを切除する．過去においては単腺腫大の確認，かつ多腺腫大を否定する意味で同側の正常腺を切除して確認した．同側の 2 腺が腫大している場合は対側も同様に検索する両側切除（bilateral approach）となる．

MEN などで多腺腫大が疑われる場合には，最初から両側切除を行う．わが国では全摘および同時性副甲状腺自家移植（前腕）が多く行われているが，海外では亜全摘が多い．小切開や内視鏡下手術も前述の術中支援システムを用いれば両側切除に対しても可能ではある．本治療の問題点は，過剰腺や過少腺の把握，異所性副甲状腺の存在の把握，反回神経に近接する副甲状腺に対する対処などがある．

術中迅速病理診断では，副甲状腺の増殖性の病変か正常ないし萎縮腺であるかを鑑別するとともに，甲状腺腺腫様結節やリンパ節との鑑別などを行う．副甲状腺腺腫と過形成の鑑別は迅速診断では困難である．

二次性副甲状腺機能亢進症

■ 手術適応

シナカルセトが発売されて以来，手術数が激減しているものの，生命予後の改善と医療経済の観点から一定数の手術は必要とされている．外科手術は骨折や心血管イベント防止の効果のみならず，貧血・免疫力の改善，感染症による死亡の減少，筋肉量の増加などが期待されている．

シナカルセト内服後の適応については，

1) 活性型ビタミン D 製剤（Vit.D 製剤）にて二次性副甲状腺機能亢進症（secondary hyperparathyroidism：SHPT）の治療困難な症例で長期生命予後が期待できる症例〔i-PTH ＞ 300〜500pg/mL，副甲状腺体積＞ 300〜500mm^3 または長径＞ 1cm（結節性過形成）〕で，内科的治療管理できない高カルシウム血症（＞ 10mg/dL），高リン血症（＞ 6mg/dL）
2) SHPT の臨床症状が高度で早期の改善が必要：骨・関節痛，高度な異所性石灰化，高度な高回転骨，calciphylaxis，EPO 抵抗性貧血，DCM like heart など

3）シナカルセトで十分に PTH が低下しない（i-PTH ＞ 300pg/mL）

4）シナカルセトにて高カルシウム血症，高リン血症の管理が困難

5）シナカルセトの内服継続困難：消化器症状，低カルシウム血症，薬物相互作用，内服コンプライアンス不良など

6）甲状腺腫瘍の摘出が必要な症例

とされている．

■ 治療法

全摘＋自家移植ないし亜全摘を行う．原発性と同じである．

（鈴木眞一）

甲状腺癌ホルモン療法

　甲状腺分化癌に対して，術後に長期にわたり甲状腺ホルモンによる甲状腺刺激ホルモン（TSH）抑制療法が行われているが，その有効性とリスクについてはさまざまな意見がある．本稿では，TSH抑制療法による甲状腺癌の再発抑制効果と甲状腺ホルモン投与による潜在性甲状腺中毒状態の骨や心血管に対する影響について概説する．

TSH抑制療法の原理

　TSHは，TSH受容体を介して細胞内へのヨウ素摂取と有機化，サイログロブリン合成を促進する．また，TSHは甲状腺細胞の分化・増殖にも関与している．甲状腺分化癌の大部分が細胞表面にTSH受容体を有しており，TSH抑制療法は，合成甲状腺ホルモン剤であるレボチロキシン（LT_4）を投与し，その negative feedback機構を利用して脳下垂体から分泌されるTSHの分泌を抑制し，甲状腺分化癌の再発を予防しようとするものである．

　血清TSH濃度の測定方法が，ここ30〜40年間で格段に進歩し，測定感度は，第1世代が$1.0\,\mu IU/mL$であったのに対し，現行の第3世代では$0.01\,\mu IU/mL$に向上した．これにより，リスクの低い症例であればTSHを正常下限程度にし，リスクの高い症例ではTSHを測定感度以下にするといった，甲状腺癌のリスクに応じた目標値に血清TSH濃度を調節することが可能となった．

TSH抑制療法の甲状腺癌再発抑制効果に関する成績

　甲状腺癌術後40年にわたる調査結果で，TSH抑制療法が，再発率，遠隔転移率ともに減少させることが報告されている 図1．メタ解析によるとTSH抑制療法により甲状腺分化癌の再発リスクが28%減少した．前向きコホート研究によると，StageⅢ・Ⅳの患者では，TSHを測定感度以下に抑制した場合に生存率の改善が認められたのに対し，StageⅡの患者では，正常下限程度の抑制で同様の結果が得られ，StageⅠの患者では改善効果が認められなかった．本邦のランダム化比較試験の結果，再発率はTSH抑制療法の有無で有意差はなかったことが報告されている．TSH抑制の程度については，完全抑制が高リスク患者で有効との報告もあるが，軽度抑制との比較で必ずしも優位ではないとの報告もなされている．

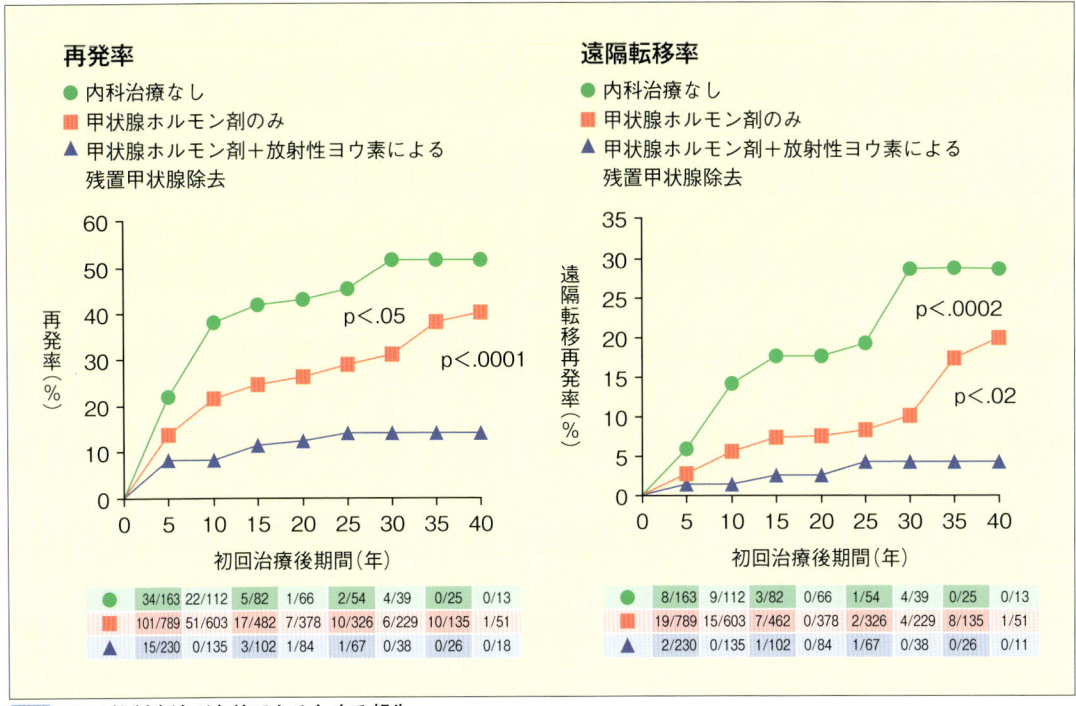

図1 TSH 抑制療法が有効であるとする報告

(Mazzaferri EL, Kloos RT. Clinical review 128：Current approaches to primary therapy for papillary and follicular thyroid cancer. J Clin Endocrinl Metab 2001；86：1447-63.)

TSH 抑制療法の副作用

骨代謝への影響

　血中甲状腺ホルモンの過剰状態では，骨吸収と骨形成がともに促進されるが，成人では骨吸収が上回るため，骨粗鬆症となりやすい．一方，潜在性甲状腺中毒症と骨粗鬆症の関連についてのメタ解析では，閉経後女性で骨粗鬆症のリスクとなるが，閉経前女性や男性ではリスクの増加は認められなかった．また，甲状腺癌術後でTSH抑制療法中の患者についても，閉経後女性でのみ骨代謝マーカーが増大し，骨密度が低下していることが報告されている．

心臓への影響

　長期にわたるTSH抑制療法による潜在性甲状腺中毒状態により，心房細動のリスクが増加するという報告や，左心機能の負荷が増加するという報告がある．また，甲状腺癌術後のTSH抑制療法中の患者においては，TSHを$0.03\,\mu IU/mL$以下に抑制すると，虚血性心疾患や不整脈のリスクが増加するという報告がある．

ガイドラインでの取り扱い

　米国甲状腺学会のガイドラインでは，癌の残存が疑われる高リスク患者には，TSHを$0.1\,\mu IU/mL$以下に抑制することを推奨し，サイログロブリンは測定され

表1 TSH 抑制療法の治療目標

TSH 抑制のリスク	優良	不確定	Tg 値陽性	癌が残存
リスクなし				
閉経後				
頻脈				
骨減少症				
年齢＞60 歳				
骨粗鬆症				
心房細動				

　　TSH 抑制なし　　　　　TSH 目標値：0.5〜2.0μIU/mL
　　TSH 軽度抑制　　　　　TSH 目標値：0.1〜0.5μIU/mL
　　TSH 中等度ないし完全抑制　　TSH 目標値：＜0.1μIU/mL

(Haugen BR, et al. 2015 American Thyroid Association Management Guidelines for Adult Patients with Thyroid Nodules and Differentiated Thyroid Cancer：the American Thyroid Association Guidelines Task Force on Thyroid Nodules and Differentiated Thyroid Cancer. Thyroid 2016；26：1-133.)

るが安定ないし減少している患者，リスクが不確定の患者には，0.1〜0.5μIU/mL に調節することを推奨している **表1**．

　　わが国の『甲状腺腫瘍診療ガイドライン』では，癌の残存が疑われる高リスク患者では，血清 TSH は 0.1μIU/mL より低く維持すべきであり，一方，再発リスクが低い患者については，血清 TSH は正常下限に維持することでよいとしている．

甲状腺全摘後レボチロキシン(LT₄)内服患者における血清 T₃ 濃度

　　体内で，生物活性のある T_3 は，80% が末梢で T_4 から変換されることで生成され，20% が甲状腺から分泌されるため，全摘後 LT_4 内服患者においては，T_3 が不足する可能性がある．近年，甲状腺全摘後の LT_4 内服患者においては，TSH 値が正常では，FT_3 値は相対的に低値となり，TSH 値が軽度抑制状態で FT_3 値は正常となることが複数報告されている．TSH 値正常では甲状腺関連マーカーが甲状腺機能低下傾向を示し，TSH 軽度抑制で甲状腺機能正常の状態に近いことも報告されている．

　　国内外のガイドラインでは，甲状腺分化癌術後の TSH 抑制療法について高リスク患者では，TSH を 0.1μIU/mL 以下に抑制することを推奨している．TSH 値 0.1μIU/mL 程度の軽度抑制であれば，中毒状態ではなく，むしろ機能正常である可能性がある．この結果は，TSH 抑制療法の副作用について，心疾患の発症が軽度抑制では生じないことや，骨代謝への影響が閉経後女性以外では認められないことと関連しているかもしれない．

（伊藤　充）

甲状腺癌放射線療法

甲状腺癌に対する放射線療法は，放射性ヨウ素（^{131}I）を用いた内照射（^{131}I内用療法）と高エネルギー放射線治療装置を用いた外照射の2つがある．^{131}I内用療法は，ヨウ素摂取能のある濾胞癌や乳頭癌に治療適応がある．術後の再発予防や，残存病変の治療，若年者の多発肺転移などに有効とされている．また，外照射は手術不能例や術後の高リスク例，緩和的治療で適応となる．

甲状腺癌に対する放射線内照射療法（^{131}I内用療法）

原理

食物から吸収された無機ヨウ素は，甲状腺濾胞上皮に取り込まれ，甲状腺ホルモンに生合成される．濾胞上皮由来の甲状腺癌も，甲状腺刺激ホルモン（TSH）刺激に反応して，無機ヨウ素を取り込む．この性質を利用し，放射性ヨウ素（^{131}I）を甲状腺癌細胞に選択的に取り込ませ，^{131}Iから放出される飛程距離2mmのβ線による持続照射により内部から細胞を破壊する治療法である．この際，甲状腺が全摘されていなければ，^{131}Iの大部分が甲状腺に集積してしまい，治療効果は著しく損なわれてしまう．そのため，事前の甲状腺全摘術が必須となる．

^{131}I内用療法の適応

■ 残存甲状腺組織の除去（アブレーション）

甲状腺癌術後のハイリスク例には，残存病巣を破壊し術後再発率の減少を図るとともに，正常甲状腺細胞を破壊し，再発・転移病巣の検出感度を高めることを目的とした^{131}I内用によるアブレーションが適応となる．^{131}Iの投与量は30〜100mCiで，30mCiの場合は外来での治療も可能である．正常甲状腺細胞破壊の目的では30mCiで十分である　図1．わが国ではcapacityの問題もあり，全症例に実施することが困難であるため，明らかな被膜外浸潤，脈管侵襲，リンパ節転移が累々とみられる症例，全摘後サイログロブリン高値の症例，また，高細胞型乳頭癌や広汎浸潤型濾胞癌，低分化癌など悪性度が高いと考えられる癌などで考慮する．

■ 再発，転移巣の治療

反回神経や気管など周囲組織への浸潤病巣の残存や，局所リンパ節の再発病巣あるいは遠隔転移巣（肺，骨など）を標的とした治療である．^{131}Iの投与量は100〜150mCiであり，公衆被曝の観点から，治療病室での入院治療となる．^{131}Iの取り込みが認められる場合は，年に1回程度繰り返す．

局所再発・リンパ節転移への最も望ましい対処は外科的切除である．^{131}I内用療法はその後の補助療法として用いるか，手術適応とならない場合に試みる．肺転移

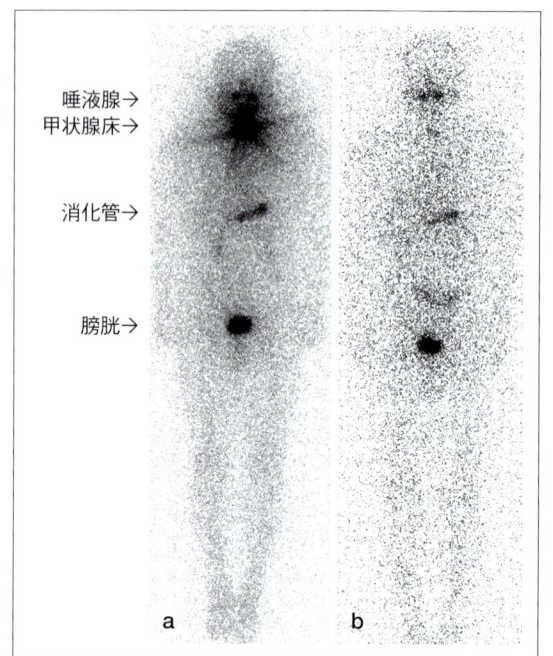

図1 アブレーション完遂症例
a：外来 30mCi アブレーション実施時の全身シンチグラフィ画像．甲状腺床のみに集積し，その他異常集積なし．
b：12 か月後の確認全身シンチグラフィ画像．甲状腺床への集積は消失し，その他異常集積なし．

唾液腺→
甲状腺床→
消化管→
膀胱→

a b

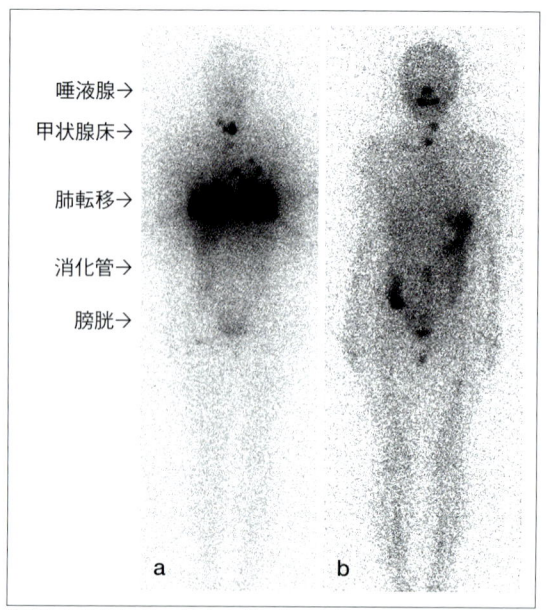

図2 多発肺転移に対する ^{131}I 内用療法が効果的であった症例
a：初回 100mCi ^{131}I 内用療法実施時の全身シンチグラフィ画像．甲状腺床および多発肺転移への集積を認める．
b：24 か月後，3 回目の ^{131}I 内用療法実施時の全身シンチグラフィ画像．多発肺転移への集積は減弱している．

唾液腺→
甲状腺床→
肺転移→
消化管→
膀胱→

a b

は，微小肺結節で ^{131}I の集積が認められる場合は効果が最も期待できる **図2**．若年の肺転移に対する治療効果は一般に良好であるが，逆に 40 歳を超える例や，粗大結節型転移ではその効果は低下する．^{131}I の集積がある場合は生命予後改善に寄与し，治療後に病巣消失が得られた場合は予後良好である．骨転移は，単発であれば外科的治療が最善であり，治療反応性は良好とは言い難いが，^{131}I の集積があれば予後改善につながる可能性がある．脳転移は，外科的治療，外照射など他の手段で対応すべきである．^{131}I の集積は不良であるが，脳転移症例では肺・骨転移の合併が多く，この場合，放射性脳浮腫などに留意しながら慎重に内用療法を行うことは可能である．

^{131}I 内用療法実施前の準備

　本治療前には 2 週間の無機ヨウ素の摂取制限が必要である．また治療時に血中 TSH を十分に上昇させ，残存甲状腺あるいは甲状腺癌の転移巣への ^{131}I の取り込み効率を高める必要がある．甲状腺癌術後患者においては，レボチロキシンを甲状腺ホルモン剤として補充するが，これを休薬することにより内因性の TSH は上昇する．また，ヒト遺伝子組換え TSH（rhTSH）を用いて外因性に TSH を上昇させる方法もある．この rhTSH が使用できるのは，アブレーション目的に限定されており，転移巣治療のための大量投与療法では，甲状腺ホルモン剤休薬法のみである．

合併症

^{131}I 内用療法の急性期合併症としては一過性唾液腺障害, 放射線宿酔, 骨髄抑制が起こりうる. 唾液腺障害対策としては, ^{131}I 投与後の大量飲水や酸味キャンディーの摂取がよいとされる. 不妊に関しては 150mCi 以下では精子減少はみられないが, 350mCi 以上では精子減少症の可能性がある. 二次発癌については, 女性生殖器, 中枢神経, 白血病などのリスクが上昇するとされている.

甲状腺癌に対する放射線外照射療法

外照射とは, 高エネルギー放射線治療装置を用いて体外から標的に放射線を照射する治療法である. ^{131}I 内用療法と異なり, 組織選択的に照射を行えないため, 重篤な合併症を生じないよう照射法の工夫が必要である. 外照射の合併症は, 咽頭炎・食道炎, 皮膚炎などである.

各種甲状腺癌に対する治療法

■ 甲状腺分化癌（乳頭癌, 濾胞癌）

甲状腺分化癌は放射線感受性が低いため, 手術や ^{131}I 内用療法が中心的治療法である. 外照射の適応となるのは, ①手術時に明らかな甲状腺外への浸潤があり病理学的に腫瘍残存の可能性が高い症例や, 顕著なリンパ節外進展を伴う症例で, 追加手術や ^{131}I 内用療法が行えない場合, ②手術不能症例で ^{131}I 内用療法が行えない, あるいは ^{131}I 内用療法後の追加治療の場合である. 照射方法は, リンパ節転移が陰性であれば, 腫瘍床を標的として 60〜70Gy を照射する. リンパ節転移陽性の場合, 頸部〜上縦隔リンパ節領域にかけて広範に 40〜50Gy を照射し, 甲状腺床に 10〜20Gy の追加照射をする.

■ 髄様癌

分化癌と同様に, 外照射は手術不能例や術後残存が疑われる場合の補助的治療として考慮される. リンパ節転移が高頻度であり, 頸部〜上縦隔リンパ節領域にかけて広範に 40〜50Gy を照射し, 甲状腺床に 10〜20Gy の追加照射をする.

■ 未分化癌

未分化癌は悪性度が高く, 治癒の可能性があるのは完全切除であるが, 可能な場合はほとんどない. ^{131}I も集積しないので内用療法も選択肢とはならず, 治療の選択として外照射が残る. 照射範囲, 線量や有害事象などは分化癌と同様である.

■ 転移甲状腺癌（緩和医療）

再発をきたした終末期の症例で, 有痛性骨転移, 骨折, 脳転移, 神経麻痺, 出血, 喘鳴, 上大静脈閉鎖, 嚥下困難などの症状を認めた場合, あるいは近い将来それらが生じる危険のある場合である. ヨード集積のある場合は内用療法, 単発性の骨転移や脳転移は手術の適応検討が望ましく, 放射線科, 整形外科, 脳外科あるいは緩和医療チームへのコンサルトが必要である.

（伊藤　充）

甲状腺癌の薬物療法

　進行性，転移性の甲状腺癌への有効な薬物療法はかつては皆無に近かったが，最近，さまざまな分子標的薬（multi-kinase inhibitor：MKI）が登場してきた．わが国では現在，ソラフェニブ，レンバチニブ，バンデタニブがそれぞれ，未分化癌を除く甲状腺癌，未分化癌を含む甲状腺癌，髄様癌を適応として保険収載されている．いずれも根治切除不能であることが適応条件となっており，分化癌（乳頭癌，濾胞癌），低分化癌に対しては放射性ヨウ素〔^{131}I：RAI（radioactive iodine）〕治療抵抗性であることが MKI 使用の前提となる．高リスク分化癌には早い段階で確実に甲状腺全摘・RAI 治療が行われることが求められており，これらの標準治療に抵抗性でかつ進行性の症例に対してのみ MKI が考慮される．以下，病理組織型ごとに甲状腺癌の薬物療法について概説する．

甲状腺分化癌（乳頭癌，濾胞癌）および低分化癌

　分化癌の予後は総じて良好であるが，一部に高度の局所浸潤や巨大なリンパ節転移，進行性の遠隔転移を伴い予後不良となるものがある．これらの高リスク分化癌や低分化癌に対しては，従来，甲状腺全摘および浸潤臓器の合併切除や拡大リンパ節郭清による局所制御が中心的役割を果たしてきた．全身療法としては RAI 内用療法と甲状腺ホルモン療法（TSH 抑制療法）しか存在しなかったが，最近になっていくつかの MKI が開発され，ソラフェニブ，レンバチニブについては国際第3相試験にて，その有効性が示された．

ソラフェニブ

　ソラフェニブは血管新生にかかわるキナーゼ（VEGFR-1〜3，PDGFR-β）および腫瘍増殖にかかわるキナーゼ（BRAF，RET など）を阻害する経口 MKI（400mg，1日2回投与）で，肝細胞癌や腎細胞癌でも有効性が示されていた．国際共同・無作為化・二重盲検・プラセボ対照・第3相試験（DECISION 試験）で，RAI 治療抵抗性の局所進行または転移性の分化癌（低分化癌を含む）を対象として，その有効性および安全性が検証された．登録前14か月以内に病勢進行が確認されている症例に対し，プラセボ群210例の無増悪生存期間（PFS）の中央値が5.8か月であったのに対し，ソラフェニブ群207例では10.8か月と有意の延長を認めた（ハザード比：0.59，95% 信頼区間：0.45〜0.76）．ソラフェニブ群における奏効率〔部分奏効（PR）以上〕は12.2% であった．有害事象としては，手掌足底発赤知覚不全症候群〔手足症候群（hand-foot syndrome：HFS）〕，脱毛，下痢，体重減少，疲労，高血圧，発疹の頻度が高かった．Grade 3〔有害事象共通用語基準における重症度 Grade 3（重症）〕以上で 10% 以上に認めたのは HFS のみであっ

たが，まれに Stevens-Johnson 症候群などの重篤な皮膚障害，ケラトアカントーマや皮膚有棘細胞癌の発生が報告されている．本試験の結果をふまえて，ソラフェニブ（ネクサバール®）は 2013 年に RAI 治療抵抗性の根治切除不能甲状腺分化癌の治療薬として承認された．

レンバチニブ

レンバチニブもまた血管新生にかかわるキナーゼ（VEGFR-1～3，FGFR-1～4など）および腫瘍増殖にかかわるキナーゼ（RET，KIT）を標的とする経口 MKI（24mg，1 日 1 回投与）である．同様の国際第 3 相試験（SELECT 試験）において，登録前 13 か月以内に病勢進行が確認されている症例（中央判定）に対し，レンバチニブ群 261 例の PFS 中央値は 18.3 か月とプラセボ群 131 例の 3.6 か月を有意に上回った（ハザード比：0.21，95% 信頼区間：0.14～0.31）．ソラフェニブを含む VEGFR 標的治療歴を有する部分集団においても PFS 延長効果は有意であった．レンバチニブの奏効率は 64.8% で完全奏効（CR）も 4 例（1.5%）に認められた．有害事象では高血圧，下痢，疲労，食欲減退，体重減少，悪心，口内炎，HFS，蛋白尿が多かった．高血圧および蛋白尿は Grade 3 以上の頻度が 10% 以上であった．本試験の結果より，レンバチニブ（レンビマ®）は 2015 年に根治切除不能な甲状腺癌を適応として承認された．

MKI の適応選択と開始のタイミング

RAI 治療に感受性のある分化癌は長期生存が得られることが多く，MKI の適応外である．RAI 不応とは適切な前処置を行ったうえで RAI 治療を行い，① RAI 集積のない病変があること，② RAI が集積しても増悪する病変があること，③ 累積線量で 22.3GBq（600mCi）以上の投与が行われていること，のいずれかを満たす場合と解釈される．しかし，RAI 不応であっても分化癌の進行は遅いことが多く，たいていの患者は無症状であるため，MKI の開始時期の決定には個別の症例ごとに十分な検討が必要となる．画像所見や血清サイログロブリン値の推移による進行速度の確認，臨床症状の程度や患者背景，その他の治療選択肢の可能性などを考慮したうえでの総合的判断が重要である．

MKI 治療と副作用管理

MKI 投与初期には重篤な有害事象が出現することがあり，減量・休薬が必要となることも多いが，MKI 治療による病勢制御のためには，治療強度を維持しての長期継続投与が肝要である．適切な副作用管理には，甲状腺・頭頸部外科医，腫瘍内科医はもとより皮膚科医，循環器内科医，腎臓内科医，放射線科医，看護師，薬剤師ら多職種診療チームによる患者教育も含めた支持体制が必須である．

特にソラフェニブで頻度の高い HFS については，投与開始前からの予防措置が有効とされる．保湿剤（尿素配合クリームの予防投与は無作為化試験で有用性が示された）によって皮膚を保護し，乾燥，角化，角質肥厚を防ぐこと，手足の圧迫や刺激を避けること（足に合わない靴，水仕事，長時間の筆記や熱い風呂を避ける，木綿の手袋や靴下の着用など），必要に応じて厚くなった角質を取り除くことが推

奨される．高血圧，蛋白尿に対してはアンギオテンシンⅡ受容体拮抗薬，アンギオテンシン変換酵素阻害薬のほか，カルシウム拮抗薬などによる血圧管理を積極的に行う．

甲状腺髄様癌

　髄様癌は傍濾胞細胞（C 細胞）由来であり，再発・転移性の髄様癌に対しては RAI 治療や TSH 抑制療法は無効である．これまで，ドキソルビシン，シスプラチン，フルオロウラシル，ダカルバジン，ビンクリスチン，ストレプトゾシンやソマトスタチン誘導体などの効果が検証されてきた．奏効例では下痢やフラッシングなどの症状が軽快することがあるが，有効性についてのエビデンスは乏しい．近年，MKI であるバンデタニブと cabozantinib の有効性が国際第 3 相試験で示された．

　バンデタニブは RET，VEGFR-2〜3，EGFR を抑制する経口 MKI（300mg，1 日 1 回投与）で，国際第 3 相試験（ZETA 試験）において，局所進行性あるいは転移性の髄様癌に対する有効性が示された．プラセボ群 100 例の PFS の中央値 19.3 か月に対し，バンデタニブ群 231 例では中央値に達せず（推定 30.5 か月），ハザード比は 0.46（95% 信頼区間：0.31〜0.69）と有意の PFS 延長を認めた．バンデタニブ群における奏効率は 45%，生化学的奏効率（50% 以上の低下）はカルシトニンで 69%，CEA で 52% であった．有害事象としては，下痢，発疹，悪心，高血圧，疲労などが多く，Grade 3 以上では下痢，高血圧，心電図上の QT 延長の頻度が高かった．ZETA 試験に日本は参加していないが，その後，第 1/2 相試験が行われ，2015 年に根治切除不能の髄様癌を適応として承認された（カプレルサ®）．

　レンバチニブ，ソラフェニブについても髄様癌に対する第 2 相試験が行われ，22〜25% の奏効率が確認されたことから適応承認された．cabozantinib は VEGFR-2，MET，KIT，RET，AXL，Flt3 などを阻害する MKI で，第 3 相試験（EXAM 試験）にて有意の PFS 延長効果が示され，米国においては髄様癌に対する適応が承認されている．

　根治切除不能の進行・再発・転移性髄様癌もまた，その増悪速度は緩やかなことが多い．進行を緩めるものの，全生存率の改善が示されてはいない MKI の使用にあたっては，画像所見や腫瘍マーカーの推移，臨床症状の程度の見きわめが重要となる．

甲状腺未分化癌

　未分化癌は，進行がきわめて早く予後不良である．根治手術が可能な例は少なく，RAI 治療や TSH 抑制療法は無効であり，標準治療は確立していない．手術，放射線外照射と組み合わせて，ドキソルビシンやシスプラチン，エトポシドなどを用いた多剤併用療法が用いられてきたが，効果は限定的であるうえ，副作用も強いため QOL を損なう例も多い．

　最近，未分化癌に対する多施設共同研究機構である日本未分化癌研究コンソーシアムにより，weekly paclitaxel（1 コース：80mg/m^2/週 × 3 週）療法（W-PTX）

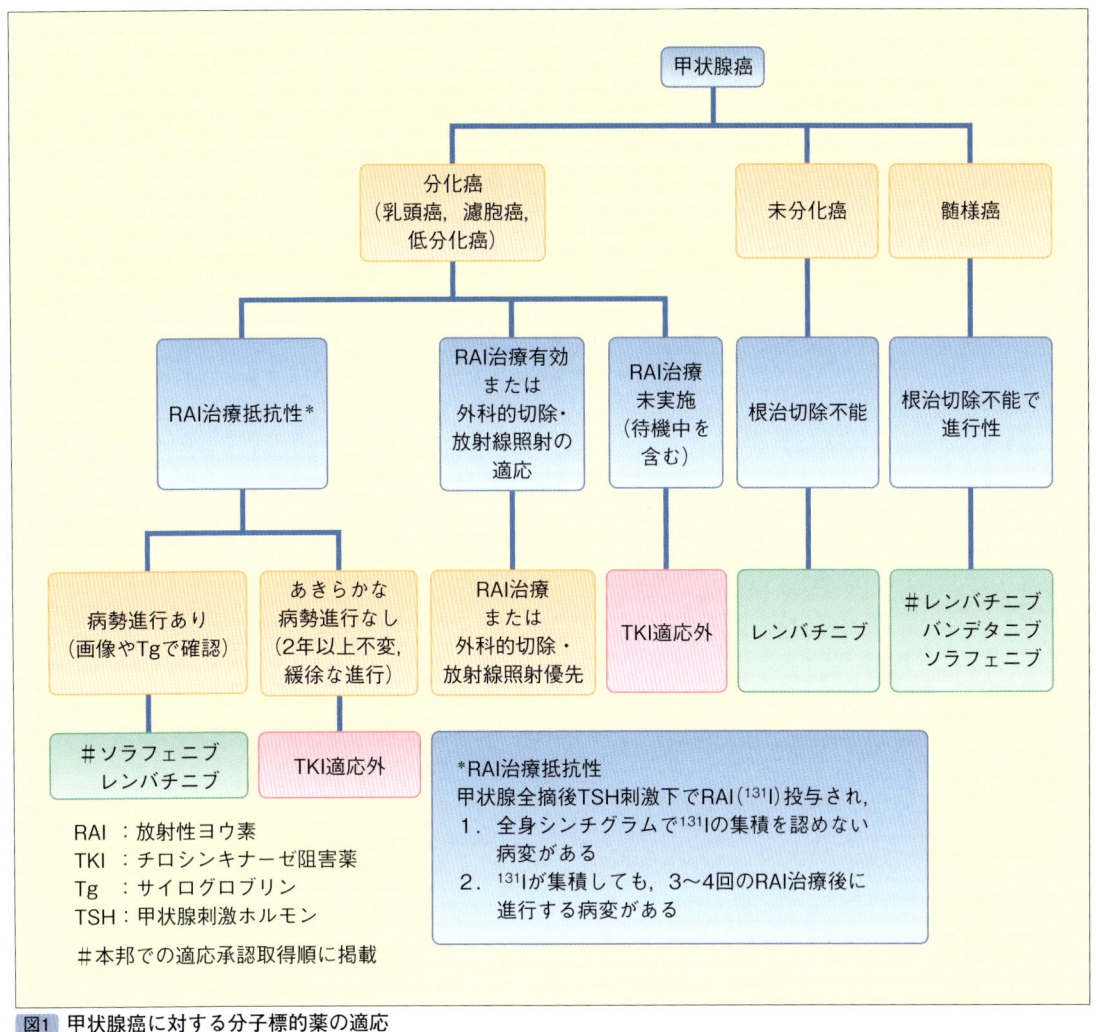

図1 甲状腺癌に対する分子標的薬の適応

（甲状腺癌診療連携プログラム http://www.jsmo.or.jp/thyroid-chemo/case/doc/case.pdf）

の安全性と効果を検討する非無作為化・非盲検・単アームの第2相医師主導前向き臨床試験が行われた．その結果，W-PTX療法は忍容性が高く，有害事象は98%の症例で出現したがGrade3以上のものは29%で，そのために治療中止となった例はなかった．全生存期間の中央値は6.7か月で，6か月生存率は54%であった．標的病変を有した42例においてCRはなかったが，PR 9例，安定（SD）22例で，奏効率21%であった．治療後に根治切除可能であった8例の生存期間（中央値7.6か月）はそれ以外の症例（中央値5.4か月）より有意に長かった．W-PTX療法は外来でも安全に施行可能であり，特に術前化学療法としての効果に期待が持たれる．

　わが国での第2相試験において17例の未分化癌患者にレンバチニブが投与され，PR4例，SD12例，奏効率24%，PFS中央値7.4か月，全生存期間中央値10.6か月との結果が示された．現在，未分化癌に対して唯一，保険適用が承認された薬剤となっている．

　血管新生阻害作用のあるMKIには重大な副作用として創傷治癒遅延があり，通

常手術後は 2 週間，針生検でも 1 週間の待機が望ましいとされる．未分化癌に対する MKI に術前治療や術後補助療法としての役割はない．また，MKI による重篤な有害事象には，血管へ浸潤した癌の壊死により血管壁の破綻が起こり，頸動脈などからの生命にかかわる大出血があり，組織型別では特に未分化癌に多い．皮膚瘻孔・潰瘍，気管・食道瘻孔，頸動脈露出のある症例などはリスクが高い．

　最後に関連 5 学会による甲状腺癌診療連携プログラムによる甲状腺癌に対する MKI の適応フローチャートを示す **図1**．

（杉谷　巌）

甲状腺・副甲状腺疾患の概要と鑑別診断

甲状腺非腫瘍性および腫瘍性疾患

腺腫様甲状腺腫

疾患の概要

- 腺腫様甲状腺腫は甲状腺が結節状に腫大する過形成と退行変性を特徴とした病変である.
- 同義語として結節性過形成（nodular hyperplasia），結節性甲状腺腫（nodular goiter），多結節性甲状腺腫（multinodular goiter），腺腫様過形成（adenomatous hyperplasia）などがある.
- 腺腫様甲状腺腫は『甲状腺癌取扱い規約（第7版）』では腫瘍様病変（tumor-like lesion）に分類されている.

染色体・遺伝子異常

- 腺腫様甲状腺腫において13番染色体のモノソミーと13番環状染色体がみられたとの報告がある.
- DICER1遺伝子に胚細胞性変異がみられた腺腫様甲状腺腫の数家系も報告されている.

臨床所見

■好発年齢，性
- 加齢により頻度は増加し，思春期や妊娠中に発育しやすいとされている.
- 男女比は1：8である.

■臨床症状
- 非機能性の例がほとんどで，血清のT3とT4の値は正常である．機能性の場合はPlummer病（Plummer disease）と呼ばれる.
- 結節性の甲状腺腫大を示し，頸部の違和感が主な症状である．甲状腺腫大が著明な場合には周囲臓器の圧迫症状をきたすことがある.

■画像所見
- 頸部単純X線写真で腫瘍内部に石灰化がみられることがある.
- 超音波所見としては，腺腫様結節の形状は円形あるいは楕円形を呈し，境界明瞭で内部は嚢胞状（無エコー）～充実性までさまざま認められる．嚢胞状の結節では内部に濃縮コロイドやフィブリン網が点状多重高エコー（comet sign）として認められる.

病理所見

■ 肉眼所見

- 甲状腺両葉が不規則に腫大し，結節状を呈する 図1a ．
- 割面では甲状腺全体に大小の結節がみられ，被膜形成は明らかでないことが多い 図1b ．
- 結節の数，分布，大きさ，内部構造などは症例によりあるいは個々の結節内においてもさまざまである．
- 出血，壊死，囊胞形成，結合織の増生，硝子化，石灰化などの二次的変化を伴う結節と充実性の結節が共存して認められる．
- 明らかな被膜を有する結節と有さない結節が混在してみられることもある 図2 ．
- 甲状腺が著しい腫大を示さず，結節性病変が1個あるいはごく少数認められる場合は，腺腫様結節（adenomatous nodule）と診断される．

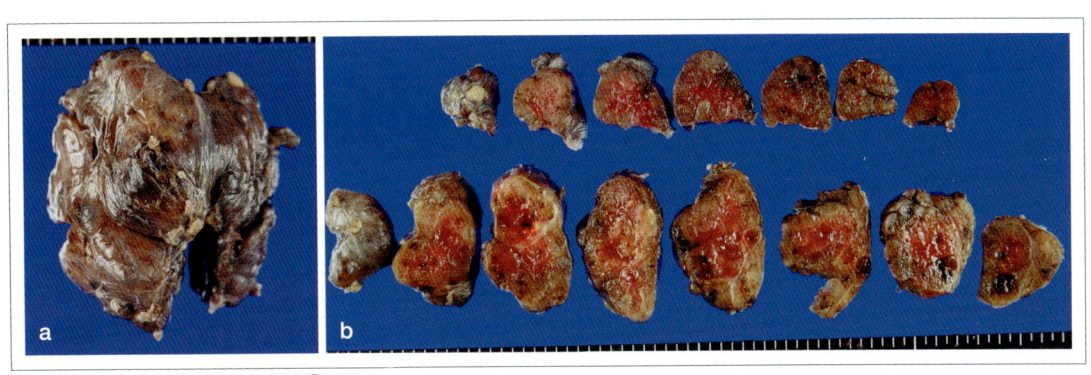

図1 腺腫様甲状腺腫の肉眼所見①
a：左葉優位の結節性腫大がみられる．
b：aの割面像（矢状断）．上段：右葉，下段：左葉．両葉とも被膜を有さない多数の結節性病変で占められている．

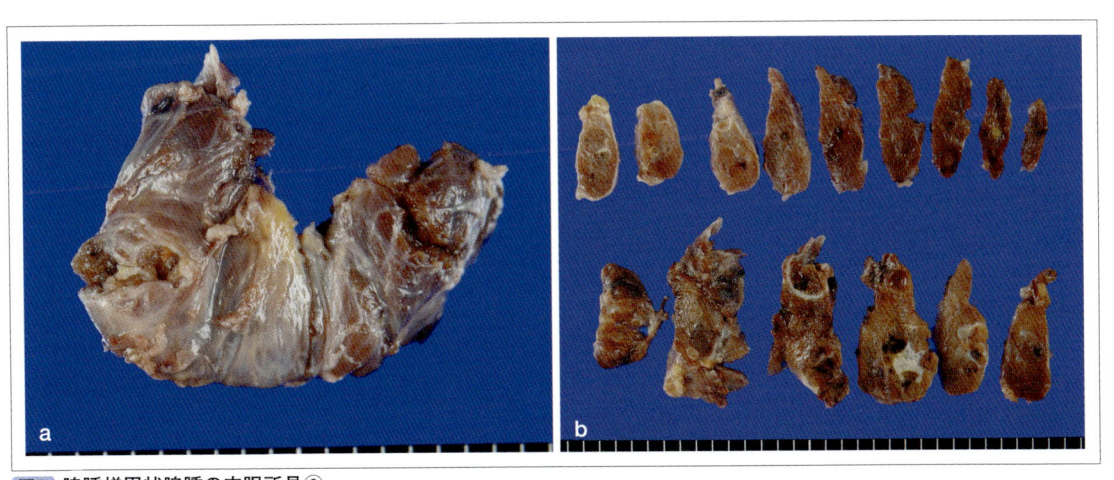

図2 腺腫様甲状腺腫の肉眼所見②
a：右葉優位の結節性腫大がみられる．
b：aの割面像（矢状断）．上段：左葉，下段：右葉．両葉とも多数の結節性病変で占められているが，一部の結節では被膜形成や線維性隔壁形成を認める．

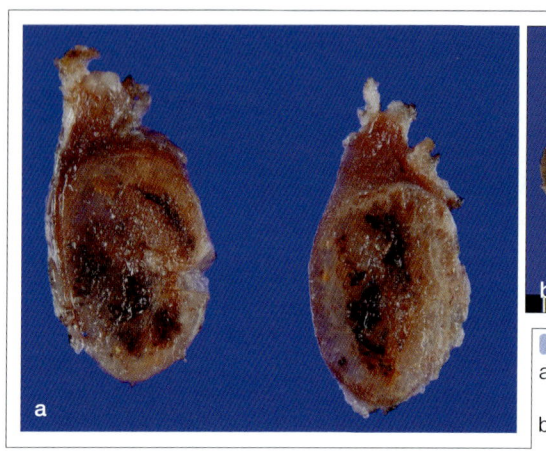
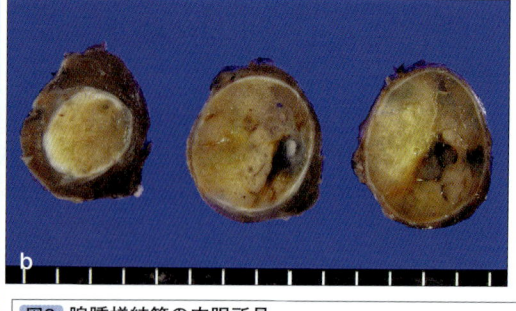

図3 腺腫様結節の肉眼所見
a：被膜を有さない結節性病変がみられ，内部に出血を
　伴っている．
b：被膜を有する結節性病変で，肉眼的には濾胞腺腫と
　の鑑別が困難である．

- 腺腫様結節も被膜を有さないことが多い 図3a が，被膜を有する場合もあり 図3b ，濾胞腺腫との鑑別が問題となる．

■ 組織学的所見

- 通常は全周性の被膜形成を欠く 図4a が，一部に被膜がみられることもある 図4b ．
- 結節を構成する濾胞の大きさおよび上皮の形態は多様で，濾胞はコロイドが充満して著しく拡張しているものからコロイドを欠く小さいものまであり 図4a, b ，索状構造がみられる場合もある．
- 上皮は扁平〜円柱状である．
- 好酸性細胞が優位を占める結節 図4c や核異型が目立つ結節 図4d もある．
- 大きな濾胞腔内に集簇した小濾胞が限局性に突出する像（Sanderson polster）図5a, b は特徴的である．
- しばしば上皮の重積や乳頭状配列 図5c がみられるが，乳頭癌に特徴的な核所見は認めない．
- 間質成分は通常豊富で，線維化，肉芽組織，慢性炎症細胞浸潤，ヘモジデリン沈着，石灰化などがみられる．
- 泡沫細胞を含む囊胞 図5d やリンパ濾胞の形成も認められる．
- 個々の結節は周囲組織に対し圧排性発育は示さず，結節以外の甲状腺組織と類似の組織像を示す 図5e ．

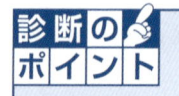
診断のポイント

・腺腫様結節と濾胞腺腫の鑑別が最も重要であるが，前述の多項目に関して総合的に判定することが必要である．

・強拡大で観察して乳頭癌の核所見がないことを確認することも重要である．

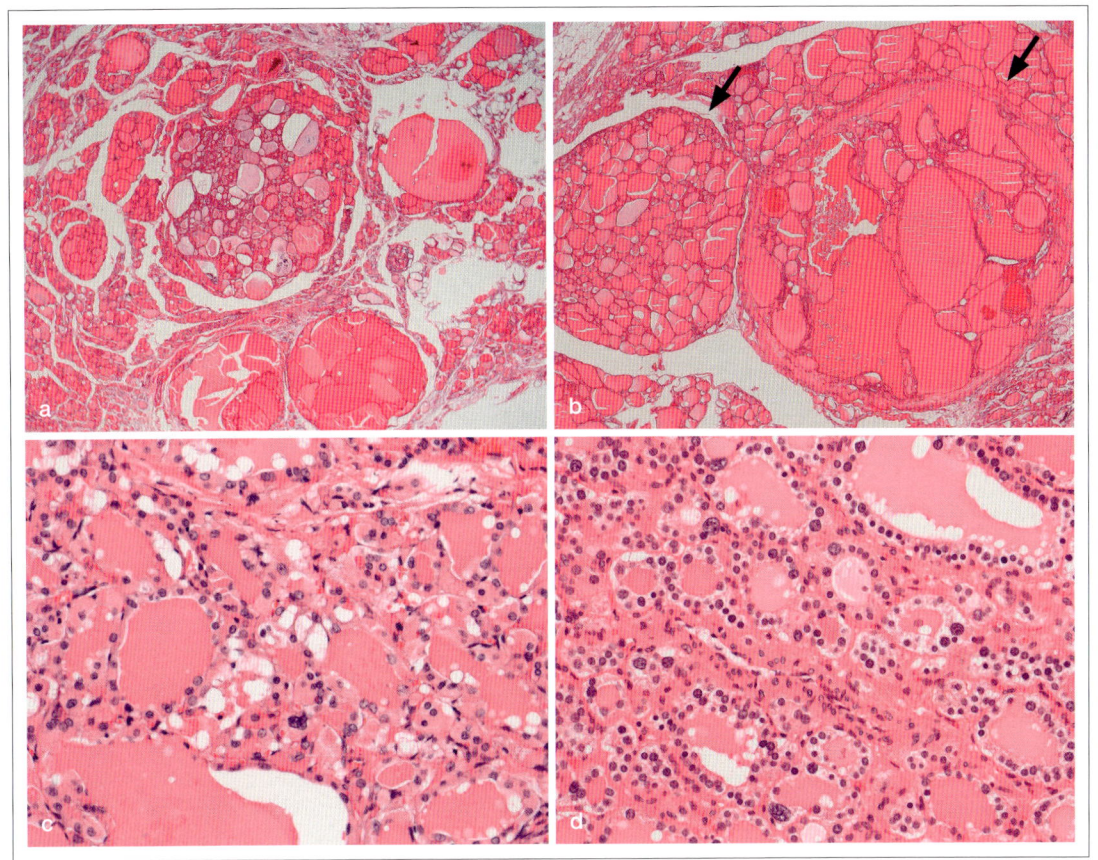

図4 腺腫様甲状腺腫①
a：複数の拡張した濾胞構造が主体の結節がみられるが，いずれの結節にも被膜形成は明らかでない．
b：2個の拡張した濾胞構造が主体の結節がみられる．右側の結節では全周性に被膜形成（➡）を認める．
c：好酸性細胞の増生がみられる．
d：核の大小不同が目立つ．

鑑別診断

▶ Basedow 病（Basedow disease）

- 甲状腺の腫大が目立つ腺腫様甲状腺腫との鑑別が問題となる．
- Basedow 病では甲状腺はびまん性に腫大するが，結節形成がある症例もみられる．
- 組織像では濾胞上皮とコロイドの間に再吸収空胞がみられる．

▶ ホルモン合成障害性甲状腺腫（dyshormonogenetic goiter）

- 多結節性に甲状腺が腫大することがあるが，甲状腺機能低下症を示す．
- アミロイド甲状腺腫（amyloid goiter）も鑑別が問題となることがあるが，通常甲状腺はびまん性に腫大する．

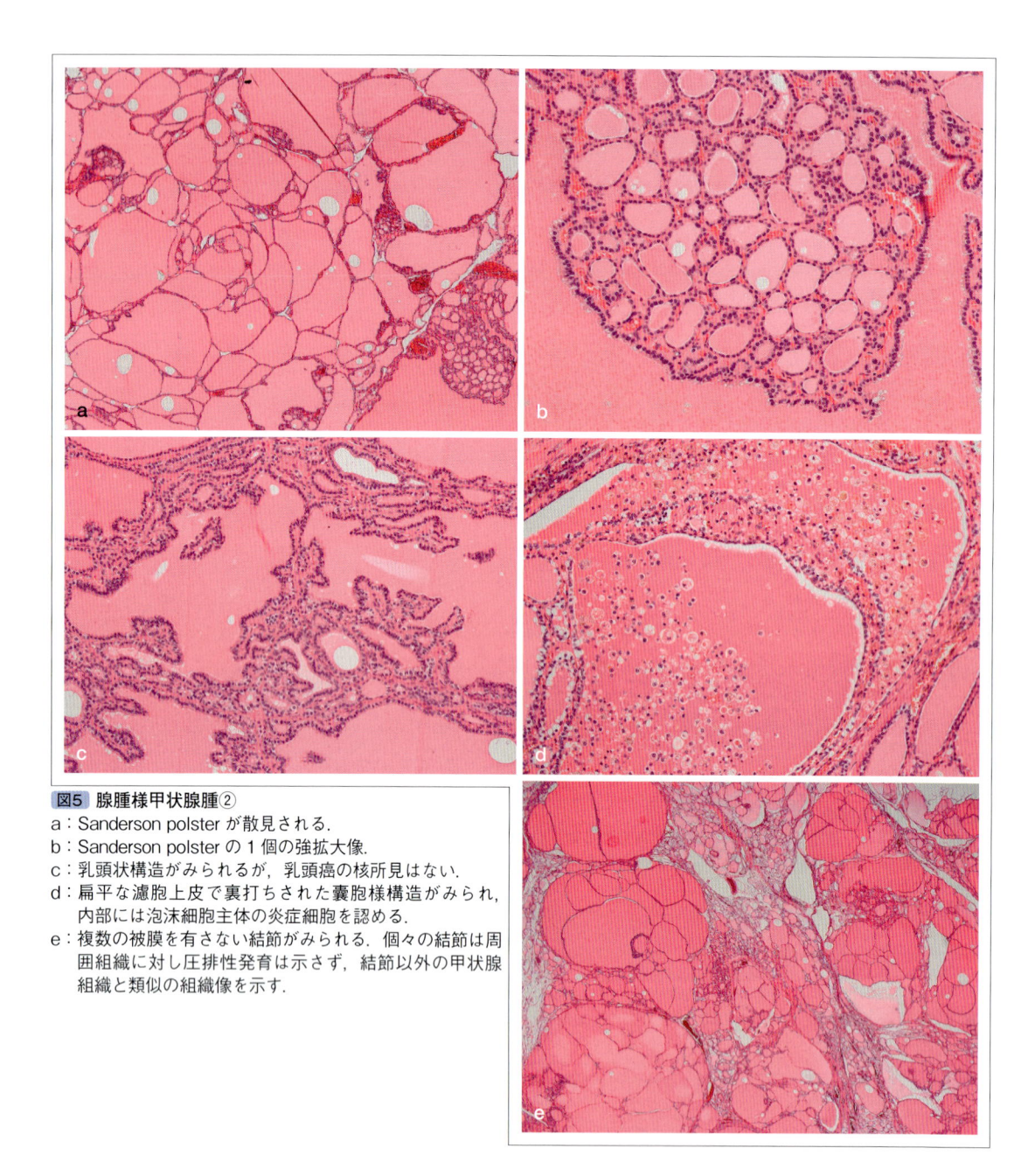

図5 腺腫様甲状腺腫②
a：Sanderson polster が散見される.
b：Sanderson polster の1個の強拡大像.
c：乳頭状構造がみられるが，乳頭癌の核所見はない.
d：扁平な濾胞上皮で裏打ちされた囊胞様構造がみられ，
　　内部には泡沫細胞主体の炎症細胞を認める.
e：複数の被膜を有さない結節がみられる．個々の結節は周
　　囲組織に対し圧排性発育は示さず，結節以外の甲状腺
　　組織と類似の組織像を示す.

▶濾胞腺腫 (follicular adenoma)

- 腺腫様結節と濾胞腺腫 **図6** の鑑別が最も問題となる（他項参照）.
- 被膜形成の有無，結節内組織所見が多彩か均一か，周囲の甲状腺と組織学的に類似しているか否か，周囲組織への圧排性発育がみられるか否かなどを総合的に判断して鑑別する.

▶通常型乳頭癌 (usual papillary carcinoma)

- 乳頭状構造に加え，乳頭癌に特徴的な核所見がみられる.

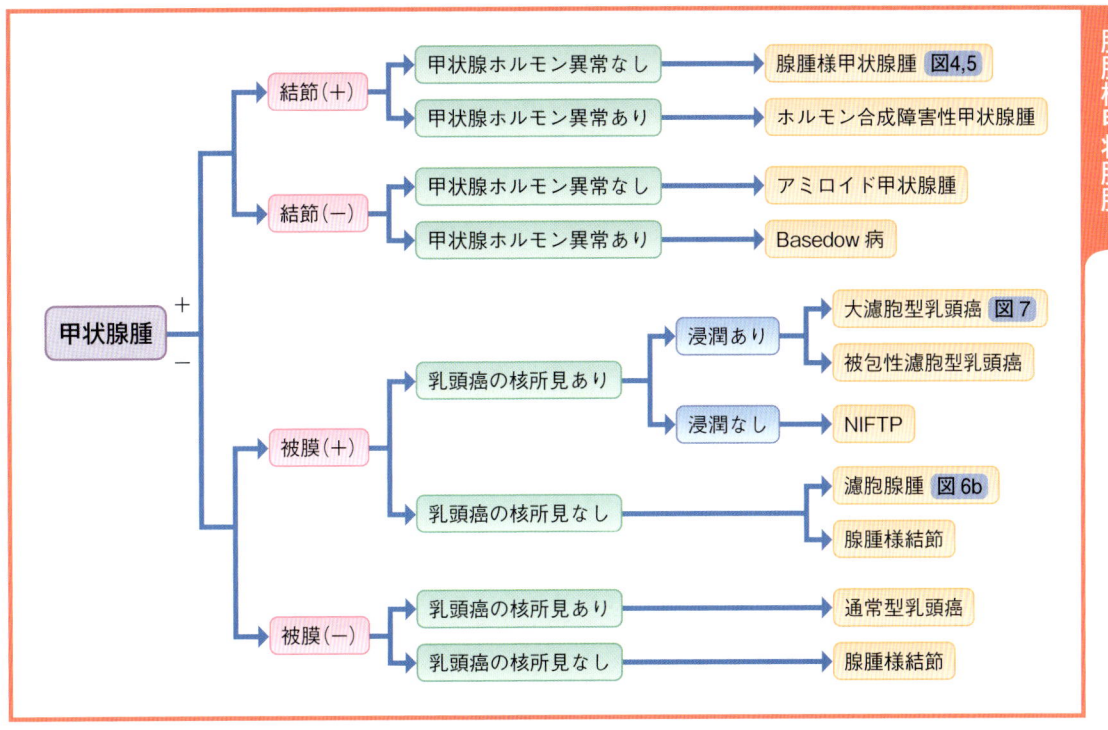

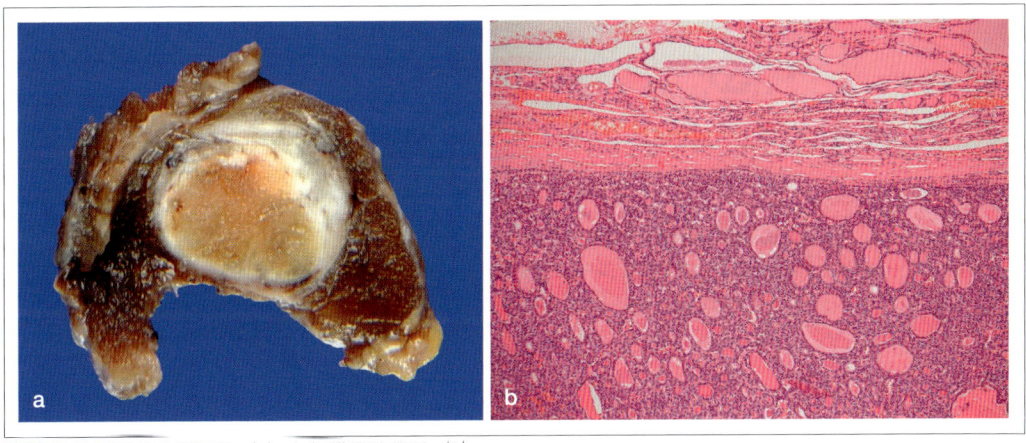

図6 濾胞腺腫の肉眼所見（a）と組織学的所見（b）
明瞭な被膜形成がみられ，腫瘍内外で組織像が明らかに異なっている．

▶被包性濾胞型乳頭癌（papillary carcinoma, encapsulated follicular variant）・
non-invasive follicular thyroid neoplasm with papillary-like
nuclear features（NIFTP）

- 前者は一部で浸潤性発育を示し，後者は浸潤性発育がみられない．
- どちらも乳頭癌に特徴的な核所見を有している．

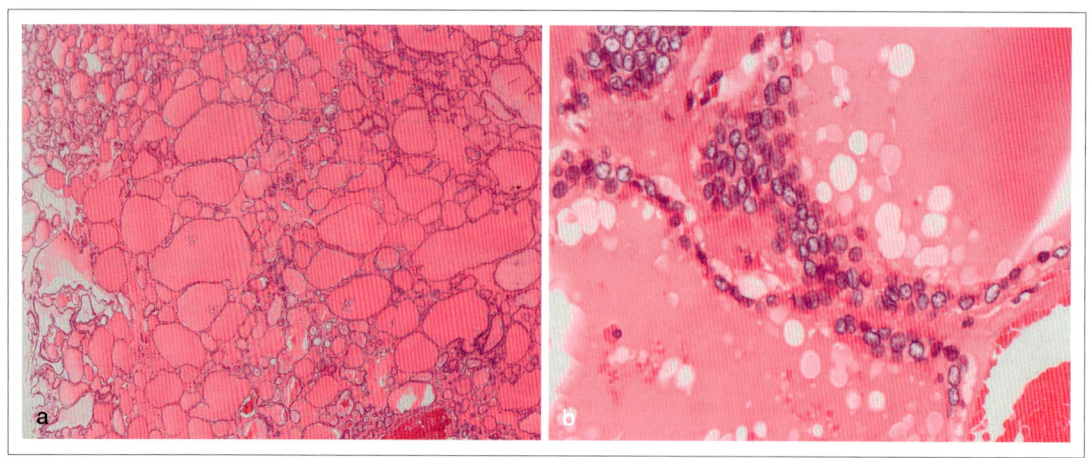

図7 大濾胞型乳頭癌
弱拡大像（a）では腺腫様甲状腺腫との鑑別が困難であるが，強拡大像（b）では乳頭癌の核所見がみられる．

▶大濾胞型乳頭癌（papillary carcinoma, macrofollicular variant）

- 弱拡大像では腺腫様甲状腺腫との鑑別が困難 図7a であるが，強拡大像で乳頭癌としての核所見を確認する 図7b．

（今村好章）

甲状腺非腫瘍性および腫瘍性疾患

濾胞腺腫

疾患の概要

- 濾胞上皮由来の良性腫瘍で，線維性被膜により被包化され，被膜浸潤，脈管浸潤，転移のいずれもみられない．
- 腺腫様結節と濾胞腺腫の鑑別が厳密にできないことに加えて，臨床的に小さい結節は経過観察されるため，濾胞腺腫の正確な頻度を出すことは難しい．剖検例では，成人の3～5%に濾胞腺腫がみられると報告されている．

染色体・遺伝子異常

- *PAX8/PPARγ* 遺伝子再構成や染色体異常の頻度は，濾胞癌より低い．
- *RAS* 遺伝子変異は約30%にみられ，特に小濾胞状パターンを示す症例に多く，好酸性細胞型での頻度は低い．

臨床所見

好発年齢，性
- どの年齢層にも発生するが，40～50歳代に頻度が高い．
- 男女比は1：4～1：6である．

臨床症状
- 通常，無症候性腫瘤として触知される．超音波検査で偶然に発見される症例もある．
- 徐々に大きくなる，結節が大きい（4cm以上），血清 thyroglobulin 値が高値，細胞診で悪性が疑われる，などの場合，片葉切除が考慮される．
- 組織学的には濾胞腺腫であっても，臨床的に転移が確認された場合は濾胞癌と診断される．従来，転移性甲状腺腫（metastasizing goiter），悪性腺腫（malignant adenoma）などと呼ばれていた病変がこれに相当する．

診断のポイント
- 被膜浸潤，脈管浸潤の判定が重要であり，疑わしい場合は切片の深切りや追加切り出しを行う．
- 濾胞腺腫か濾胞癌かの判断に苦慮する場合は，濾胞性腫瘍，悪性度不明（FT-UMP）の名称を用いる．

■ 画像所見

- 超音波では，円形または楕円形，形状は整，内部エコーレベルは等〜低で，均質な充実性結節として描出される．ドプラ法では，血流シグナルが増加している．

病理所見

■ 肉眼所見

- 単発性で，線維性被膜により被包化されている 図1 ．
- 多発性のことがまれにある．その場合は遺伝性背景が存在する可能性がある．
- 割面は充実性で，細胞密度が高い場合は白色調，コロイドを含む濾胞状の場合は褐色調である．
- 出血，梗塞，囊胞化，線維化，石灰化を伴うこともある．

■ 組織学的所見

- 増殖パターンには小濾胞性 図2a ，正濾胞性 図2b ，大濾胞性 図2c ，索状 図2d などがあり，これらがしばしば混在してみられる．
- 腫瘍細胞はほぼ均一な大きさおよび形を示す 図3 ．印環細胞型をした腫瘍細胞が目立つ症例もある．
- 核は円形〜類円形で，核小体は通常小さく，目立たない．まれに，非常に大型の過染性不整形核が散見されるが，悪性の指標にはならない．核分裂像をみることはほとんどない．
- 淡明なクロマチン，核内細胞質封入体，核の溝，不整形核などの乳頭癌を示唆する所見はみられないか，わずかである．
- 細胞質は淡好酸性〜両染性で，細胞境界は明瞭である．
- 間質は少なく，毛細血管が豊富である．

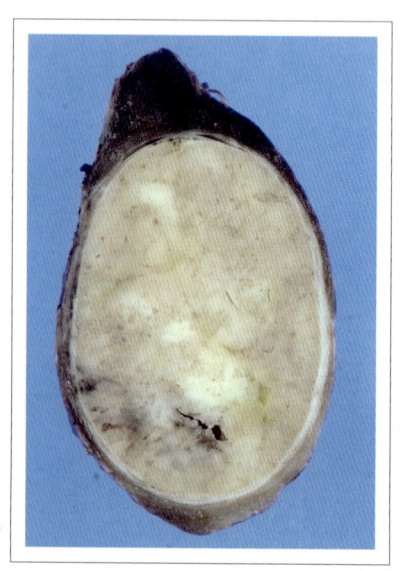

図1 濾胞腺腫の肉眼所見
被膜で完全に被包化された充実性結節である．

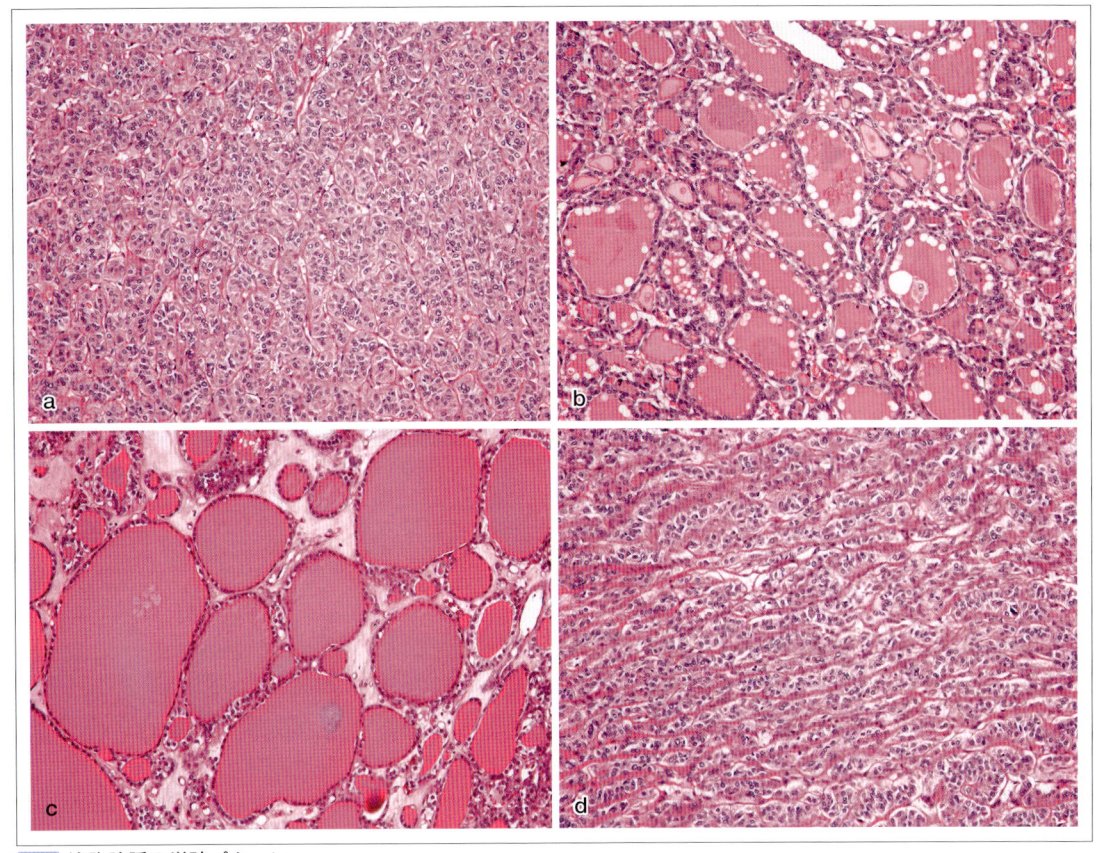

図2 濾胞腺腫の増殖パターン
a：小濾胞性　　b：正濾胞性　　c：大濾胞性　　d：索状

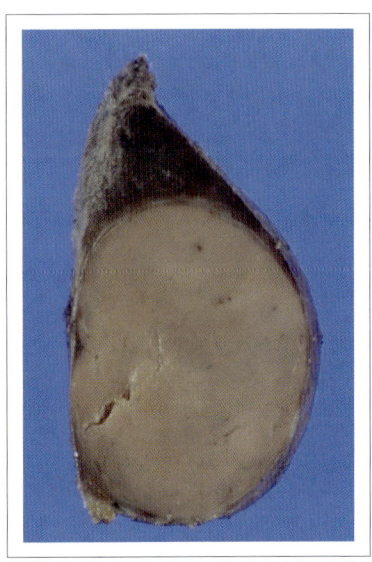

図3 濾胞腺腫
腫瘍細胞はほぼ均一な大きさおよび形を示す．乳頭癌の核所見はみられない．

図4 好酸性細胞型濾胞腺腫の肉眼所見
被膜に囲まれた境界明瞭な充実性結節で，割面はやや暗褐色調である．

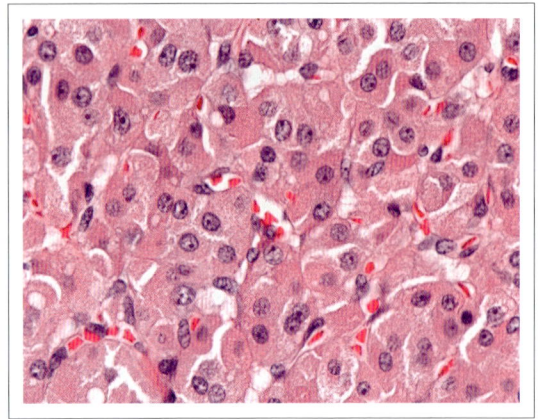

図5 好酸性細胞型濾胞腺腫
細胞質は豊富で，顆粒状，好酸性である．二核細胞が散見される．

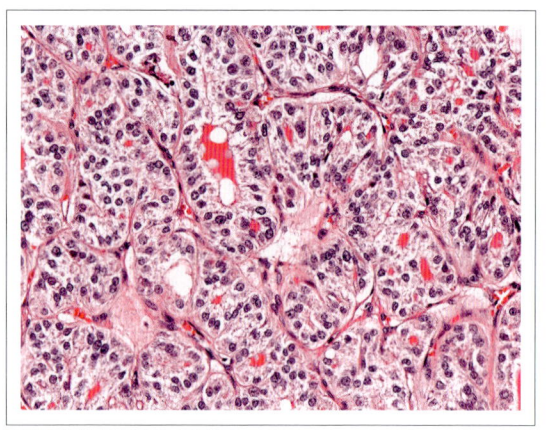

図6 明細胞型濾胞腺腫
細胞質は淡明で広く，N/C 比は低い．

■ 免疫組織化学

- 免疫染色が濾胞腺腫の診断に利用される頻度は低い．
- thyroglobulin 陽性，TTF-1 陽性，PAX8 陽性，cytokeratin（CK）7 陽性，CK20 陰性，calcitonin 陰性，CEA 陰性，chromogranin A 陰性，synaptophysin 陰性である．Ki-67 標識率は，ほとんどの症例で 5% 以下である．

特殊型（variants）

■ 好酸性細胞型濾胞腺腫（follicular adenoma, oxyphilic cell variant）

- 腫瘍の 75% 以上が好酸性細胞で占められる濾胞腺腫で，濾胞腺腫の 10〜15% を占める．穿刺吸引により梗塞をきたしやすい．
- 肉眼的に暗褐色調で，"mahogany brown" と称されるが，固定後には色調が薄くなる **図4**．中央に瘢痕を有することがある．
- 腫瘍細胞は多形性で，細胞境界は明瞭である．細胞質は豊富で，顆粒状，好酸性を示す **図5**．これは細胞質に充満するミトコンドリアの存在に由来する．
- 核は円形で，ほぼ中心性に位置し，二核細胞が散見される．核クロマチンは粗く，過染色性である．時に核小体が大きく目立ち，多形性の大型核をもつことがあるが，悪性の指標にはならない．
- 免疫染色にて，さまざまな抗体に対して非特異的に弱陽性を示すことがあるので，注意を要する．

■ 明細胞型濾胞腺腫（follicular adenoma, clear cell variant）

- 腫瘍の全部ないし大部分が淡明な細胞質を有する腫瘍細胞で占められる濾胞腺腫である **図6**．
- 明細胞化はミトコンドリアの風船化，脂肪あるいはグリコーゲンの蓄積，thyroglobulin の貯留などによる．
- 核は類円形で，ほぼ中央に位置し，細胞質は比較的豊富で，淡明，泡沫状，淡好酸性顆粒状とさまざまである．PAS 染色陽性のことも，陰性のこともある．

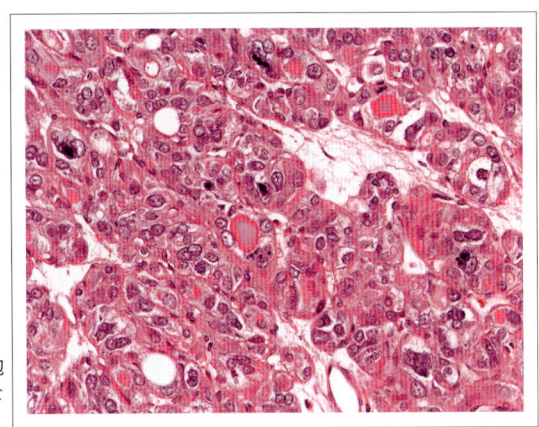

図7 奇形核を伴った濾胞腺腫
核形不整，核腫大を示す異型細胞
からなる濾胞腺腫である．奇怪な
大型異型細胞が散見される．

■ 異型腺腫（atypical adenoma）

- 強い細胞異型および構造異型を呈する濾胞腺腫である **図7**．
- 紡錘形細胞，高い細胞密度，核分裂像の増加，壊死，高 Ki-67 標識率などを示す濾胞腺腫も含まれる．
- 上記の所見が存在しても，被膜浸潤および脈管浸潤がない限り，良性腫瘍の範疇である異型腺腫として扱う．したがって，異型腺腫と診断された症例のなかには，まだ被膜浸潤や脈管浸潤をきたしていない濾胞癌（非浸潤性濾胞癌），あるいは組織学的に浸潤が確認できなかった濾胞癌が含まれている可能性がある．
- 奇怪な大型異型細胞が散見される場合は，奇怪核を伴った濾胞腺腫（follicular adenoma with bizarre nuclei）と称する．

鑑別診断

▶腺腫様結節（adenomatous nodule）

- しばしば鑑別が困難である．**表1** の鑑別点を用いて総合的に判断する．

▶濾胞癌（follicular carcinoma）

- 被膜浸潤か脈管浸潤のいずれかが存在する．これらの所見が疑われる場合，切片の深切りや追加切り出しを行って判定する．
- 最終的に判断できない場合は，濾胞性腫瘍，悪性度不明（follicular tumor of uncertain malignant potential：FT-UMP）の名称を WHO 分類 2017 では用いる．
- Ki-67 標識率が 10% 以上を示す場合は，濾胞癌の可能性を考え，追加検索すべきである．

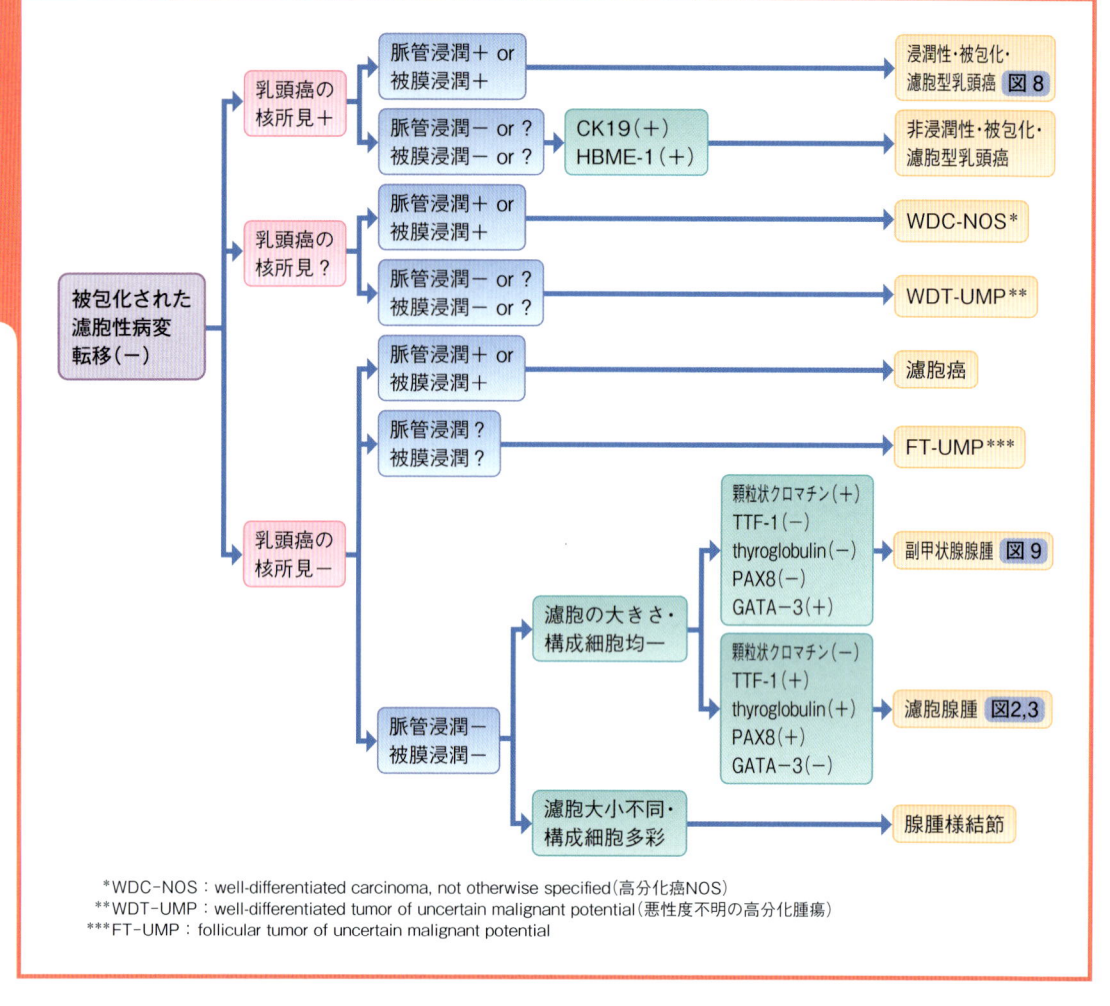

被膜形成性濾胞性腫瘍

*WDC-NOS：well-differentiated carcinoma, not otherwise specified（高分化癌NOS）
**WDT-UMP：well-differentiated tumor of uncertain malignant potential（悪性度不明の高分化腫瘍）
***FT-UMP：follicular tumor of uncertain malignant potential

表1 濾胞腺腫と腺腫様結節との鑑別

	濾胞腺腫	腺腫様結節
被膜	厚い・連続的	薄い・非連続的
周囲組織の圧排像	あり	なし
被膜外の血管網	豊富	乏しい
濾胞の大きさ	均一	大小不同
濾胞上皮細胞	均一	多彩
索状配列	時にあり	まれ
乳頭状配列	まれ	頻
コロイド量	少ない	豊富
周囲の甲状腺組織との類似性	なし	あり
遺伝子異常	*RAS, PAX8/PPARγ*	なし
染色体異常	トリソミー7	なし

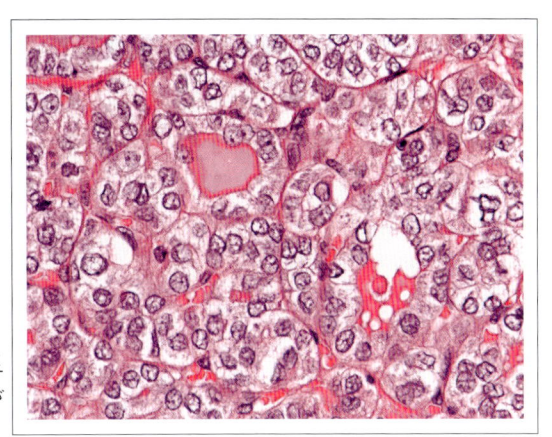

図8 濾胞型乳頭癌
腫瘍細胞は濾胞状に増殖している.核には,核形不整,淡明クロマチン,核内細胞質封入体,核の溝が認められる.

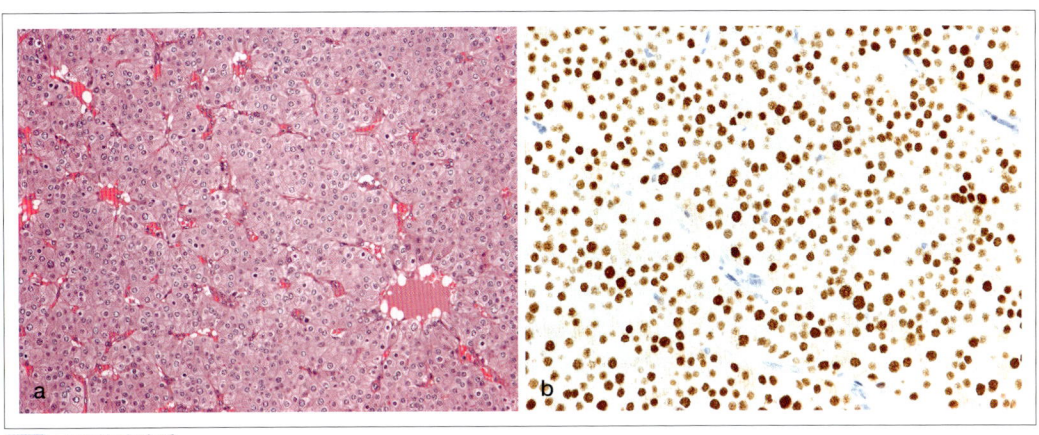

図9 副甲状腺腺腫
a：類円形細胞が充実性に増生している.間質には毛細血管がみられる.
b：GATA-3 免疫染色.核に陽性である.

▶ **非浸潤性・被包化・濾胞型乳頭癌**（papillary carcinoma, follicular and encapsulated variant, non-invasive follicular thyroid neoplasm with papillary-like nuclear features：NIFTP）

- 下記の所見がみられる場合は,濾胞腺腫よりも乳頭癌を示唆する **図8**.
  ①核の増大,②核形不整,③重畳核,④卵円形核,⑤核の溝,⑥核内細胞質封入体,⑦淡明核,⑧濾胞内腔の多核組織球.
- CK19,高分子量 CK,HBME-1 が陽性を示すことが多いが,いずれも陰性の場合は濾胞腺腫の診断を支持する.

▶ **副甲状腺腺腫**（adenoma of the parathyroid）**図9**

- 副甲状腺腺腫が甲状腺内に発生することがあり,明細胞型濾胞腺腫との区別が困難である.
- 核クロマチンは顆粒状（salt and pepper）である.
- TTF-1 と thyroglobulin が陰性,副甲状腺ホルモンと GATA-3 に陽性で,濾胞腺腫は反対の染色性を示す. （林　俊哲,廣川満良）

甲状腺非腫瘍性および腫瘍性疾患

硝子化索状腫瘍

疾患の概要

- 索状増殖パターンと索状胞巣内硝子化を特徴とする，非浸潤性の濾胞細胞由来の腫瘍である．非常にまれで，甲状腺結節切除例の 0.17% である．
- かつて濾胞腺腫の一亜型として良性腫瘍に分類されていたが，いまだ良悪性に関して結論に至っていないことから，現在では硝子化索状腫瘍の名称が使われている．

染色体・遺伝子異常

- *RET/PTC* 遺伝子の再構成の頻度は，乳頭癌と比べると低い．

臨床所見

好発年齢，性
- 発症年齢は 20～70 歳代に及び，50 歳代に多い．男女比は 1：6 である．
臨床症状
- 多くは無痛性腫瘤として，あるいは超音波検診にて発見される．手術や剖検標本にて偶発的にみつかる場合もある．
- 穿刺吸引細胞診にて乳頭癌と診断される症例が多いことから悪性の診断で切除されるが，転移や再発例は極端にまれである．
画像所見
- 超音波では，境界明瞭な，楕円形腫瘤として描出される．内部エコーレベルは低く，充実性・均一性である．ドプラ法では，結節周囲および結節内の血流シグナルが豊富である．

病理所見

肉眼所見
- 腫瘤の大きさは 0.3～7.5cm に及び，大半が 3.0cm 以下である．
- 境界明瞭な充実性腫瘤で，浸潤性増殖はみられない **図1**．被膜を有する症例もあるが，通常の濾胞腺腫のような厚い被膜を形成することはない．
- 割面は均一，あるいは不明瞭な分葉状で，色調は淡黄色～灰白色である．

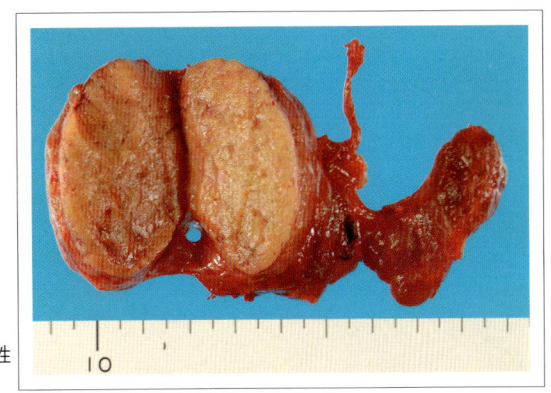

図1 硝子化索状腫瘍の肉眼所見
境界明瞭な充実性腫瘤で，浸潤性
増殖はみられない．

■ 組織学的所見

- 増殖パターンは索状が主体で，腫瘍細胞2〜4個分の厚さがあり，直線的，あるいはカーブ状の索状構造を形成している **図2a**．
- 核や細胞にはしばしば極性がみられ，索状構造の長軸に対して，核や細胞の長軸方向は直角になっており，柵状配列を示す．
- 胞巣状構造や濾胞構造もみられ，濾胞腔内に砂粒小体に類似した石灰化物がみられることもある．
- 膜状の硝子物が腫瘍胞巣を取り囲むように存在する．硝子物は基底膜物質であり，PAS染色陽性である **図2b**．硝子物は胞巣周囲のみならず，胞巣内の細胞間にも存在するのが特徴である．
- 腫瘍細胞は紡錘形，多角形，卵円形とさまざまで，N/C比は比較的低い．細胞質はやや好酸性〜両染性で，顆粒状あるいは線維状を示すことがある．細胞境界は不明瞭である．特徴的な所見として，周囲に淡明域を有する，淡染性の顆粒（黄色体）が細胞質に認められる **図2c**．
- 核は円形，卵円形，紡錘形で，しばしば核縁の不整がみられる．クロマチンは細顆粒状である．核の溝や核内細胞質封入体はしばしば観察される **図2c**．核内細胞質封入体の出現頻度は乳頭癌より高く，ほとんどの症例で容易に観察できる．

■ 免疫組織化学

- thyroglobulin陽性，TTF-1陽性，calcitonin陰性，CEA陰性，chromogranin A陰性である．Ki-67（MIB-1）は，細胞膜および細胞質辺縁に陽性局在を示す **図2d**．
- 硝子物はIV型コラーゲンおよびlaminin陽性である．

鑑別診断

▶乳頭癌 （papillary thyroid cancer） **図3**

- 乳頭癌が索状配列を示すことがある．
- 乳頭癌では，基底膜物質が胞巣内にまでは侵入していない．
- 硝子化索状腫瘍はcytokeratin（CK）19，34βE12，HBME-1に陰性で，MIB-1が

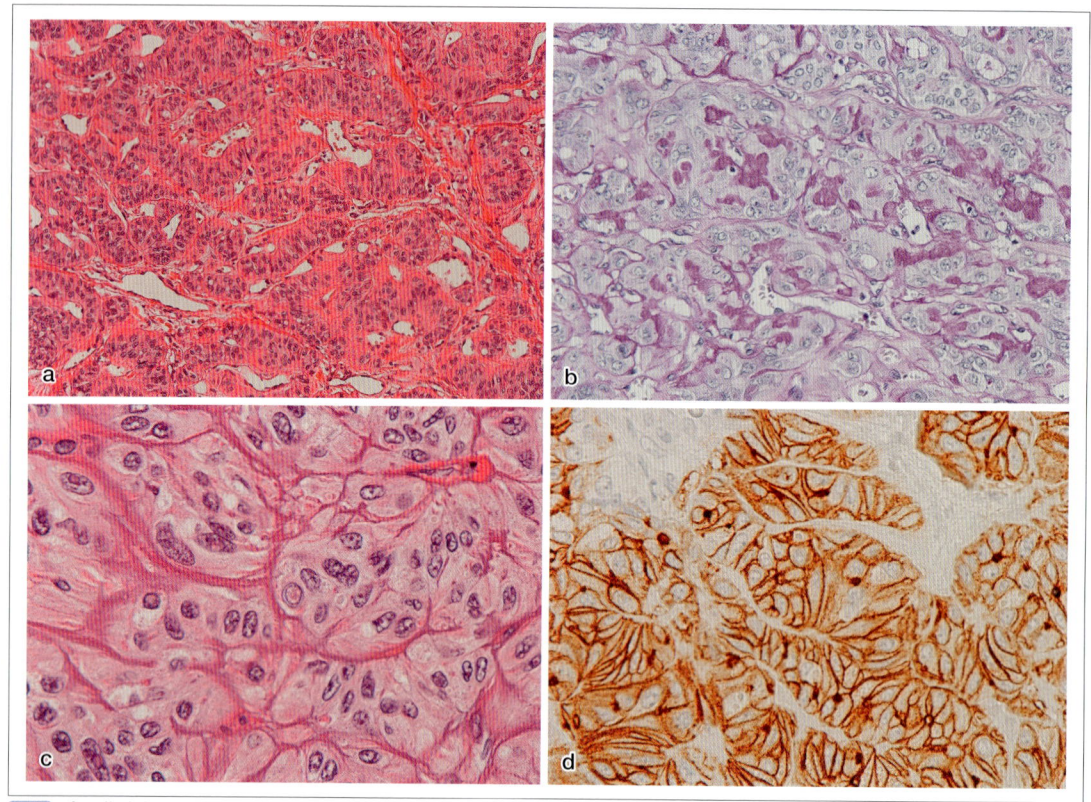

図2 硝子化索状腫瘍
a：腫瘍細胞は索状に直線的，あるいはカーブ状の索状構造を形成している．
b：PAS 染色．PAS 染色陽性の硝子物（基底膜物質）が，腫瘍胞巣を取り囲むようにみられる．硝子物は胞巣内の細胞間にも塊状に存在する．
c：黄色体，核溝，核内細胞質封入体などがみられる．
d：MIB-1 免疫染色．MIB-1 は細胞膜および細胞質辺縁に陽性局在を示す．

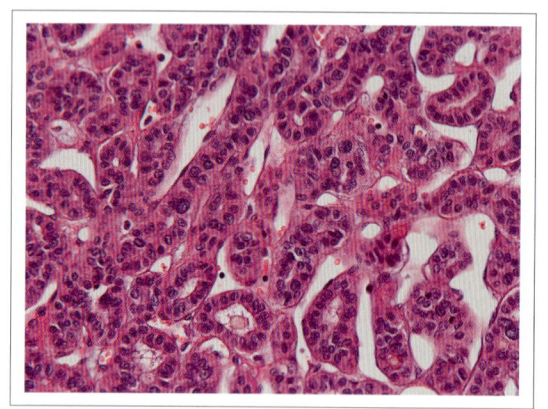

図3 乳頭癌
索状配列を示す．

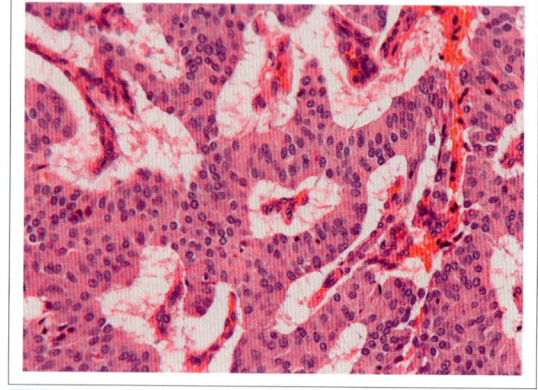

図4 髄様癌
索状配列を示す．

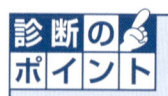

・乳頭癌でも基底膜物質が腫瘍胞巣を取り囲むことがあるが，硝子化索状腫瘍のように胞巣内には侵入しない．

・細胞膜が MIB-1 陰性であっても，硝子化索状腫瘍は否定できない．自動染色装置で染めた場合は，しばしば偽陰性になる．

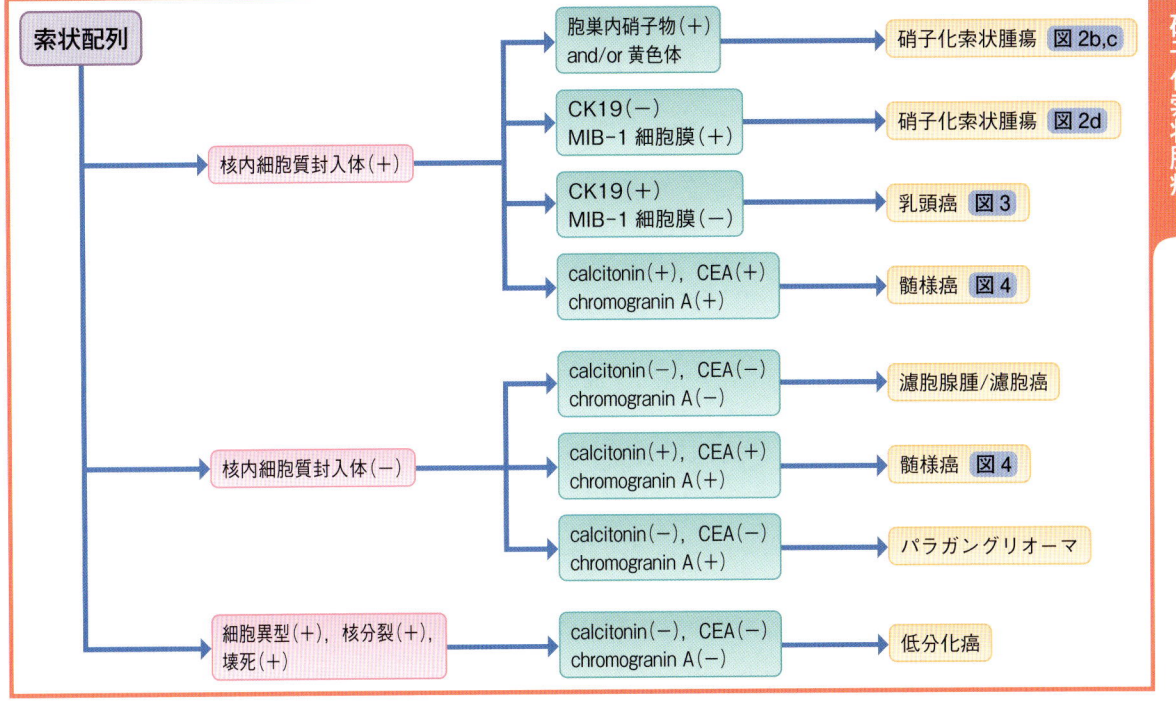

（廣川満良）

表1 硝子化索状腫瘍と乳頭癌の免疫組織化学的鑑別

	硝子化索状腫瘍	乳頭癌
CK 19	+/−	+
34βE12	−	+
HBME-1	−	+
MIB-1（細胞膜）	+	−
IV型コラーゲン（細胞間）	+	−

細胞膜に強陽性に染まり，IV型コラーゲン陽性物質が細胞間にも存在する．一方，乳頭癌は CK 19，34βE12，HBME-1 に陽性で，MIB-1 は少数の核のみに染まり，IV型コラーゲンは蜂窩状構造を示し，胞巣内部に結節状の陽性局在を示さない 表1．

▶髄様癌（medullary thyroid carcinoma：MTC）図4

- 髄様癌はしばしば索状に増殖し，硝子様のアミロイドを産生するため，硝子化索状腫瘍に類似することがある．
- 髄様癌細胞は calcitonin，CEA，chromogranin A 陽性で，硝子化索状腫瘍はそれらの抗体に陰性である．

▶パラガングリオーマ（paraganglioma）

- 免疫染色では，chromogranin A，synaptophysin に陽性で，thyroglobulin，calcitonin，CEA は陰性である．S-100 蛋白陽性の sustentacular cell が存在する．

甲状腺非腫瘍性および腫瘍性疾患

境界悪性腫瘍

疾患の概要

- 境界悪性腫瘍は日本やアジア諸国では，良性（腺腫様結節，濾胞腺腫）と診断され，治療されてきたが，欧米では非浸潤性の被包型乳頭癌濾胞亜型と診断され，悪性腫瘍として甲状腺全摘術と放射性ヨウ素（RAI）治療が行われてきた．

- 米国では，乳頭癌濾胞亜型の診断頻度は時代とともに変遷があることが知られている．診断基準が拡大解釈され，2000年代以降では，乳頭癌濾胞亜型は，乳頭癌の10～30%と最も頻度の高い組織亜型とされていた．日本では米国の1970年代以前の診断基準を用いた（乳頭癌の核所見ありと判定する基準/閾値が高い）ため，非浸潤性被包型乳頭癌濾胞亜型（non-invasive follicular thyroid neoplasm with papillary-like nuclear features：NIFTP）の診断頻度は乳頭癌の1%前後と低い．

- 欧米では甲状腺癌の10～25%と頻度の高い腫瘍とされているが，アジア地区の検討では0～5%程度と大きな開きがあり，判定基準の違いによる．

- NIFTPの国際ワーキンググループは，RAI治療を受けていない（外科治療のみ）109例の平均14年の経過観察から，腫瘍死する悪性腫瘍ではなく，RAI治療や甲状腺全摘は必要のない，葉切除のみで再発しない腫瘍と結論した．

- 悪性腫瘍として過剰治療（全摘＋RAI治療）が施行されることを防ぐため，また癌と診断されることでの患者の精神的ストレスを和らげるために，診断名から悪性，癌を想起させる言葉（cancer, carcinoma, malignant, tumor）を除いて，NIFTPと命名された．

- WHO分類2017（第4版）では，hyalinizing trabecular tumor, well differentiated tumor of uncertain malignant potential（WDT-UMP），follicular tumor of uncertain malignant potential（FT-UMP）とともに，behavior code 1（borderline or uncertain behavior）に分類され，前癌的性格をもつ境界病変/前駆病変と位置付けられた 表1 ．

- WHO分類（第3版）では，良性腫瘍と悪性腫瘍の二者択一の診断が求められてきたが，第4版では，良性，境界病変（前駆病変，前癌病変，非浸潤癌），悪性の3群に診断することに変更された．

染色体・遺伝子異常

- NIFTP症例27例のうち21例（78%）に遺伝子変異がみられ，RAS点突然変異が8例，BRAF^K601E点突然変異が1例，*PPARG*遺伝子再構成が6例，*THADA*

表1 WHO 分類 2017（第 4 版）甲状腺腫瘍分類

WHO Classification of Thyroid Tumors in the 4th Edition
1   follicular adenoma
2   hyalinizing trabecular tumor
2A   other encapsulated follicular patterned thyroid tumors
2A-1   uncertain malignant potential（UMP）
2A-2   non-invasive follicular thyroid neoplasm with papillary-like nuclear features（NIFTP）
3   papillary carcinoma
4   follicular carcinoma
4A   Hürthle cell tumors
5   poorly differentiated carcinoma
6   undifferentiated carcinoma
7   squamous cell carcinoma
8   medullary carcinoma
9   mixed medullary and follicular cell carcinomas
10   mucoepidermoid carcinoma
11   sclerosing mucoepidermoid carcinoma with eosinophilia
12   mucinous carcinoma
13   ectopic thymoma
14   spindle epithelial tumor with thymus-like differentiation
15   intrathyroid thymic carcinoma
16A   paraganglioma
16B   peripheral nerve sheath tumors（including schwannoma）
16C   benign vascular tumors
16D   angiosarcoma
16E   smooth muscle tumors（including leiomyoma and leiomyosarcoma）
16F   solitary fibrous tumor
17A   Langerhans cell histiocytosis
17B   Rosai-Dorfman disease
17C   follicular dendritic cell tumor
17D   primary thyroid lymphoma
18   germ cell tumors
19   secondary tumors

　遺伝子再構成が 6 例に検出された.
- 乳頭癌に高頻度にみられる *RET/PTC* 遺伝子再構成，BRAF^{V600E} 点突然変異はみられなかった.
- 遺伝子変化からは乳頭癌系の腫瘍（BRAF-like tumor）ではなく，濾胞腺腫/濾胞癌と同系の腫瘍（RAS-like tumor）と考えられる.

臨床所見

■ 好発年齢，性
- 平均年齢 45〜45.9 歳，患者の 80% 以上を女性が占める.

■ 臨床症状
- 自覚症状の有無は結節の大きさと占拠部位による.

- 甲状腺機能異常は知られていない.

■ 画像所見

- 被包型の卵円形～円形の，辺縁明瞭な被膜をもつ甲状腺結節で，低エコーの縁取りをもつ.
- カラードプラで血流は多く，軽度の浸潤性を示す被包型乳頭癌，微少浸潤型濾胞癌との鑑別は困難である．明確な浸潤がある被包型乳頭癌では結節辺縁が不整であり，非被包型（浸潤性）乳頭癌では，低エコー，taller-than-wide，微小石灰化，辺縁不整などのいずれかの悪性所見を示す.

病理所見

■ 肉眼所見

- 周囲甲状腺組織とは境界明瞭または線維性被膜をもつ充実性腫瘍である．一部の例で出血や嚢胞変性を示すことがある 図1a .
- NIFTP，濾胞腺腫，微少浸潤型濾胞癌，被包性乳頭癌，FT-UMP，WDT-UMPの区別は肉眼的に困難である.

■ 組織学的所見

- 腫瘍細胞の膨張性増殖を示し，周囲甲状腺との間に線維性被膜を形成する例が多い 図1b, c .
- ①浸潤性増殖がないこと，②乳頭状増殖がないこと，③乳頭癌の核所見があること 図1b, c が必須の診断所見である 表2 ．すなわち乳頭癌の核所見をもち，濾胞構造を示す濾胞性腫瘍で，浸潤がない腫瘍である.
- 乳頭癌の亜型（充実亜型，大濾胞亜型など）や低分化癌の所見がない（30% 以下）ことも必要である.
- 一部にでも真の乳頭構造のあるもの，核分裂像の増加，腫瘍壊死，砂粒体，他の乳頭癌亜型の所見があれば乳頭癌とする 表2 .

■ 免疫組織化学

- NIFTP と乳頭癌の鑑別に有用な免疫組織化学マーカーは知られていない.
- 乳頭癌で陽性率の高い HBME-1 は 35% 程度の NIFTP に陽性と報告されている.

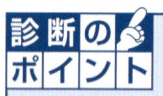
診断の
ポイント

- ・NIFTP は被包型，非浸潤性の腫瘍であり，画像や肉眼だけでなく，組織学的にも非浸潤性を確認する.
- ・乳頭癌の核所見があることが必須条件であるが，核所見は軽微である例が多く，乳頭癌の核所見はないと判定すれば濾胞腺腫とする.
- ・濾胞構造を示し乳頭構造はない，被膜浸潤，脈管浸潤がないことを確認するとともに， 表2 に示す除外規定とされている砂粒体型石灰化，その他の乳頭癌亜型の所見，低分化癌成分などが腫瘍の 30% 以上ないことを確認する 表2 .

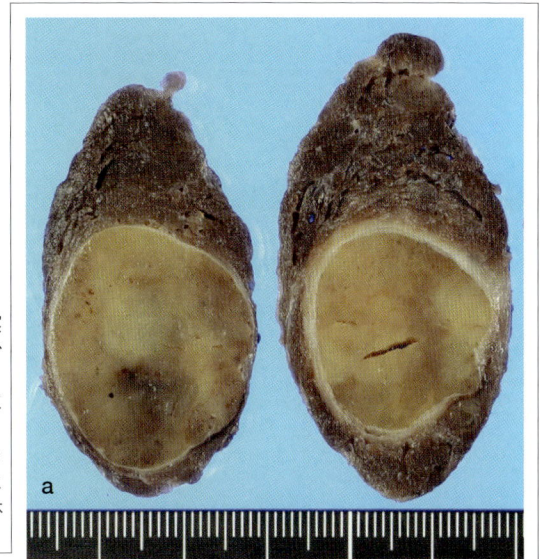

図1 NIFTP

a：肉眼所見（固定後割面）．17×13mm の帯黄灰白色充実
性の境界明瞭な結節を認める．肉眼的に濾胞腺腫，微少
浸潤型濾胞癌との区別は困難である．

b：ごく薄い線維性被膜で甲状腺組織に非浸潤性，拡大性に
増生する．濾胞形成性腫瘍で乳頭増生を認めない．

c：腫瘍細胞は中等度の核形不整を示し，核溝，核の空胞を
認める．多くの細胞でクロマチンパターンはすりガラス
状で淡明である．コロイドを増生し，乳頭構造，砂粒体
は全視野でみられなかった．

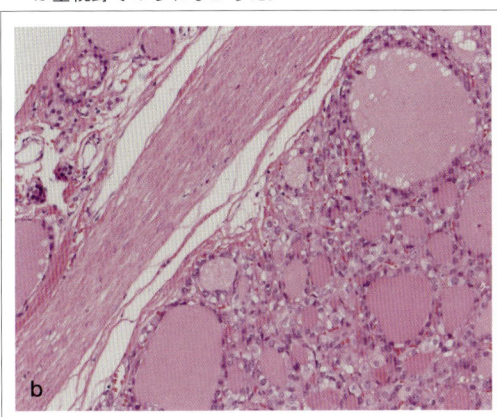
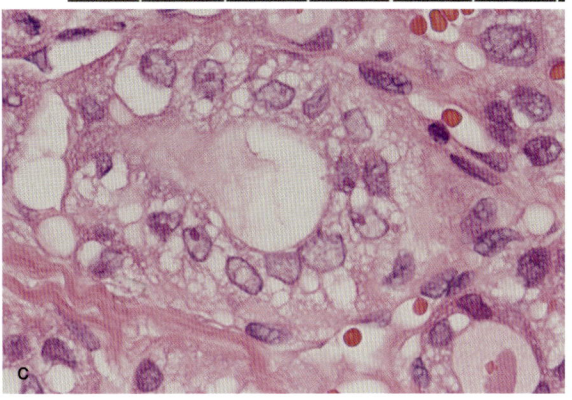

鑑別診断

- 浸潤の有無で癌を鑑別する．
- 浸潤がないものは乳頭癌の核所見の有無で濾胞腺腫か NIFTP と診断される．
- この鑑別のための核所見のスコア化が提唱され，評価ガイドの画像がインター
  ネット上に掲載されている．①核の増大，②核形不整（核溝，核内細胞質偽封入
  体），③核クロマチンの淡明化の3項目の内2項目以上（スコア2以上）がある
  と判定された場合に乳頭癌の核所見ありと判定することが勧められている．

▶濾胞腺腫（follicular adenoma）

- 3章「濾胞腺腫」参照．

▶異型腺腫（atypical adenoma）

- 細胞異型，核異型が強いことから濾胞腺腫と区別される良性腫瘍である．
- 乳頭癌にみられる核増大と不整核などの異型であれば NIFTP に分類する場合も

表2 NIFTP の診断基準

大項目 （必須所見）	1. encapsulation or clear demarcation（被包/拡大増生） 2. follicular growth pattern（濾胞性パターン） 3. nuclear features of PTC（乳頭癌の核所見） 　1）enlargement, crowding/overlapping（増大，密度増加，重積） 　2）elongation（長円型） 　3）irregular contours（核形不整） 　4）chromatin clearing（クロマチン淡明化） 　5）pseudo-inclusions（封入体） 　6）grooves（溝）
小項目 （補助所見）	1. dark colloid（暗調コロイド） 2. irregularly-shaped follicles（濾胞の形不整） 3. "sprinkling" sign（スプリンクリング） 4. follicles cleft from stroma（間質との裂隙） 5. multinucleated giant cells within follicles（濾胞内の多核巨細胞） 6. intratumoral fibrosis（腫瘍線維化）
除外規定 （exclusion criteria） NIFTP から除外し癌に分類する	1. no papillae（乳頭増生なし） 2. psammoma bodies（砂粒体） 3. tumor necrosis（腫瘍壊死） 4. high mitotic activity（核分裂増多） 5. cellular/morphologic characteristics of other variants of PTC（乳頭癌亜型）

（Nikiforov YE, et al. Nomenclature Revision for Encapsulated Follicular Variant of Papillary Thyroid Carcinoma：A Paradigm Shift to Reduce Overtreatment of Indolent Tumors. JAMA Oncol 2016；2：1023-9.）

ある.

▶微少浸潤型濾胞癌（follicular carcinoma, minimally invasive）

- 3章「濾胞癌」参照.

▶ WDT-UMP（well differentiated tumor of uncertain malignant potential）

- Williams により提唱された名称で，濾胞腺腫と被包型乳頭癌濾胞亜型との間に位置する，良悪性の判断が難しい腫瘍である.
- WHO 分類 2017（第4版）では，境界悪性腫瘍/前駆腫瘍として other encapsulated follicular pattern thyroid tumors の章を新たに設け，NIFTP と WDT-UMP を収容した 表1 .
- NIFTP と WDT-UMP は不完全な乳頭癌の核所見をもつ被包型の濾胞性腫瘍で，被膜浸潤がないものを NIFTP，明確な被膜浸潤があれば悪性（癌）であるが，浸潤が疑わしい，あるいは不完全なものを WDT-UMP と診断する診断基準が新たに定義された 表3 .

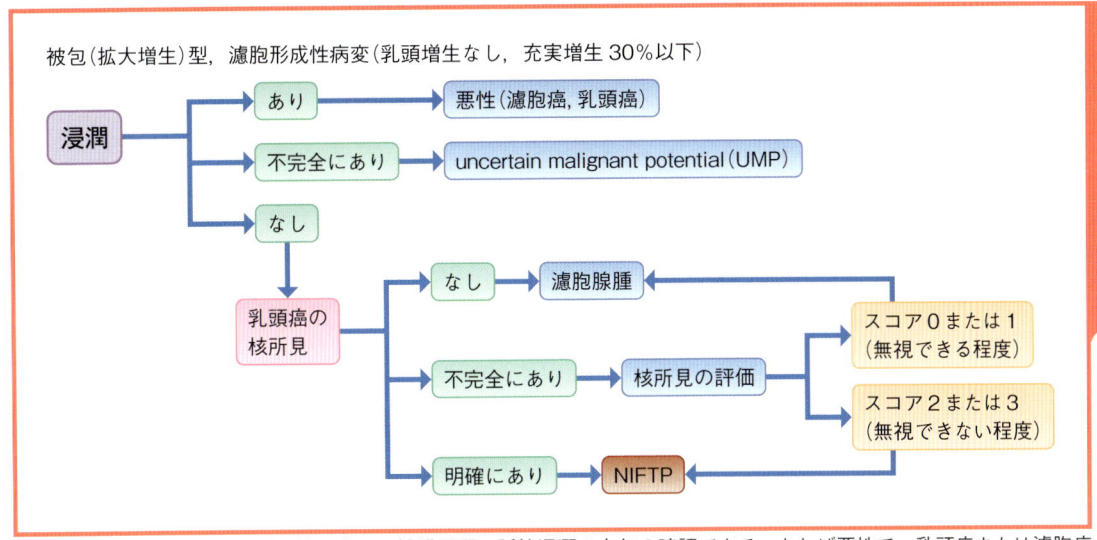

被包（拡大増生）型，濾胞形成性病変（乳頭増生なし，充実増生30％以下）

被包型濾胞形成性病変の診断の第1歩は，被膜浸潤，脈管浸潤の有無の確認である．あれば悪性で，乳頭癌または濾胞癌に分類される．不完全な（診断基準を満たさない）被膜浸潤，脈管浸潤がある場合，uncertain malignant potential（UMP）に分類され，乳頭癌の核所見があれば，WDT-UMP，なければ，FT-UMPと分類する．被膜浸潤，脈管浸潤を否定できるとき，乳頭癌の核所見を評価する．明確にあればNIFTP，なければ濾胞腺腫と診断する．乳頭癌の核所見が不完全（questionable or incomplete）のときには核所見評価ガイドを参照する．無視できる程度に軽微のときは濾胞腺腫と，スコア2以上のときはNIFTPに分類する．

表3 被包型濾胞形成甲状腺腫瘍における乳頭癌の核所見，被膜/脈管浸潤の有無と浸潤性被包型乳頭癌濾胞亜型，WDC-NOS，WDT-UMP，NIFTP，濾胞癌，FT-UMP，濾胞腺腫

		被膜浸潤/脈管浸潤		
		あり	不完全にあり	なし
乳頭癌の核所見	あり	浸潤性被包型乳頭癌濾胞亜型	well-differentiated tumour of uncertain malignant potential（WDT-UMP）	non-invasive follicular thyroid neoplasm with papillary-like nuclear features（NIFTP）
	不完全にあり	well-differentiated carcinoma, not otherwise specified（WDC-NOS）		
	なし	濾胞癌	follicular tumour of uncertain malignant potential（FT-UMP）	濾胞腺腫

（Lloyd RV, et al., eds. WHO Classification of Tumours of Endocrine Organs（4th ed）. IARC：Lyon；2017. を基に筆者作成）

▶硝子化索状腫瘍（hyalinizing trabecular adenoma：HTA）

- 3章「硝子化索状腫瘍」参照．

▶被包型乳頭癌濾胞亜型と被包型乳頭癌（通常型）

- 非浸潤性の被包型乳頭癌濾胞亜型とNIFTPは完全に重なるわけではない（**表2** 除外規定参照）．
- NIFTP，被包型乳頭癌濾胞亜型と被包型乳頭癌（通常型）は，乳頭構造の有無

で区別される.

- わずかでも乳頭構造があればBRAF腫瘍の報告例があり，リンパ節転移のある例が報告されている．そのため，乳頭構造の少しでもある例はNIFTPから除外される.

予後

- 被包型甲状腺腫瘍であれば，甲状腺癌は，乳頭癌であっても濾胞癌であっても，患者の腫瘍死は起こらないと報告されている.
- リンパ節転移があっても，被包型乳頭癌25例は，術後10年以上の経過観察で全例再発なく生存していた．気管周囲の顕微鏡的なリンパ節転移は術後再発転移が起こらず，臨床的な意味がないとの報告もある.
- 甲状腺全摘＋RAI治療を必要とする甲状腺癌と葉切除で治療が完結する低悪性度の甲状腺癌，境界悪性腫瘍の区別が現在ホットトピックスであり，境界悪性腫瘍NIFTPは，欧米では後者に属する.

（覚道健一）

甲状腺悪性腫瘍
乳頭癌

疾患の概要

- 濾胞上皮由来の甲状腺原発性悪性腫瘍で，甲状腺癌中，最も頻度が高く，70～90% を占める．この値は欧米の報告例よりもやや高い．
- 元来は組織学的に乳頭状構造を示す特徴により乳頭癌という名称が本疾患に与えられた．
- 今日の診断基準では，後述の特徴をもつ細胞・核所見などによって乳頭癌は定義づけられている．乳頭状構造は，診断のための必要条件ではない．
- 乳頭癌としての一般的特徴を示す通常型が大半を占めるが，これに加えて独特の所見をもつものは特殊型として分類される 表1 ．特殊型はいずれも頻度が低い．
- 乳頭癌には前駆病変は認められていない．
- 乳頭癌は全身諸臓器に発生する種々の悪性腫瘍の中でも予後良好なグループに属する．

染色体・遺伝子異常

- 受容体チロシン・キナーゼ遺伝子（*RET*, *TRK*）の染色体再構成は乳頭癌で最もよくみられる変化である．
- *RET/TRK* と呼ばれる *RET* 遺伝子再構成の頻度は報告者により，あるいは地域によりばらつきが大きい．平均すると非遺伝性の成人例では 20～30% の頻度だが，小児・若年例では 45～60% である．
- *TRK* 遺伝子再構成は乳頭癌の約 10% にみられる．
- *RAS* 遺伝子点突然変異は，乳頭癌では 10% 以下である．

表1 乳頭癌 papillary carcinoma（8260/3）の特殊型 variants

- 濾胞型乳頭癌　papillary carcinoma, follicular variant　8340/3
- 大濾胞型乳頭癌　papillary carcinoma, macrofollicular variant　8340/3
- 好酸性細胞型乳頭癌　papillary carcinoma, oxyphilic cell（oncocytic）variant 8342/3
- びまん性硬化型乳頭癌　papillary carcinoma, diffuse sclerosing variant　8350/3
- 高細胞型乳頭癌　papillary carcinoma, tall cell variant　8344/3
- 充実型乳頭癌　papillary carcinoma, solid variant
- 篩型乳頭癌　papillary carcinoma, cribriform variant　8260/3
- その他の亜型　other variants

（日本甲状腺外科学会編．甲状腺癌取扱い規約．第 7 版．東京：金原出版：2015.）

- *BRAF* 遺伝子点突然変異は乳頭癌では高頻度でみられ（最大 70%），甲状腺では乳頭癌に特徴的な所見である．

臨床所見

好発年齢，性
- 広い年齢層に及ぶが 40 歳代が多く，次いで 30 歳代，50 歳代である．
- 組織型による好発年齢の違いも明らかにされている．乳頭癌は 40 歳代であり，60 歳以降に好発する未分化癌とは対照的である．
- チェルノブイリ原発事故の放射性ヨードによる乳頭癌は小児に好発した．
- 女性に多く発生し，男女比は 1：6～8 である．

臨床症状
- 甲状腺腫瘤として触知される．
- 触知されない乳頭癌は少なくなく，その頻度は，日本人では成人で 10～30% とされている．この値は欧米に比較するときわめて高い．
- 無症候性癌の頻度の高さは，甲状腺癌は前立腺癌と双璧をなす．この双方に共通して用いられる発見動機による分類が示されている **表2**．

機能検査
- 通常の血液検査や甲状腺刺激ホルモン（TSH）値の測定などは乳頭癌の診断目的では用いられない．

穿刺吸引細胞診
- 超音波ガイド下で施行される穿刺吸引細胞診は，乳頭癌の診断にはきわめて有用である．
- 穿刺吸引細胞診導入前に用いられていた針生検組織診は，今日では乳頭癌の診断目的には一般的には行われなくなった．

画像検査
- 超音波検査では病変の性状や局在が描出される．充実性部分や嚢胞に対しての穿刺吸引細胞診の穿刺部の同定に有用であることから汎用されている．
- 手術例では術前に，必要に応じて RAI，CT，MRI が行われる．

表2 発見動機による甲状腺癌の分類

偶発癌 incidental carcinoma	切除あるいは摘出された甲状腺組織の病理学的検索により初めて発見された癌
オカルト癌 occult carcinoma	諸臓器転移巣による臨床症状・所見が先行して発見され，その後に原発巣として発見された甲状腺癌
ラテント癌 latent carcinoma	生前臨床的に甲状腺癌の特徴が認められず，死後剖検により初めて存在を確認した甲状腺癌をいうが，総論 B の項に従い，本規約の対象とはしない
臨床癌 clinical carcinoma	上記以外の癌，すなわち臨床的に甲状腺癌と診断され，組織診断でも確認された甲状腺癌

（日本甲状腺外科学会編．甲状腺癌取扱い規約．第 7 版．東京：金原出版；2015.）

病理所見

■ 肉眼所見

- 大きさや形状はさまざまであるが，一般に灰白色の硬い腫瘤を形成する **図1**．腫瘍が被包されているものもあれば，周囲組織に直接浸潤するものもある．
- 腫瘍の一部ないし大半が嚢胞化することもまれではない **図2**．
- 腫瘍内に線維化，石灰化，骨化を伴うこともある．
- 腺内転移や微小癌も見出される．

■ 組織学的所見

- 組織構築は乳頭状が主体である **図3**．その他，充実性，索状を示すこともある **図4～6**．腫瘍周辺部では間質内に1個ないし少数個にわかれて浸潤することもある **図7**．
- 乳頭癌診断の決め手は，細胞・核所見である **図8**．したがって，乳頭状構造がなくても乳頭癌の診断が下される例もある（特殊型：濾胞型乳頭癌）．
- 乳頭癌に特徴的な細胞・核所見は **表3** に示すように多彩である．これらのすべ

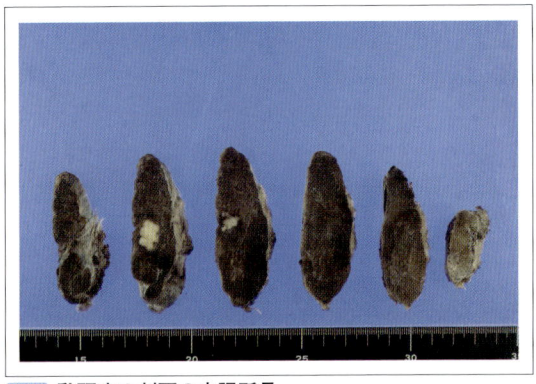

図1 乳頭癌の割面の肉眼所見
灰白色調の腫瘍が認められ，周囲の甲状腺組織への浸潤を伴う．

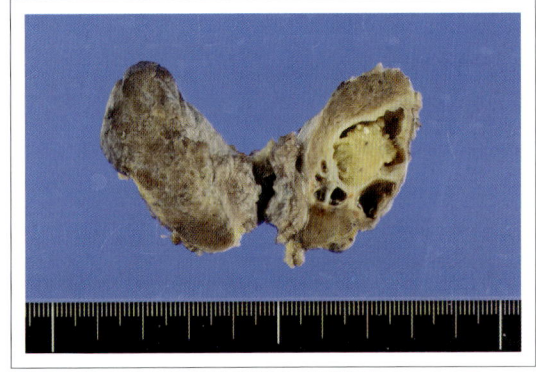

図2 嚢胞を伴う乳頭癌の割面の肉眼所見
嚢胞腔内にむけて，腫瘍は乳頭状増殖を示す．

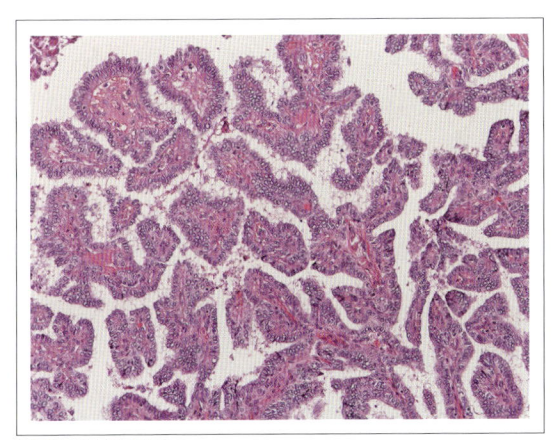

図3 乳頭状構造
線維成分・血管を伴う間質とともに癌細胞が増殖する．

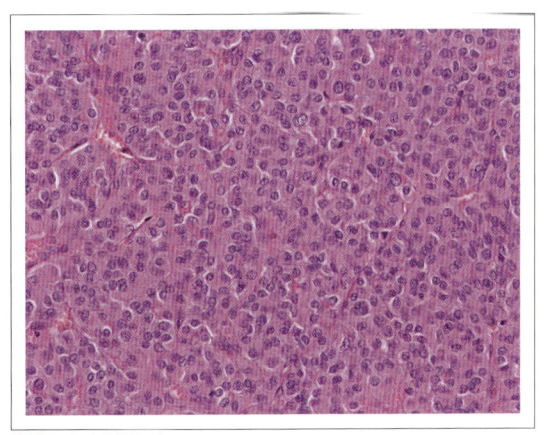

図4 充実性配列
癌細胞が一定の構造をつくらず，密に増殖する．

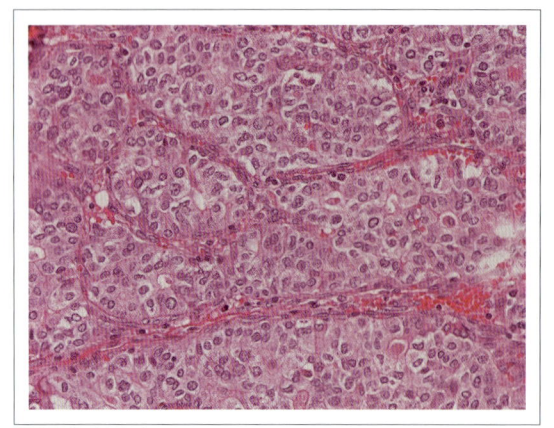

図5 島状配列
癌細胞は島のような形状を示す小集塊を形成する.

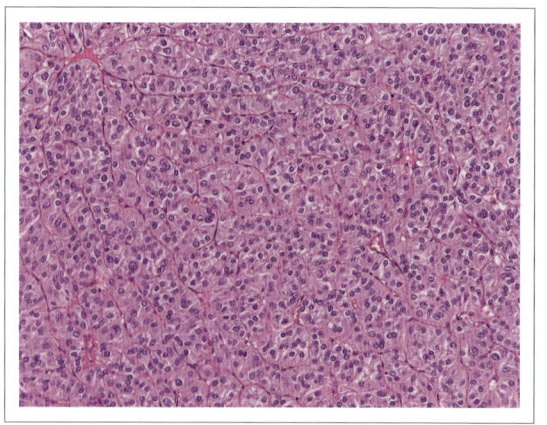

図6 索状配列
癌細胞は索状に列をなして増殖する.

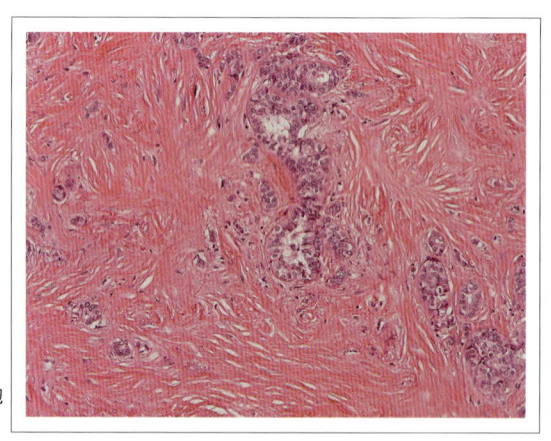

図7 癌巣辺縁部での増殖
間質内に1個ないし少数個の細胞集塊を形成して増殖する.

てが揃わなくても, 他の組織型との差違が明らかであれば乳頭癌と診断する.

- 乳頭癌の増殖, 進展は緩徐なために, しばしば石灰化や骨化が生じる **図9** . ただしこれらは乳頭癌に特異的な所見ではない.

■免疫組織化学

- 乳頭癌では cytokeratin (CK), thyroglobulin, TTF-1 が陽性である **図10** .
- 乳頭癌の原発巣の診断のためには, 免疫染色は通常は不要であるが, 転移巣の乳頭癌の診断には有効である. しばしば用いられるのが, 肺内の乳頭状腫瘍で, これが肺原発癌か甲状腺癌の転移なのかを判別できる. thyroglobulin, TTF-1 がともに陽性であれば甲状腺癌の肺転移である.

特殊型の組織学的所見

- 乳頭癌の特殊型は, 頻度は低いが多彩である **表1** .
- 特殊型はいずれも乳頭癌に特徴的な細胞・核所見をもつが, その他に他の組織型にない独自の所見も併せ持つ.

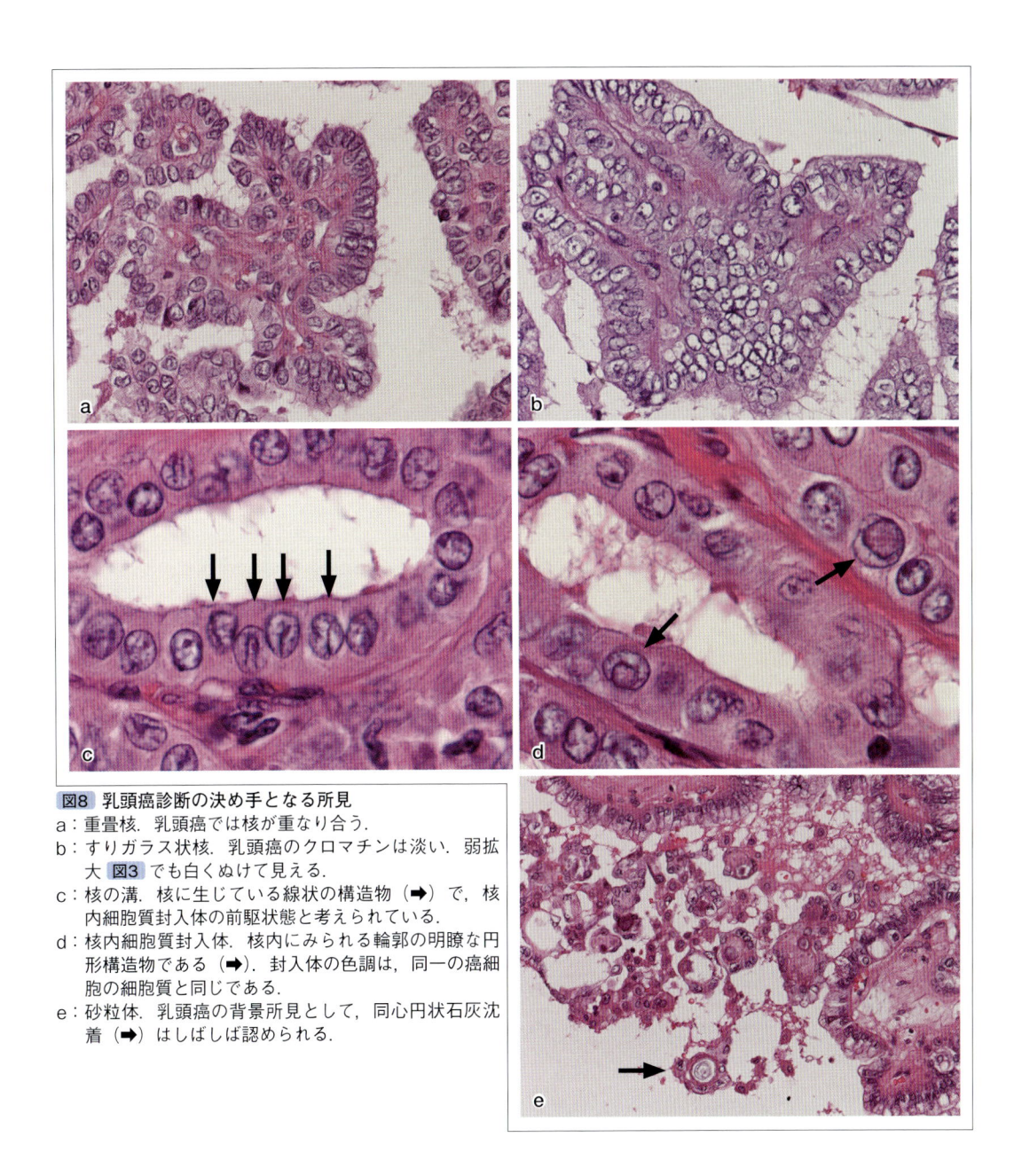

図8 乳頭癌診断の決め手となる所見

a：重畳核. 乳頭癌では核が重なり合う.
b：すりガラス状核. 乳頭癌のクロマチンは淡い. 弱拡大 **図3** でも白くぬけて見える.
c：核の溝. 核に生じている線状の構造物（➡）で, 核内細胞質封入体の前駆状態と考えられている.
d：核内細胞質封入体. 核内にみられる輪郭の明瞭な円形構造物である（➡）. 封入体の色調は, 同一の癌細胞の細胞質と同じである.
e：砂粒体. 乳頭癌の背景所見として, 同心円状石灰沈着（➡）はしばしば認められる.

表3 乳頭癌に特徴的な細胞・核所見

核所見	すりガラス状核	ground glass nucleus
	核の溝	nuclear groove
	核内細胞質封入体	intracytoplasmic nuclear inclusion
	重畳核	overlapping nuclei
細胞質所見	扁平上皮化生	squamous metaplasia
	隔壁性細胞質内空胞	septic intracytoplasmic vacuole
その他	砂粒体	psammoma body
	ローピー・コロイド	ropy colloid

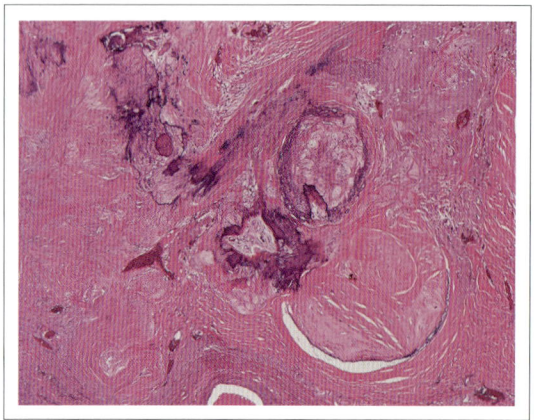

図9　石灰化・骨化
腫瘍間質には石灰化や骨化がみられる．腫瘍の経過が長いことが示唆される．

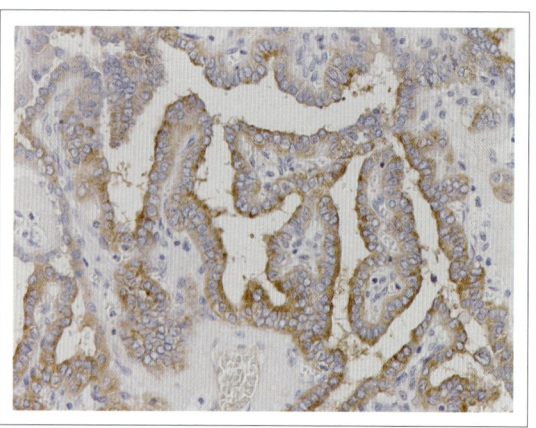

図10　thyroglobulin 免疫染色
乳頭癌では細胞質に陽性所見がみられる．

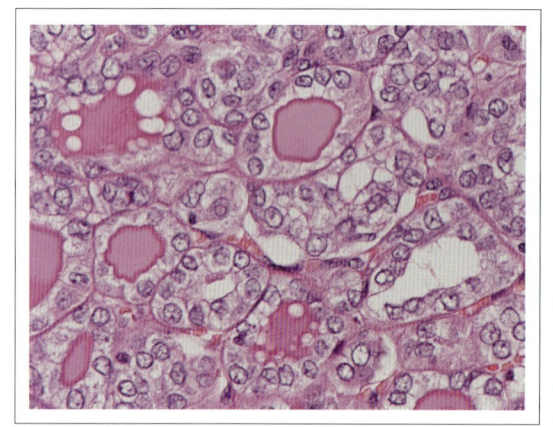

図11　濾胞型乳頭癌
腫瘍は濾胞構造のみで構成される．

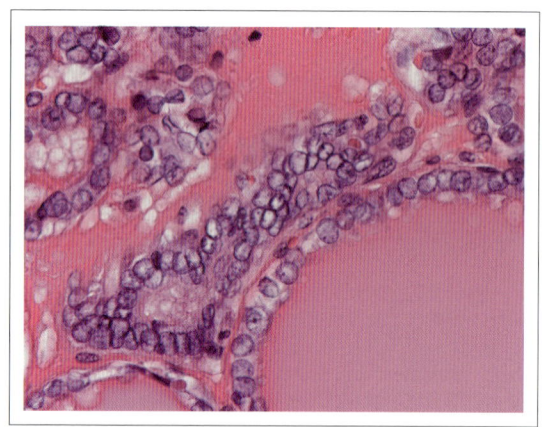

図12　大濾胞型乳頭癌
腫瘍は大型の濾胞構造で構成される．

■ 濾胞型乳頭癌（papillary carcinoma, follicular variant）

- 濾胞状構造のみで構成されている 図11．乳頭状構造はみられない．
- 細胞異型は一般に軽度である．

■ 大濾胞型乳頭癌（papillary carcinoma, macrofollicular variant）

- コロイドを内包する大型濾胞をもち，腺腫様甲状腺腫類似の象を示す 図12．

■ 好酸性細胞型乳頭癌〔papillary carcinoma, oxyphilic cell（oncocytic）variant〕

- 細胞質が好酸性・顆粒状で，明瞭な核小体をもつ 図13．

■ びまん性硬化型乳頭癌（papillary carcinoma, diffuse sclerosing variant）図14

- 若年者に好発する．
- 癌は一葉全体ないし両葉にびまん性にひろがり，腫瘍が不明瞭な症例もある．
- リンパ管は拡張し，広範な腫瘍塞栓が形成される．
- 間質には多数のリンパ球が浸潤し，線維増生がみられる．
- 癌細胞はしばしば扁平上皮化生を伴う．

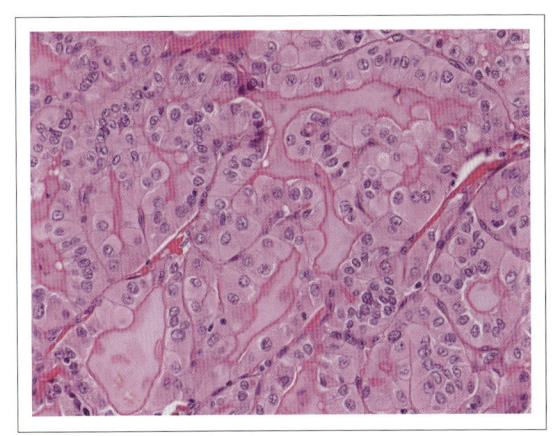

図13 好酸性細胞型乳頭癌
豊富な細胞質は好酸性，顆粒状である．

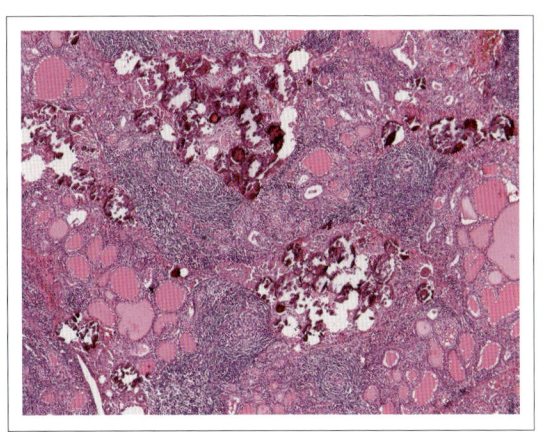

図14 びまん性硬化型乳頭癌
リンパ球浸潤，砂粒体などがみられる．所見は多彩である．

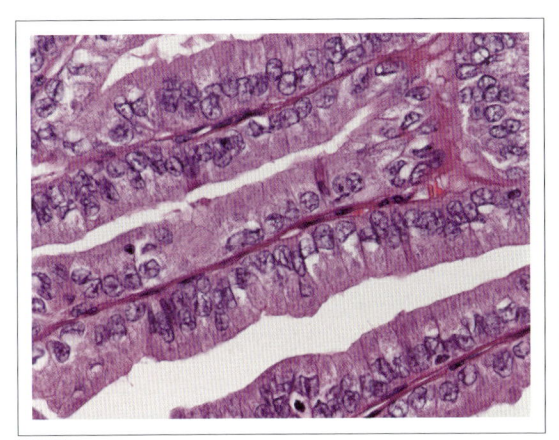

図15 高細胞型乳頭癌
癌細胞の長軸の長さが短軸の長さの3倍を超える．

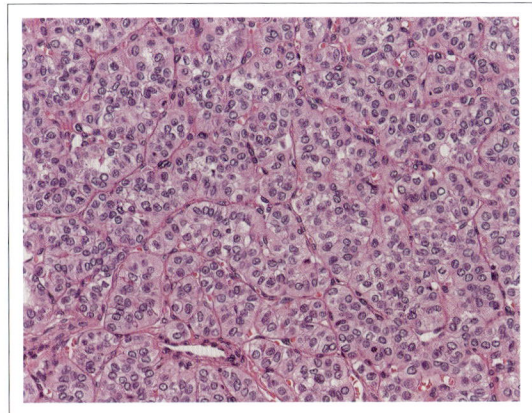

図16 充実型乳頭癌
索状配列が主体で，乳頭状構造を認めない．

- 多数の砂粒体が認められる．
- 広範なリンパ節転移を伴う．

■ 高細胞型乳頭癌（papillary carcinoma, tall cell variant）

- 高齢者に好発する．
- 甲状腺外進展や脈管浸潤をしばしば認める．
- 癌細胞は高円柱上皮で，長軸の長さが短軸の長さの3倍を超える細胞（高細胞）からなる．高細胞が病巣の50%以上を占めれば高細胞型と診断する 図15 ．

■ 充実型乳頭癌（papillary carcinoma, solid variant）

- 充実性，索状構造が病巣の50%以上を占める 図16 ．
- チェルノブイリ原発事故後の小児甲状腺癌に多くみられた．

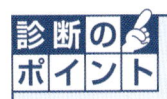

診断の ポイント

・乳頭癌の診断は細胞・核の所見による．特にすりガラス状核，核の溝，核内細胞質封入体に注目する．
・乳頭状構造は乳頭癌の診断にあたっては十分条件ではあるが，必要条件ではない．

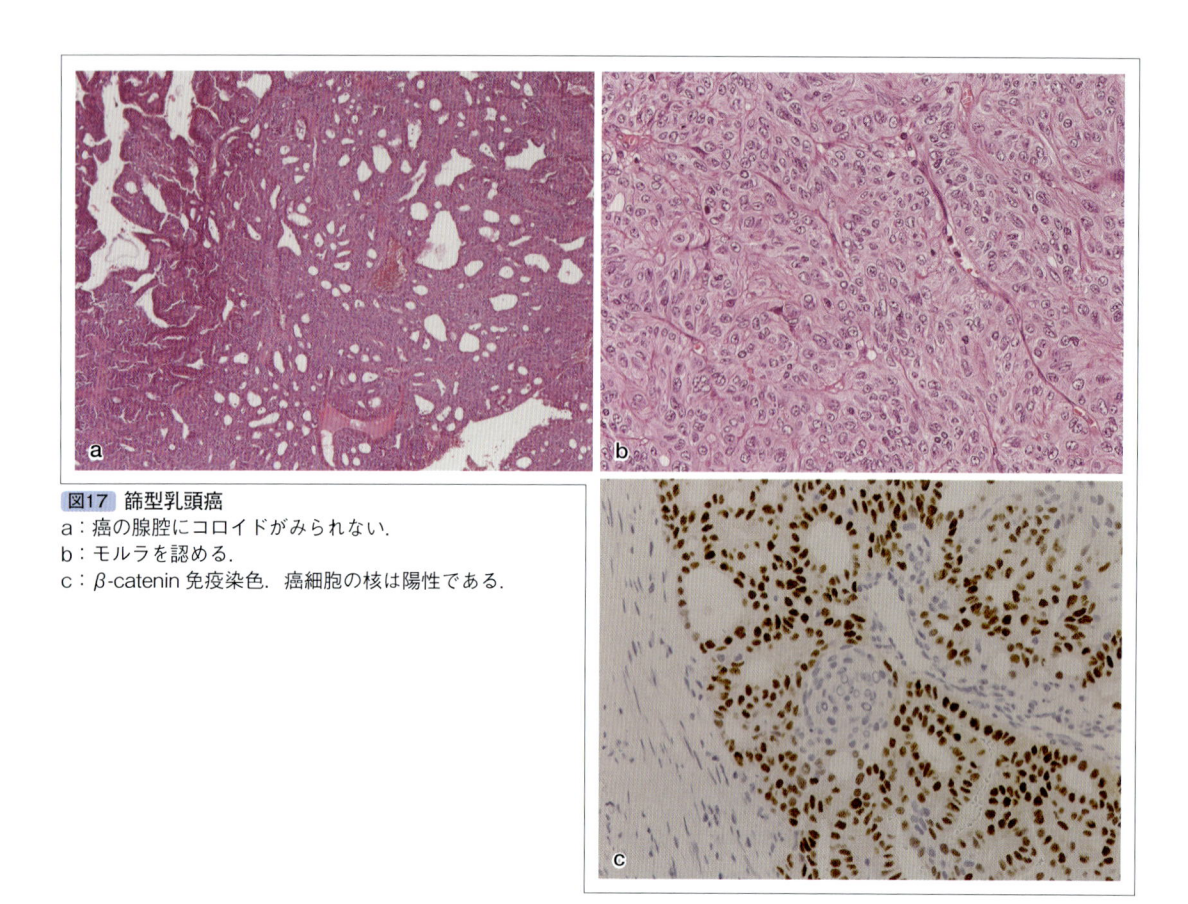

図17 篩型乳頭癌
a：癌の腺腔にコロイドがみられない.
b：モルラを認める.
c：β-catenin 免疫染色. 癌細胞の核は陽性である.

■ 篩型乳頭癌（papillary carcinoma, cribriform variant）

- 家族発生例があり，家族性では家族性大腸ポリポーシス（familial adenomatous polyposis：FAP）の一分症として認められる. 若年女性に多い. この他，散発性に発生することもある.
- 濾胞状構造ないし篩状構造を示すが，腺腔内にはコロイドがないことが特徴である **図17a**. 乳頭状構造や索状構造が混在することも多い.
- 核には核の溝や淡明核（nuclear clearing）がみられる.
- 扁平上皮様の桑実状細胞像（モルラ；morula）が散見されるが，必発ではない **図17b**.
- 癌細胞の核は β-catenin 免疫染色陽性である **図17c**.

■ その他の亜型

- 明細胞型（clear cell variant），ワルチン腫瘍様乳頭癌（Warthin tumor-like papillary carcinoma），筋膜炎様の間質を伴う乳頭癌（papillary carcinoma with fasciitis-like stroma），扁平上皮癌ないしは粘表皮癌成分を伴う乳頭癌（papillary carcinoma with squamous cell or mucoepidermoid carcinoma）などがある.

■ 参考：微小癌（microcarcinoma）

- 最大径 1cm 以下の癌を甲状腺微小癌という **図18a**.
- 甲状腺微小癌の組織型はほとんどが乳頭癌である **図18b**.
- 甲状腺微小癌は頸部リンパ節にしばしば転移する.

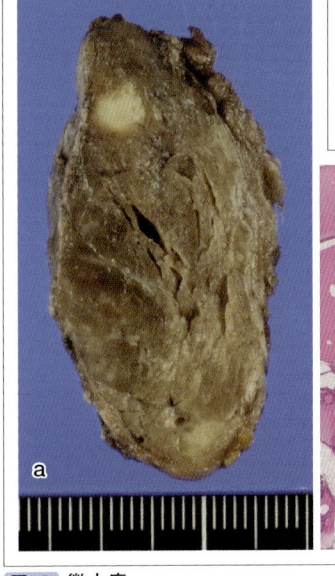
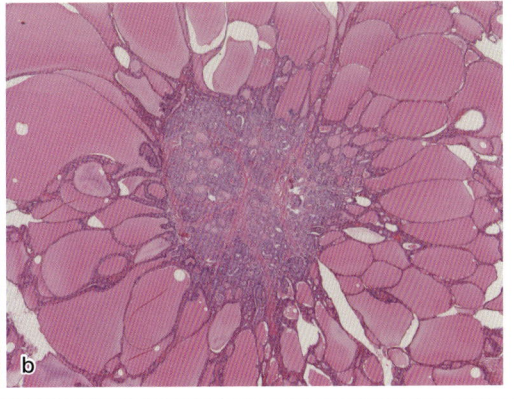

図18 微小癌
a：肉眼所見．直径 0.5cmの癌である．
b：甲状腺微小癌の組織型は本例のようにほとんどが乳頭癌である．

- 日本人の甲状腺微小癌の頻度は高い．

鑑別診断

▶濾胞癌 (follicular carcinoma)

- 癌全体が濾胞状構造で構成されていても，細胞や核に乳頭癌特有の所見が明らかであれば濾胞型乳頭癌と診断する．
- この場合は濾胞癌・濾胞腫瘍の鑑別の決め手となる被膜浸潤や脈管浸潤の有無は問われない．

▶低分化癌 (poorly differentiated carcinoma)

- 充実性構造や索状構造に加えて，核の高度の多形性，多数の核分裂像，腫瘍壊死があれば低分化癌と診断するが，これらが認められない場合は乳頭癌（通常型ないし充実型）である．
- 高分化癌が優位の場合は，高分化癌を主診断として低分化成分を付記する．

▶未分化癌〔undifferentiated (anaplastic) carcinoma〕

- 未分化癌成分と乳頭癌成分が1つの腫瘍内に混在している症例が少なからずある．この場合は診断は未分化癌とする．先行していた乳頭癌のプログレッションにより発生した未分化癌である．

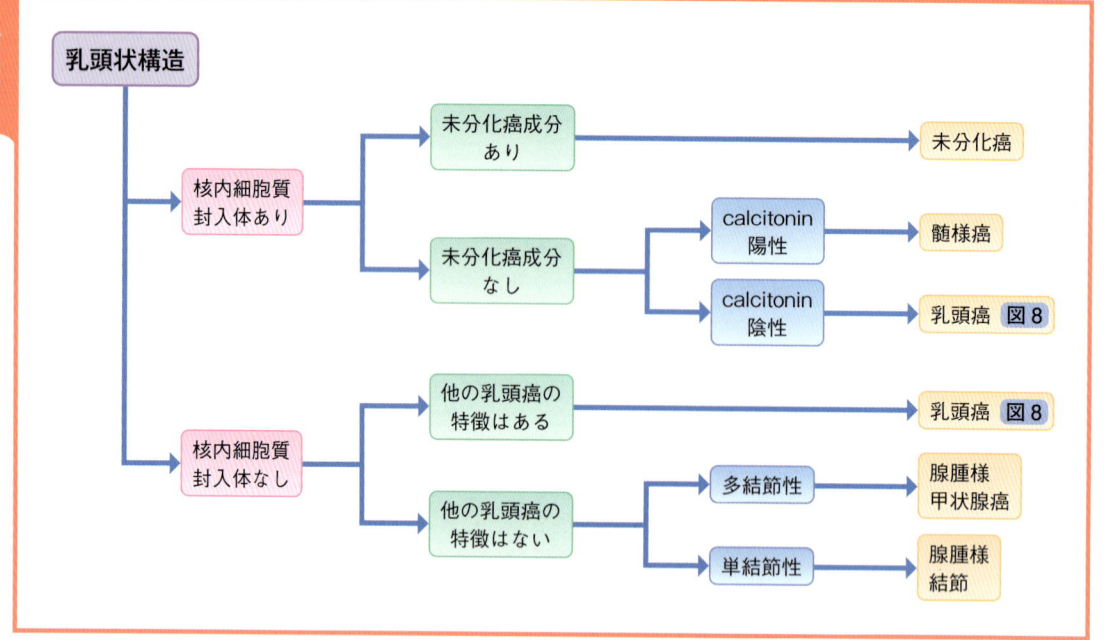

▶硝子化索状腫瘍（hyalinizing trabecular tumor）

- 核には乳頭癌の特徴とされる核の溝や核内細胞質封入体がしばしばみられる．核内細胞質封入体は乳頭癌よりも高頻度であるが，その他には乳頭癌に合致する所見はない．鑑別診断は種々の所見を総合的に判断して決定する．
- 乳頭癌では CK19，HBME-1 陽性だが，硝子化索状腫瘍では陰性である．
- 硝子化索状腫瘍では MIB-1 が細胞膜に陽性，Ⅳ型コラーゲン陽性物質が細胞間にも認められるが，乳頭癌では MIB-1 は少数の核に染まるのみであり，Ⅳ型コラーゲンは腫瘍内部には結節状陽性所見を示さない．

（坂本穆彦，廣川満良）

甲状腺悪性腫瘍

濾胞癌

疾患の概要

- 濾胞状構造を基本とし，乳頭癌に特徴的な核所見（すりガラス状核，核溝，核内細胞質封入体）を欠如している濾胞上皮由来の悪性腫瘍で，甲状腺癌の5〜10%を占める．
- 濾胞腺腫と同様に明瞭な被膜を有する場合は，細胞形態や核異型のみで区別はできず（異型腺腫の存在），組織学的に被膜浸潤，脈管浸潤，転移のいずれかを確認することで診断される．
- 肉眼的に浸潤が明瞭な場合は広汎浸潤型（widely invasive），顕微鏡的にのみ浸潤が確認できる場合は微少浸潤型（minimally invasive）に分類する．

染色体・遺伝子異常

- *RAS*（*NRAS, HRAS, KRAS*）突然変異（codon 61 に多く，ほかに codon 12 と 13）が最多で，40〜50% を占める．濾胞腺腫の 20〜30%，濾胞型乳頭癌の 25〜50% でもみられる．
- *PAX8*（paired domain transcription factor：chr.2q13）/*PPARγ*（peroxisome proliferator activated receptor：chr.3p25）再構成は報告によりさまざまで，25〜63% にみられる．ただし，濾胞腺腫の 5〜20%，濾胞型乳頭癌の 5〜30% でもみられる．
- *RAS* 突然変異と *PAX8/PPARγ* 再構成は相互排他的にみられ，合計で約 75% を占める．
- ほかにも *PIK3CA* や *PTEN* の変異がおのおの 5〜10% の頻度でみられ，PI3K AKT-mTOR 細胞内シグナル伝達系の活性化をみる．
- 広汎浸潤型で転座や欠失が多い．

臨床所見

■ 好発年齢，性
- 20 歳代〜70 歳代までみられ，小児にはまれである．
- 40〜60 歳に好発し，乳頭癌より比較的高齢に発症する．
- 男女比は 1：3.

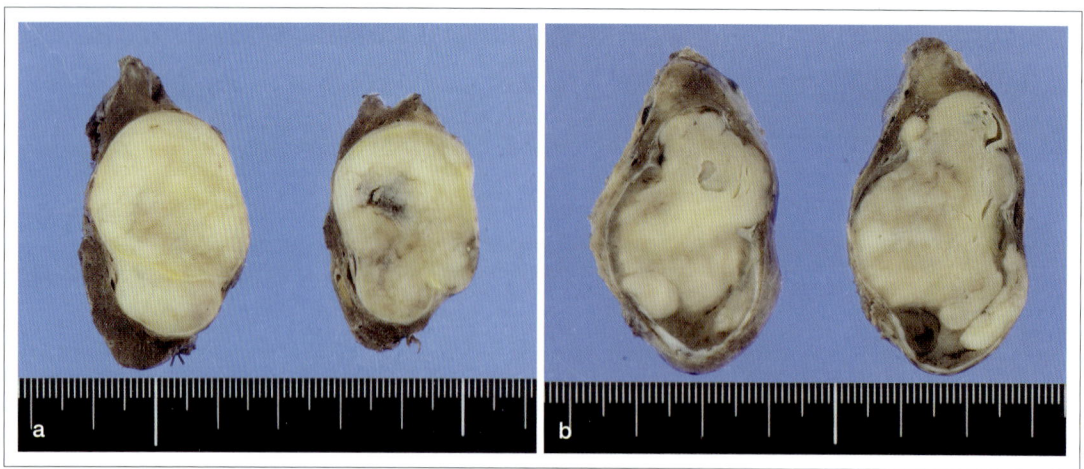

図1 濾胞癌の肉眼所見
a：微少浸潤型．被膜を有し，肉眼的に浸潤は指摘できない．
b：広汎浸潤型．被膜は一部が消失し，周囲の甲状腺組織への浸潤が明らかである．
（写真提供：隈病院　廣川満良先生）

■ 臨床症状

- 無痛性腫瘤として発症し，ヨード欠乏との関連が知られている．
- 微少浸潤型は低悪性度で摘出により多くは治癒するが，広汎浸潤型は 20〜70% の頻度で血行性に骨や肺などの遠隔転移し，長期死亡率は 50% とされる．
- 血行性転移を示し，リンパ節転移は少ない（5% 未満）．
- 大きさ 4cm 超，45 歳以上は予後不良因子となる．
- 高分化癌であり，切除術後の転移・再発の診断には血中サイログロブリン値が有用である．

■ 画像所見

- 超音波画像では低エコー性充実性結節で線維性被膜を反映する周囲 halo を伴う．境界不明瞭や不整は悪性の指標とされる．
- 放射性ヨード投与で部位診断に利用される．

病理所見

■ 肉眼所見

- 通常 2cm 以上の腫瘤が多く，割面は黄褐色から茶色の充実性，嚢胞変性や出血を伴う場合がある．
- 微少浸潤型は被包化され，腫瘍被膜は時に肥厚や不整，石灰化を伴う **図1a** ．
- 広汎浸潤型では被膜の破壊・浸潤が明らかで，全周性に被膜が不明瞭な場合や，多結節性腫瘤を示すことが多い **図1b** ．

■ 組織学的所見

- 線維性腫瘍被膜に覆われた濾胞状構造を基本とし，乳頭癌に特徴的核所見を欠く．濾胞の大きさはさまざまである **図2** ．

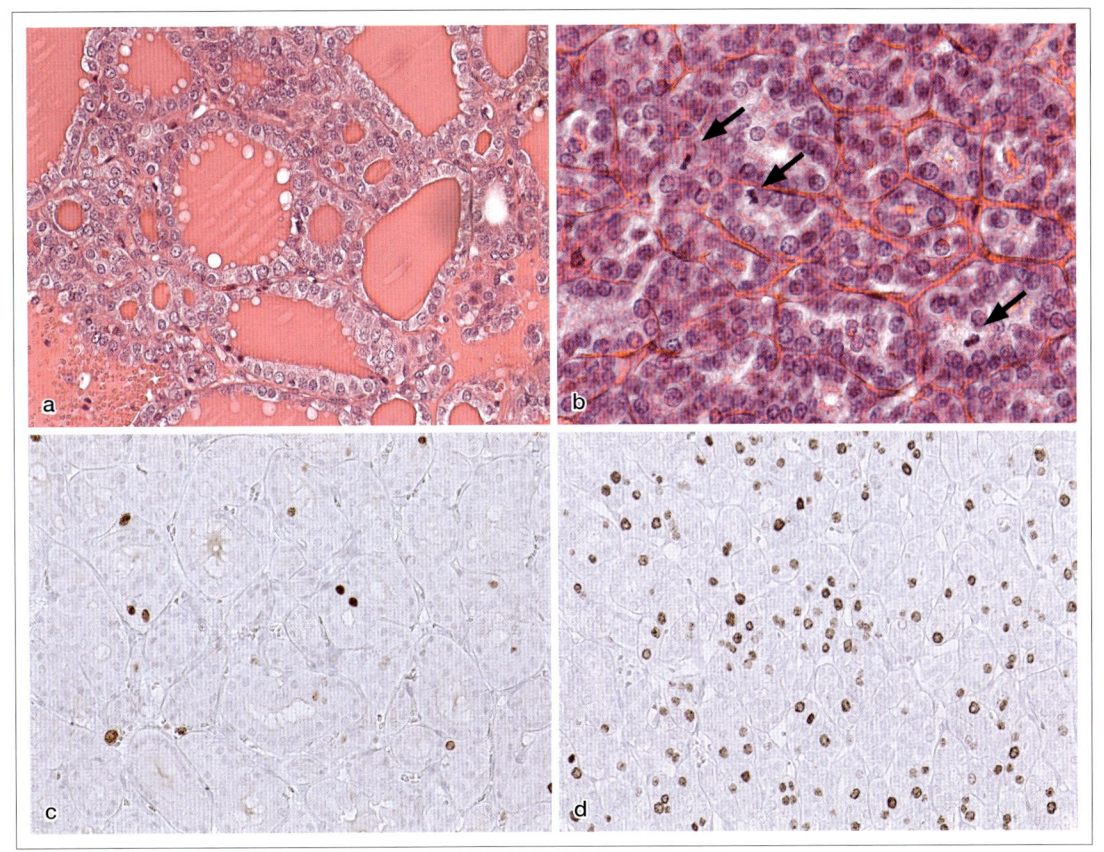

図2 濾胞癌

a：コロイドに富む濾胞形成が明瞭な症例．乳頭癌に特徴的な核所見を欠く．

b：コロイドを含まない未熟な濾胞構造を示す症例．核は類円形，細胞密度が高い．本例は分裂像（➡）に富むが，通常はまれである．

c：a の MIB-1 免疫染色．多くの症例で，陽性細胞は少ない．

d：b の MIB-1 免疫染色．a と比較して著明に多数の陽性細胞を認める．

- 核異型や核分裂像は良悪性の指標にはならない．
- 微少浸潤型は肉眼的浸潤が不明瞭で，組織学的に被膜浸潤，脈管浸潤または転移を確認することで診断される．
- 被膜浸潤とは完全に貫通している状態をいう **図3a** ．被膜を貫通後に水平方向にキノコ状に拡がる場合 **図3b** ，近傍の正常組織内に非連続性に突出する場合 **図3c** ，浸潤先端周囲に反応性線維化を伴う（偽被膜）場合 **図3d** がある．
- 被膜浸潤とはみなさない状態を **表1** **図4** に示す．
- 脈管浸潤は線維性被膜内または近傍の非腫瘍部血管内腔で評価し，腫瘍内部の血管は対象としない．
- 腫瘍細胞集塊が内腔に飛び出し内皮細胞に覆われた状態や血栓とともに存在する状態を脈管浸潤と判断する **図5** ．
- 微少浸潤型での脈管浸潤は通常4か所未満で，4個以上の場合は広汎浸潤型と同様，転移のリスクが高い．
- 脈管浸潤とはみなさない状態を **表2** **図6** に示す．
- 広汎浸潤型では異型濾胞が腫瘤周囲や甲状腺組織内に広範に浸潤し，しばしば甲

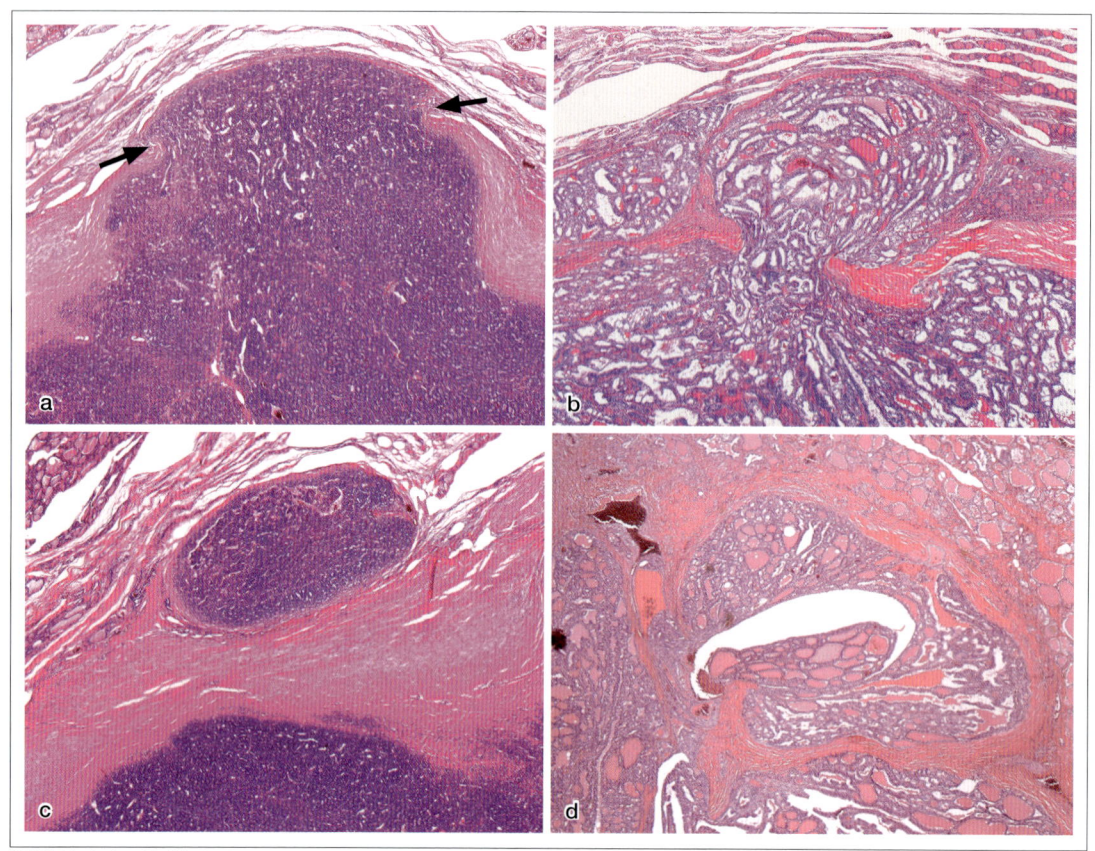

図3 濾胞癌の被膜浸潤像
a：腫瘍の増生が線維性被膜を完全に貫通し，先端部（➡より上方）が周囲組織に突出している．
b：被膜内から連続性にキノコ型のくびれを示して被膜を貫通している．
c：被膜内と非連続性に近傍の組織に腫瘍性増生を示している．
d：被膜を貫通し，その周囲に偽被膜を形成している．

表1 被膜浸潤とはみなさない状態

- 腫瘍が被膜へ膨隆するだけの場合
- 腫瘍が被膜で水平方向に配列するだけの場合
- 被膜内でリンパ球やヘモジデリン貪食マクロファージを伴った腫瘍成分を見る場合
- 炎症性細胞浸潤を伴い，細胞診穿刺部における濾胞細胞の侵入像（偽被膜浸潤）と判断される場合
- 鋭角な芽状の突出を認める場合，被膜を貫通しないキノコ状の突出を認める場合，垂直方向に伸長する複数の濾胞成分を認める場合は不十分で，深切りを追加して被膜を貫通していないかを確認する．

状腺周囲組織にも浸潤する．

- 腫瘍性壊死はなく，分裂像は3個/10HPF 未満が多い．
- 転移性濾胞癌は正常甲状腺組織に類似し，異型のない場合も多い．

■ 免疫組織化学

- 甲状腺腫瘍の中で cytokeratin（CK）19, HBME-1, galectin-3 陽性は悪性の指標とされるが，2種類以上が陽性の場合は有用である．
- CK19, HBME-1 は乳頭癌で陽性率が高く，galectin-3 は濾胞癌に陽性率が高い

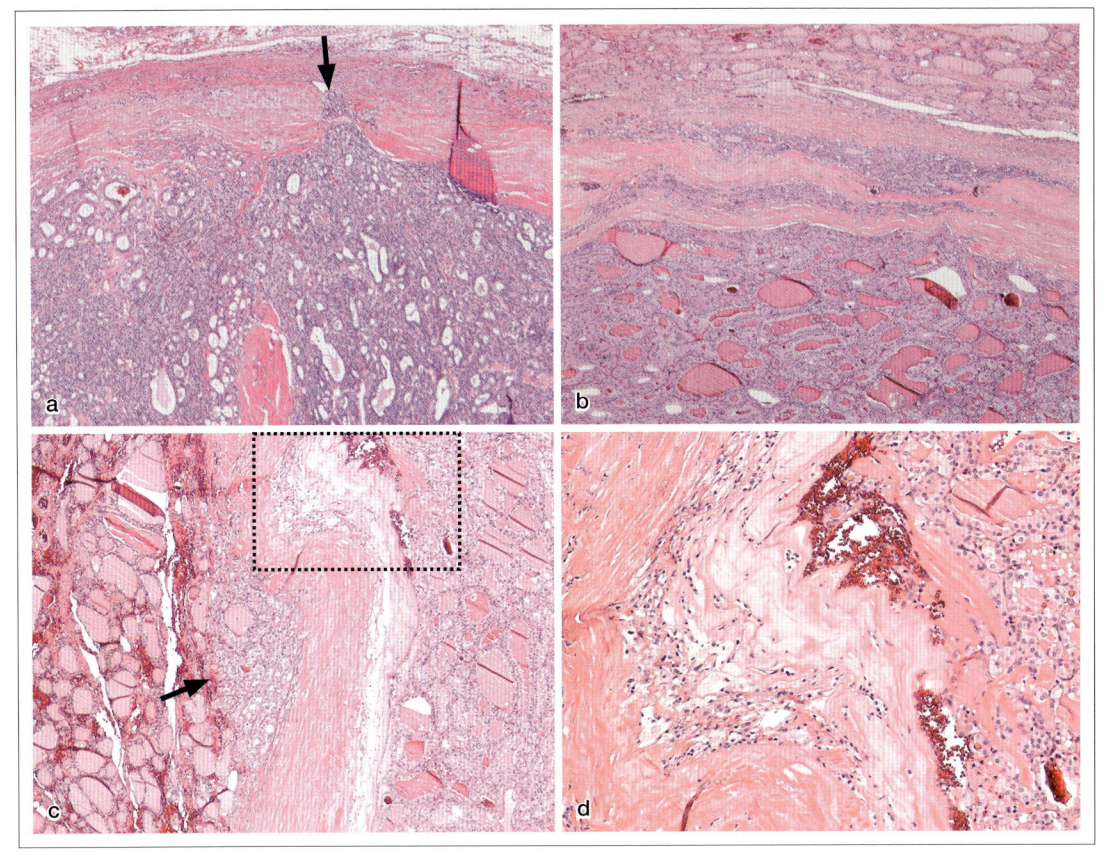

図4 被膜浸潤とはみなさない状態

a：被膜への膨隆所見（➡）.
b：被膜での水平に拡がる濾胞成分.
c：被膜内と非連続性に近傍の組織に腫瘍成分（➡）を認めるが，その基部（破線領域）にはリンパ球や組織球の浸潤を伴っていて，細胞診穿刺部の偽被膜浸潤像と思われる.
d：cの破線領域の拡大像.

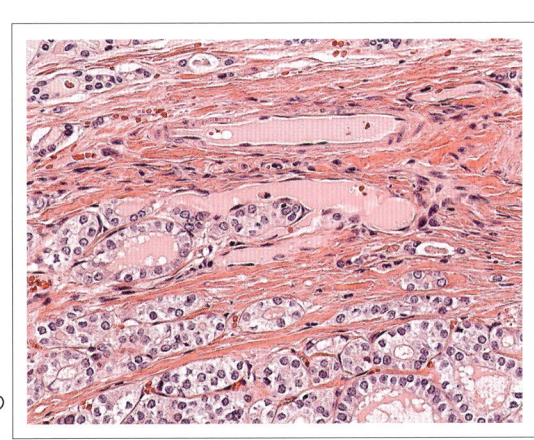

図5 脈管浸潤像
内腔に飛び出した腫瘍細胞集塊の周囲に内皮細胞の被覆がみられる.

表2 脈管浸潤とはみなさない状態

・腫瘍が血管内腔へ張り出している場合
・腫瘍細胞集塊が血管壁に接しておらず，内皮細胞の被覆も血栓の付着もみられず，人工的な混入と判断した場合

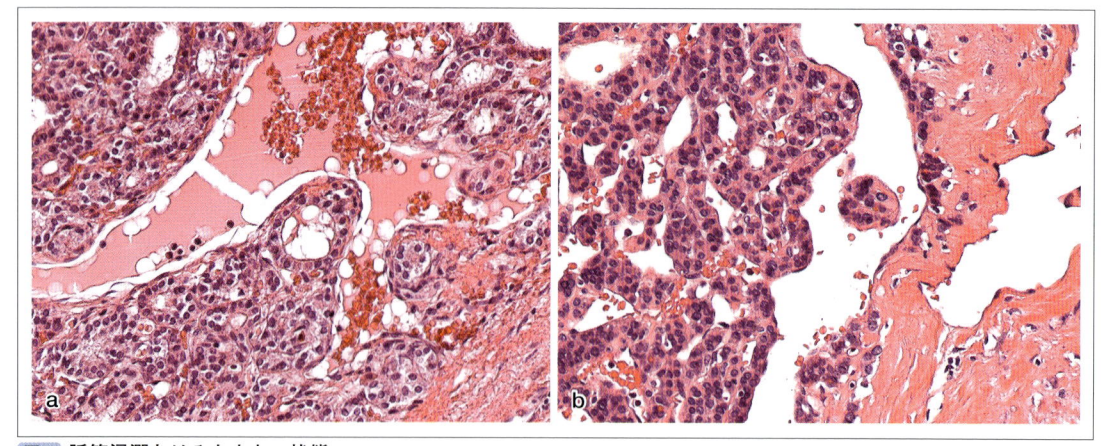

図6 脈管浸潤とはみなさない状態
a：腫瘍の血管内腔への張り出し像.
b：腫瘍細胞の小胞巣が内腔にみられるが，内皮細胞の被覆も血栓の付着もみられない.

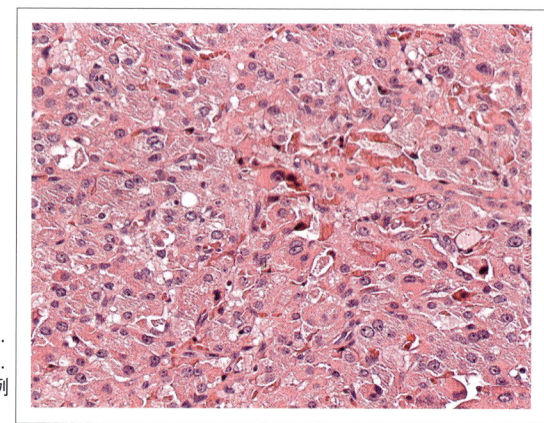

図7 好酸性細胞型濾胞癌
大型好酸性顆粒状胞体が特徴的.
核は大型で不整，核小体が目立つ.
濃染核を示す変性細胞を散見. 本例
は充実性増生が主体である.

　が感度，特異度は報告によりさまざまである.

- MIB-1 標識率は通常 5% 以下で，広汎浸潤型で高い傾向がある.
- p53 はほぼ陰性である.

診断の ポイント

・核異型は腺腫との鑑別ポイントとならず，異型腺腫では高度異型性を示す.

・微少浸潤型の診断は組織学的に被膜浸潤，脈管浸潤，転移のいずれかを確認すること で，すべての被膜を含めた標本を作製し，組織学的に検索する. 浸潤所見の確認のため に，必要があれば段階切片を作製して検討する.

・壊死の存在や分裂像が 3 個 /10HPF 以上の場合は低分化癌との鑑別が必要である.

・脈管浸潤が 4 個以上の場合は転移のリスクが高い.

・*RAS* 変異は濾胞腺腫や濾胞型乳頭癌にも検出され，鑑別の診断根拠にはならない.

・*PAX8/PPARγ* 再構成は濾胞腺腫にもみられると報告されているが，組織学的浸潤を 見落としてはいないか注意深く検索する必要がある.

特殊型

好酸性細胞型〔oxyphilic cell (oncocytic) variants 図7 〕

- 肉眼的に割面が赤褐色調で，しばしば出血や梗塞，線維化などの変性を伴う．
- 大型好酸性顆粒状胞体を示す腫瘍成分が 75% 以上を占める濾胞癌をいう．
- 濾胞状，充実性，索状，乳頭状構造を示し，繊細な線維血管性間質が介在する．
- 細胞境界明瞭で核は大型，核小体が目立ち，核異型が明瞭である．
- *RAS* 変異，*PAX8/PPARγ* 再構成ともに通常型より頻度が低い．

明細胞型〔clear cell variants〕

- ほぼ全体が淡明な細胞質を有する腫瘍細胞から構成される濾胞癌をいう．
- 腎細胞癌の転移との鑑別が問題となり，免疫染色が有用である．腎細胞癌では TTF-1 と thyroglobulin が陰性で，CD10 が陽性となる．

鑑別診断

▶濾胞腺腫〔follicular adenoma〕

- 被膜をもつ境界明瞭な結節を形成し，微少浸潤型との鑑別が問題となる場合は，被膜を中心として多数切り出す．
- 核異型や充実性増生，索状構造の目立つ例があり，核異型や構造異型による鑑別

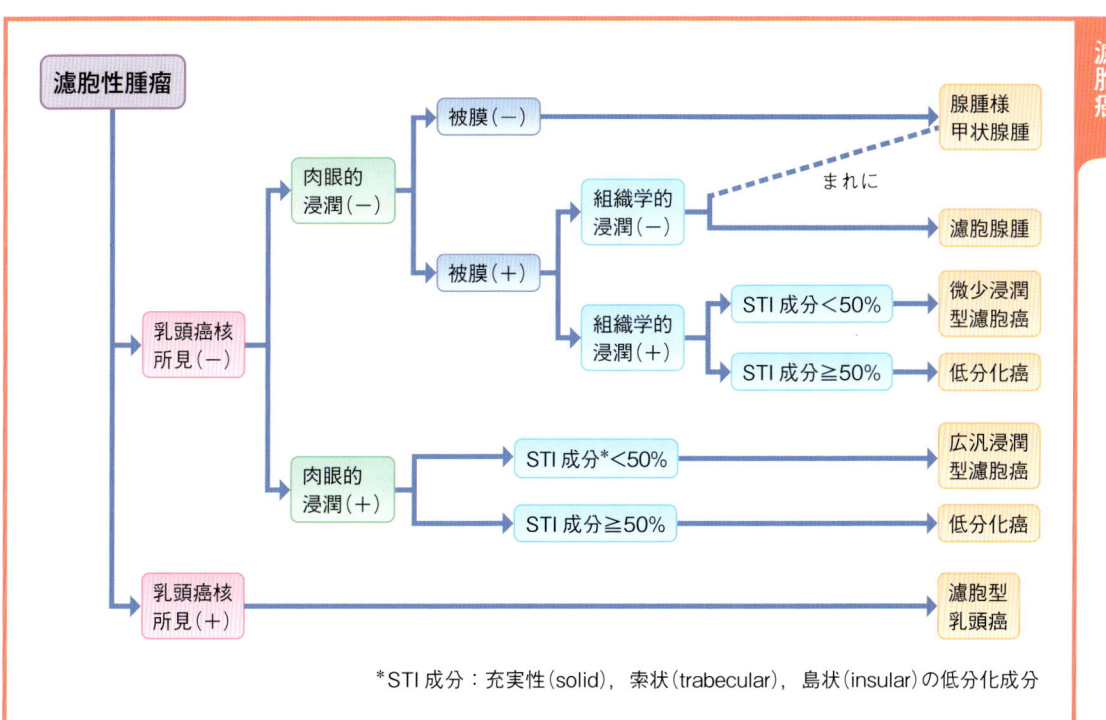

*STI 成分：充実性(solid)，索状(trabecular)，島状(insular)の低分化成分

表3 被膜を有する濾胞性甲状腺腫瘍，特に境界腫瘍の分類

<table>
<tr><td colspan="2" rowspan="2"></td><td colspan="3">組織学的浸潤所見（被膜浸潤，脈管浸潤）</td></tr>
<tr><td>なし</td><td>疑い</td><td>あり</td></tr>
<tr><td rowspan="3">乳頭癌の核所見</td><td>なし</td><td>濾胞腺腫</td><td>濾胞性腫瘍，悪性度不明
follicular tumor of uncertain malignant potential（FT-UMP）</td><td>濾胞癌</td></tr>
<tr><td>疑い</td><td rowspan="2">noninvasive follicular thyroid neoplasm with papillary-like nuclear features（NIFTP）</td><td rowspan="2">高分化腫瘍，悪性度不明
well-differentiated tumor of uncertain malignant potential（WDT-UMP）</td><td>高分化癌 NOS
well-differentiated carcinoma, NOS（WDC-NOS）</td></tr>
<tr><td>あり</td><td>浸潤性被包化濾胞型乳頭癌</td></tr>
</table>

は不能で，組織学的浸潤の有無によってのみ鑑別がなされる．

▶腺腫様甲状腺腫（adenomatous goiter）

- 被膜のない境界不明瞭な腫瘤を形成するため，時に広汎浸潤型との鑑別が問題となる．組織学的に浸潤性増殖の認識がポイントとなる．
- 組織学的に腺腫様甲状腺腫と鑑別を要する濾胞癌もあり，CK19 や HBME-1 が陽性，MIB-1 標識率が高い例は注意を要する．

▶濾胞型乳頭癌（papillary carcinoma, follicular variant）

- 浸潤や転移を示す濾胞状構造を基本とする乳頭癌であり，乳頭癌の特徴的核所見である核内細胞質封入体，核溝，すりガラス状核が，腫瘍細胞の大部分にみられる．

▶低分化癌（poorly differentiated carcinoma）

- 乳頭癌の核所見はみられず，高分化癌成分と混在する場合に鑑別が必要である．
- 線維性被膜を伴う場合は微少浸潤型と，肉眼的に浸潤性増殖を示す場合は広汎浸潤型との鑑別を要する．
- 充実性（solid），索状（trabecular），島状（insular）構造を示す低分化成分が50％以上を占める．
- 核分裂像が多く（3個/10HPF 以上），凝固壊死をしばしば伴い，細胞異型がより高度である．

▶被包型濾胞性腫瘍（境界悪性腫瘍）表3

- 乳頭癌の核所見はなく，組織学的に被膜浸潤や脈管浸潤が確定できず濾胞腺腫との鑑別に迷う場合は follicular tumor of uncertain malignant potential（FT-UMP）とする．
- 乳頭癌の核所見と組織学的浸潤所見が部分的であったり確定ができない場合は well-differentiated tumor of uncertain malignant potential（WDT-UMP）と

する.

- 浸潤，転移がある場合は癌の診断となるが，非浸潤性被包型，転移がない場合は noninvasive follicular thyroid neoplasm with papillary-like nuclear features（NIFTP）の診断とする.
- 組織学的浸潤は明らかであるが，乳頭癌の核所見の判断が困難であり濾胞型乳頭癌との鑑別に迷う場合は well-differentiated carcinoma, NOS（WDC-NOS）とする.

（中島正洋）

甲状腺悪性腫瘍
髄様癌

疾患の概要

- C細胞由来の悪性腫瘍であり，カルシトニン産生を特徴とする．甲状腺悪性腫瘍の2～3%を占める．
- わが国では髄様癌の約40%の例は家族性に発生する．家族性髄様癌には副腎褐色細胞腫や副甲状腺過形成を伴う多発性内分泌腫瘍症2A型（multiple endocrine neoplasia type 2A：MEN2A），副腎褐色細胞腫に加え神経系腫瘍や骨格異常などを伴うMEN2B，他臓器の腫瘍性病変を合併しない家族性甲状腺髄様癌（familial medullary thyroid cancer：FMTC）が知られている．
- C細胞由来の良性腫瘍は知られていない．

染色体・遺伝子異常

- 家族性髄様癌には *RET* 遺伝子異常が認められ，変異部位と病型（MEN2A，MEN2B，FMTC）には強い相関がある．

臨床所見

■ 好発年齢，性
- 散発例の発症年齢は40～50歳代であるが，家族性ではこれより若年で発見され，特にMEN2Bでは20～30歳代でみつかることが多い．
- 散発例での男女比は1：3.3と女性優位だが，家族性ではMEN2Aは1：1.7，MEN2Bは1：0.9，FMTCは1：2.3と性差が減少する．

■ 臨床症状
- 散発性は頸部腫瘤で発見されることが多く，家族性では症状が出る前に家族歴からのスクリーニングで発見される例が多い．

■ 画像所見
- 超音波では低エコーを示す腫瘤の中に，いわゆるボタン雪状高エコー領域が観察される．ドプラ法では一般に豊富な血流が認められる．

病理所見

■ 肉眼所見

- 散発性では境界明瞭で黄褐色調の単発の腫瘤を形成する **図1**. 被膜形成は認められない. 2〜3cm のサイズのものが多い.
- 家族性では数 mm〜1mm 未満程度の微小な腫瘤が両葉に多発する **図2**.
- C 細胞過形成は肉眼では確認できない.

■ 組織学的所見

- 境界明瞭な充実性腫瘍であり, 被膜は薄いかあるいは有さない **図3**.
- 症例により, 構造や細胞形態が多様であることが本腫瘍の特徴である. 構造は充実性を示すものが多いが, 索状, 乳頭状, 濾胞状などを示すものもある. 細胞形態は円形や紡錘形を基本とし, その他多角形, 形質細胞様といったものがあり, 同一腫瘍内でも部位により異なった形態を示すこともまれではない.
- 核の所見には共通点があり, 粗大顆粒状クロマチンが観察される **図4a**. 胞体は一般に好塩基性を示す.
- 腫瘍細胞は一般に充実性に増殖する. 本例では核は偏在し, 形質細胞様を示して

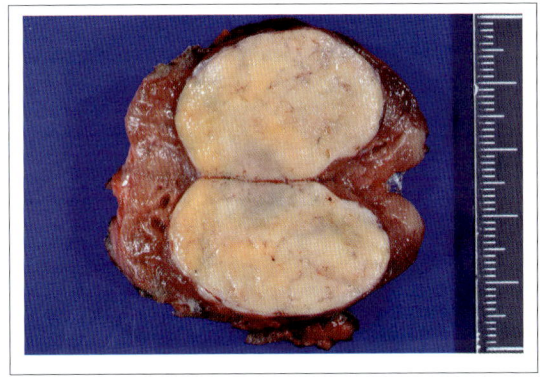

図1 散発性髄様癌の肉眼所見
境界明瞭な充実性腫瘤で, 被膜は認めない.

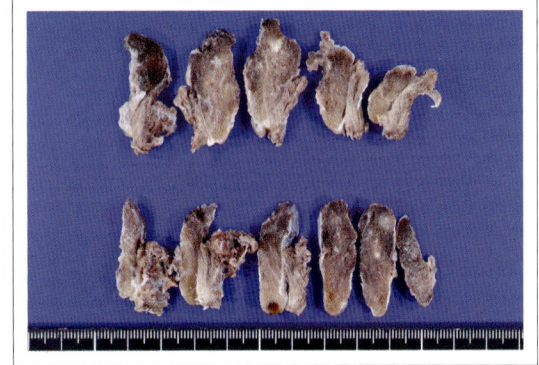

図2 MEN2A 患者の甲状腺固定後の割面像
微小な白色結節が左右に認められる. 顕微鏡的には多数の微小な髄様癌や C 細胞過形成が確認された.

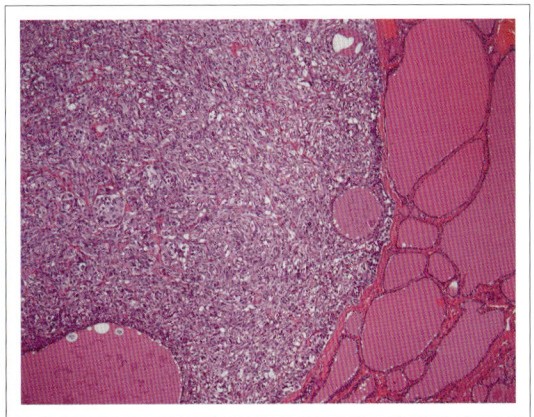

図3 髄様癌 (弱拡大)
腫瘍細胞は充実性増殖を示す. 周囲甲状腺濾胞とは境界明瞭で被膜を介さず直接接している.

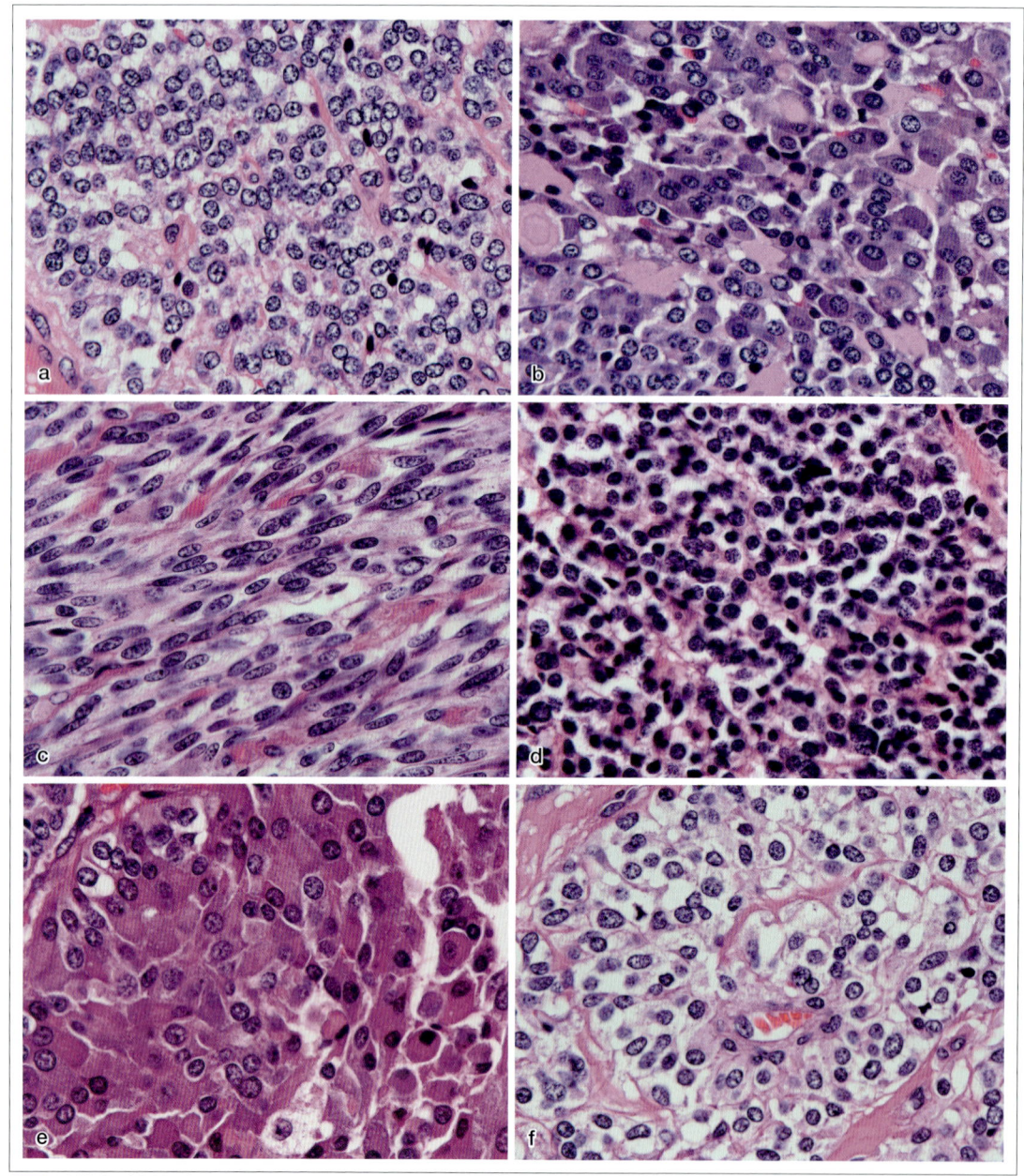

図4 髄様癌（強拡大）
a：核クロマチンは粗大顆粒状を示す.　　　b：形質細胞様に核の偏在がみられる.
c：核は細長く，胞体は紡錘形を示す.　　　d：核は円形を示す. 胞体は乏しい.
e：豊富な好酸性の胞体が認められる.　　　f：胞体は淡明で細胞境界が不鮮明である.

　　　　　いる細胞が観察される 図4b ．一見，MALT リンパ腫や形質細胞腫を疑う.
- 紡錘形細胞の増殖のみや，核も短紡錘形を示す例 図4c がある.
- 核の濃染した円形細胞よりなる例 図4d ．
- 時に好酸性の腫瘍細胞も認められる 図4e ．大型多角形胞体を有する細胞が増殖する例がある. 好酸性細胞型濾胞性腫瘍と鑑別を要する.

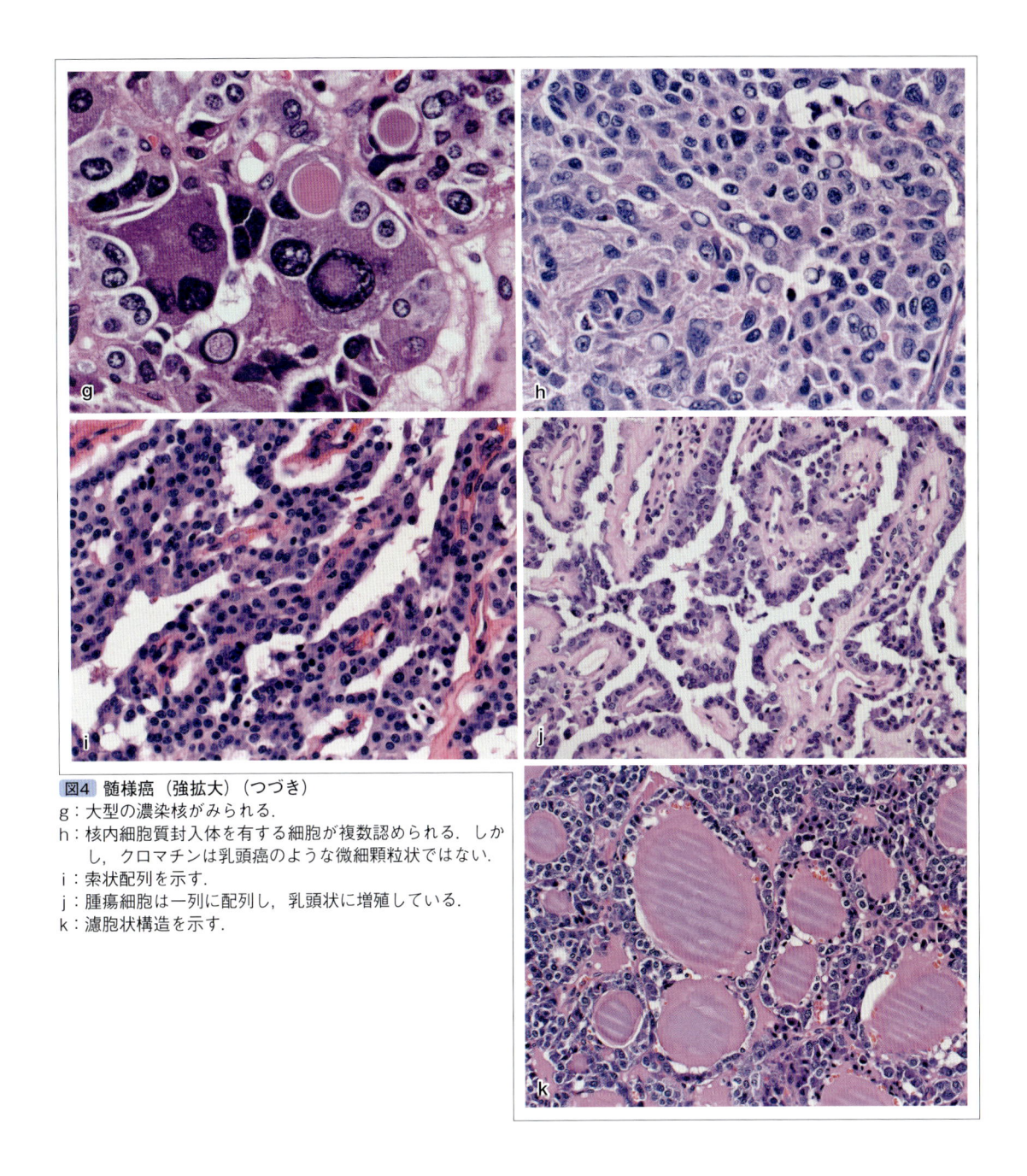

図4 髄様癌（強拡大）（つづき）
g：大型の濃染核がみられる.
h：核内細胞質封入体を有する細胞が複数認められる. しかし, クロマチンは乳頭癌のような微細顆粒状ではない.
i：索状配列を示す.
j：腫瘍細胞は一列に配列し, 乳頭状に増殖している.
k：濾胞状構造を示す.

- 明澄な胞体よりなる腫瘍細胞が認められる例 **図4f**. 明細胞型濾胞性腫瘍と鑑別を要する.
- 大型で異型の顕著な細胞の増殖がみられる例. 多核細胞も観察される **図4g**. 未分化癌と類似するが, 一般に核分裂像は認めない.
- 乳頭癌のような核内細胞質封入体がみられる例 **図4h**. クロマチンパターンで鑑別する.
- 索状の増殖パターンを示し, 濾胞性腫瘍に類似する例 **図4i**.
- 乳頭状の増殖パターンを示し, 乳頭癌に類似する例 **図4j**.
- 濾胞状の増殖パターンを示し, 濾胞性腫瘍に類似する例 **図4k**.

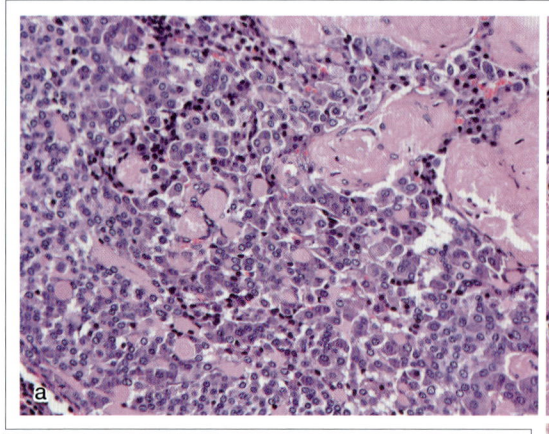
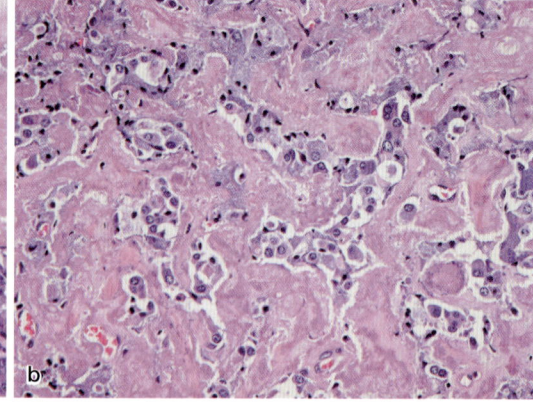
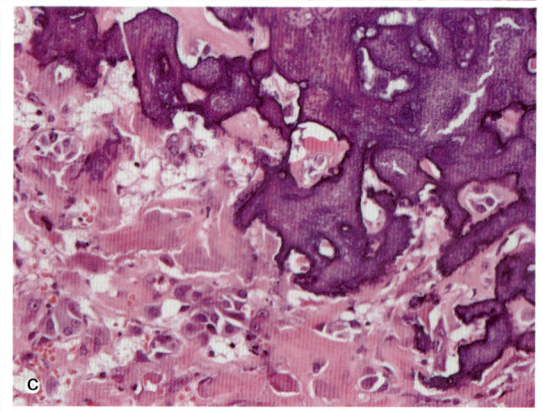

図5 アミロイドの沈着
a：右上にアミロイドが観察される.
b：腫瘍細胞は豊富なアミロイドの中で少量のみ認められる.
c：アミロイドの沈着した部位に石灰化を認める.

- アミロイド沈着は80〜90％ほどに認められ，髄様癌の特徴の1つとされている．アミロイド沈着の多寡は症例によりさまざまである．アミロイドが一部でみられる例 **図5a**，豊富なアミロイド中に腫瘍細胞が島状に認められる例 **図5b**．アミロイド沈着部にはしばしば粗大な石灰化が認められる **図5c**．
- 家族性では散発性髄様癌と同様の腫瘍が認められるほか，両葉にわたり多数のC細胞過形成がみられる．
- C細胞過形成とは，C細胞が甲状腺濾胞周囲あるいはこれを取り囲むような形で小集団を形成するものをいう **図6**．微小な髄様癌とは浸潤性増殖を欠くことで鑑別されるが，実際はこの区別は難しい.

■ 免疫組織化学

- calcitonin **図7a**，CEA（carcinoembryonic antigen）**図7b**，CGRP（calcitonin gene-related peptide）が陽性となることが診断に役立つが，そのほか神経

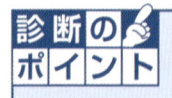

- 髄様癌は症例により多彩な構造や細胞形態をとるが，特徴的な核の粗大クロマチンを観察することで疑うことができる.
- 髄様癌の診断は免疫染色で calcitonin 陽性で確定される.
- C細胞過形成が認められた場合は家族性髄様癌を考える.

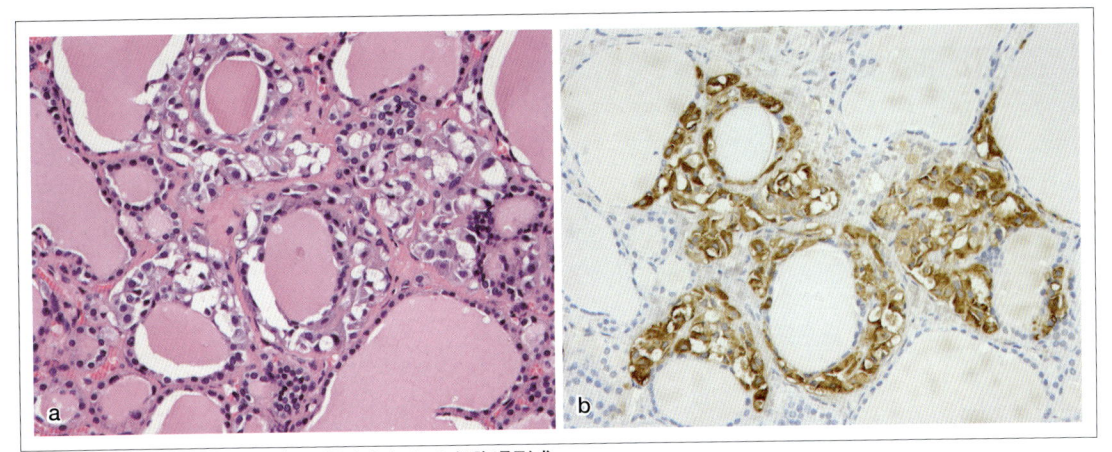

図6 家族性髄様癌（MEN2A）で認められた C 細胞過形成
a：濾胞間に C 細胞が小集団を形成している。　　　b：増殖細胞は calcitonin が陽性となる。

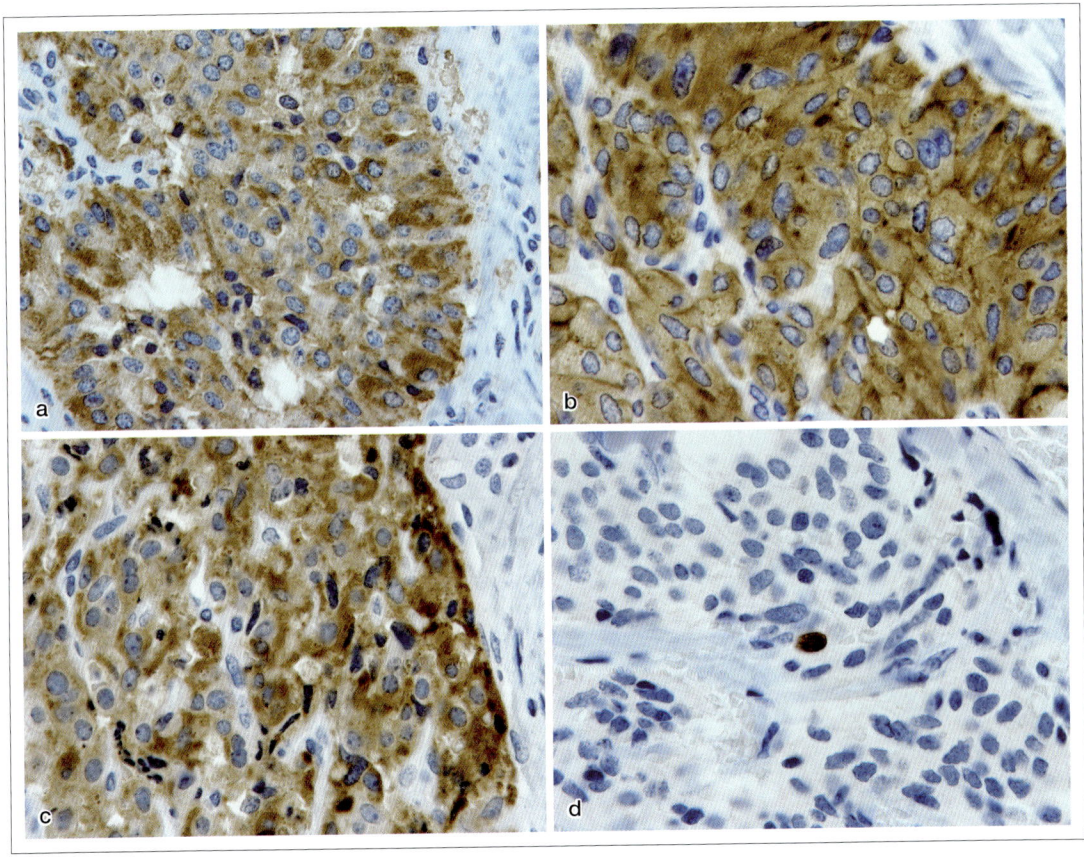

図7 免疫染色
calcitonin（a），CEA（b），chromogranin A（c）が胞体に陽性となる。MIB-1 陽性率は 2% 未満である（d）。

　　　　内分泌マーカーである chromogranin A 図7c ， synaptophysin が陽性を示す。

- TTF-1 は陽性だが，濾胞性腫瘍や乳頭癌よりも染色強度は弱い。
- ACTH や somatostatin が陽性となる例もある。
- thyroglobulin は陰性で，PAX-8 は陰性か弱陽性を示す。
- MIB-1 陽性率は 2% 未満である 図7d 。

鑑別診断

- 髄様癌は形態のバリエーションが豊富なため，さまざまな腫瘍との鑑別が必要となる．
- いずれも粗大顆粒状のクロマチンパターンを確認し，免疫染色でcalcitoninやCEAが染色されることで髄様癌と診断できる．

▶濾胞性腫瘍（follicular tumor）

- 円形細胞で構成される髄様癌と類似する．
- 濾胞構造を呈する髄様癌では，一見濾胞性腫瘍に見える．

▶悪性リンパ腫（malignant lymphoma）

- びまん性大細胞型B細胞リンパ腫では，円形細胞で構成される髄様癌と類似する．
- 形質細胞様形態を示すMALTリンパ腫では，核の偏在した髄様癌と類似する．

▶好酸性細胞型濾胞性腫瘍（oxyphilic cell tumor）

- 好酸性胞体を有する髄様癌と類似する．

▶乳頭癌（papillary carcinoma）

- 乳頭状構造を示す髄様癌と類似する．
- 乳頭癌に特徴的な核所見（繊細なクロマチン，核溝，核内細胞質封入体）を欠くことにも注意したい．ただし，核内細胞質封入体は髄様癌でも観察されることがある．

▶未分化癌（anaplastic carcinoma）

- 核異型の顕著な髄様癌と類似する．ただし髄様癌のKi-67標識率は数％で，核分裂像はほとんど認められない．

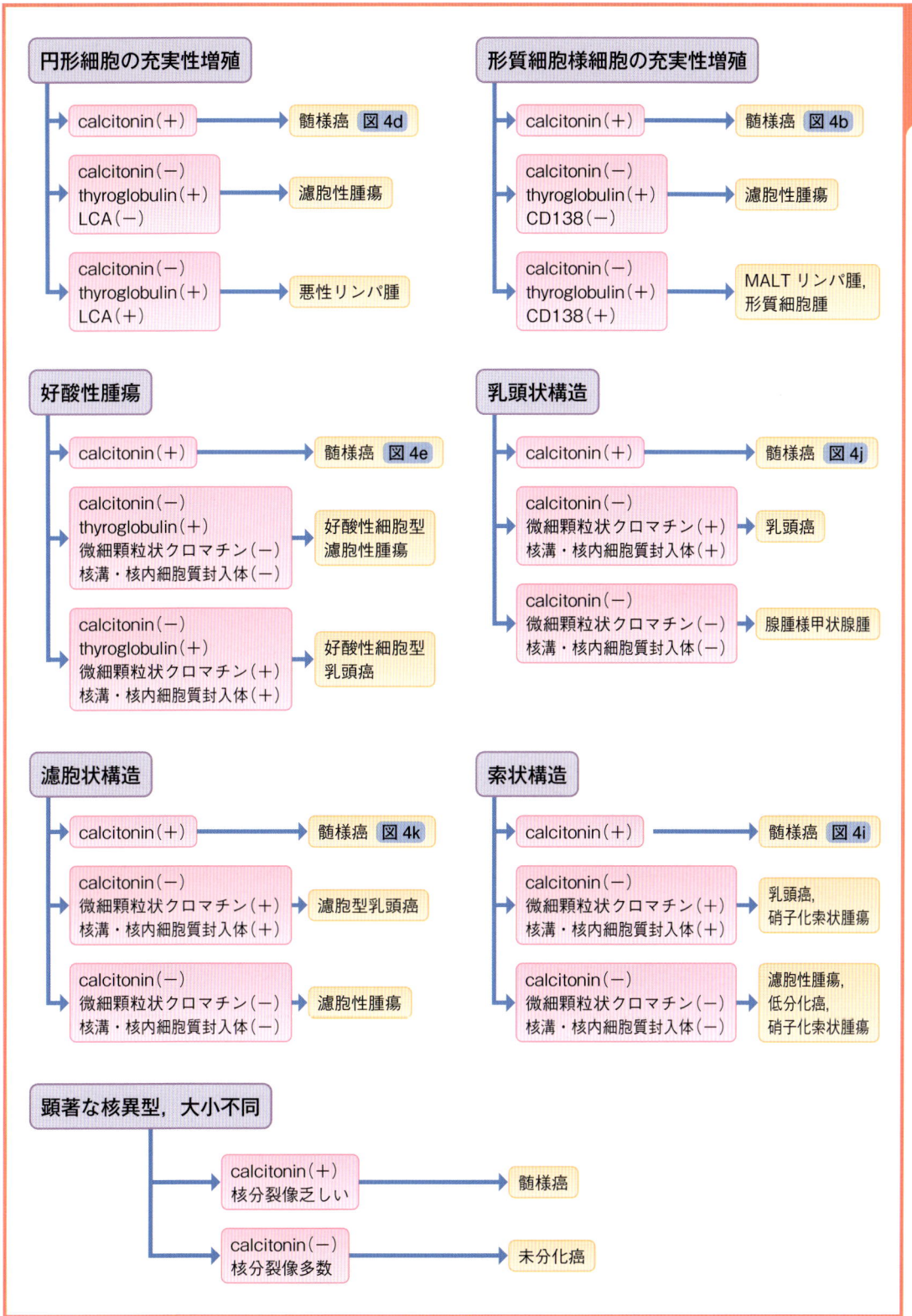

（亀山香織）

甲状腺悪性腫瘍

低分化癌

疾患の概要

- 低分化癌は濾胞上皮への分化を示す悪性腫瘍である．予後良好な分化癌（乳頭癌，濾胞癌）ときわめて予後不良な未分化癌の中間的な臨床病理学的特徴を示す．
- 腫瘍は濾胞構造やコロイド産生に乏しく，充実性，索状，島状の配列を示す．
- わが国における低分化癌の頻度は全甲状腺癌の 1% 程度と低い．

染色体・遺伝子異常

- *BRAF* V600E 変異，*RAS* 変異，*TP53* 変異，*TERT* 変異などがみられるが，これらの変異は乳頭癌，濾胞癌，未分化癌でもみられ，低分化癌に特異的ではない．

臨床所見

■ 好発年齢，性
- 発症年齢は 50～60 歳代で，やや女性に多い．
■ 臨床症状
- 増大する頸部腫瘤を自覚するか，無症状の場合は触診や超音波検査で甲状腺結節として発見される．
- 術前の穿刺吸引細胞診で低分化癌を推定することは可能だが，多くの症例では"濾胞性腫瘍"，"乳頭癌/乳頭癌疑い"と判定される．
- 遠隔転移の頻度，再発率，死亡率は分化癌よりも高く，予後不良である．
■ 画像所見
- 超音波検査では形状不整，内部エコー不均質な単/多結節として観察される．

病理所見

■ 肉眼所見
- 不整形な充実性腫瘍で，しばしば線維性被膜を伴う 図1 ．
- 周囲の甲状腺組織に侵入性（infiltrative）または圧排性（expansile）の増殖を

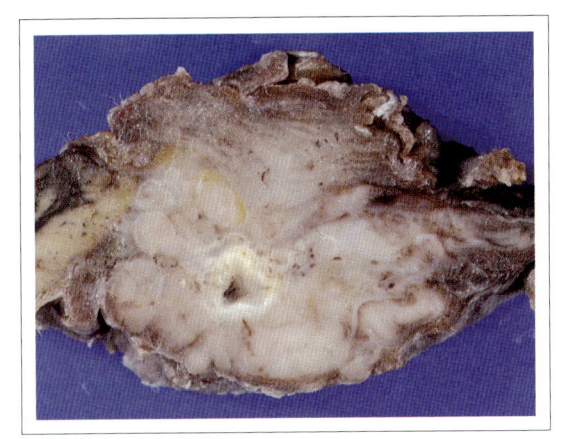

図1 低分化癌の肉眼所見
不整形の充実性腫瘍で，浸潤性増殖を認める．

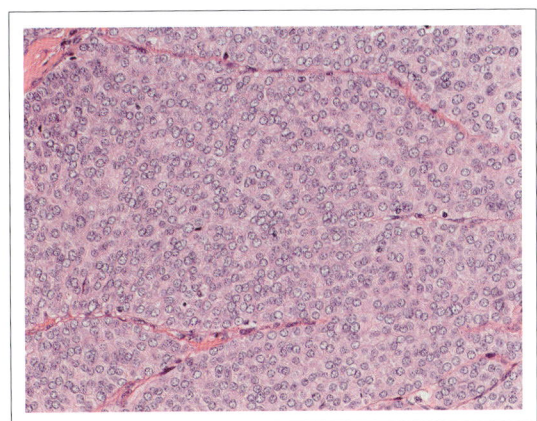

図2 充実性構造（solid pattern）
腫瘍細胞が充実性に配列する．

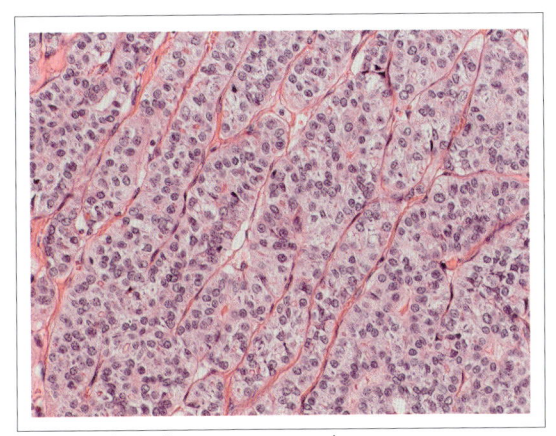

図3 索状構造（trabecular pattern）
腫瘍細胞が3〜5個程度の幅で直線状，曲線状の列を形成する．

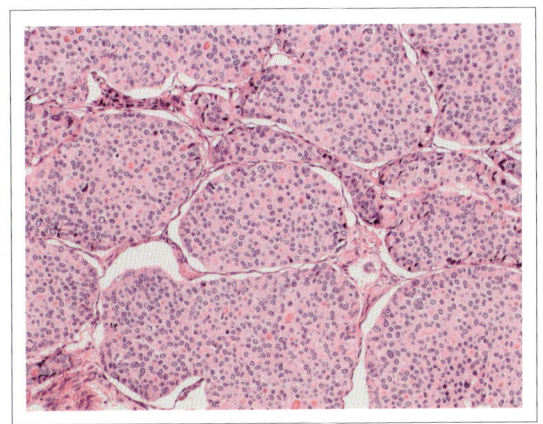

図4 島状構造（insular pattern）
薄い線維血管性隔壁に全周を囲まれた充実性構造で，線維性隔壁と腫瘍胞巣との間にアーチファクトによる空隙ができることがある．

示す．

- 腫瘍から連続して静脈内（上/中/下甲状腺静脈，内頸静脈）に腫瘍栓をみることがある．
- 線維性被膜に囲まれ，浸潤の有無が顕微鏡レベルの場合には濾胞性腫瘍と鑑別を要する．
- 腫瘍の中心に線維性瘢痕を伴うことがある．

■ 組織学的所見

- 腫瘍の大部分は充実性（solid） 図2 ，索状（trabecular） 図3 ，島状（insular） 図4 の構造からなる．濾胞構造やコロイドの貯留はないか，あっても乏しい．これらの組織構造は低分化成分もしくは英語の頭文字からSTI構造（STI pattern）とも呼ばれる．
- 核分裂像の増加，腫瘍の凝固壊死 図5 をしばしば伴う．
- 乳頭癌に特徴的な核所見はみられない．STI構造に乳頭癌の核所見がみられる場合は低分化癌ではなく，充実型乳頭癌とする．

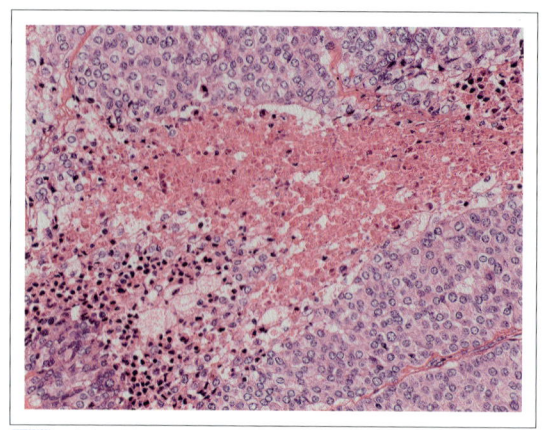

表1 低分化癌のトリノ基準

- 濾胞上皮由来の悪性甲状腺腫瘍
- STI 構造が存在する
- 乳頭癌に特徴的な核所見はみられない
- ①核分裂像≧ 3/10HPF, ②壊死, ③脳回状核のいずれか 1 つ以上が存在する

図5 腫瘍の壊死像
充実性の胞巣内に腫瘍細胞の凝固壊死を認める.

- 低分化癌の一部に濾胞性腫瘍や乳頭癌の成分を伴うことがある.
- 低分化癌の一部に未分化癌成分をみる場合には低分化癌ではなく未分化癌と診断する.
- 低分化癌の国際的な診断基準としてトリノ基準（Turin consensus criteria）**表1** が, WHO 分類 2017 に採用されている.
- 『甲状腺癌取扱い規約（第7版)』では50% 以上を基準としており, 乳頭癌や濾胞癌の一部（50% 未満）に STI 構造がある場合には, 乳頭癌, 濾胞癌をそれぞれ主診断名として STI 構造（低分化成分）の存在を付記する.
- WHO 分類 2017 では STI 構造の量的な基準を明確には定めていないが, 腫瘍の一部であってもトリノ基準を満たす STI 構造がある場合にはその存在と比率を報告書に記載するよう求めている.
- 低分化癌の診断に必要な STI 構造の割合については依然として議論がある.
- 診断基準に議論はあるが, トリノ基準を満たす好酸性型低分化癌は予後が不良であることが報告されている.

■ 免疫組織化学

- 濾胞上皮への分化を反映して TTF-1, PAX8 が腫瘍細胞に陽性である.
- thyroglobulin は部分的に弱陽性となる.
- 低分化癌の MIB1 index は 10〜30% 程度である. MIB1 index が 5% 未満の場合には分化癌や良性の濾胞性腫瘍の可能性についても検討を行う. また 30% を超える場合には未分化癌, 他臓器からの転移性腫瘍を鑑別診断に挙げる.
- p53 は部分的に陽性となる. *TP53* 変異を示唆するようなびまん性強陽性像を

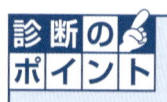

- 低分化癌は充実性, 索状, 島状に腫瘍細胞が配列し, 浸潤性増殖（腫瘍被膜浸潤, 血管浸潤）もしくは転移を伴う濾胞上皮由来の悪性甲状腺腫瘍であり, 頻度は低い.
- 充実性, 索状, 島状の組織構築は良悪性を含めた他の甲状腺腫瘍でもみられることがあるため, 十分な鑑別診断が必要である.

示す症例では未分化癌，他臓器からの転移性腫瘍を鑑別する．

- 低分化癌に特異的な免疫組織化学的マーカーは報告されていない．

鑑別診断

▶ 充実型乳頭癌（papillary thyroid carcinoma, solid variant）

- 乳頭癌に特徴的な核所見（すりガラス状核，核溝，核内細胞質封入体，核の重畳など）を伴う STI 構造が腫瘍の大部分（50% 以上）を占める場合には低分化癌ではなく，充実型乳頭癌とする．

▶ 篩型乳頭癌（papillary carcinoma, cribriform variant）

- 篩型乳頭癌では篩状構造やモルラ構造がみられ，充実性構造を伴うことがある．免疫組織化学では β-catenin の核内集積が認められる．

▶ 未分化癌（anaplastic thyroid carcinoma）

- 未分化癌は低分化癌よりも高度の構造異型，細胞異型を示し，濾胞構造，コロイド貯留はない．核分裂像もより多数みられ，凝固壊死の範囲も広い．
- 未分化癌では高度の好中球浸潤をしばしば伴うが，低分化癌で好中球浸潤を伴うことは少ない．
- 未分化癌では TTF-1，thyroglobulin は陰性である．

▶ 髄様癌（medullary thyroid carcinoma）

- 髄様癌は充実性構造を示し，しばしばコロイドを貯めた非腫瘍性の濾胞が病巣内にみられるため，低分化癌との鑑別が必要となる．
- 髄様癌細胞は免疫組織化学で calcitonin，chromogranin A，synaptophysin が陽性となる．TTF-1 は低分化癌，髄様癌ともに陽性となるので，両者の鑑別には有用ではない．

▶ 胸腺様分化を示す癌
（carcinoma showing thymus-like differentiation：CASTLE）

- CASTLE では腫瘍細胞が充実性の胞巣を形成し，胞巣間に緻密な線維性結合織を伴い増殖する．
- CASTLE は胸腺癌と同様の組織像，免疫形質を示し，免疫組織化学では TTF-1 陰性，thyroglobulin 陰性，CD5 陽性となる．

▶ 硝子化索状腫瘍（hyalinizing trabecular tumor）

- 索状構造からなる濾胞上皮由来の腫瘍であり，低分化癌との鑑別が必要となる．硝子化索状腫瘍では通常，浸潤性増殖，転移はなく，良性の経過をとる．
- 腫瘍細胞間に無構造な硝子様物質がみられ，同部は PAS 染色陽性，免疫組織化

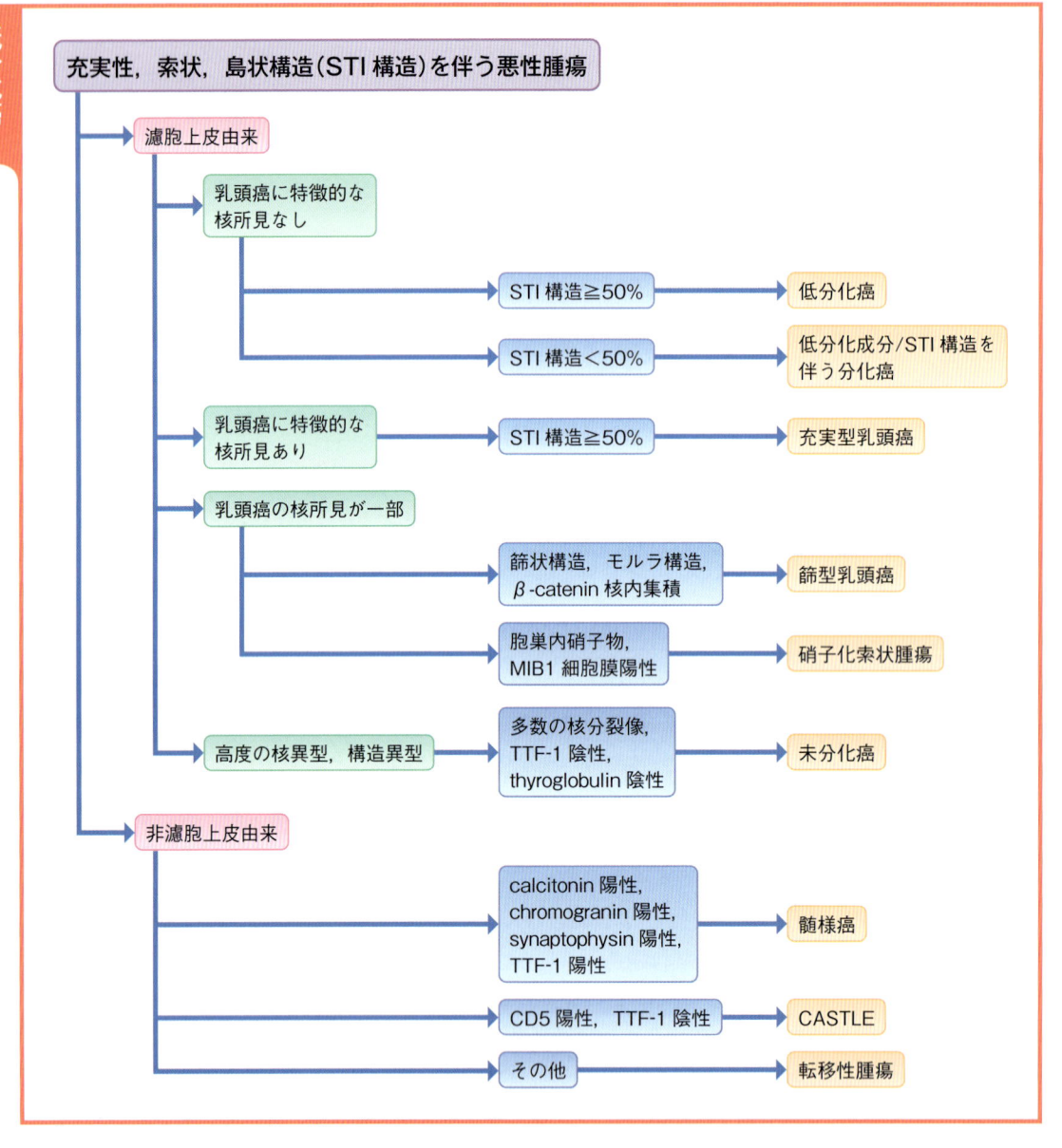

学でラミニンおよび Ⅳ 型コラーゲン陽性となる.

- 硝子化索状腫瘍では Ki-67 に対する MIB1 抗体が細胞膜に陽性となり, 低分化癌との鑑別に有用である.

▶良性結節 (benign nodule)

- 濾胞腺腫や腺腫様甲状腺腫の結節内に STI 構造がみられることがある. 明らかな浸潤性増殖もしくは転移が認められなければ, 低分化癌とはしない.

▶転移性腫瘍 (metastatic tumor) 表2

- 他臓器の悪性腫瘍が甲状腺内に転移した場合に低分化癌との鑑別が必要になることがある.

表2 転移性腫瘍と低分化癌の鑑別

	TTF-1	thyroglobulin	PAX8	CD10
低分化癌	+	+	+	−
肺腺癌	+	−	−	−〜+
腎細胞癌	−	−	+	+

- 肺腺癌の転移と低分化癌ではいずれも TTF-1 が陽性となるため，thyroglobulin，PAX8 が有用である．
- 腎細胞癌の転移と低分化癌ではいずれも PAX8 が陽性となるため，TTF-1，thyroglobulin，CD10 の染色パターンで鑑別を行う．

（近藤哲夫）

甲状腺悪性腫瘍

甲状腺未分化癌

疾患の概要

- 甲状腺濾胞上皮由来のきわめて侵襲性の強い悪性腫瘍であり，濾胞上皮の形質をほとんど失った未分化（undifferentiated）な細胞からなることから退形成（anaplastic）癌と呼ばれる．
- 非常にまれで発症率（罹患率）は 1/100 万人，全甲状腺腫瘍の 1% 弱である．先行腫瘍が明らかでなく単独で（*de novo*）発症する例もあるが，分化癌，特に乳頭癌が脱分化して発症する例が多い．分化癌から未分化癌へ変化することを未分化転化（anaplastic transformation）と呼ぶ．

染色体・遺伝子異常

- 遺伝子異常は多彩で未分化癌特異的なものは明らかでないが，高頻度に癌抑制遺伝子の *p53* の変異がみられる．ほかに β カテニン（*CTNNB1*）や *p73* などの変異，EGFR などの増殖因子受容体の遺伝子増幅が報告されている．
- これらの変異が先行腫瘍の遺伝子異常に加算してみられる．すなわち，乳頭癌の先行例では *BRAF*（V600E）変異や *RET/PTC* 遺伝子再構成が，濾胞性腫瘍の先行例では *RAS* 変異や *PPARγ/PAX8* 再構成が重複してみられると考えられる．

臨床所見

好発年齢，性
- 発症年齢は乳頭癌，濾胞癌に比べ高く，多くは 64 歳以上である．
- 分化癌同様に女性が 60〜70% と多い．

臨床症状
- 急速に増大する頸部の硬い浸潤性腫瘍で，通常痛みを伴う．気管や食道に進展すると嗄声，咳嗽（喀血），呼吸困難，嚥下障害を起こす．
- 発見時に遠隔転移が 30〜40% にみられ，肺転移のほかに，骨，脳をはじめとして全身に血行性転移するため，診断時の全身検索が必要となる．
- 炎症所見や，一過性の甲状腺機能亢進症を示すことがある．

画像所見
- 超音波では，一般に境界不明瞭な腫瘍で内部エコーレベルが低いが，未分化癌に

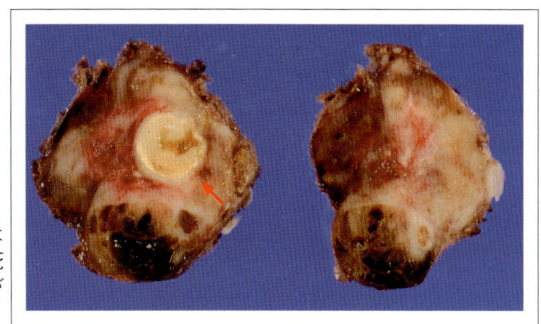

図1 甲状腺未分化癌の肉眼所見
白色調の硬い境界不明瞭な腫瘍で，周囲に浸潤性に増殖する．内部は不均一で，先行腫瘤，出血，壊死がみられる．壊死した先行腫瘤がみられる（➡）．

特異的なものはなく，壊死，炎症，出血などにより修飾される．

- 残存する先行乳頭癌の石灰化像がみられる例がある．
- 局所進展や遠隔転移を評価するために CT，MRI 検査，必要があれば PET-CT 検査を行う．

病理所見

■ 肉眼所見 図1

- 通常大きな塊状の硬い白色調腫瘤で，周囲に浸潤し，内部に出血，壊死巣がみられる．
- 先行する腫瘍の痕跡がみられることもある．

■ 組織学的所見

- 細胞および構造異型が高度で，細胞の結合性が乏しく，多彩な組織像を示す．
- おおまかに肉腫性，巨細胞性，上皮性に分けられるが，しばしば混在する．肉腫性は紡錘状細胞からなる高悪性度の多型肉腫の性状を示す 図2a ．巨細胞性は多形性が強く多核巨細胞を伴う 図2b ．上皮性のものは扁平上皮への分化を示す腫瘍胞巣を形成する．
- 増殖活性が高く，細胞分裂像が多数みられ，しばしば壊死を伴う．
- 破壊性増殖傾向が強く，周囲へ浸潤するとともに，血管浸潤像が目立ち遠隔転移する．
- 二次的反応として，高度の好中球浸潤がみられることが多く 図2c ，腫瘍関連マクロファージの浸潤も高度で，破骨細胞様の多核巨細胞が目立つこともある 図2d ．
- 異所性の骨，軟骨形成がみられることがある．
- 間質の線維化が高度（desmoplastic change）で腫瘍細胞が乏しい場合もある 図2e ．
- 未分化転化発症例の早期には，乳頭癌（papillary carcinoma）や濾胞癌（follicular carcinoma）の分化癌成分が優位であるが，一部にでも未分化癌があれば未分化癌と診断する．

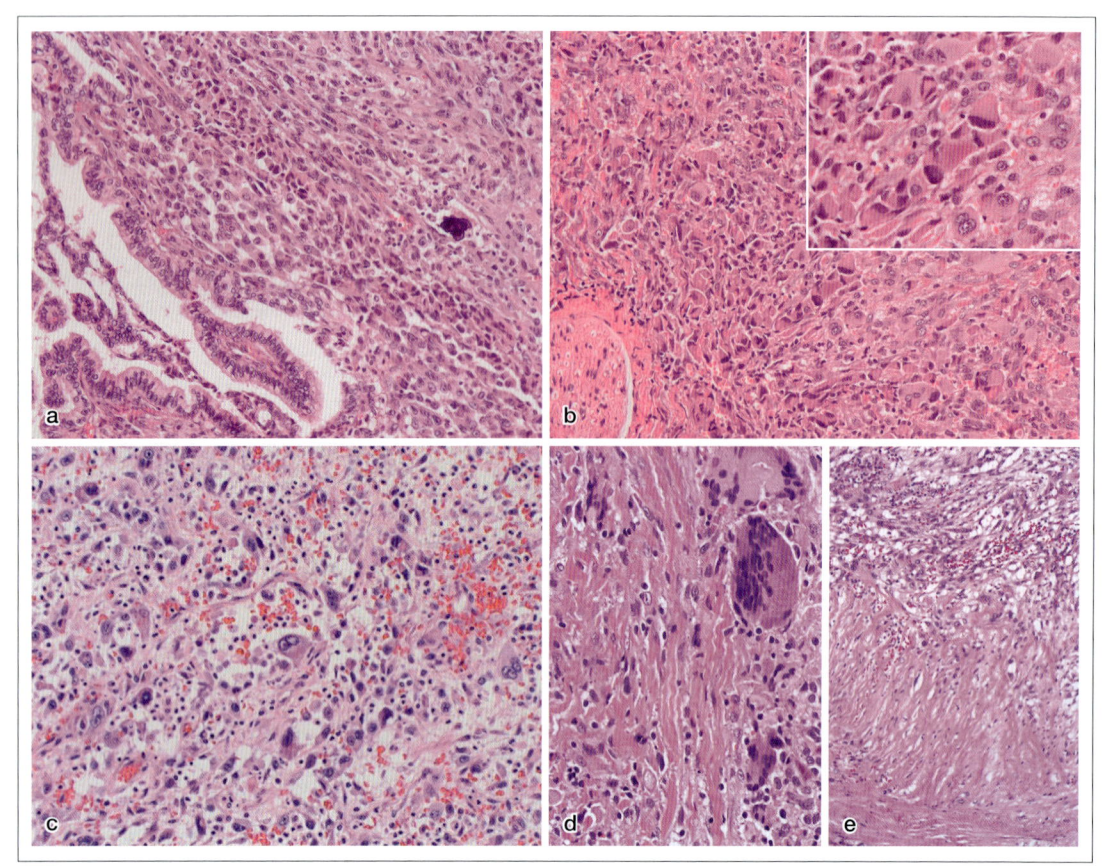

図2 甲状腺未分化癌

a：結合性の乏しい紡錘形細胞からなる肉腫性の未分化癌．左下に混在する乳頭癌がみられる．
b：巨細胞性未分化癌．細胞の結合性は乏しく，多核巨細胞を伴う（挿入図：多核巨細胞の拡大図）．左下には巻き込まれた神経束が見える．
c：好中球浸潤が高度にみられる．
d：リンパ球，マクロファージ浸潤が目立ち，破骨細胞様の多核巨細胞が目立つ．
e：間質の線維化が高度（desmoplastic change）な未分化癌．

■ 免疫組織化学

- 甲状腺濾胞上皮の分化の指標である thyroglobulin の発現はない．甲状腺特異的な転写因子である TTF-1 は通常陰性になるが，PAX8 は約半数で陽性である 図3a, b ．
- 遺伝子異常が加算される結果，p53 や β-catenin（CTNNB1）が核に陽性となる 図3c, d ．
- 肉腫状の形態を示しても，通常は上皮系の中間線維である pankeratin（AE1/

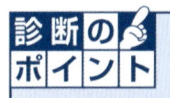

・未分化癌の多くは分化癌，特に乳頭癌に付加的な遺伝子異常が加わり，脱分化して発症する（未分化転化）．
・未分化癌は多彩な組織像を示すが，異型が高度であることに加え，増殖活性が高く，浸潤傾向が強い．
・扁平上皮癌との鑑別は免疫組織学的にも難しい．

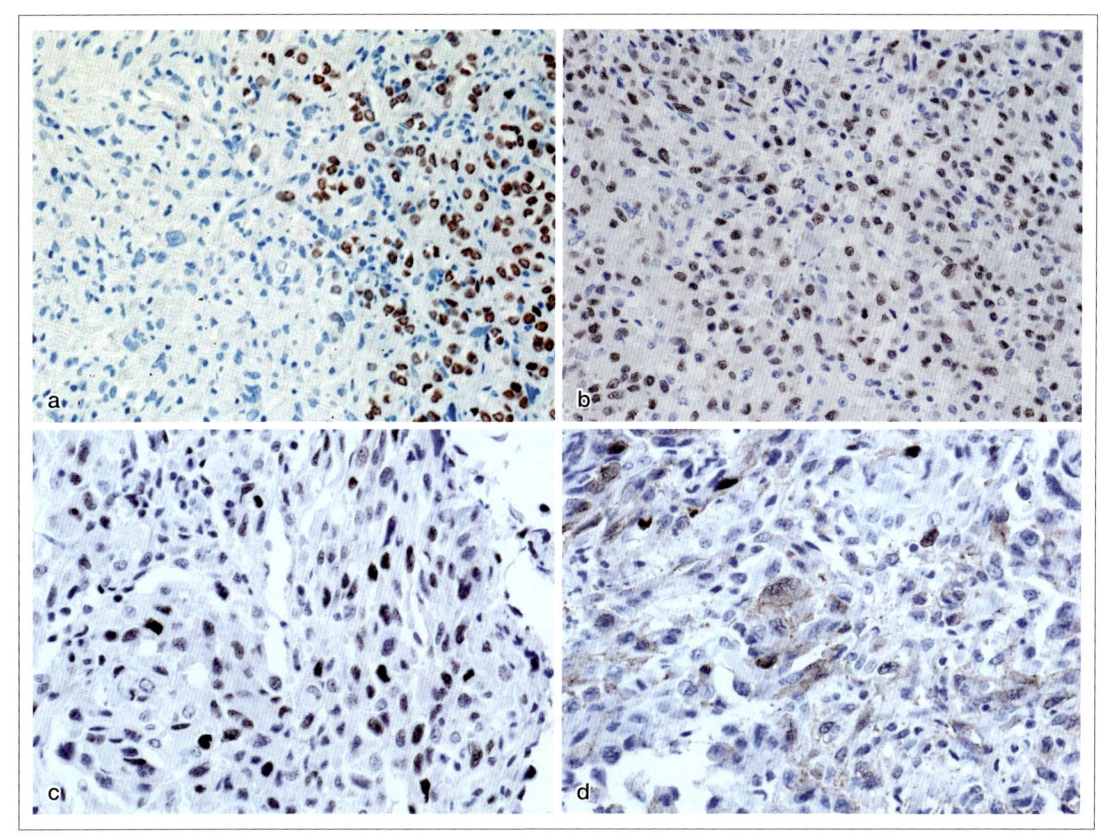

図3　免疫染色
a：TTF-1 染色．混在する分化癌と未分化癌の境界部．左側の未分化癌は陰性．
b：PAX8 染色．約 50% の腫瘍細胞は陽性．
c：p53 染色．核に陽性像がみられる．
d：β-catenin（CTNNB1）染色．陽性核が散在性にみられる．

AE3）が陽性である．増殖活性の指標の Ki-67 陽性率はきわめて高い（> 30%）．

■ 細胞診所見　図4

- 腫瘍細胞が採取されれば容易に診断できるが，腫瘍細胞が採取されず診断できないことがある．
- 腫瘍細胞は結合性が乏しく，核の大小不同，楕円形から多形核まで多様な核形態を呈し，大型核小体，核分裂像などの多くの悪性所見を示す．
- 背景に好中球浸潤や壊死を認めることもまれではない．
- 異型が高度で肉腫や転移性腫瘍との鑑別が必要なこともある．
- 先行する分化癌が混在することもある．

鑑別診断　表1

▶低分化癌（poorly differentiated carcinoma）

- 核の多型が高度で壊死が強い低分化癌（WHO 分類 2017）は，未分化癌ないし

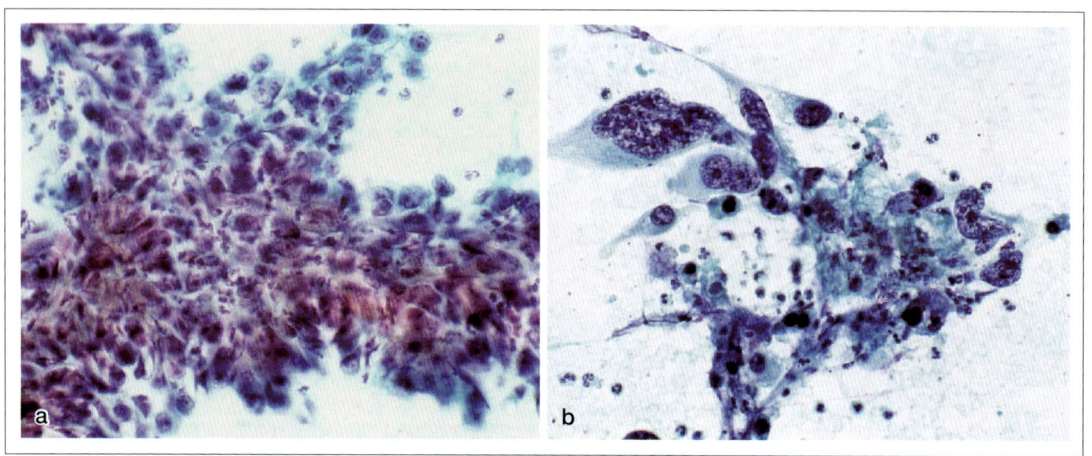

図4 穿刺吸引細胞診所見
a：弱拡大．紡錘状細胞からなる集塊，好中球が付着して認められる．
b：強拡大．異型が高度で肉腫様の細胞，核の多型が高度である．

表1 免疫組織学的マーカー

	高分化癌	低分化癌	未分化癌	扁平上皮癌	髄様癌	リンパ腫
pankeratin（AE1/AE3）	＋	＋	＋/－	＋	＋	－
高分子 keratin	＋（乳頭癌）－（濾胞癌）	＋/－	－/＋	＋	－	－
thyroglobulin	＋	＋/－（低下）	－	－	－	－
TTF-1	＋	＋	－/＋	－	＋	－
PAX8	＋	＋	＋/－	－	－	＋/－
p53	－	－/＋	＋	＋/－	－	＋/－
β-catenin	＋（膜状）	＋（膜状）	＋/－（核）			＋/－（核）
calcitonin	－	－	－	－	＋	－
CEA	－	－	－	－	＋	－
CD45	－	－	－	－	－	＋
Ki-67	<10%	10〜30%	>30%	>30%		

　未分化転化癌との鑑別が問題となる．

- 低分化癌は細胞異型が比較的軽く，免疫組織学的に TTF-1 は陽性で，p53 や β-catenin などの異常発現はなく，また Ki-67 陽性率は未分化癌に比べて低い．

▶扁平上皮癌（squamous cell carcinoma）

- 扁平上皮癌は，腫瘍全体が扁平上皮へ分化を示す細胞からなる甲状腺癌と定義され，扁平上皮分化を示す未分化癌との異同は議論がある．
- 鑑別は組織像や免疫染色では難しく，全体像をみて肉腫性，巨細胞性の未分化癌

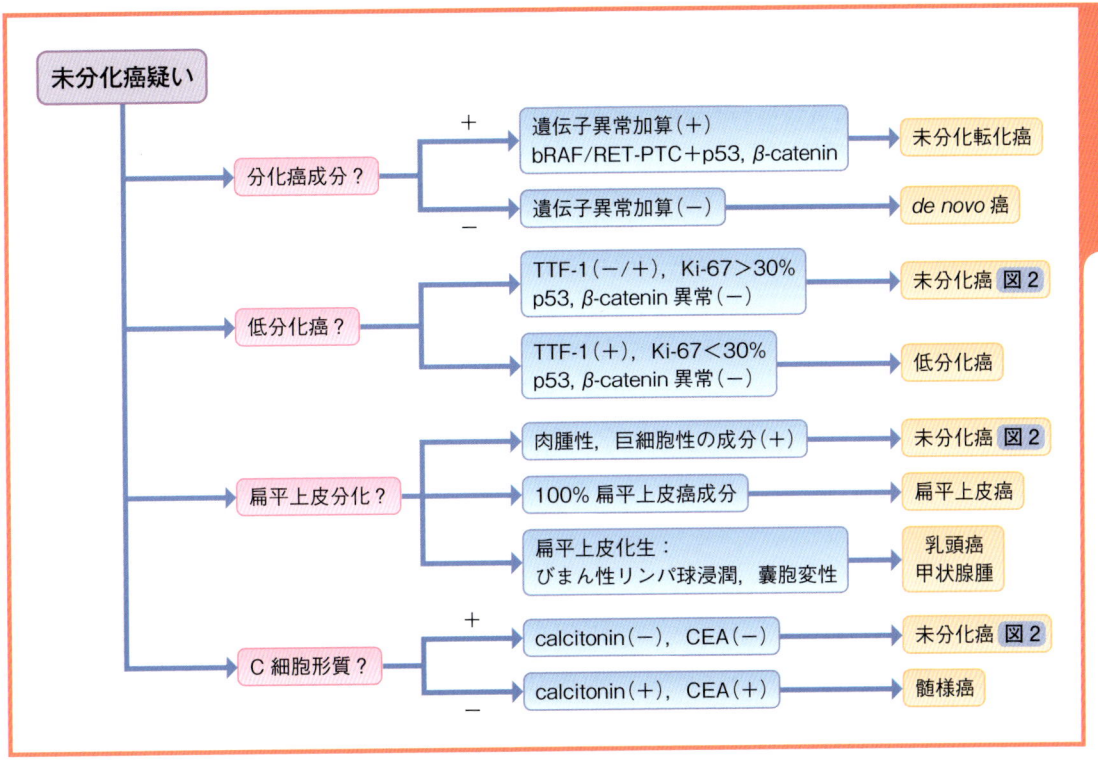

の成分がないことを確認する必要がある.

▶扁平上皮分化を示す乳頭癌や腺腫様甲状腺腫

- びまん性硬化型乳頭癌や囊胞変性を示す乳頭癌は，しばしば扁平上皮化生を伴い，扁平上皮分化を示す未分化癌と鑑別が必要となるが，核は乳頭癌の性状を示し分裂像が少ないなど，細胞異型は軽い.
- 囊胞変性を示す腺腫様甲状腺腫も扁平上皮化生を伴い，未分化癌と鑑別が必要となるが，異型は乏しい.

▶髄様癌（medullary carcinoma）

- 紡錘状細胞や多型性が強い細胞からなる場合に鑑別が問題となるが，免疫組織学的に calcitonin や CEA などのマーカーが特異的に陽性で，通常は Ki-67 陽性率が比較的低い.

▶リンパ腫（lymphoma）

- 大細胞型リンパ腫は，小細胞からなる未分化癌と鑑別が問題となるが，免疫組織学的に CD45 などのリンパ球のマーカーが陽性となる.

▶炎症系疾患

- 梨状窩漏孔に伴う化膿性甲状腺炎と壊死，好中球浸潤の強い未分化癌，Riedel 甲状腺炎と間質の線維化が高度な未分化癌との鑑別が問題となることもある.

- 病変が広い場合は，異型が高度の未分化癌細胞の有無を，標本全体で検索する必要がある．

▶転移巣での鑑別

- 肺，骨髄などの転移巣で甲状腺未分化癌を疑う場合，上皮系中間繊維の pankeratin（AE1/AE3）が陽性となる点が肉腫と異なる．
- 甲状腺の特異的マーカーである thyroglobulin，TTF-1，PAX8 の中では，PAX8 が分化が低下しても認めることが多い．
- PAX8 は腎臓，Müller 管由来の腫瘍でも発現するため，分化度の低い腎癌，子宮内膜癌との鑑別は困難である．
- 組織学的・免疫組織学的検索のみからは診断が困難な場合は，臨床学的な全身検索が必要である．

治療，予後

- 予後はきわめて悪く，偶然早期に切除された場合を除いて致死率は 100% 近くである．一年生存率は 10～20%，平均予後は半年程度である．
- 分子標的薬などの新たな治療法の開発が待たれるが，現在は診断時に終末期癌と判断され緩和医療の適用となる．

（廣川達也，菅間　博）

甲状腺悪性腫瘍
甲状腺リンパ腫

甲状腺リンパ腫

疾患の概要

- 甲状腺腫瘍の約 5% を占める.
- 甲状腺リンパ腫はその多くが橋本病を背景に発症する.
- 組織亜型は MALT リンパ腫（extranodal marginal zone lymphoma of mucosa-associated lymphoid tissue：MALT lymphoma）とびまん性大細胞型 B 細胞リンパ腫（diffuse large B-cell lymphoma：DLBCL）がほとんどを占めている.
- 橋本病患者の甲状腺リンパ腫発症危険度は健常人のそれの 80 倍である.

臨床所見

■ 好発年齢, 性
- 甲状腺リンパ腫は中高年に好発する（平均年齢 65 歳）.
- 女性が多く, 男女比は 1：2〜8 と報告されている.

■ 臨床症状
- 最も多い症状は甲状腺の急速な腫大である.
- 腫瘍は弾性硬, あるいは硬く, 周囲との癒着がみられることもある.
- 周囲臓器に浸潤がみられると嗄声や呼吸困難, 嚥下障害などを訴えるようになる.
- 限局性病変（病期ⅠE, ⅡE）が多い.

病理所見

■ 肉眼所見　図1
- 一般に腫瘤を形成することが多いが, 分葉状, 多結節性, びまん性など多彩な形態をとる.
- 大きさもさまざまである.
- 割面では甲状腺組織との境界不鮮明な腫瘤を形成し, 被膜はみられない.
- 割面は平坦からやや膨隆し弾性軟〜硬で, 灰白色〜黄白色調を呈する.

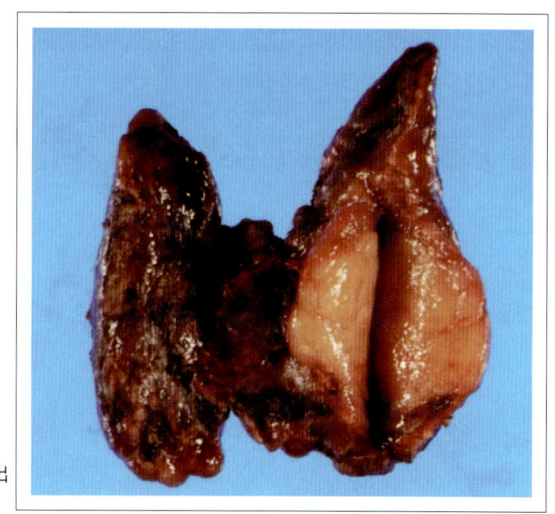

図1 甲状腺リンパ腫の肉眼所見
黄白色で軽度膨隆する．壊死や出血はみられない．

- 壊死や出血の頻度は低いが，大きな腫瘤の場合にみられることもある．

■ 組織学的所見

- 甲状腺原発悪性リンパ腫は，ほとんどが B 細胞性リンパ腫であり，MALT リンパ腫，DLBCL と両者が混在したものが主たる組織型である．
- 濾胞性リンパ腫（follicular lymphoma）や形質細胞腫（plasmacytoma）もみられるがまれである．その他の組織型は非常にまれである．

MALT リンパ腫

- 橋本病を母地に発症することが多いため，特に MALT リンパ腫などでは，背景に橋本病の所見を伴うものが多い．
- 組織所見は胃などで発症する MALT リンパ腫と同様である 図2 ．
- 甲状腺組織を破壊し，びまん性，あるいは不鮮明な結節性増殖を示す 図2a, b ．
- 腫瘍が増殖している中に反応性リンパ濾胞の残存が確認されることが多い．
- 腫瘍細胞は濾胞上皮内に破壊性に浸潤し，リンパ上皮性病変（lymphoepithelial lesion：LEL）を形成するが，特に，甲状腺濾胞内に腫瘍細胞が集簇する特徴的な組織像が多くみられ（MALT ball），診断に有用である 図2e ．
- 反応性リンパ濾胞内に腫瘍細胞が浸潤し，集簇してみられることがある（follicular colonization）．
- 腫瘍細胞は成熟小リンパ球よりやや大きく，核に軽度のくびれがみられ，わずかに明るい細胞質からなる胚中心細胞類似細胞（centrocyte-like cell）や類円形ないし腎形の核と中等量の明るい細胞質を有する単球様 B 細胞（monocytoid B-cell），成熟リンパ球に類似した腫瘍細胞がさまざまな割合で混じて増殖する 図2c ．
- これらの中に大型の腫瘍細胞が散在性にみられたり，形質細胞に分化した腫瘍細胞がさまざまな比率で混じる 図2d ．

DLBCL

- DLBCL の組織像はリンパ節に発症するそれと変わらない 図3 ．
- 大型の異型リンパ球の密なびまん性，充実性増殖を認める．

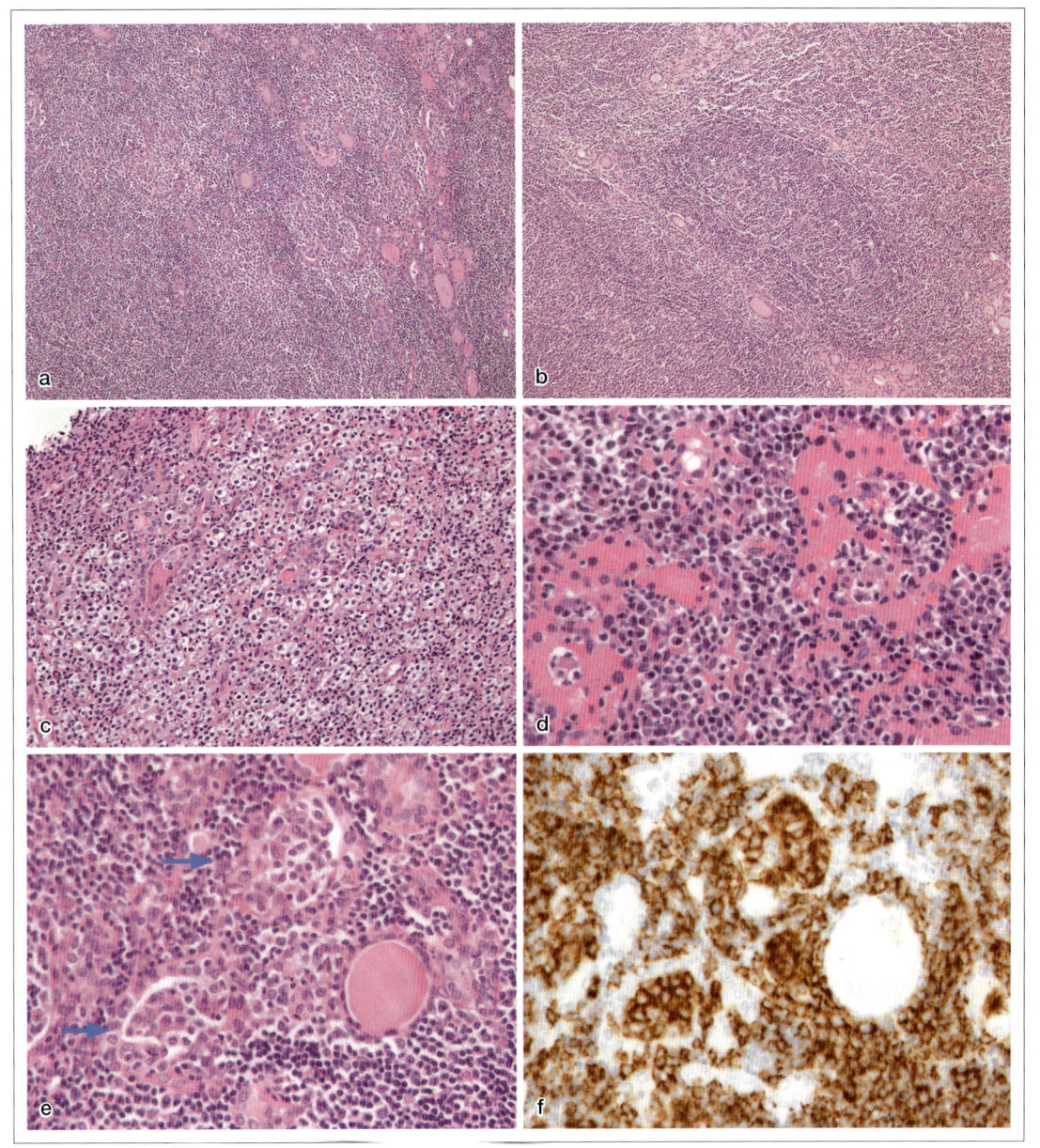

図2 MALTリンパ腫

a：弱拡大.
b：vague nodularity. リンパ濾胞の残存. 腫瘍細胞はその外側部である.
c：明るい細胞質を有する monocytoid B cell の増殖.
d：形質細胞への分化の高度な例.
e：甲状腺濾胞内への浸潤（MALT ball）が散見される（➡）.
f：CD20 免疫染色（e と同一症例）. 甲状腺濾胞内のリンパ球は CD20 陽性.

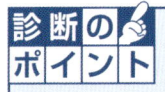

- 甲状腺 MALT リンパ腫では，リンパ腫細胞が甲状腺濾胞内に充満し，時に濾胞上皮を破壊している所見がよくみられることが知られている. "MALT ball" と呼ばれる.
- 橋本病でみられることはまれである.

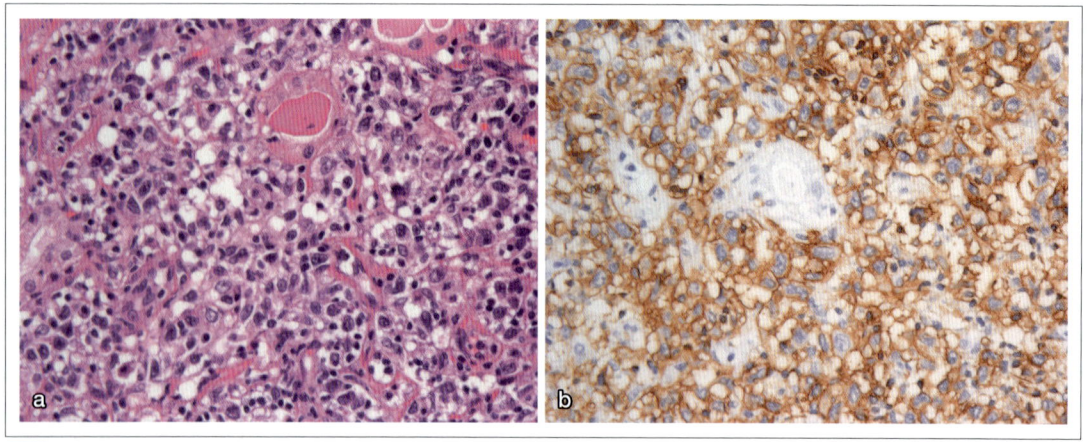

図3 DLBCL
a：大型の異型リンパ球のびまん性浸潤　　b：CD20 免疫染色．浸潤している大型細胞に陽性を示す．

- 胚中心芽球や免疫芽球に類似する腫瘍細胞がさまざまな程度に混じて増殖することが多い．
- 形質細胞分化を伴うこともある．
- 破壊性増殖が強いため，しばしば周囲組織や前頸筋などへの浸潤を認める．

■ 免疫組織化学

- MALT リンパ腫や DLBCL は pancytokeratin 陰性，thyroglobulin 陰性，TTF-1 陰性，CD20 陽性，CD79a 陽性，CD3 陰性，CD5 陰性である．
- 形質細胞分化がみられる場合，軽鎖の単クローン性（monoclonality）を確認することも診断に有用である．

鑑別診断

▶ MALT リンパ腫と橋本病

- 両者の鑑別は時として困難なことが多く，免疫組織化学，フローサイトメトリー，遺伝子再構成によるクロナリティの存在の確認検査などの結果も参考にして鑑別する必要がある．
- centrocyte-like cell や monocytoid B-cell の増殖，LEL などがみられれば MALT リンパ腫が示唆されるが，参考程度である．
- 形質細胞分化がみられる場合は免疫グロブリン軽鎖の clonality の検討が鑑別に有用である．

▶ MALT リンパ腫と形質細胞腫（plasmacytoma）

- 形質細胞分化が著明な MALT リンパ腫の場合，形質細胞腫との鑑別が必要なときがある．
- MALT リンパ腫では少なくとも centrocyte-like cell などの腫瘍細胞が混じてお

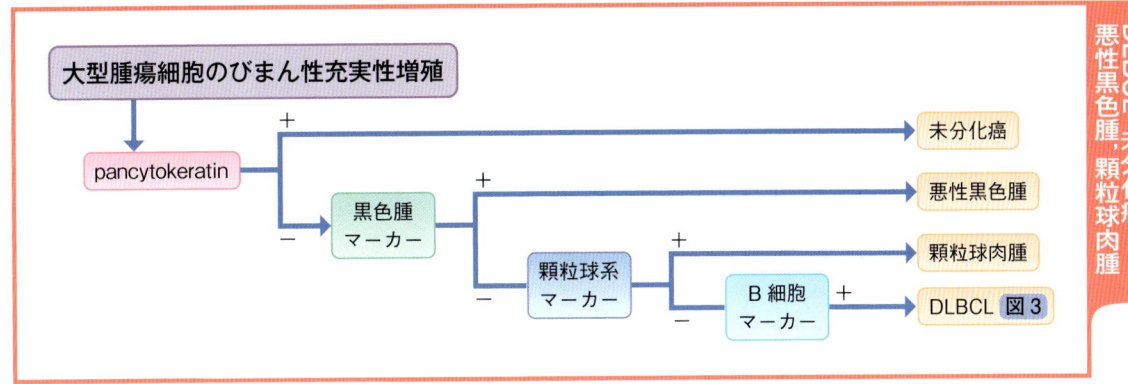

り，CD20陽性細胞が確認できるが，形質細胞腫では形質細胞やその幼弱な細胞からなるので，CD20陰性のことがほとんどである.

▶ MALTリンパ腫と濾胞性リンパ腫（follicular lymphoma）

- MALTリンパ腫で結節性増殖やfollicular colonizationが顕著なとき，鑑別が必要になる.
- 濾胞性リンパ腫ではB細胞マーカーのほか，CD10やbcl-6が腫瘍細胞に陽性になるが，MALTリンパ腫ではこれらが陰性になる.

▶ DLBCLと甲状腺未分化癌（anaplastic thyroid carcinoma），悪性黒色腫（malignant melanoma），顆粒球肉腫（granulocytic sarcoma）

- 大型の核を有した腫瘍細胞がsheet状に増殖する場合に鑑別が必要なことがある.
- 甲状腺未分化癌では，pancytokeratinとリンパ球系マーカーにより鑑別が可能である.
- 悪性黒色腫との鑑別にはS-100蛋白，HMB45，Melan A，SOX-10などのメラノサイトマーカーとリンパ球系マーカーを組み合わすことで鑑別が可能である.
- 顆粒球肉腫との鑑別にはMPO，CD13，CD33などの顆粒球系マーカーとリンパ球系マーカーを組み合わせることで鑑別が可能である.

橋本病

疾患の概要

- 橋本病はびまん性甲状腺腫をきたし，血清中に抗甲状腺ペルオキシダーゼ（TPO）抗体や抗サイログロブリン（TG）抗体などの自己抗体がみられる自己免疫疾患である.

臨床所見

■ 好発年齢，性
- 中年女性に多い（発症時平均年齢 59 歳，男女比 1：5～7）.

■ 臨床症状
- 典型的には甲状腺左右両葉のびまん性腫脹を認める.

■ 検査所見
- 血清中に抗 TPO 抗体や抗 TG 抗体が検出される.
- 甲状腺機能低下症を合併することもある.

病理所見

■ 肉眼所見
- 甲状腺はびまん性に腫脹し，やや硬く，表面は凹凸不整で，時に結節状になることもある.
- 割面は線維化により分葉状となり，灰白色調を呈する.

■ 組織学的所見 図4
- 甲状腺内に小リンパ球や形質細胞がさまざまな割合でびまん性に浸潤する.
- その中に反応性リンパ濾胞が散在性に形成される.
- 甲状腺濾胞は萎縮するものや，崩壊するものがみられる.
- 濾胞上皮細胞が腫大し，明瞭な核小体を有する大型の核と，好酸性の豊かな細胞質を有する細胞となる（oxyphilic cell, Hürthle cell）.
- 濾胞上皮の扁平上皮化生を認めることもある.
- 間質にさまざまな程度に線維化を伴う.
- 線維化は甲状腺内に留まり，周囲組織に及ばない.

■ 免疫組織学化学
- 浸潤する小リンパ球は T 細胞，B 細胞が混じてみられ，両者を形態的に区別するのは困難である.
- B 細胞に clonality は認めない.

IgG4 関連甲状腺炎

疾患の概要

- IgG4 関連疾患は臓器内にリンパ球と IgG4 陽性形質細胞の著しい浸潤に加え線維化を伴った結節性・肥厚性病変を形成する原因不明の疾患である.
- 多くの場合，同時性，異時性に全身諸臓器を侵すことが多いが，単一臓器のみに

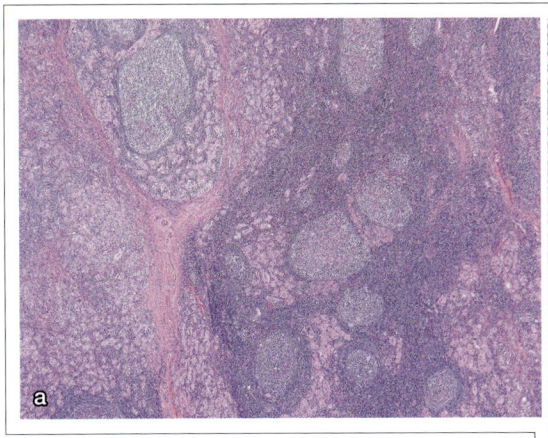
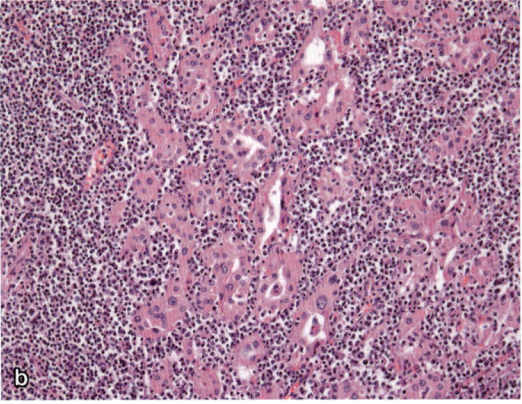
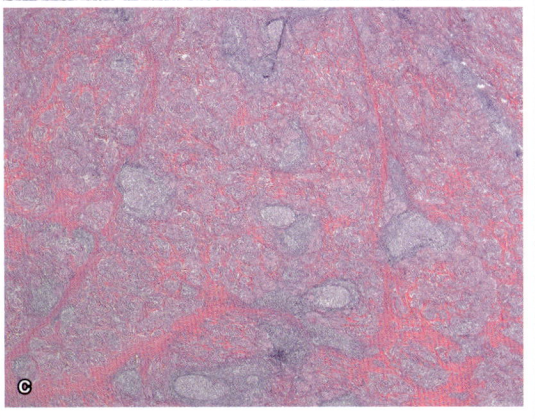

図4 橋本病
a：リンパ濾胞形成を伴うリンパ球，形質細胞浸潤を認める.
b：好酸性の細胞質をもつ Hürthle cell.
c：線維増生の高度な "線維亜型（fibrous variant）".

留まる場合も報告されている.

- 一般的な診断基準は，①臨床的に単一臓器または複数臓器に特徴的なびまん性あるいは限局性腫大，腫瘤，結節，肥厚性病変を認める，②血液学的に高 IgG4 血症（135mg/dL 以上）を認める，③病理組織学的に著明なリンパ球，形質細胞の浸潤と線維化を認め，IgG4 陽性形質細胞が 10/HPF 以上，あるいは IgG4/IgG 陽性細胞比 40% 以上の 3 つを満たすもの，である.
- 甲状腺では，その臨床的・病理学的特徴から Riedel 甲状腺炎が IgG4 関連疾患と考えられてきた.

Riedel 甲状腺炎（Riedel thyroiditis）

疾患の概要

- 進行性の線維化を特徴とする，原因不明の疾患である.
- 非常にまれな疾患であり，頻度は外来患者の約 1/10 万人である.

臨床所見

■ 好発年齢，性
- 中年に多く発症し，平均年齢は50歳である．
- 男女比では女性が多く，1：3～5.

■ 臨床症状
- 最も多い主訴は無痛性の甲状腺腫大であり，甲状腺は石のように硬く触れる．
- 比較的緩徐に進行するが，周囲に病変が及ぶと気管圧迫・呼吸困難症状を呈するようになる．
- 抗TPO抗体や抗Tg抗体が1/2～1/3の患者にみられるが，抗体価は低いことが多い．
- 約1/3の症例で同時性あるいは異時性に他の臓器に線維性炎症性病変を合併する．
- ステロイドが有効である．

病理所見

■ 肉眼所見
- 甲状腺の一部，または，全体に著明な線維化をきたし腫大する．
- 石のように硬く，灰白色調で分葉構造が消失している．
- 周囲組織に線維化が及び，癒着が強い．

■ 組織学的所見
- 密な線維化のため，甲状腺の正常構造が消失している．
- 線維化が周囲組織まで及んでいる．
- Hürthle cell のような好酸性の細胞質からなる濾胞上皮はみられない．
- 小リンパ球や形質細胞を中心とした炎症性細胞浸潤がみられ，好中球や好酸球が混じることもある．
- リンパ濾胞は欠如あるいは少ない．
- 閉塞性静脈炎がみられる．

（大澤政彦，桑江優子）

甲状腺悪性腫瘍
その他，まれな原発性腫瘍

扁平上皮癌（squamous cell carcinoma）

▶ 疾患の概要

- 腫瘍全体が扁平上皮への分化を示す悪性腫瘍と定義されており，乳頭癌など他の腫瘍成分が混在しているものはこれに含めない．

染色体・遺伝子異常

- $p53$ の変異が知られている．

▶ 臨床所見

■ 好発年齢，性
- 高齢者に好発し，女性の割合が高い．

■ 臨床症状
- 未分化癌と同様に，頸部腫瘤が短期間で増大する．頸部痛，発赤に加え呼吸障害が生じる．
- 予後はきわめて不良である．

■ 画像所見
- 壊死を伴う大型の腫瘍として描出されるのが一般的である．

▶ 病理所見

■ 肉眼所見
- 甲状腺全体に広がる固い腫瘤を形成する．中心壊死を生じることが多い．

■ 組織学的所見
- 他臓器で認められる扁平上皮癌と同様の形態を示す **図1** ．
- 好酸性で厚みをもった胞体を有する異型細胞が充実性に浸潤・増殖する．
- 胞巣中心に向けて角化傾向を示す．角化の乏しい低分化型のものもまれではない．

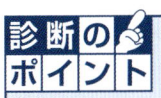
診断のポイント
- ・食道，気道など他臓器に発生する扁平上皮癌と同様の形態である．
- ・腫瘍の全体を観察し，乳頭癌など他の腫瘍成分が含まれないことを確認する．

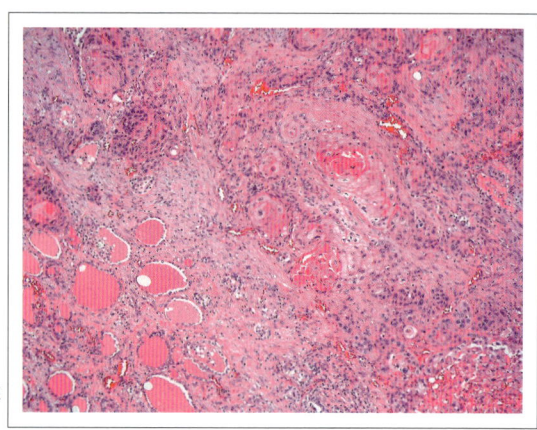

図1 扁平上皮癌
角化傾向を示す異型細胞が浸潤性
に増殖する.

■ 免疫組織化学

- thyroglobulin は陰性である. cytokeratin（CK）では CK19 が陽性となる. p53 や Ki-67 の陽性率は高い.
- 他臓器の扁平上皮癌の甲状腺転移との鑑別として，PAX8 が陽性となるという報告もある.

> ### 鑑別診断

▶気道，食道など他臓器に発生した扁平上皮癌の甲状腺転移
（metastasis from other site of squamous cell carcinoma ）

- 組織のみでは鑑別は難しい. 画像所見を参考にする必要がある.

▶乳頭癌の扁平上皮化生（squamous metaplasia of papillary carcinoma）

- 乳頭癌の特徴的な核所見のみられる部位がある.
- 扁平上皮分化を示す部分で核異型が乏しい.

▶甲状腺内胸腺癌（intrathyroidal thymic carcinoma）

- 分葉状で境界明瞭な腫瘍をつくる.
- 角化は領域性というよりも単細胞性である.

粘表皮癌（mucoepidermoid carcinoma）

> ### 疾患の概要

- 扁平上皮および粘液を産生する上皮で構成される悪性腫瘍である.
- 単に粘表皮癌と称されるものと，好酸球増多を伴う硬化性粘表皮癌と称されるものがあり，臨床的・組織学的に区別されている.
- 化生を生じた濾胞上皮を由来とする説が有力である.

染色体・遺伝子異常

- いくつかの遺伝子異常（*RET/PTC* 融合遺伝子など）が報告されているが，決定的なものは知られていない．

▶ 臨床所見

■ 好発年齢，性
- 広い年代にわたってみられる．女性に多い．
■ 臨床症状
- 頸部腫瘤として発見される．
- 通常は低悪性度の腫瘍であるが，未分化転化を生じることもある．
■ 画像所見
- 画像所見についてのまとまった報告はない．

▶ 病理所見

■ 肉眼所見
- 境界明瞭な充実性腫瘤で，通常被膜はみられない．
■ 組織学的所見
- 線維性・炎症性の間質を背景に，扁平上皮への分化を示す細胞と粘液を産生する細胞が胞巣を形成する ．
- 扁平上皮細胞はシート状，粘液産生細胞は腺管状・篩状に配列する．
- 背景には慢性甲状腺炎がみられる．
■ 免疫組織化学
- 高分子 keratin, CEA ，p63 図2c のほか，thyroglobulin，TTF-1 ，PAX8 が陽性となる．

▶ 鑑別診断

▶ 扁平上皮癌（squamous cell carcinoma）
....
- 粘液産生細胞の増殖はみられない．
- 胞体内粘液の有無は PAS 染色で確認する．

▶ solid cell nest
....
- 免疫染色の染色性は同様である．

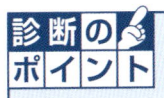
・扁平上皮細胞分化と粘液産生細胞分化の両成分を確認する．
・免疫染色では p63 陽性を確認する．

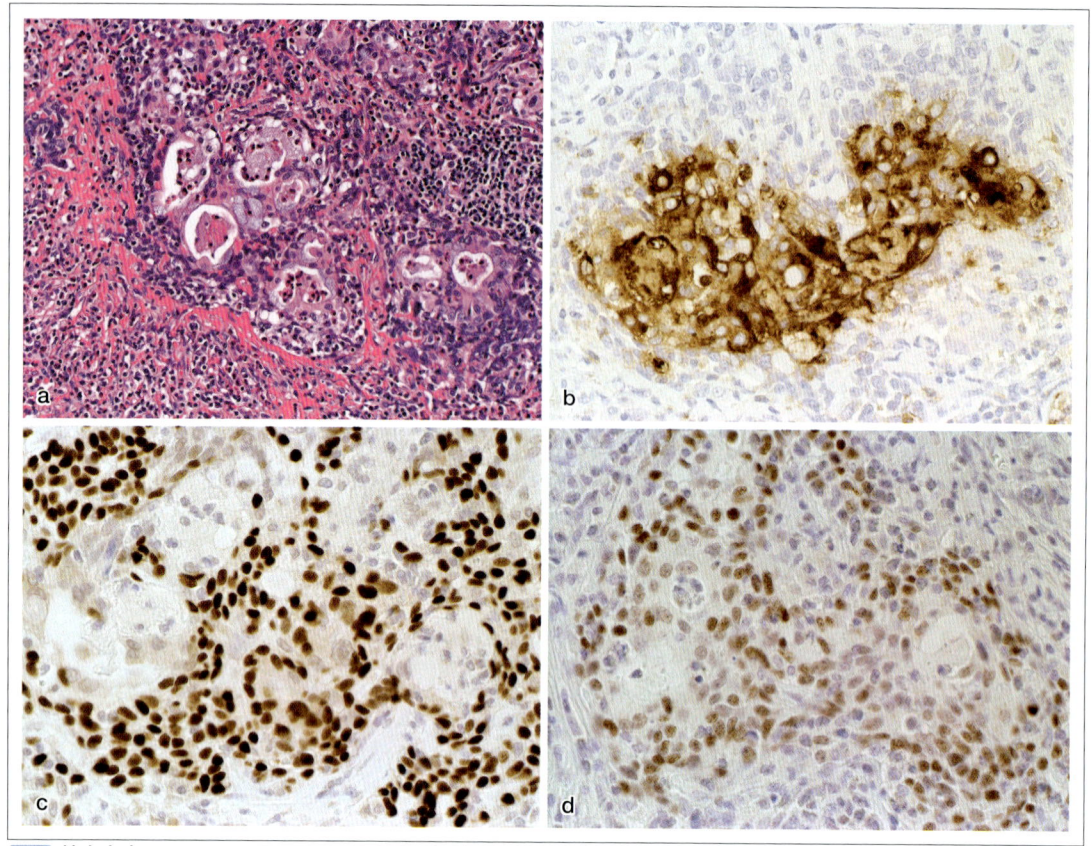

図2 粘表皮癌
リンパ球を主とする炎症細胞を背景に，粘液を含有する細胞が腺管を形成している．粘液をもたない上皮細胞も認められる（a）．CEA（b），p63（c），TTF-1（d）が腫瘍細胞に陽性となる．

- 顕微鏡的に観察される病変で，腫瘍塊は形成しない．
- 粘液細胞の出現頻度は低い．

甲状腺内胸腺癌（intrathyroidal thymic carcinoma）

疾患の概要

- 甲状腺内に存在する胸腺癌で，異所性胸腺組織から発生すると考えられている．
- 甲状腺内上皮性胸腺腫として初めて報告された．胸腺様分化を示す癌（CASTLE）などと呼ばれることもある．WHO 分類 2017 では甲状腺内胸腺癌の名称が採用された．

臨床所見

好発年齢，性
- 中年に好発し，男女比はほぼ1:1である．

■ **臨床症状**

● 初発症状は頸部腫瘤や嗄声が多い.

■ **画像所見**

● 超音波では低エコーの腫瘤として描出される.

▶ **病理所見**

■ **肉眼所見**

● 甲状腺下極に分葉状の境界明瞭な腫瘤を形成する. 固定後の割面は白灰色調 で,被膜はみられない.

■ **組織学的所見**

● 多数の小型リンパ球を背景に,大型円形核を有する細胞が充実性に増殖する. 線維性の隔壁により,腫瘍は島状の構築を示す 図3b .

● 各所で角化傾向がみられる.

● 腫瘍細胞は N/C 比が高く,顆粒状クロマチンと明瞭な核小体がみられる 図3c .

■ **免疫組織化学**

● 胸腺癌と同様,腫瘍細胞の細胞膜に CD5 が陽性となる 図3d ことが診断に役立つ.

● 他に c-kit や p63,bcl-2 も腫瘍細胞に染色される.

● chromogranin A などの神経内分泌マーカーが陽性となる例もある.

▶ **鑑別診断**

▶ **扁平上皮癌**（squamous cell carcinoma）

● 浸潤傾向が顕著である.

● 角化傾向は単細胞性ではなく,領域性である.

● 腫瘍細胞は CD5 陰性である.

▶ **リンパ上皮腫の転移**（metastasis of lymphoepithelioma）

● 上皮細胞とリンパ球が混在してみられる.

● EBER 陽性細胞が認められる.

● 腫瘍細胞は CD5 陰性である.

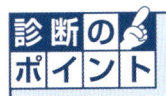
・角化や小嚢胞といった胸腺組織を窺う所見に注意する.
・扁平上皮癌を疑う腫瘍に遭遇した場合は,この腫瘍の可能性を念頭に置く.

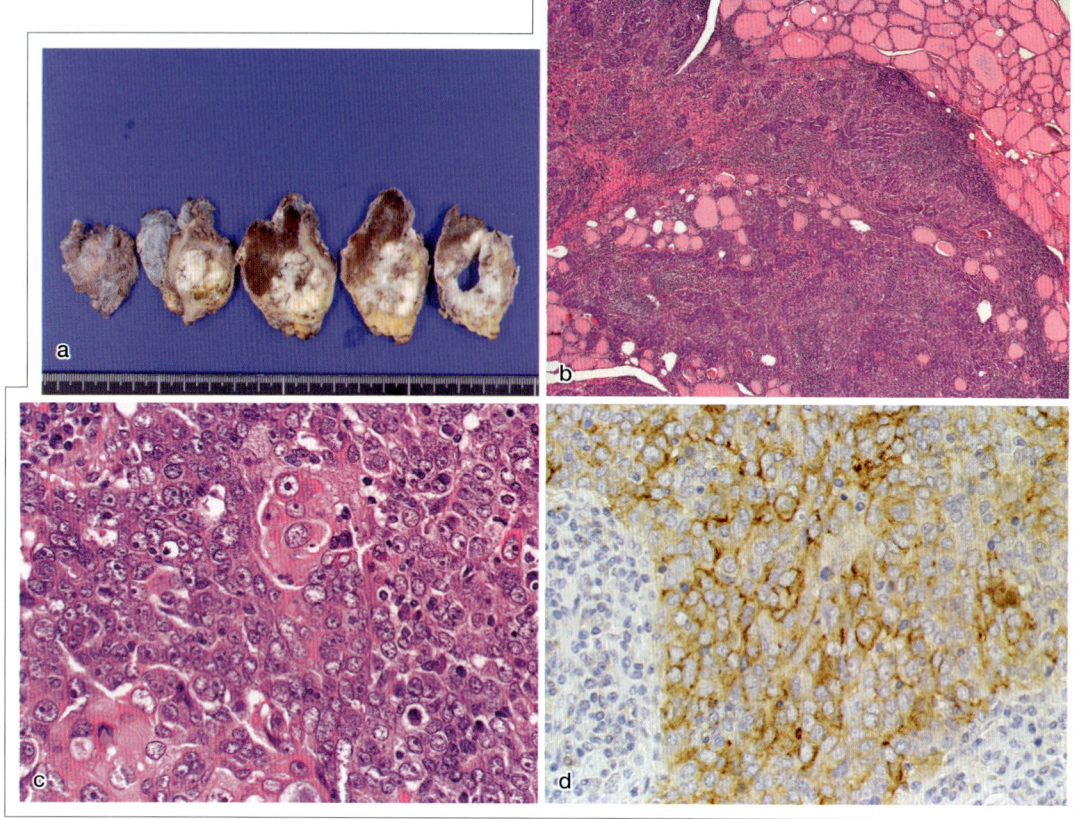

図3 甲状腺内胸腺癌

a：固定後の肉眼所見．境界明瞭な分葉状灰白色腫瘤が認められる．
b：豊富なリンパ球を背景に，腫瘍細胞は島状に増殖する．
c：腫瘍細胞は大型で，顆粒状クロマチンと明瞭な核小体がみられる．角化を示す細胞が認められる．
d：CD5 が腫瘍細胞の細胞膜に発現する．

パラガングリオーマ（paraganglioma）

疾患の概要

- 傍神経節から生じる腫瘍であり，全身さまざまな部位で認められる．
- 副腎髄質に生じるものは特に褐色細胞腫と呼ばれる．甲状腺内あるいは近傍にも認められる．

染色体・遺伝子異常

- 家族性腫瘍（MEN2 型，神経線維腫症 1 型，von Hippel-Lindau 病）の一病型として生じるものではそれぞれ *RET, NF1, VHL* 遺伝子の異常が認められる．
- 家族性褐色細胞腫・パラガングリオーマ症候群では *SDHA, SDHB, SDHC, SDHD* の異常がみられる．

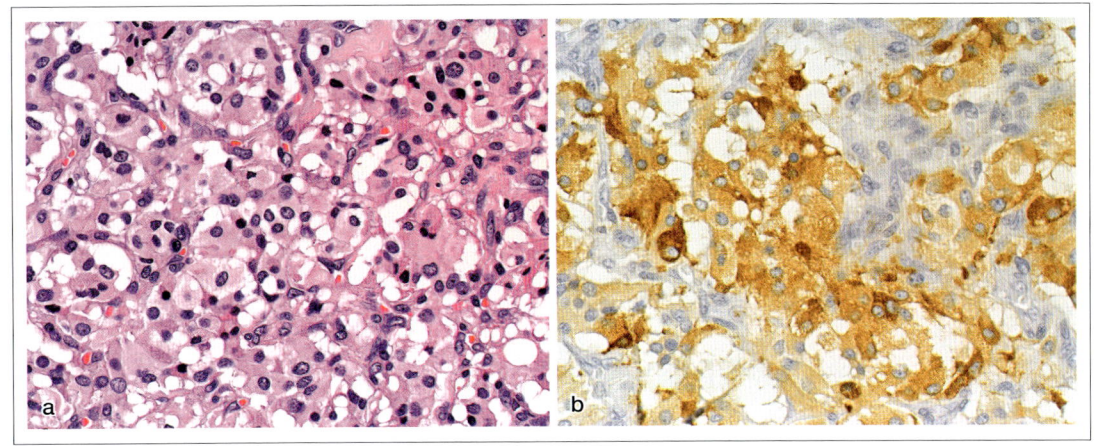

図4 パラガングリオーマ
a：円形核を有する大型多角形細胞が索状に配列する.　　b：腫瘍細胞は chromogranin A で染色される.

臨床所見

■ 好発年齢，性
- 40〜50 歳代の女性に認められることが多い.

■ 臨床症状
- 頸部腫瘤で発見される.

■ 画像所見
- ^{123}I-MIBG や ^{18}F-FDG-PET/CT で描出される.

病理所見

■ 肉眼所見
- 境界明瞭で被膜を有する茶褐色の腫瘤として認められる.

■ 組織学的所見
- 円形核を有する大型多角形細胞が索状に配列する **図4a** .
- 胞巣を取り囲む形で支持細胞と称される紡錘形細胞および毛細血管が認められる.

■ 免疫組織化学
- 腫瘍細胞は chromogranin A 陽性となり **図4b** ，支持細胞は S-100 蛋白陽性である.
- *SDHB*，*SDHD* などの変異が認められる例では免疫染色で SDHB の発現が消失する.

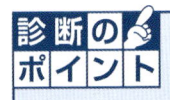
・血管で囲まれた胞巣状構造が特徴的である.
・chromogranin A などの神経内分泌マーカーが陽性となることを確認する.

> ## 鑑別診断

▶濾胞性腫瘍（follicular neoplasm）

- 免疫染色で thyroglobulin, TTF-1 が陽性, chromogranin A は陰性となる.

成熟奇形腫（mature teratoma）

> ## 疾患の概要

- 成熟した1〜3胚葉の組織で構成される腫瘍である.
- 甲状腺原発胚細胞腫瘍の中では最も頻度が高い.

> ## 臨床所見

■好発年齢，性

- 10歳以下の小児に多い.
- 性差はあまりない.

■臨床症状

- 頸部腫瘤として発見される.

■画像所見

- 腫瘍の構成成分により多彩な所見を示す.

> ## 病理所見

■肉眼所見

- 割面は充実性あるいは囊胞状を示し，囊胞内には粥状物質を入れる. 硬組織がみられることもある.

■組織学的所見

- 皮膚，皮膚付属器，脂肪織，平滑筋，呼吸上皮，軟骨，骨，中枢神経組織などが秩序なく認められる 図5 .

■免疫組織化学

- 診断には必須ではない.

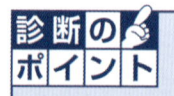

・さまざまな成熟組織が観察される.
・特に未熟な神経組織の有無に注意する（予後を左右する因子である）.

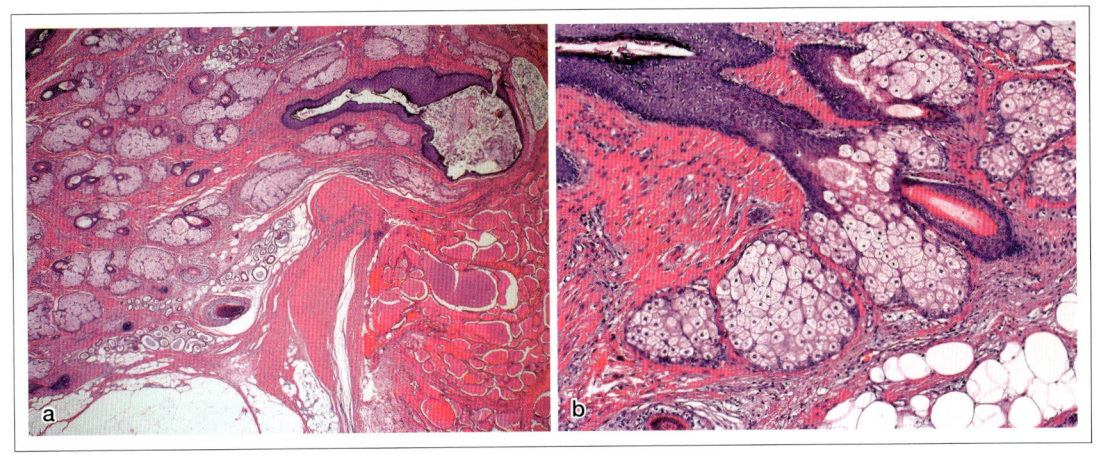

図5 成熟奇形腫
a：皮膚，皮膚付属器，平滑筋，脂肪織が認められる．すべて成熟した組織である．　　b：皮脂腺，毛包の拡大像．

鑑別診断

▶ 未熟奇形腫（immature teratoma）

- 未熟組織（特に神経組織）が観察される．

平滑筋肉腫（leiomyosarcoma）

疾患の概要

- 甲状腺内の血管平滑筋から生じるとされている．
- 甲状腺原発の肉腫では，悪性リンパ腫，血管肉腫に次いで多い．

臨床所見

■ 好発年齢，性
- 高齢者に好発し，女性に多い．

■ 臨床症状
- 頸部腫瘤として発見される．

■ 画像所見
- 辺縁不整で被膜のない腫瘤として認められる．

病理所見

■ 肉眼所見
- 平均 6cm の大型腫瘤を形成し，浸潤性増殖を示す．

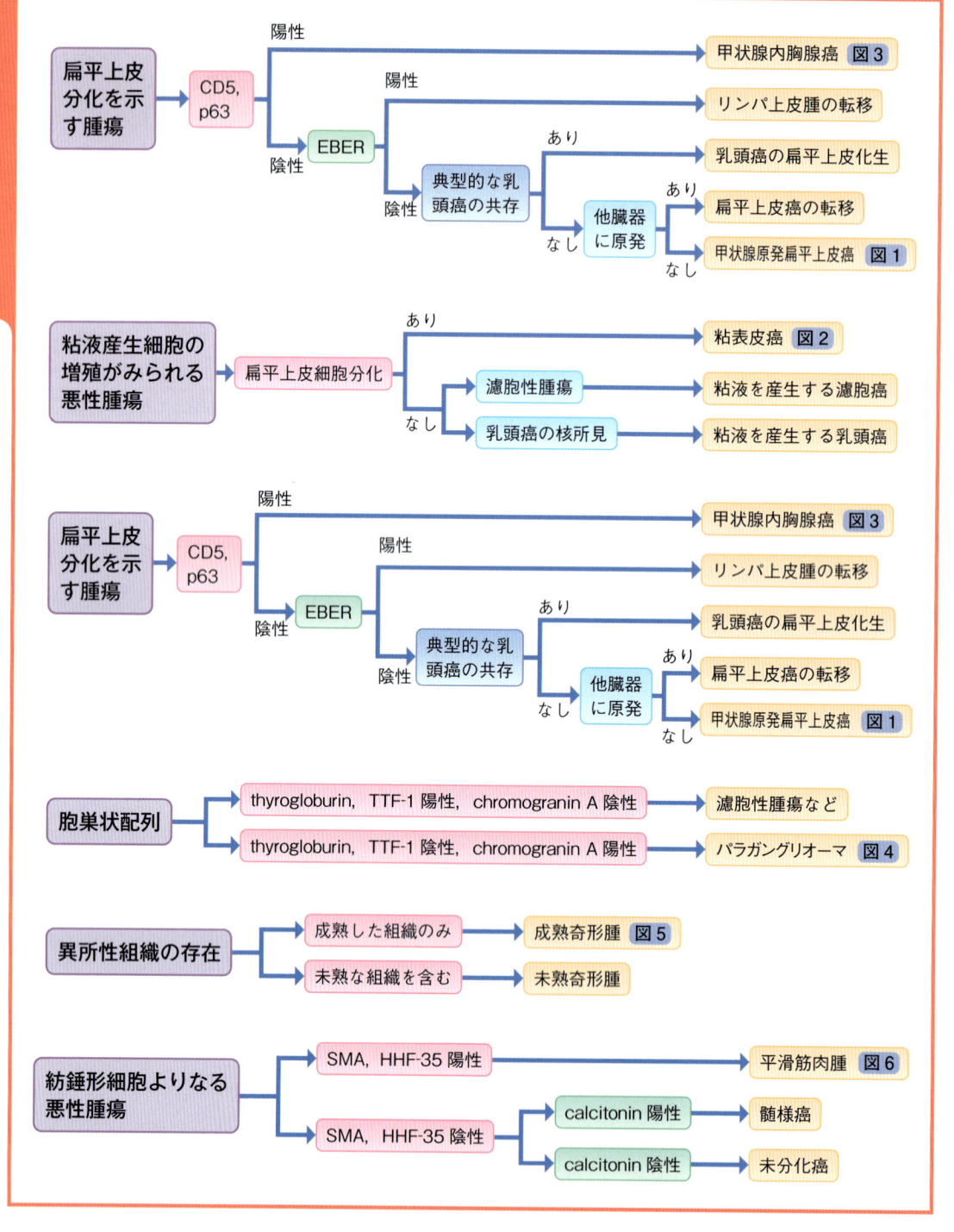

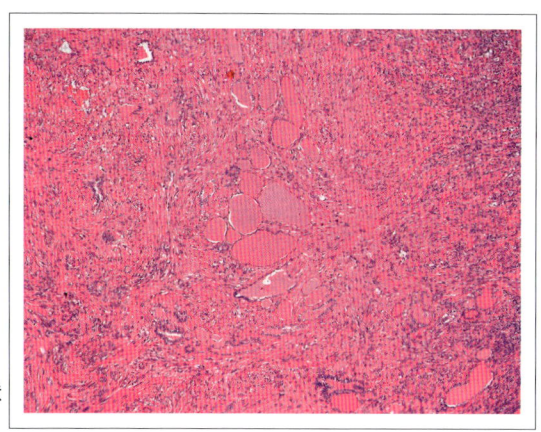

図6 平滑筋肉腫
紡錘形細胞が束状に増殖し，甲状腺内に浸潤増殖している．

■ 組織学的所見

- 紡錘形細胞が束状に増殖する **図6**．
- 核異型が目立ち，核分裂像も多い．
- 血管侵襲，壊死がみられることが多い．

■ 免疫組織化学

- SMA，HHF-35 はほとんどの症例で陽性となる．desmin や h-caldesmon は陽性率がやや下がる．

鑑別診断

▶未分化癌（anaplastic carcinoma）

- SMA や HHF-35 が染色されないことで鑑別される．

（亀山香織）

甲状腺悪性腫瘍
小児甲状腺癌

疾患の概要

- 小児は一般に 15 歳以下とされている.
- 思春期は第二次性徴の出現から 18〜20 歳までとされ,小児期とあわせて若年者と扱われることが多い.
- 小児甲状腺癌はこれまで年間およそ人口 100 万人に 1 人といわれるまれな腫瘍であったが,画像診断機器の精度の向上や医療機関受診機会の増加に伴い頻度は高くなっている.
- 診断は成人と同様に穿刺吸引細胞診で行われ,細胞像も成人と同様である.
- 甲状腺癌には成人と同様にさまざまな亜型が提唱されているが,小児から若年者に特に多いものが存在する.
- 乳頭癌の組織亜型には発生頻度,遺伝子変異ともに地域差がみられる.ヨード摂取量や遺伝的素因が要因と考えられている.
- 甲状腺は放射線感受性の高い臓器で,100mSV（0.1Gy）以上の放射線被曝により甲状腺癌発症のリスクが高まることが疫学的に証明されている.

染色体・遺伝子異常 表1

- 小児甲状腺癌の代表的な遺伝子変異（*ret/PTC*, *BRAF*）には地域差,年齢間差がみられる.
- 原発事故後に激増したチェルノブイリ症例では *ret/PTC* の頻度が高いが,福島県民調査の小児・若年者症例では *BRAF* 点突然変異が多い.放射線被曝症例では DNA の二本鎖切断によるさまざまな組み換えが多い.
- 遺伝性疾患として髄様癌や篩状型乳頭癌が知られている.

表1 甲状腺乳頭癌における遺伝子異常

変異遺伝子	自然発癌		チェルノブイリ	福島スクリーニング
	成人	小児	小児	小児
RET/PTC rearrangement	13〜43%	50〜60%	50〜90%	10%
BRAF rearrangement	1%	NI	11%	0
NTRK rearrangement	5〜13%	NI	3〜7%	6%
BRAF point mutation	29〜69%	3〜6%	0〜12%	63%

表2 表2 小児と成人甲状腺癌の転移と予後の比較

	小児			成人
	チェルノブイリ(%)	医療被曝(%)	自然発症(%)	自然発症(%)
リンパ節転移	60〜70	60〜70	40〜90	30〜40
肺転移	10〜15	10〜15	5〜25	2〜5
再発	30〜50	30〜50	30〜50	20〜30
死亡	1	1	1	5

(Tuttle RM, et al. Clinical presentation and clinical outcomes in Chernobyl-related paediatric thyroid cancers：what do we know now? What can we expect in the future? Clin Oncol (R Coll Radiol) 2011：23：268-75.)

- 現時点で放射線被曝に特異的な遺伝子変異は証明されていない．DNA の二本鎖切断による種々の染色体組み換え（*ret/PTC* など）が有力な候補といわれているが，現時点では個々人の検索から被曝の影響を確定できるものはなく，被曝集団の疫学的な判断によって証明されている．

■ **疫学**

- 一般に症候性小児甲状腺癌の頻度は年間約人口 100 万人に 1 人といわれていた．
- 発生頻度は放射線被曝や診断機器の精度向上，医療機関受診機会で変動する．チェルノブイリ原発事故では人口 100 万人に 20〜100 人，福島スクリーニングでは人口 100 万人に約 300 人と高い数値を示している．

臨床所見

- 小児甲状腺癌は成人に比して浸潤性が高いが，予後はよい 表2 ．
- リンパ節転移は 40〜70%，遠隔転移は 5〜25% にみられる．
- 生命予後は良好で，5 年生存率は 99% である．
- 放射線被曝関連癌と自然発症癌で予後に差はみられない．
- 病期（Stage）は遠隔転移の有無にかかわらず Stage Ⅱまでである．

病理所見

- 成人と同様に，WHO 分類 2017 や『甲状腺癌取扱い規約（第 7 版）』に従う．

■ **小児甲状腺癌の組織学的な特徴**

- 乳頭癌が約 90% を占め，濾胞癌，髄様癌，低分化癌，未分化癌と続く．
- 乳頭癌には多くの亜型が提唱されている．本邦ではほとんどの症例は通常型（classical type），続いて濾胞型（follicular variant：FV），びまん性硬化型（diffuse sclerosing variant：DSV），充実型（solid variant：SV），篩状−モルラ型（cribriform-morular variant）となる．
- 年齢が低くなるにつれ DSV，SV の頻度が高くなる．青年層になると篩型の頻度が上昇する．

表3 小児甲状腺乳頭癌亜型の地域差

組織亜型（%）	放射線被曝	自然発症	福島
国	ウクライナ	ベラルーシ	日本
通常型	39	49	92
濾胞型	31	21	3
びまん性硬化型	8	8	1
高細胞型	7	13	0
充実型	15	11	1
篩状-モルラ型	0	0	3

- 乳頭癌の亜型には地域差があることに注意を要する．日本では通常型が圧倒的に多く，FV や充実性要素の多い DSV，SV は少ない **表3**．
- 小児癌は成人に比して浸潤性が強く，リンパ節転移や遠隔転移の頻度が高い．一方，治療に反応性がよく，生命予後はよい．
- DSV や SV は浸潤性，リンパ管侵襲，リンパ節転移の頻度が高いが，他の亜型と予後の差はみられない．
- 腫瘍構成成分については通常型でも成人と比較して充実性や素状成分の占める割合が高くなる．

放射線被曝と小児甲状腺癌

- 甲状腺は放射線被曝で癌発生リスク（放射線感受性）の高い臓器である．
- 内部被曝，外部被曝の被曝形態にかかわらず5歳未満児の発癌リスクが高いことが報告されている．内部被曝は原発事故，外部被曝は医療被曝，原爆が代表的な原因になる．
- 疫学的に 100mSv（0.1Gy）以上の被曝線量から甲状腺癌の発症リスクが証明されている．
- 放射線誘発甲状腺癌に特異的な組織型はなく，その地域の年齢分布に対応した甲状腺癌の頻度が上昇する．

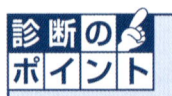

- 充実型優勢で核に乳頭癌の特徴的所見を認める場合に充実型乳頭癌とする．
- 充実型の腫瘍成分優勢で核の多形性が高度な場合，核分裂像が多い場合，腫瘍壊死を伴う場合は低分化癌とする．
- 通常型乳頭癌の一部にびまん性硬化型乳頭癌像がみられる場合は，通常型に分類する．びまん性硬化型の診断には片葉相当の広がりが必要である．
- 篩状-モルラ型乳頭癌の morule の同定に役立つ免疫染色 **図1** は ER 陰性，CD10 陽性，bcl-2 陽性である．

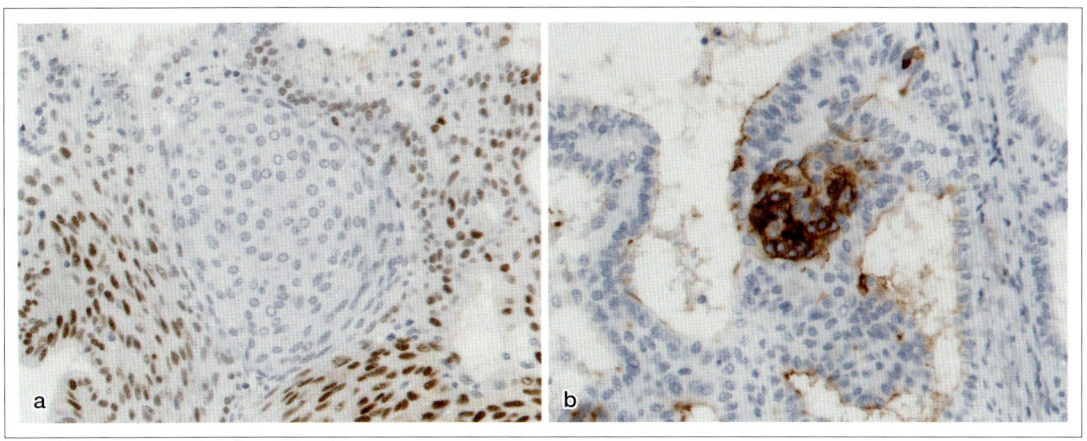

図1 篩状-モルラ型乳頭癌の免疫染色
a：ER 免疫染色．濾胞状部分は陽性で，morule は陰性である．
b：CD10 免疫染色．morule は陽性を示す．

チェルノブイリ原発事故と小児甲状腺癌

- チェルノブイリ原発事故後には事故後 4 年目から周辺地域で小児甲状腺癌が増加し 10 年目にピークを迎えている．放射線被曝の影響のない事故後に出生した小児には有意な増加はみられず，小児癌の発生頻度は事故前の状態に戻っている．放射線被曝の影響は疫学的に証明されている．
- チェルノブイリ原発事故では小児の平均被曝線量は 185mSv（福島原発事故では平均 1mSv 以下，最高 25mSv）．
- 事故後 20 年間で 17 歳以下の被曝群から約 6,000 人の甲状腺癌が発生．その 75% は 15 歳以下被曝，25% は 15〜17 歳被曝．
- 男女間で発がんリスクに差はみられず，成人被曝群での甲状腺癌増加は明らかではない．
- チェルノブイリ原発事故では 5 歳未満で被曝し，10 歳未満で発症した小児に SV，solid-follicular variant，DSV が多くみられている．
- チェルノブイリ症例と自然発症性小児甲状腺癌では予後の差はみられず，いずれもよい．再発は約 30%．合併症は放射性ヨード 131 治療に伴うものが多い．唾液腺分泌障害，口腔粘膜乾燥症，性腺機能低下，放射線誘発白血病，放射線肺線維症白血病，唾液腺癌など．腫瘍死はきわめて少数に留まっている．

鑑別診断

▶充実型乳頭癌（papillary carcinoma, solid variant）

- 充実性ないし索状構造が優位（50% 以上）を占める腫瘍である **図2**．
- 核には乳頭癌の特徴的所見を認める．

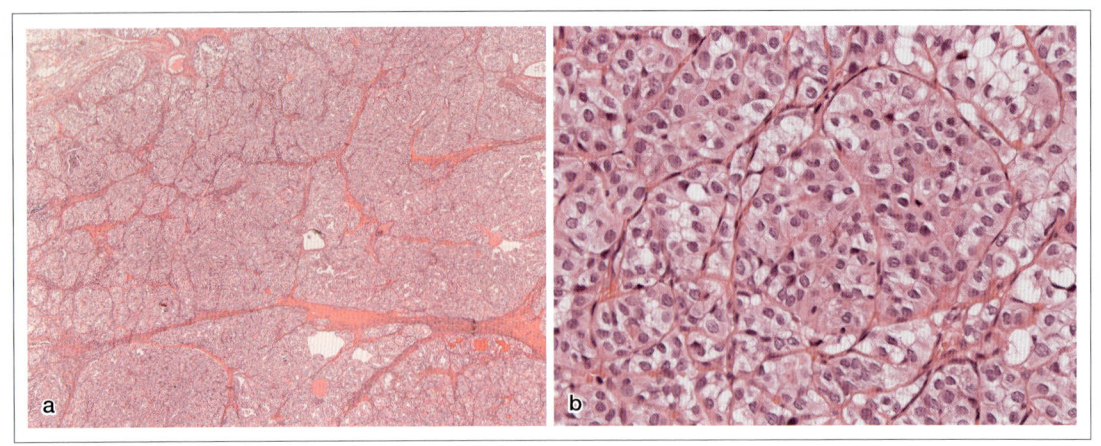

図2 充実型乳頭癌
a：大小の充実性胞巣が線維間質を介在し増殖している.
b：類円形腫瘍細胞が小胞巣を形成している.

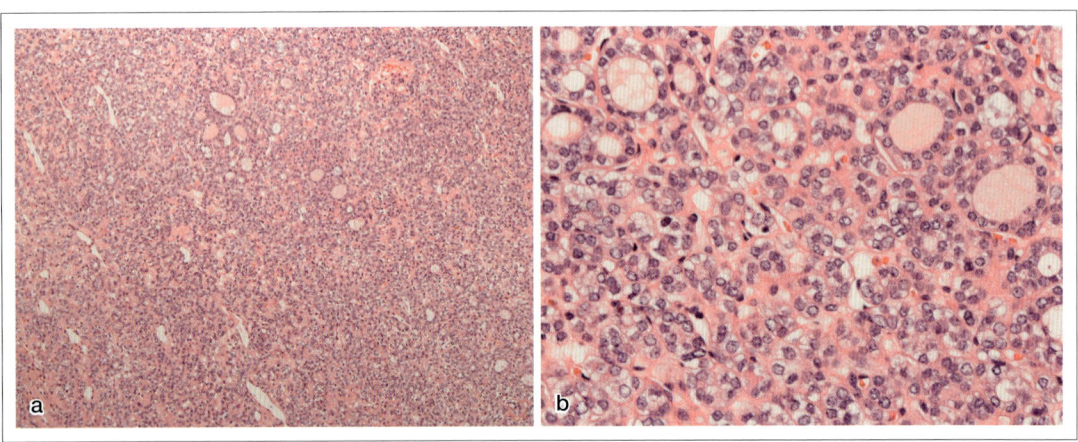

図3 充実濾胞型乳頭癌
a：充実性増殖の中に小型の濾胞構造が混在している.
b：乳頭癌核所見を呈する腫瘍細胞が胞巣と小濾胞を形成している.

▶充実濾胞型乳頭癌 (papillary carcinoma, solid-follicular variant)

- 微小な濾胞構造が混在する充実性構造が優位な腫瘍である 図3 .
- チェルノブイリ症例で低年齢の小児に多くみられた組織亜型.
- 核には乳頭癌の特徴的所見を認める.

▶びまん性硬化型乳頭癌 (papillary carcinoma, diffuse sclerosing variant)

- 若年者に多い.
- 病巣が一葉全体ないしは両葉にびまん性に存在する 図4a .
- 拡張したリンパ管内に腫瘍塞栓が広範に認められる.
- 間質には線維増生とともに多数のリンパ球浸潤を伴う 図4b .
- 扁平上皮化生，多数の砂粒体を認める 図4b .
- 背景に慢性甲状腺炎が観察される.
- リンパ節転移や遠隔転移の頻度が高いが，予後に差はみられない.

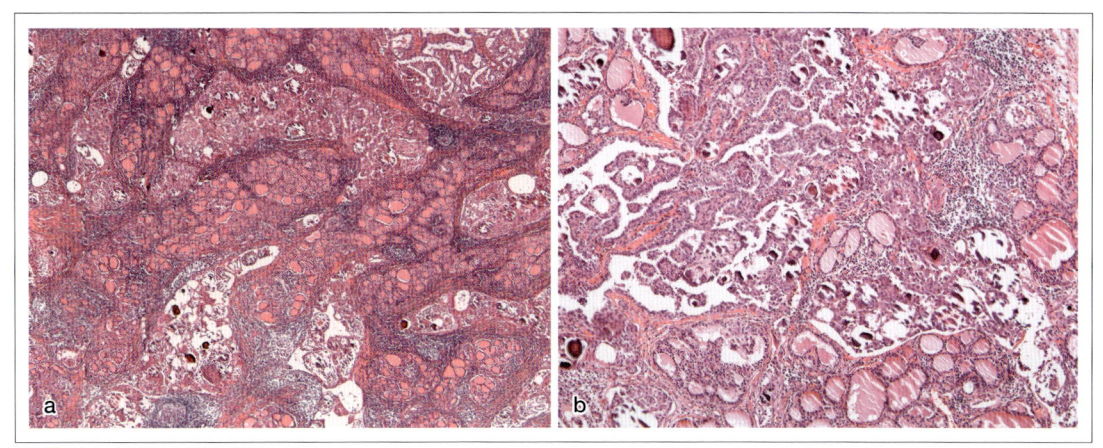

図4 びまん性硬化型乳頭癌
a：リンパ球浸潤と間質線維化の背景に腫瘍胞巣やリンパ管侵襲がみられる.
b：多数の砂粒体，リンパ球浸潤，間質線維化を伴い，乳頭状腫瘍胞巣や扁平上皮化生が観察される.

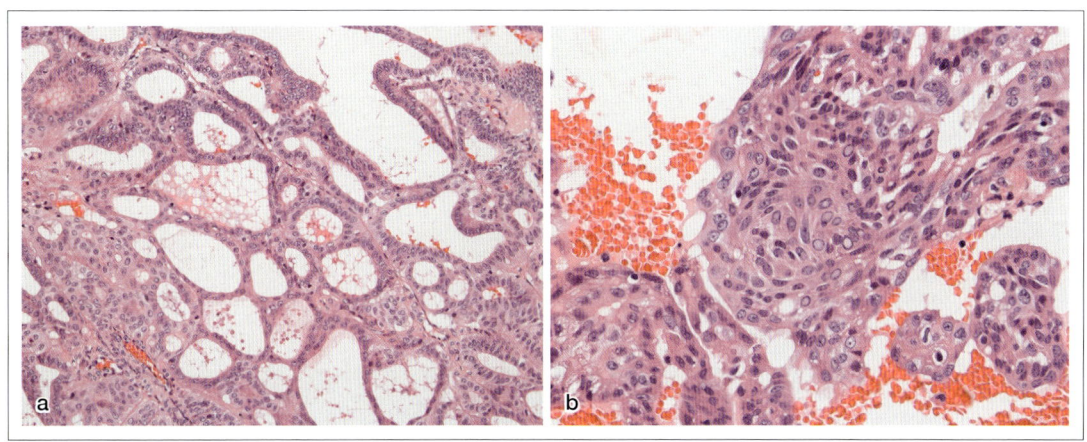

図5 篩状−モルラ型乳頭癌
a：コロイドを欠く濾胞状，篩状構造. 濾胞間に充実性胞巣（morule）が観察される.
b：扁平上皮様の morule とビオチン核（peculiar nuclear clearning）.

▶篩状 – モルラ型乳頭癌（papillary carcinoma, cribriform-morular variant）

- 10〜30 歳代の女性に多い.
- 家族性大腸ポリポーシス（*APC* 遺伝子異常）の部分症と散発性がある.
- 濾胞状や篩状構造を呈し，腔内にコロイドを欠く 図5a .
- 核は定型的な乳頭癌所見は少なく，クロマチンに富むことが多い.
- 紡錘形細胞や高円柱細胞がみられる.
- 扁平上皮様の充実性胞巣（morule），ビオチン核が明るく抜ける（peculiar nuclear clearing） 図5b をみるが，必発ではない.
- リンパ節転移はまれ.
- *β*-catenin や ER が核に陽性所見を示す.

（伊東正博）

4章

副甲状腺非腫瘍性および
腫瘍性疾患の概要と鑑別診断

副甲状腺過形成病変

疾患の概要

- 副甲状腺組織が過形成になり，高カルシウム血症を生じる.
- 原発性，二次性，三次性が存在する.
- 原発性の大部分は遺伝子関連疾患がほとんどで，二次性および三次性の大部分は人工透析もしくは腎移植患者である（二次性および三次性副甲状腺機能亢進症患者）.
- 基本的に4腺過形成が一般的だが，時に異時性に病変が生じることがある（特に二次性）.

染色体・遺伝子異常

- 多くは特発性である. 遺伝性疾患では以下の遺伝子異常が存在する.
  例：多発性内分泌腫瘍症1型（multiple endocrine neoplasia type 1：MEN1）では *MEN1*，MEN2では *RET*，MEN4では *CDKN1B*，副甲状腺機能亢進症顎腫瘍症候群（hyperparathyroidism-jaw tumor syndrome：HPT-JT）では *CDC73/HRPT2* 変異.
- 二次性では，構成細胞の clonality を認める.

臨床所見

■ 好発年齢，性
- 原発性は若年発症（20歳までに約半数，40歳までにほぼ全例）.
- 二次性および三次性は人工透析開始年齢に依存する（近年は中高年発症が多い）.
- 原発性での性差は少ない. 二次性は男性優位（透析患者は男性が多いため）.
- MEN関連では若年（幼少）から高齢者まで幅広く発症する.
- MEN関連では性差は少ない.

■ 臨床症状
- 原発性は高カルシウム血症による症状（腎結石，倦怠感，夜間多尿，便秘，神経・筋・精神症状，骨・関節痛など）を示す.
- 検診などにより偶発的に発見されることがある.
- 二次性の多くは，人工透析の経過観察中に骨代謝亢進所見（骨・関節痛，腫瘍性石灰化），瘙痒感，便秘，神経・筋・精神症状などで発見される.

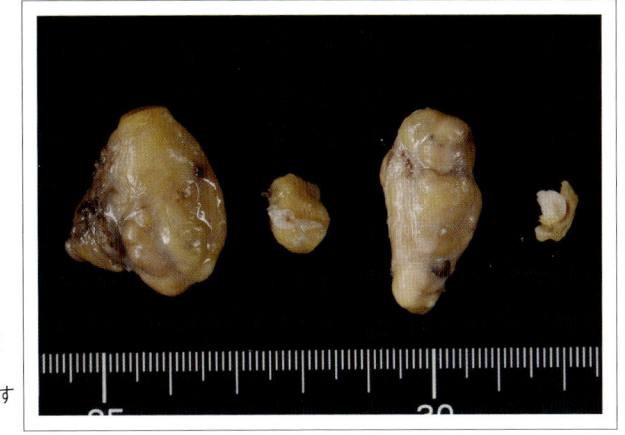

図1 副甲状腺過形成病変
の肉眼所見
副甲状腺が4腺とも腫大す
る.

- 二次性では異時性に病変を生じることがある.

病理所見

肉眼所見

- 多くは4腺腫大を示すが **図1**, 3腺以下の症例も少なくない.
- 多くは境界明瞭で, 周囲組織との癒着は少ない〔例外:二次性副甲状腺機能亢進症に対する薬であるシナカルセト（カルシウム受容体作動薬）が投与された症例では周囲組織との癒着を認めることが少なくない〕.
- 原発性は単結節性であるが, 二次性および三次性では多結節性の所見を認めることが多い.
- 割面は均一・充実性で, 黄色調を示す（例外:シナカルセトが投与された症例では嚢胞性変化や出血性所見を示すことが少なくない）.

組織学的所見

- 腺組織はびまん性もしくは結節性に増殖する **図2a, b** .
- 結節性増生は多結節性のことが多いが, 時に単結節性のこともある **図2c** .
- 結節もしくは副甲状腺周囲に線維性被膜形成を認めることがある **図2c** .
- 腺組織は主細胞および好酸性細胞の2種類の細胞から構成される **図2d, e** .
- 結節内は主細胞もしくは好酸性細胞の単一細胞成分で構成されることが多いが, 混在する場合もある.
- 時に構成細胞が軽度の細胞異型や核分裂像を示す場合があるが, 限局的である **図2f** .
- 副甲状腺濾胞内にアミロイドの存在を認める **図2g** .

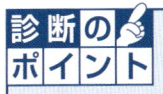
診断のポイント

- ・過形成性病変のほとんどは複数腺（多くは4腺）腫大する.
- ・多結節性に増殖する症例のほとんどは過形成である.
- ・臨床情報（特に MEN の有無, 人工透析や腎移植の有無）を確認する.

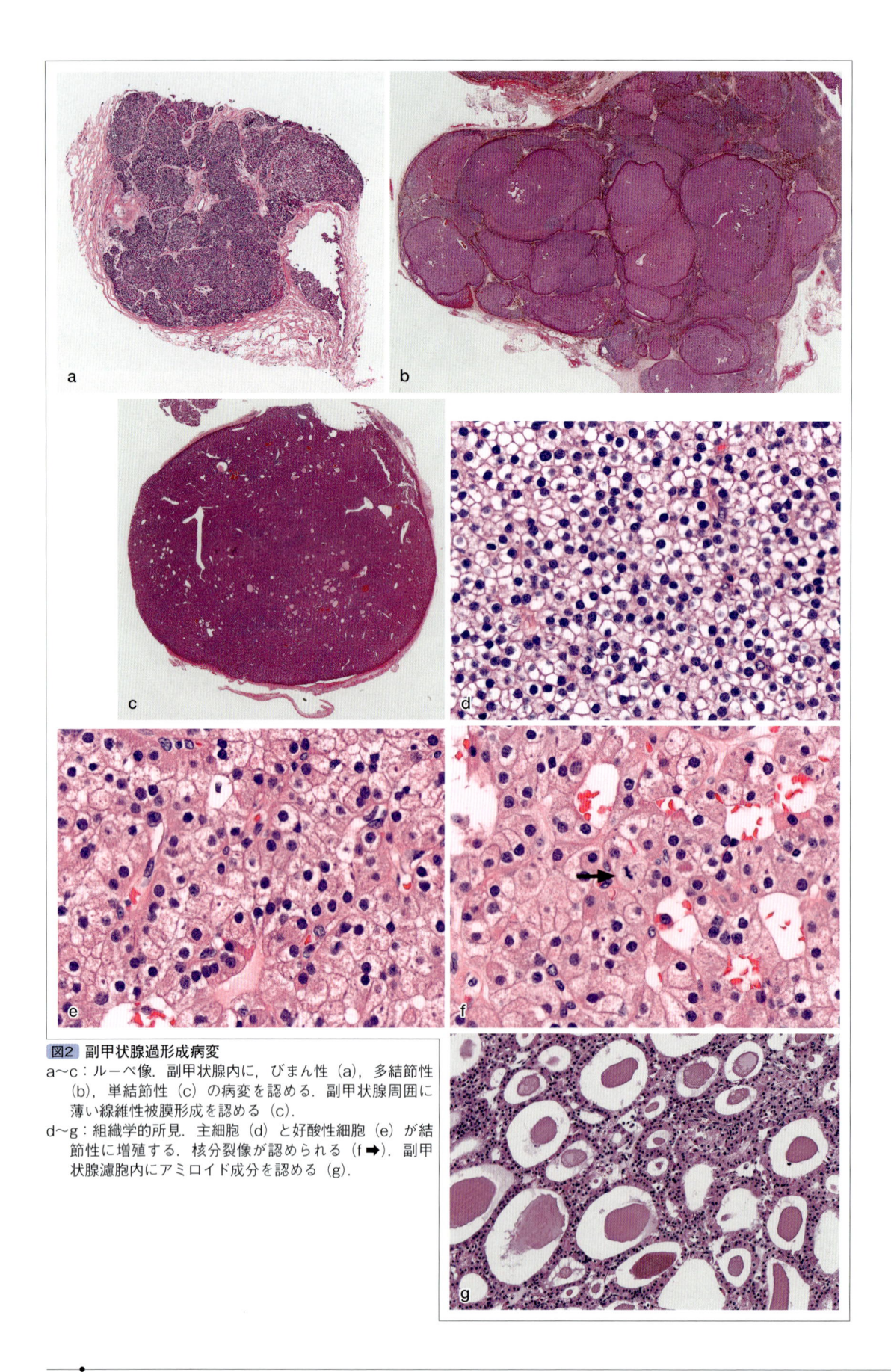

図2 副甲状腺過形成病変

a〜c：ルーペ像．副甲状腺内に，びまん性（a），多結節性（b），単結節性（c）の病変を認める．副甲状腺周囲に薄い線維性被膜形成を認める（c）．

d〜g：組織学的所見．主細胞（d）と好酸性細胞（e）が結節性に増殖する．核分裂像が認められる（f ➡）．副甲状腺濾胞内にアミロイド成分を認める（g）．

鑑別診断

▶副甲状腺腺腫 (parathyroid adenoma)

- 複数腺の腫大および多結節性病変はまれである.
- 特発性である（人工透析もしくは腎移植の既往はない）.
- 家族発症例はまれである.

▶副甲状腺癌 (parathyroid carcinoma)

- 副甲状腺周囲に，厚く堅固な線維性結合織を伴う.
- 被膜侵襲，脈管侵襲を認める.
- 遠隔転移を認める.

▶甲状腺組織 (thyroid tissue)

- コロイドを認める.
- TTF-1, thyroglobulin が陽性所見を示す（副甲状腺では PTH, chromogranin A, GATA-3 が陽性所見を示す）.

（都築豊徳）

副甲状腺腺腫

疾患の概要

- 副甲状腺組織が腫瘍性に増殖する良性腫瘍である.
- 原発性副甲状腺機能亢進症の多くの原因となる.
- 主として主細胞からなるが,好酸性細胞や移行細胞からなる症例もある.
- 基本的に病変は単発であるが,まれに2つ存在することがある.

染色体・遺伝子異常

- 多くは特発性である.
- 遺伝性疾患では以下の遺伝子異常がみられる.

  多発性内分泌腫瘍症1型(multiple endocrine neoplasia type 1:MEN1)では *MEN1* 変異,MEN2では *RET* 変異,副甲状腺機能亢進症顎腫瘍症候群(hyperparathyroidism-jaw tumor syndrome:HPT-JT)では *CDC73/HRPT2* 変異.

臨床所見

■ 好発年齢,性
- 中年(40~50歳代)が多いが,全年齢的に発生する.
- 男女比は1:2~3で,女性優位.

■ 臨床症状
- 高カルシウム血症の症状(腎結石,骨症状,倦怠感,夜間多尿,便秘,鬱症状など)がみられ,時に検診などで高カルシウム血症が指摘され,偶発的に発見される.
- 以前は嚢胞性線維性骨炎(osteoitis fibrosa cystica)や褐色腫(brown tumor)を伴っていた症例もあったが,今日ではまれである.
- 副甲状腺自体の局所症状はほとんどない(まれに腫瘍内出血による痛み).

病理所見

■ 肉眼所見
- 多くは1腺腫大を示す.

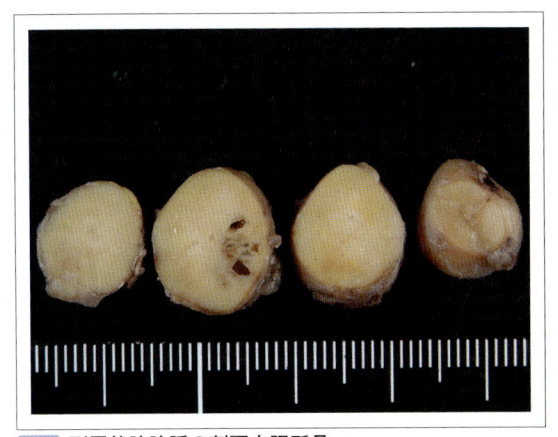

図1 副甲状腺腺腫の割面肉眼所見

薄い線維性被膜に被包化され，割面は黄色調を示す．多くは充実性だが，一部に嚢胞性変化を示す．

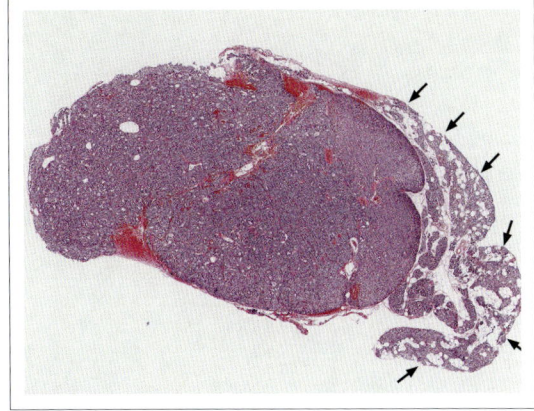

図2 副甲状腺腺腫のルーペ像

薄い線維性結合織に被覆された単結節腫瘍を認める．腺腫に接して，正常の副甲状腺組織，いわゆる normal rim（➡）を認める．

- 腫瘍径は 1〜10cm 以上と幅が広い．時に，直径 6mm 未満の微小腺腫もある．
- 多くは境界明瞭で，薄い線維性被膜に被包化され，周囲組織との癒着は少ない．
- 割面は黄色・充実性のことが多い．大型の場合には嚢胞状の変化を示すことがある **図1** ．出血を伴うことはまれである．

■ 組織学的所見

- 腫瘍は薄い線維性被膜で被覆された単結節性病変である **図2左** ．まれに，多結節性を示す．
- 腫瘍周囲には正常の副甲状腺組織（normal rim）を認める **図2右** ．
- 主細胞が主体の増殖が最も多い．時に好酸性細胞や移行細胞が増殖する．
- 異型の顕著な大型細胞や明瞭な核小体を有する "異型" 細胞が出現することがある **図3** ．
- 構成細胞が軽度の細胞異型や核分裂像を示す場合があるが，限局性である．
- 過形成同様，時に甲状腺類似の濾胞構造を示す **図4** ．
- MEN では過形成症例がほとんどで，腺腫症例は少ない．

■ 免疫組織化学

- 腫瘍細胞は cyclin D1 陽性所見を示すことが多い **図5a** ．normal rim と比較して，腫瘍部は p27 の発現が減弱することが多い **図5b** ．

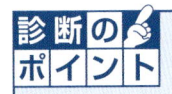
診断のポイント

・標本を多数作成し，normal rim の存在を認める．normal rim では脂肪細胞が混在していることが多く，腺腫との鑑別に有用である．

・アミロイドの存在は甲状腺との鑑別に有用である．甲状腺のコロイドと異なり，アミロイドは Giemsa 染色に染色されない．

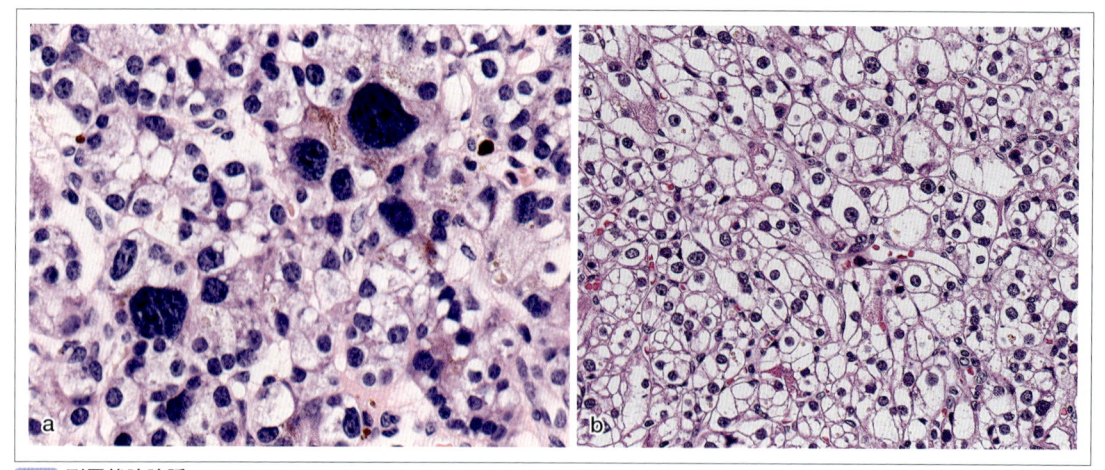

図3 副甲状腺腺腫
異型の顕著な大型腫瘍細胞（a）や明瞭な核小体を有する腫瘍細胞（b）を認める.

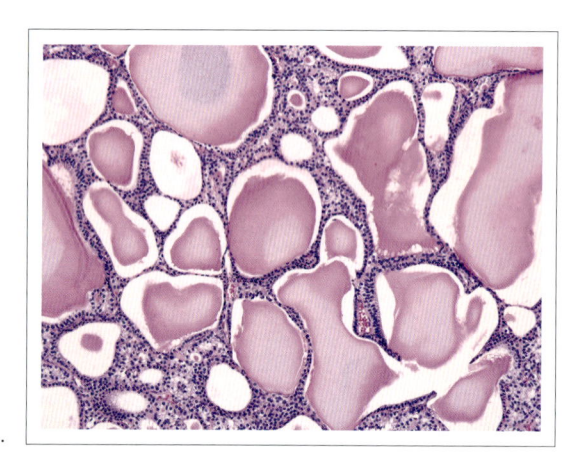

図4 甲状腺類似の濾胞構造
内部にアミロイドの存在を認める.

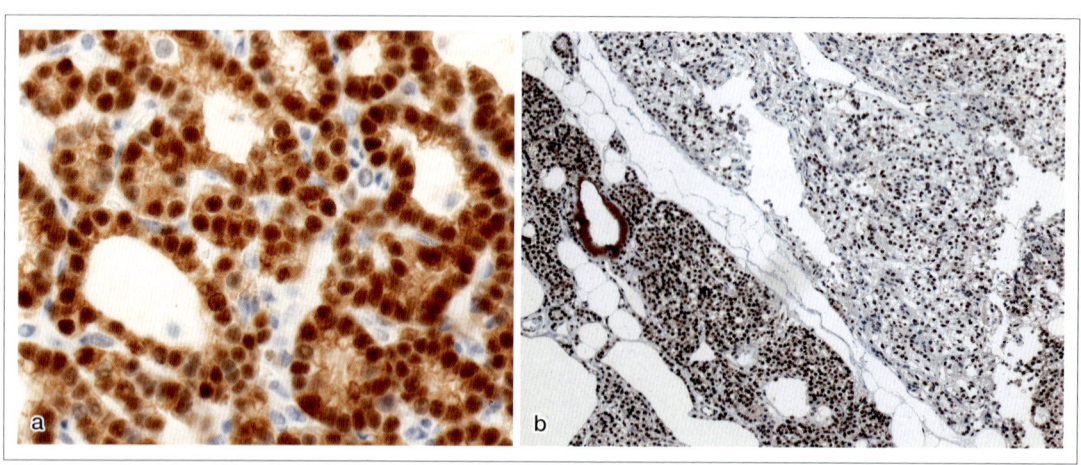

図5 副甲状腺腺腫の免疫組織化学所見
a：cyclin D1 染色. 腫瘍細胞の核に陽性所見を認める.
b：p27 染色. 正常（左）に比して，腫瘍部（右）の発現の減弱を認める.

鑑別診断

▶副甲状腺過形成 (parathyroid hyperplasia)

- 複数腺腫大することが多い.
- 多結節性を示すことが多い.
- normal rim を認めない.

▶副甲状腺癌 (parathyroid carcinoma)

- 周囲組織への浸潤を認める.
- 線維性被膜が肥厚していることが多い.
- 脈管侵襲像を認める.

▶甲状腺組織 (thyroid tissue)

- 小型の甲状腺濾胞も存在する.
- 濾胞上皮は thyrogrobulin, TTF-1, PAX8 陽性を示すのに対し, 副甲状腺組織は chromogranin A, GATA-3 陽性所見を示す.

（都築豊徳）

副甲状腺癌

疾患の概要

- 副甲状腺由来の悪性腫瘍である.
- 発生頻度は副甲状腺機能亢進症の 0.5〜5% とばらつきがあるが, まれである.
- 診断基準として, 脈管侵襲の存在, 他臓器浸潤, 遠隔転移の存在が挙げられる.
- 副甲状腺ホルモンの過剰産生による高カルシウム血症症状が主訴であることが最も多い.

染色体・遺伝子異常

- 多くは特発性である.
- 特発例では *CDC73*（*HRPT2*）の遺伝子変異が認められることが多い.
- 家族性として, 副甲状腺機能亢進症顎腫瘍症候群（hyperparathyroidism-jaw tumor syndrome：HPT-JT）（*CDC73* 異常）, 家族性孤立性副甲状腺機能亢進症（familiar isolated parathyroidism：FIPT）が報告されている.

臨床所見

好発年齢, 性
- 中年が多いが, 全年齢的に発生する. 発症年齢は 15〜89 歳, 平均 56 歳.
- 性差はない.

臨床症状
- 原発性は高カルシウム血症の症状（腎結石, 倦怠感, 夜間多尿, 便秘, 鬱症状など）を示す.
- 検診などにより偶発的に発見されることがある.
- 頸部に腫瘤を触知することがある（甲状腺腫ではまれである）.

病理所見

肉眼所見
- 1 腺のみの病変である.
- 腫瘍は被包化された充実性病変で, 多結節性を示すことが多い 図1a .

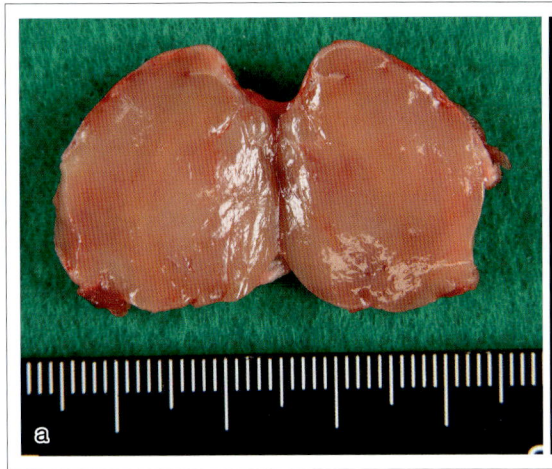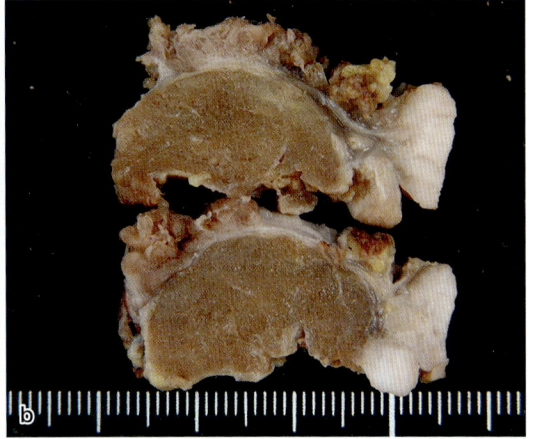

図1　副甲状腺癌の肉眼所見
充実性腫瘍で（a），甲状腺組織の付着を認める（b）.

- 大きさ，重量はさまざまである（1.5〜50g 以上）.
- 通常，腫瘍は境界不明瞭であるが，境界明瞭な症例もある.
- 周囲組織との癒着を認めることが多い **図1b** .

■ 組織学的所見

- 副甲状腺癌の診断基準は，他臓器もしくは周囲組織への浸潤 **図2a** ，被膜もしくは被膜外組織での脈管侵襲 **図2b, c** ，遠隔転移の存在 **図2d** のいずれかを満たすことが必須である.
- 脈管侵襲の診断基準は厳密で，腫瘍細胞集塊はフィブリン形成を伴って血管壁に付着するもしくは表層を被覆する血管内細胞の存在を確認することが必須である **図2b, c** .
- 腫瘍は堅固で肥厚した線維性結合織に被覆されることが多い **図2e** .
- 腫瘍内に出血・壊死を認めることがある.
- 主細胞様の腫瘍細胞が腫瘍を構成することが最も多いが，好酸性細胞や紡錘形細胞のこともある.
- 通常の正常細胞（特に主細胞）と比較して，核クロマチンの増量，粗ぞうクロマチンの存在，明瞭な核小体の存在などの所見を認める場合もあるが，細胞異型が顕著でない症例が少なくない **図2f** .
- 核分裂像が目立つことが多いが，少数の症例も少なくない．時に異型核分裂像を認める.
- かつて副甲状腺癌の定義としては，Castleman の定義（肥厚した線維性被膜，核分裂像，被膜浸潤，脈管侵襲）が一般的に使用されていたが，最初の2項目は例外が多く（特に二次性副甲状腺機能亢進症），今日では用いられない傾向にある.

■ 免疫組織化学

- MIB-1 index は一般的に高値であるが，低値の症例も少なくない.
- CDC73（parafibromin）よる免疫染色で，核が陰性所見を示すことが多いが，例外も少なくない.

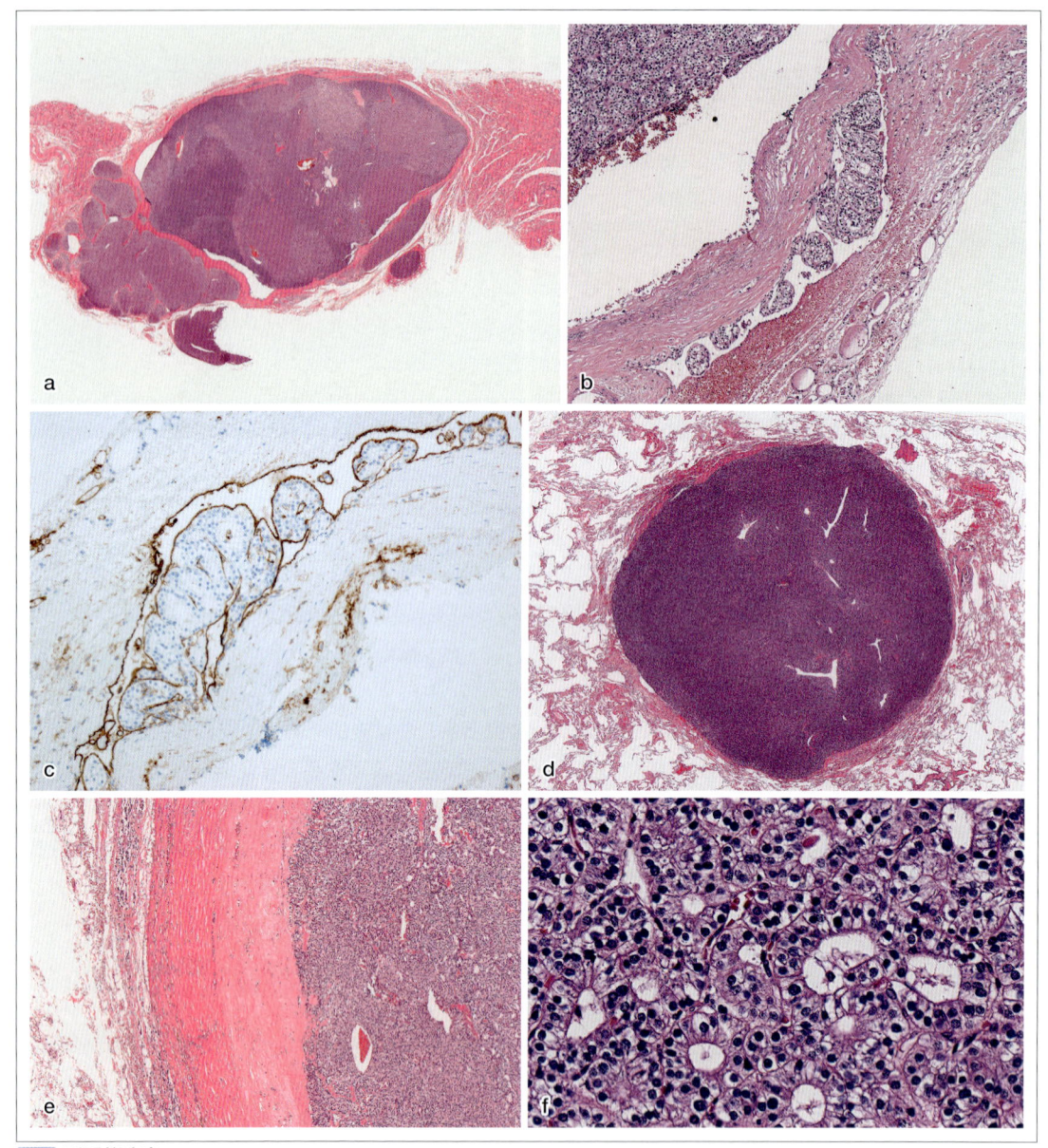

図2 副甲状腺癌
a：ルーペ像．腫瘍が周囲結合織および甲状腺に浸潤する．
b：腫瘍細胞の脈管侵襲像．血管壁に付着した腫瘍細胞集塊を認める．
c：腫瘍細胞の脈管侵襲像（CD31 染色）．腫瘍細胞集塊周囲に血管内皮の存在を認める．
d：肺遠隔転移像．
e：肥厚した線維性結合織被膜を認める．
f：副甲状腺細胞の強拡大像．腫瘍細胞の異型性は軽度である．

診断のポイント
・他の臓器もしくは周囲組織との癒着の有無を確認する．
・脈管侵襲を正確に判定する．
・遠隔転移の有無の情報を確認する．
・細胞異型や核分裂像のみを重要視しない．

- 過形成や腺腫に比して，galectin-3，PGP9.5 の陽性率が高い．

鑑別診断

▶副甲状腺腺腫（parathyroid adenoma）

- 時に肥厚した被膜形成を認める．
- まれに，出血・壊死を認める．
- しばしば顕著な核異型を示す．
- 時に核分裂像が目立つ．

▶二次性副甲状腺過形成（secondary parathyroid hyperplasia）

- 肥厚した被膜形成を認めることもある．
- 軽度な核異型を示すこともある．
- 核分裂像を認めることもある．

（都築豊徳）

その他の副甲状腺疾患

疾患の概要

- 副甲状腺腺腫および正常副甲状腺が嚢胞状変化を示すことがあるが，正常の副甲状腺が嚢胞状変化を示すことはまれである．
- 多発性内分泌腫瘍症（multiple endocrine neoplasia：MEN）では副甲状腺が一般的に過形成を示す．
- 甲状腺内および胸腺内に異所性の副甲状腺組織が存在する．長期の人工透析によりこれらが過形成になり，二次性副甲状腺機能亢進症（高 PTH 血症）および骨代謝異常を生じる．
- 副甲状腺が梗塞所見を示すことがある．

染色体・遺伝子異常

- 腺腫由来，人工透析関連の症例では特に異常はない．
- 遺伝性疾患では MEN1 において *MEN1* 変異，MEN2 では *RET* 変異などが挙げられる．

臨床所見

好発年齢，性
- 腺腫および MEN 由来の症例では若年発症（20 歳までに約半数，40 歳までにほぼ全例）．性差は少ない．
- 人工透析関連では透析開始年齢に依存する（中高年発症が多い）．
臨床症状
- 腺腫関連では高カルシウム血症による症状でみつかり，時に，検診などにより偶発的に発見される．
- MEN 関連では，他の MEN 疾患に伴って偶発的に発見されることが多い．
- 人工透析関連では，その経過観察中に骨代謝亢進所見として発見される．
- 梗塞を示す症例では頸部に熱感を生じることがある．

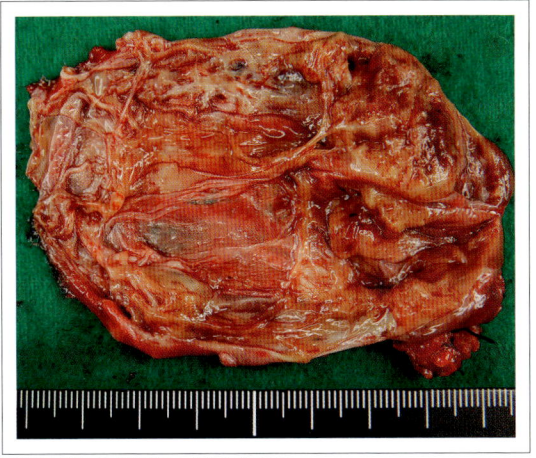

図1 副甲状腺腺腫の囊胞性変化
内腔が平滑な巨大囊胞病変を認める．写真右では充実性成分を認める．

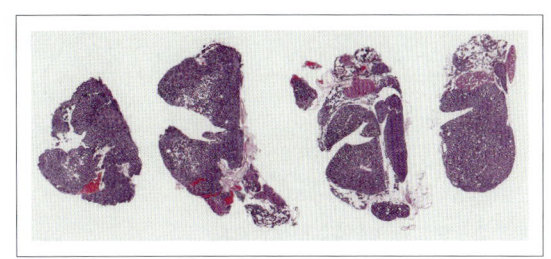

図2 MEN1 の副甲状腺の過形成性変化
4 腺ともに過形成所見を認める．

病理所見

■肉眼所見

囊胞病変

- 多くは 1 腺病変で，腺腫関連では巨大な囊胞を形成する **図1**．一部に充実成分を認める．
- 非腺腫症例では，肉眼的に囊胞形成ははっきりしないことが多い．
- 囊胞内は漿液性で，出血を伴うことはまれである．

MEN 関連

- 多くは 4 腺肥大であるが **図2**，肥大が 3 腺未満であることも少なくない．
- 異時性に腫大を示す症例もある．
- 多くは小型で，充実性である．

人工透析（異所性副甲状腺）関連

- 甲状腺内もしくは胸腺内に発生する **図3**．多くは 1 腺腫大であるが，複数の場合も少なくない．
- 基本的には単結節，充実性，境界明瞭である．
- 梗塞所見を示すことがある **図4**．

診断のポイント

- ・囊胞病変では内腔を被覆する上皮成分（副甲状腺成分か線毛もしくは扁平上皮か）を確認する．
- ・アミロイドの存在は甲状腺との鑑別に有用である．甲状腺のコロイドと異なり，アミロイドは Giemsa 染色に染色されない．
- ・免疫染色の使用は鑑別に有用である〔甲状腺（thyroglobulin，TTF-1，PAX8 など），副甲状腺（chromogranin A，synaptophysin，PTH，GATA-3 など）〕．

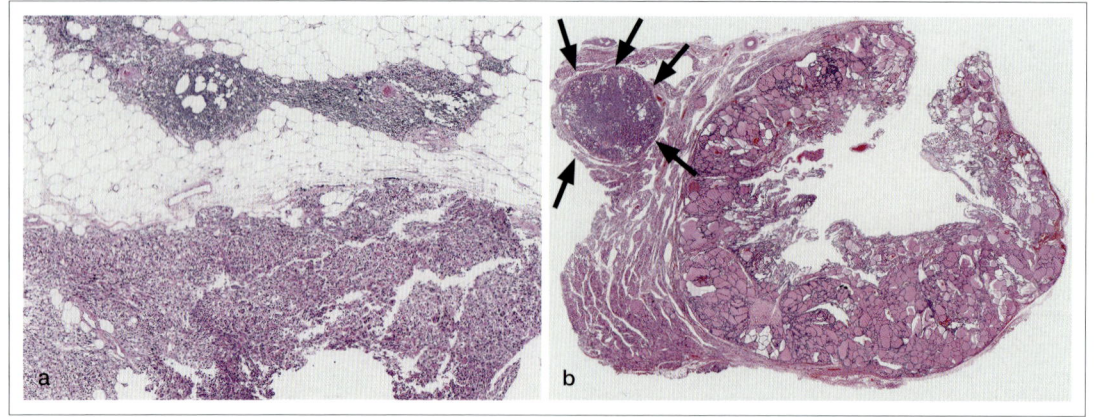

図3 異所性に存在する副甲状腺組織
a：胸腺組織（写真上）に隣接して，副甲状腺組織の過形成を見る．
b：甲状腺内に副甲状腺組織（➡）を認める．右上に結節性甲状腺過形成を認める．

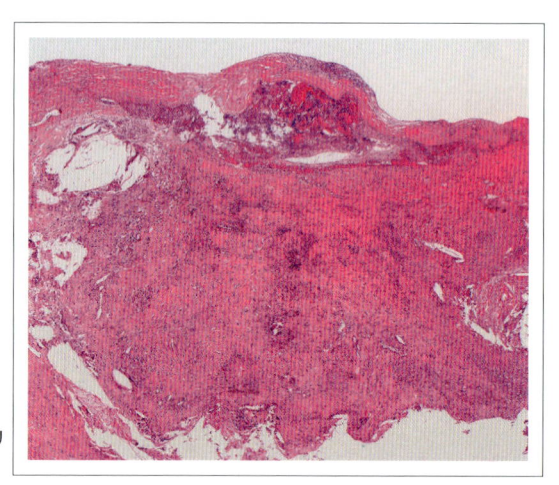

図4 副甲状腺の梗塞所見
広範な線維化と出血（ヘモジデリ
ン沈着）を認める．

■ 組織学的所見

- 主細胞および好酸性細胞がびまん性もしくは結節性に増殖する．
- 時に構成細胞が軽度の細胞異型や核分裂像を示す場合があるが，限局性である．
- 梗塞症例では，線維性結合織に達する瘢痕形成，出血もしくはヘモジデリンの沈着を認める．

鑑別診断

▶ 正中頸嚢胞（median cervical cyst）

- 嚢胞内腔が線毛上皮もしくは扁平上皮で被覆される．

▶ 甲状腺組織（thyroid tissue）

- 濾胞構造が顕著な症例では鑑別対象となる．

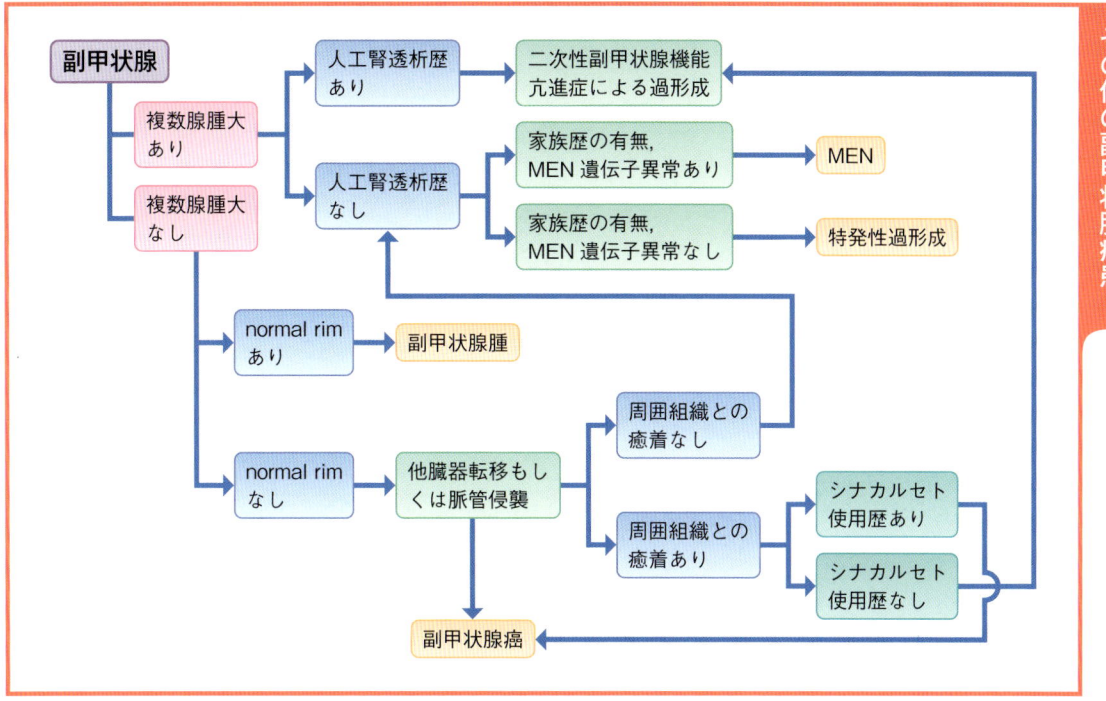

- 囊胞内にコロイド成分を認める.

▶副甲状腺癌 (parathyroid carcinoma)

- 脈管侵襲の有無に注意する.
- 周囲組織に癒着する症例があるが, 瘢痕部まで及ぶ出血もしくはヘモジデリン沈着は認めない.

（都築豊徳）

病理検体の取り扱い

甲状腺病理標本の取り扱い方

肉眼観察

- 甲状腺の前面，背面，左右を確認し，腫瘤性病変の占拠部位（右葉，左葉，峡部，上極，中部，下極）を確認する．腫瘤の大きさは縦，横，前後の最大径を計測する．
- 悪性腫瘍の場合は周囲組織への浸潤が問題となるので，前面に付着する胸骨甲状筋や胸骨舌骨筋を確認しておくことも大切である．肉眼記録として全体像および割面の写真撮影を行う．

手術材料の取り扱い—固定法の実際と取り扱い規約に沿った切り出し法

切除甲状腺の固定

- 速やかに十分量の固定液で固定する．通常の固定には 10〜20% ホルマリン液を用いるが，免疫組織化学用には 10% 緩衝ホルマリン液，電子顕微鏡観察用には電顕用固定液（2.5% グルタールアルデヒドなど）を用いる．
- 執刀外科医は切除後に病巣部に割を入れることが多く，また遺伝子検索のために腫瘍の一部を採取することがある．切除甲状腺の病変部に割を入れたまま固定すると腫瘍が開いた状態で固定され 図1 ，固定後の切り出しでは腫瘍全体の形状が把握しにくい 図2 ．
- すでに割が入った場合は固定用ボード上に濾紙を敷いて甲状腺を載せ，ピンで割面が広がらないように貼り付けるとよい 図3 ．また，瞬間接着剤で割面を貼り合わせるとほぼ割を入れる前の状態を保って固定することができる 図4〜6 ．
- 検体はタッパーなど平らに固定できる容器に入れて固定するほうがよい．また，嚢胞性病変では内容液を注射器で吸い出して，ホルマリンを注入する方法があり，嚢胞壁が切開された場合は内腔にガーゼや脱脂綿を入れておくと形態が保たれて固定される．

固定組織の切開および組織標本の採取法

- 摘出された甲状腺は矢状断 図7a あるいは水平断 図7b で割を入れる．
- 一般的には矢状断であるが，画像との対比の場合は水平断あるいは前額断でよい．
- 画像所見で問題になる部分は特に注意して標本を作製する．

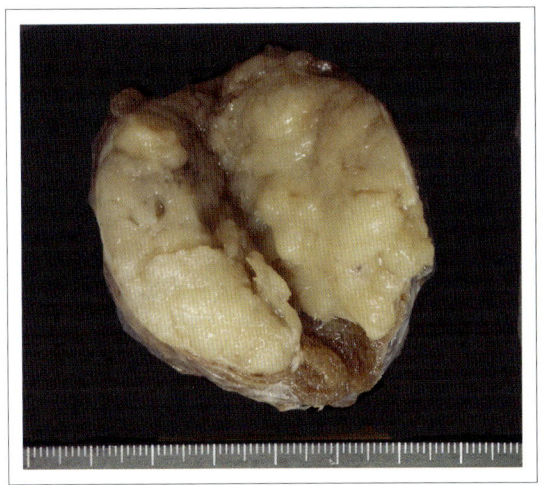

図1 濾胞性腫瘍の矢状断に割が入って固定された甲状腺

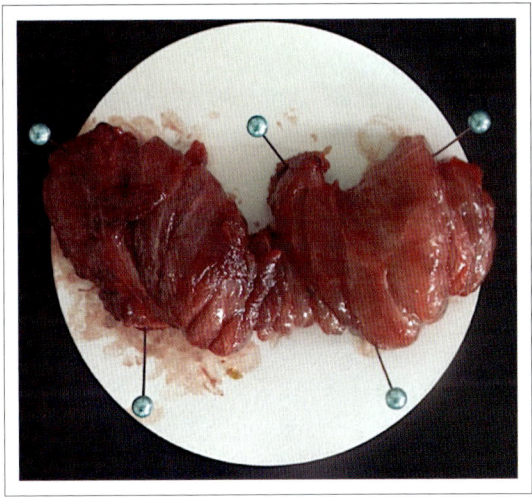

図2 図1 の腫瘍の水平断割面像

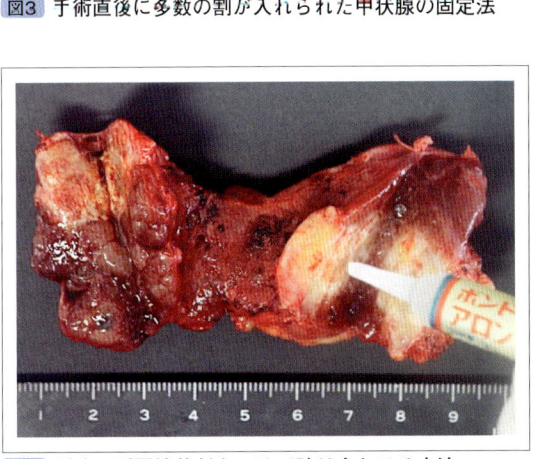

図3 手術直後に多数の割が入れられた甲状腺の固定法

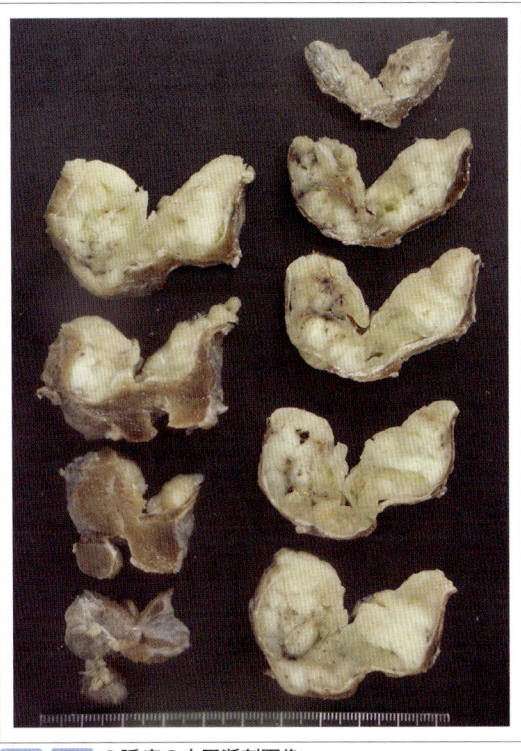

図4 左右葉の腫瘍に割が入った甲状腺

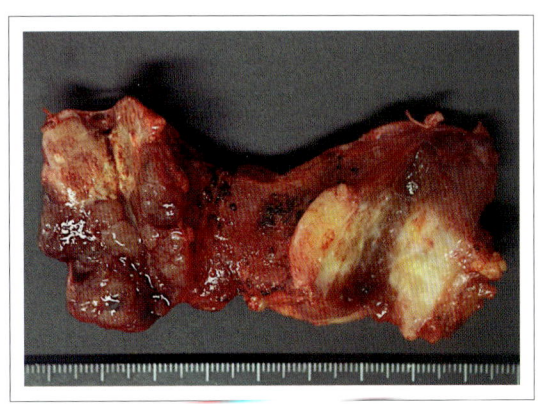

図5 腫瘍に瞬間接着剤をつけて貼り合わせる方法

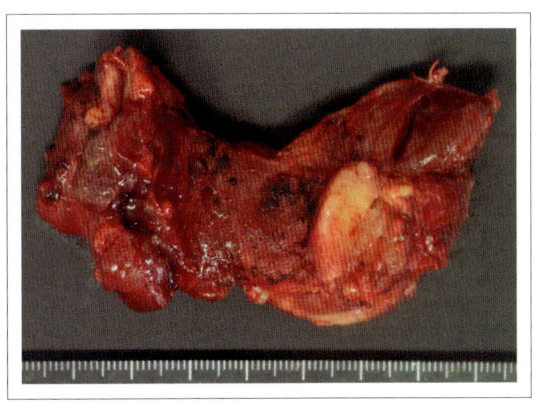

図6 接着剤にて割面を貼り合わせた甲状腺

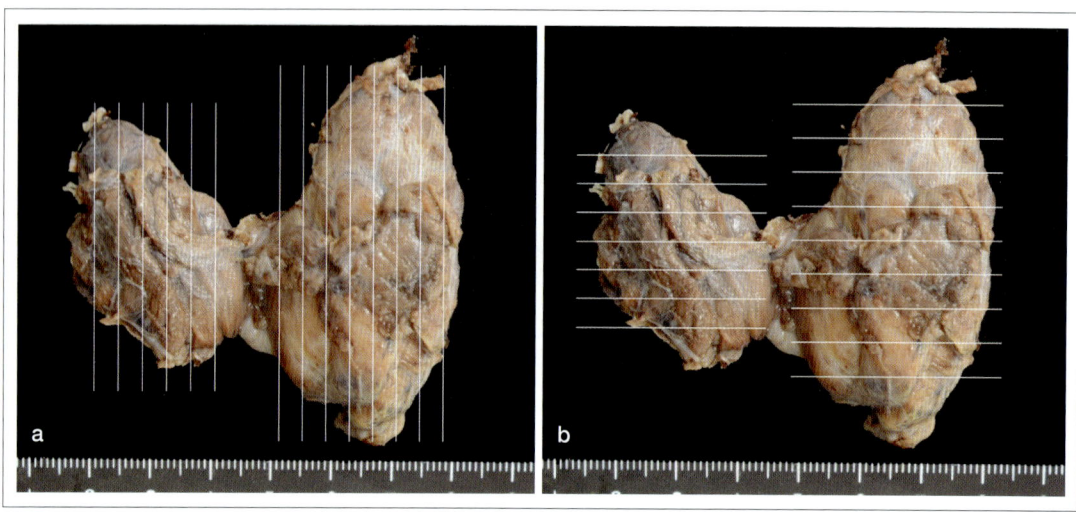

図7 甲状腺組織切り出し法
a：矢状断　　b：水平断

切り出しのアルゴリズム 図8

- 腫瘍の最大割面を出すように矢状断あるいは水平断に割を入れる．最大割面に平行して厚さ 3〜5mm 間隔のスライスに切る．
- それぞれの割面の肉眼像が同様なら，最大割面から腫瘍の被膜を含むか，被膜が不明瞭な場合は正常組織との境界部を含む代表的切片を切り出し，組織標本を作製する．
- はっきりとした被膜を形成した充実性腫瘍の場合は，できるだけ全周が標本になるように切り出す．また，被膜に垂直に切り出すことも必要である 図9a．放射状切開も行われる 図9b．
- 肉眼像の異なる割面はできるだけ標本にする．濾胞癌の鑑別のためには被膜を含むすべての割面を検索するのが理想的である．
- 明らかな悪性腫瘍の場合は腫瘍と周囲組織（正常部分，甲状腺の被膜，気管，筋組織など）の関係がわかるように矢状断あるいは水平断に割を入れて切り出し，標本を作製する．
- 甲状腺被膜近くの微小癌は被膜外浸潤の有無が問題となるので，注意して切り出す．大きな腫瘍で，臨床的に未分化癌を疑う場合は多数の標本を作製する必要がある．

■腺腫様甲状腺腫のような多発性腫瘍の場合

- それぞれの腫瘍の最大割面が得られるように矢状断あるいは水平断に割を入れる．
- 厚さ 3〜5mm 間隔のスライスを切り，新たな腫瘍がないか確認する．多発性腫瘍の場合はそれぞれの腫瘍につき，被膜あるいは正常との境界部を含む組織標本を作製する．
- すべての腫瘍を検査するのが理想であるが，肉眼観察を十分に行った後に，複数〜多数検索する．

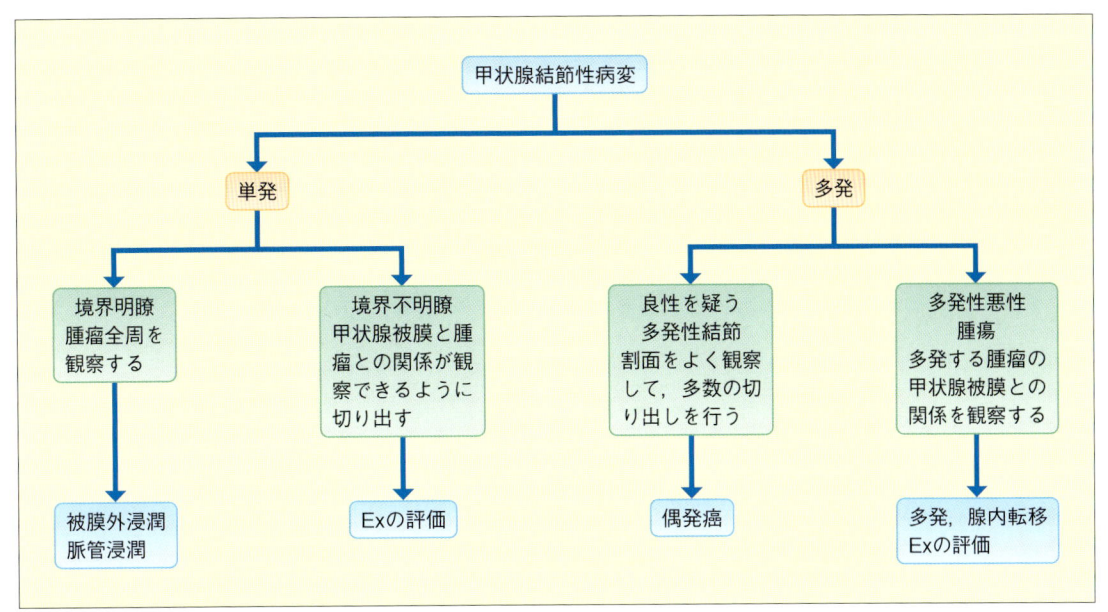

図8 甲状腺切り出しのアルゴリズム

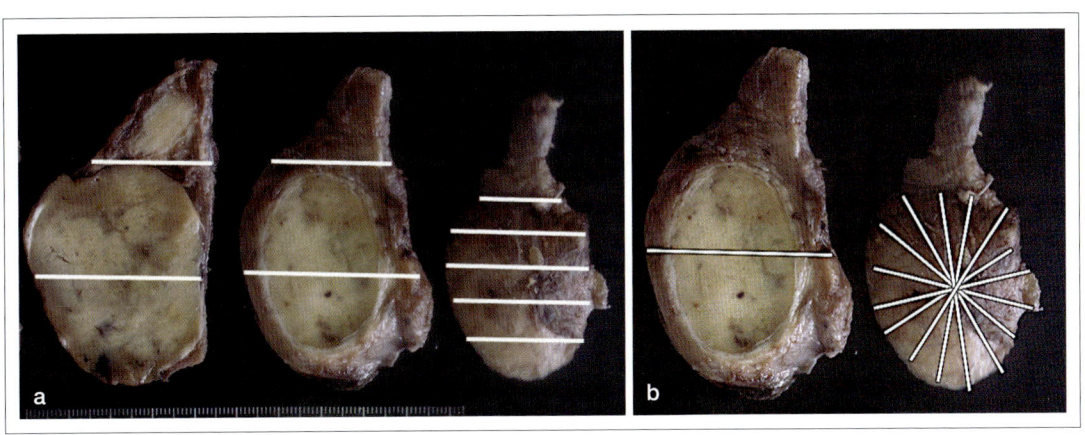

図9 濾胞性腫瘍の切り出し法
a：被膜が含まれる割面全部（左2スライス）と被膜に垂直に切り出した割面（右スライス）を検索する．
b：被膜が含まれる割面（左スライス）と放射状切開をした腫瘍外側部（右スライス）

- 主腫瘍が明らかな悪性の場合は，他の腫瘍が良性か腺内転移かを検索するためにそれぞれの腫瘍を切り出し，標本を作製する．

リンパ節の固定と切り出しの注意点

- 悪性腫瘍，特に乳頭癌の場合は片側あるいは両側の頸部リンパ節の郭清が行われる．術者が触知可能なリンパ節をていねいに取り出し，個々に提出される場合とリンパ節を含む脂肪織を一塊として提出される場合がある．
- 脂肪織内には肉眼では識別しにくい小さなリンパ節が多数含まれ，この小さなリンパ節にも転移を見ることが多いので **図10, 11**，脂肪織もきちんと標本にすることが大切である **図12**．

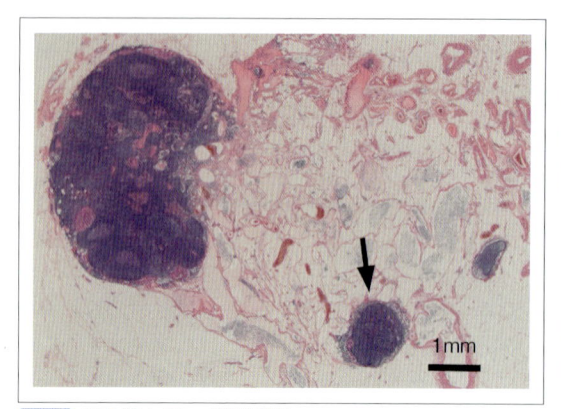

図10 脂肪織内リンパ節組織像
脂肪織内に大小のリンパ節がみられ，1mm 大のリンパ節内
に乳頭癌の転移を見る（➡）.

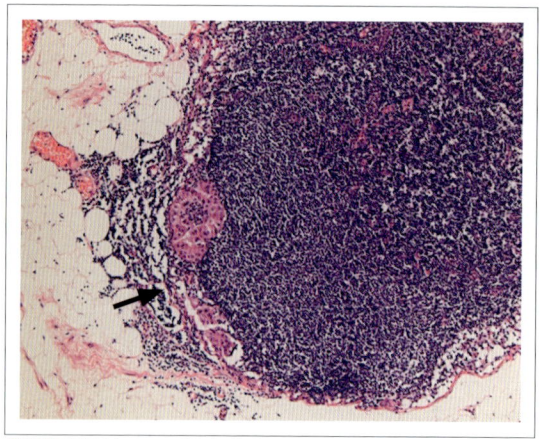

図11 乳頭癌リンパ節転移像
辺縁洞内に乳頭癌の転移をわずかに見る（➡）.

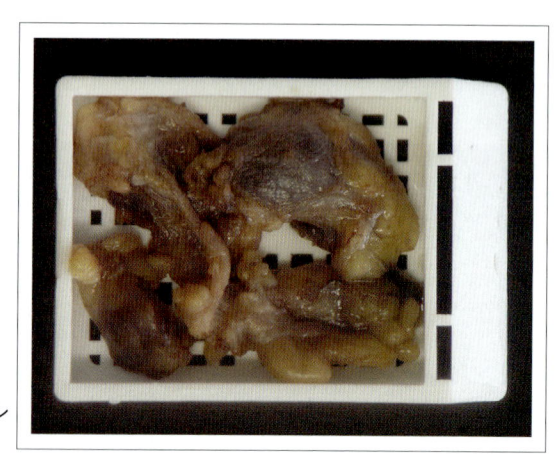

図12 周囲脂肪織を含む郭清リン
パ節

- 頸部脂肪織内にはリンパ節のほかに副甲状腺，胸腺が含まれる．全摘術の場合は
  副甲状腺を確認することが重要であるので，甲状腺に付着する副甲状腺，脂肪織
  内にみられる副甲状腺もきちんと記載する必要がある．

（長沼　廣）

症例の実際

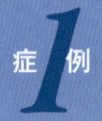

症例1 結節性病変をきたした IgG4 関連病変

70歳代，女性

■ 現病歴

　他院にて甲状腺の結節性病変を指摘され，当院を紹介受診した．来院時の生化学検査では，遊離サイロキシン 1.08ng/dL，遊離トリヨードサイロニン 3.30pg/dL，甲状腺刺激ホルモン 0.445μIU/mL，サイログロブリン 301.0ng/mL，抗サイログロブリン抗体 625.4IU/mL であった．頸部超音波検査にて，甲状腺の両葉に著しい低エコーの結節性病変がみられた 図1．穿刺吸引細胞診にて，右葉結節は悪性（乳頭癌），左葉結節は意義不明（リンパ腫が否定できない）と報告され，全摘出術および中央リンパ節郭清が行われた．術後に測定された術前血清の IgG は 1,306mg/dL，IgG4 は 70.0mg/dL であった．

細胞所見

　右葉結節の細胞診所見は定型的な乳頭癌であった．左葉結節の細胞像は，少量のコロイドを背景に，多数のリンパ球や形質細胞が採取されていた 図2．リンパ球の多くは小型で，リンパ腫を思わせる核縁の陥凹や核小体は目立たなかった．少数の組織球，大型リンパ球，好酸性濾胞上皮が混在してみられた．IgG4 関連甲状腺炎，形質細胞への分化を示すリンパ腫の可能性が考えられた．

病理所見

　左葉に，比較的境界明瞭な白色調の充実性結節がみられた 図3．周囲の甲状腺には橋本病に一致する小さな境界不明瞭な白色調病変が散見された．組織学的に，

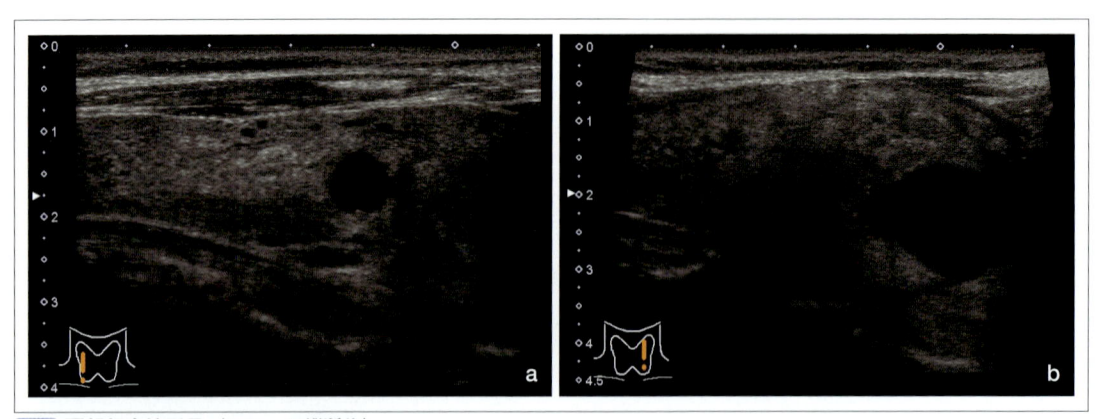

図1 頸部超音波所見（B モード縦断像）
a：右葉に 8mm大の，境界が明瞭粗雑，内部エコーレベルが低で均質な充実性結節がみられる．
b：左葉に 27mm大の，形状やや不整，境界が明瞭平滑な，内部エコーレベルが極低を示す結節がみられる．

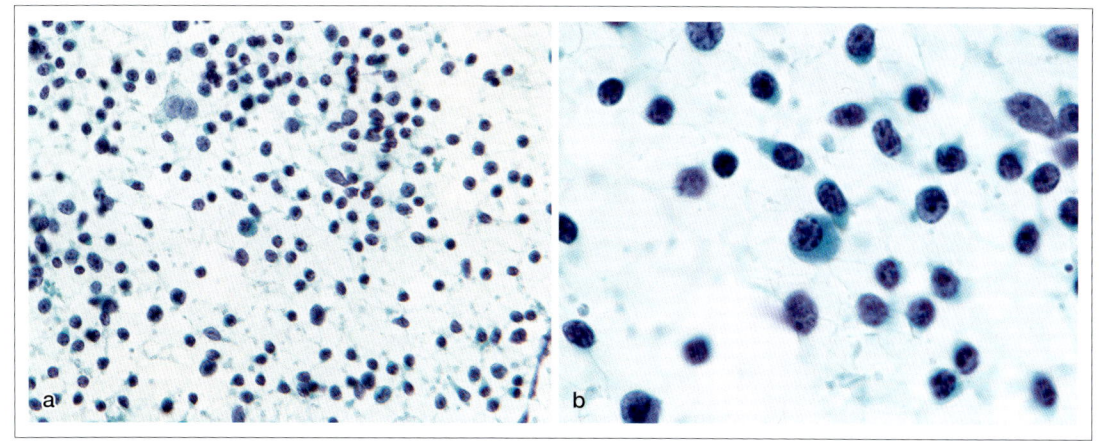

図2 甲状腺左葉結節の穿刺吸引細胞診所見 (Papanicolaou 染色)
a：リンパ球が多数みられる.
b：出現細胞の主体は小型リンパ球で，形質細胞が混在している.

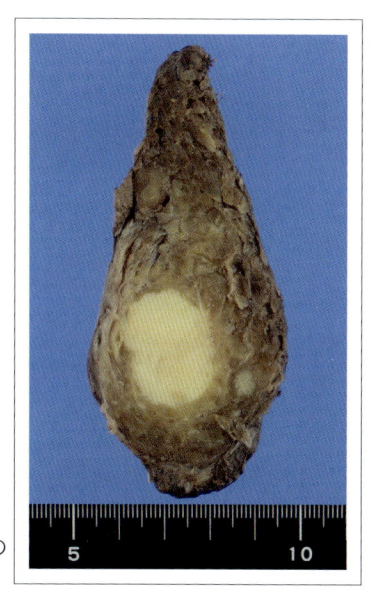

図3 甲状腺左葉の肉眼所見
甲状腺下極に，境界が比較的明瞭な充実性，白色調の
結節がみられる.

　リンパ濾胞の形成を伴うリンパ球・形質細胞の浸潤からなる結節 **図4a, b** で，結節の中心部には硝子化した結合組織が増生していた **図4a**．硝子化した結合組織部は花むしろ状線維化の像を呈していたが **図4c**，Victoria Blue-HE 染色では閉塞性静脈炎は確認できなかった．MALT リンパ腫を示唆する packing, lympho-epithelial lesion はみられなかった.

　右葉結節は乳頭癌であった．非結節部の甲状腺は橋本病の所見であった.

　免疫組織化学染色では，強拡大 1 視野中に IgG 陽性形質細胞が 111 個，IgG4 陽性形質細胞が 84 個あり，IgG4/IgG 比は 75.7% であった **図5**．$\kappa \cdot \lambda$ における L 鎖の偏りや CD23 によるリンパ濾胞内樹状細胞突起の消失（follicular colonization）は確認できなかった.

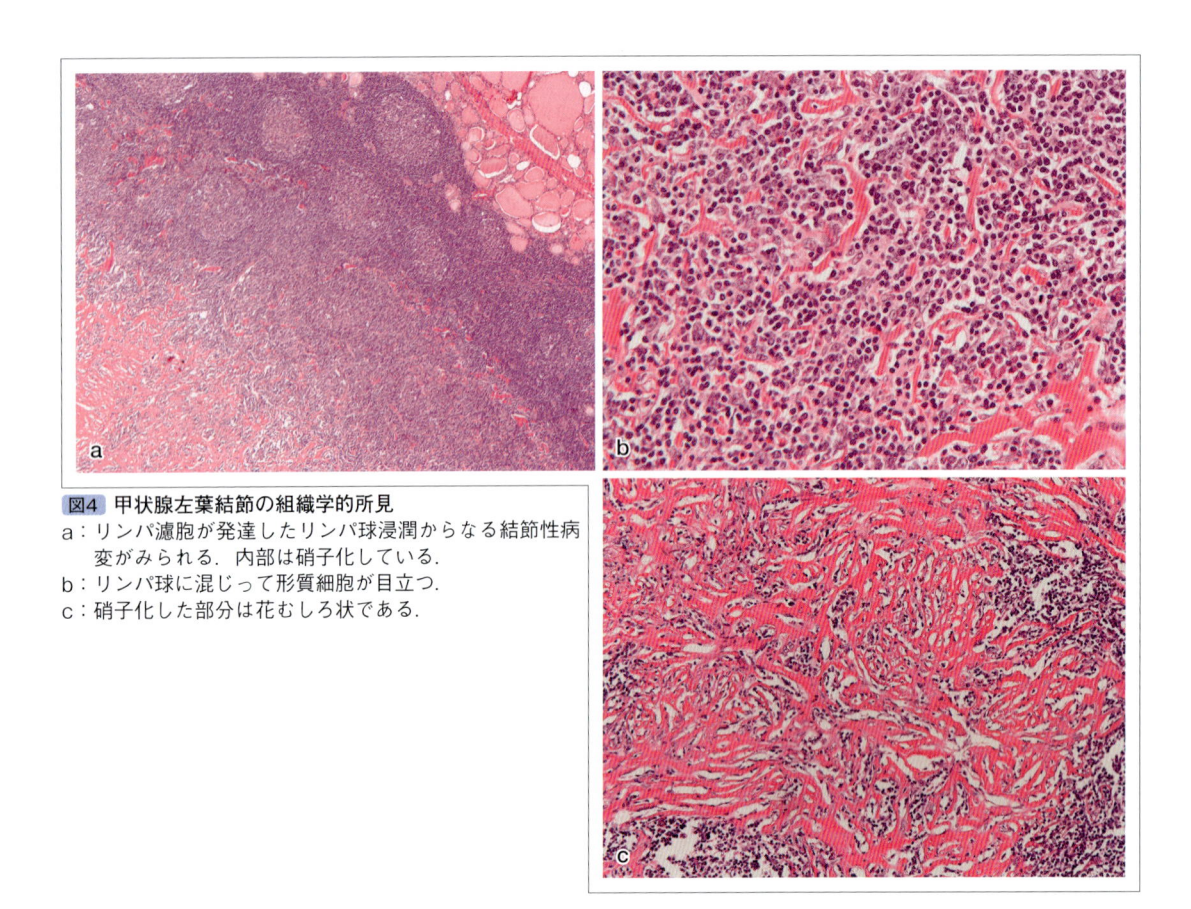

図4 甲状腺左葉結節の組織学的所見
a：リンパ濾胞が発達したリンパ球浸潤からなる結節性病
　　変がみられる．内部は硝子化している．
b：リンパ球に混じって形質細胞が目立つ．
c：硝子化した部分は花むしろ状である．

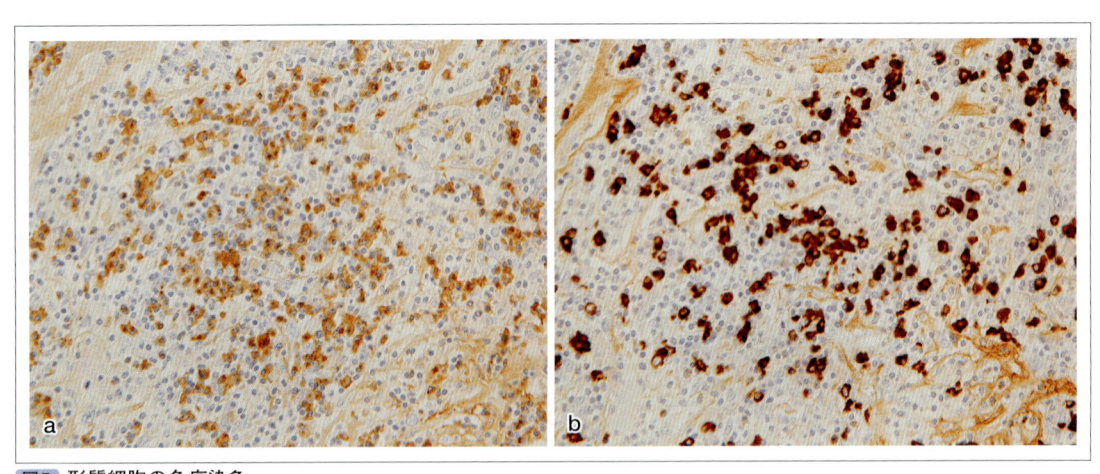

図5 形質細胞の免疫染色
形質細胞の多くは IgG 陽性で，その 40% 以上が IgG4 である（a：IgG，b：IgG4）．

鑑別診断 図6, 7

　著明なリンパ球・形質細胞浸潤がみられる病変には，びまん性病変と結節性病変
がある．びまん性病変の代表例が橋本病であり 図8 ，病変が甲状腺周囲にも及ん
でいる場合は Riedel 甲状腺炎を考える 図9 ．結節性病変には，通常型乳頭癌，

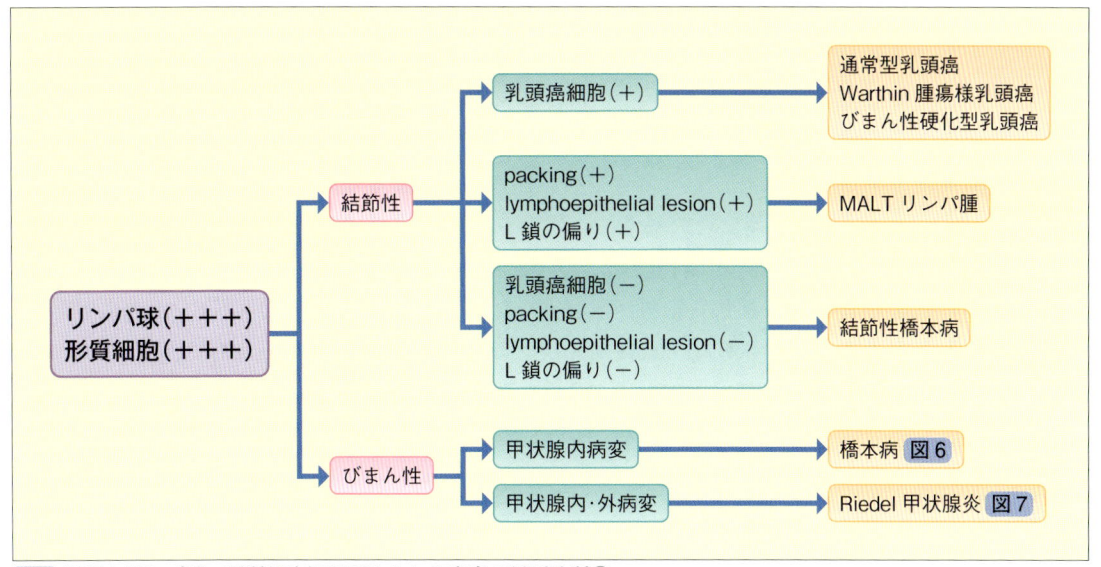

図6 著明なリンパ球・形質細胞浸潤がみられる病変の鑑別診断①

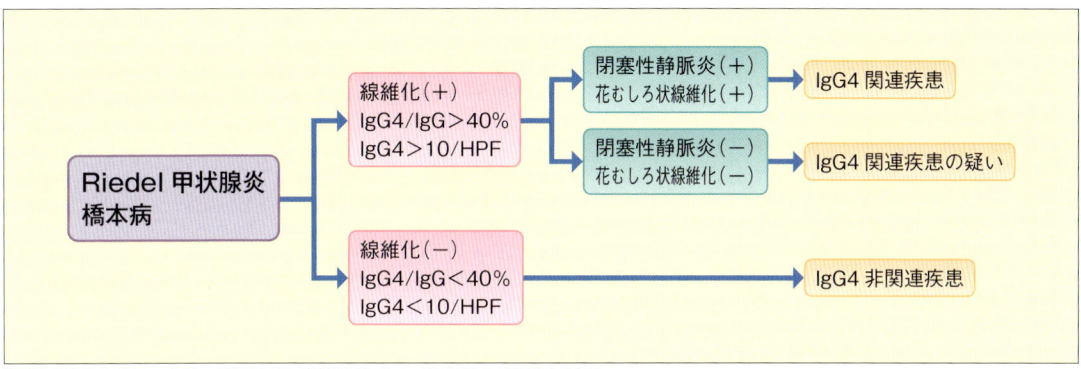

図7 著明なリンパ球・形質細胞浸潤がみられる病変の鑑別診断②

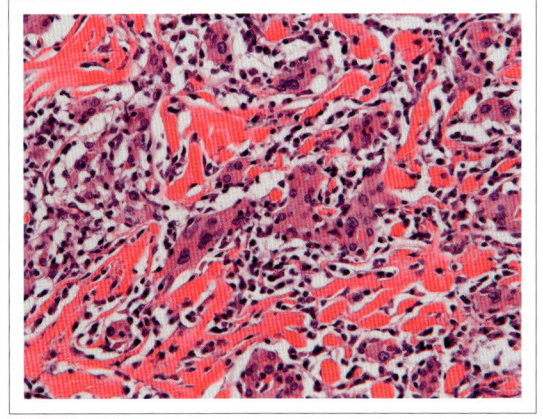

図8 橋本病
甲状腺濾胞は小型化し，好酸性細胞から構成されている．間質にはリンパ球，形質細胞の浸潤が目立ち，太い膠原線維からなる線維化を伴っている．

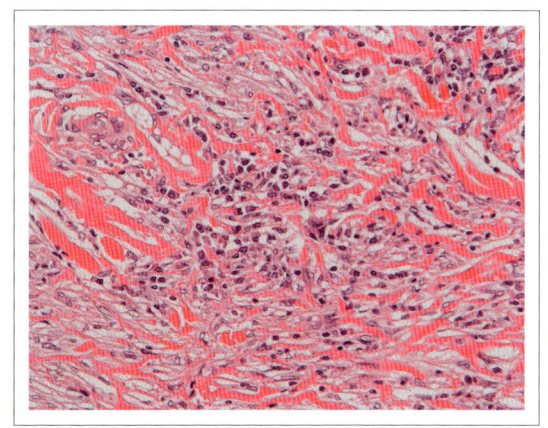

図9 Riedel 甲状腺炎
膠原線維の増生が目立つ線維化巣で，リンパ球や形質細胞の浸潤がみられる．甲状腺濾胞はみられない．

Warthin 腫瘍様乳頭癌，びまん性硬化型乳頭癌，MALT リンパ腫，結節性病変を形成する橋本病などがある．

　上記の鑑別と並行して IgG4 関連甲状腺炎にも注目する．IgG4 関連疾患包括診断基準によれば，著明なリンパ球・形質細胞の浸潤，線維化，IgG4/IgG 陽性細胞比 40% 以上，IgG4 陽性形質細胞が強拡大 1 視野中 10/HPF 以上とされている．本例の病変はこの基準に一致する．また，閉塞性静脈炎や花むしろ状線維化も IgG4 関連疾患に特徴的とされており，本例では後者がみられた．

　IgG4 陽性形質細胞が多数出現しても IgG4 関連疾患ではない（IgG4 非関連疾患）こともある．IgG4 関連疾患では血清 IgG4 が 135mg/dL 以上とされているが，甲状腺においてはその条件を満たす症例は少ない．

（樋口観世子，宮内　昭，廣川満良）

篩型乳頭癌

20歳代，女性

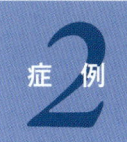

■ 現病歴

　甲状腺腫大を自覚し，当院を受診した．超音波にて，甲状腺両葉に多発性結節 図1 がみられた．穿刺吸引細胞診が右葉結節（結節1）と左葉結節（結節2）にて行われ，それぞれ篩型乳頭癌と診断された．篩型乳頭癌が多発性であったことから，大腸内視鏡検査が行われ，家族性大腸ポリポーシスであることが判明した．大腸全摘術後，甲状腺全摘術および中央リンパ節郭清が行われた．術後5年間，再発や遠隔転移はない．

細胞所見

　結節1・2は同様の細胞所見であった．採取細胞量は非常に多く，背景にコロイドはみられなかった 図2a．細胞集塊は大型立体的で，内部に空隙を有していた．モルラ様集塊もみられた 図2b．細胞質は突起状に伸び，高円柱状細胞であることを示唆した 図2c．核はやや紡錘形で，定型的な乳頭癌の核所見に乏しかった．

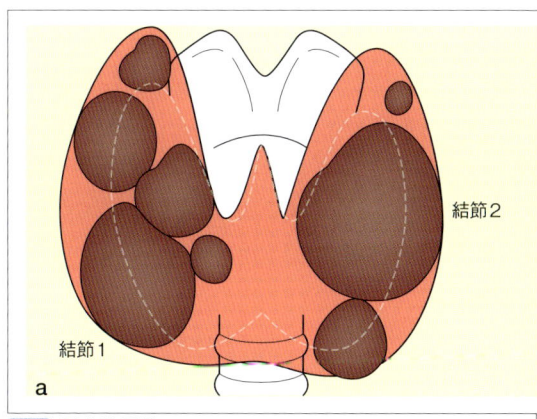
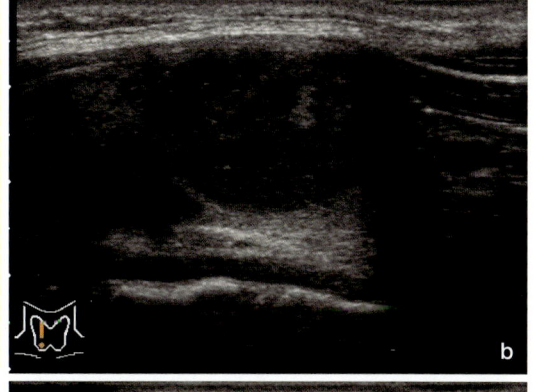
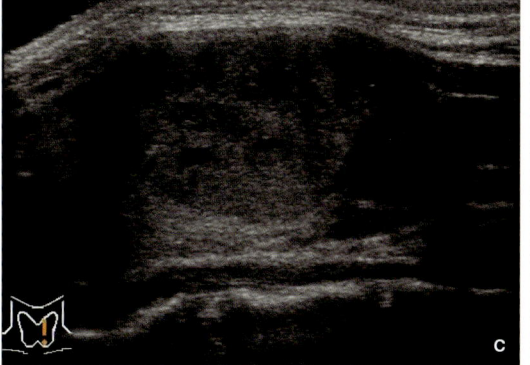

結節2
結節1

図1 超音波所見
甲状腺に多発性結節がみられる．右葉の結節1（b）は，28mm大の形状整，境界明瞭平滑，内部エコーレベルは低で，均質である．左葉の結節2（c）は，33mm大の形状整，境界明瞭平滑，内部エコーレベルは等で均質である（a：シェーマ，b：結節1．Bモード縦断像，c：結節2．Bモード縦断像）．

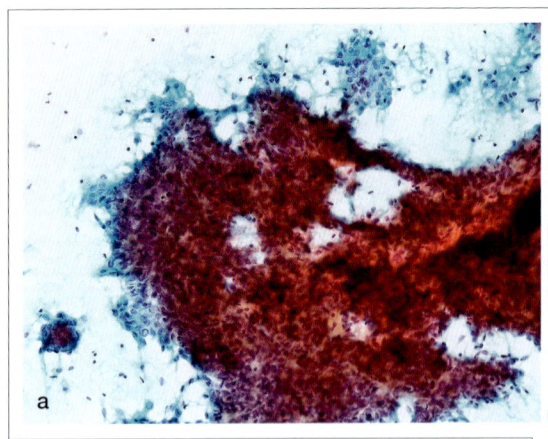
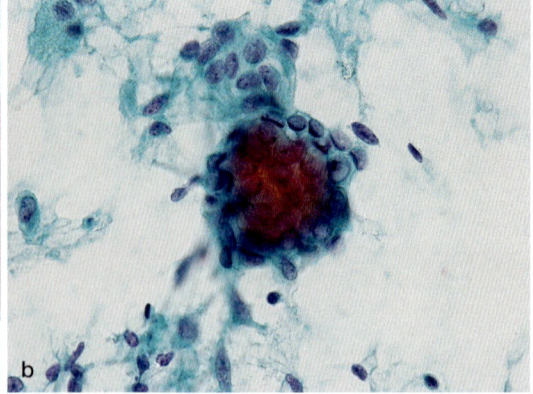
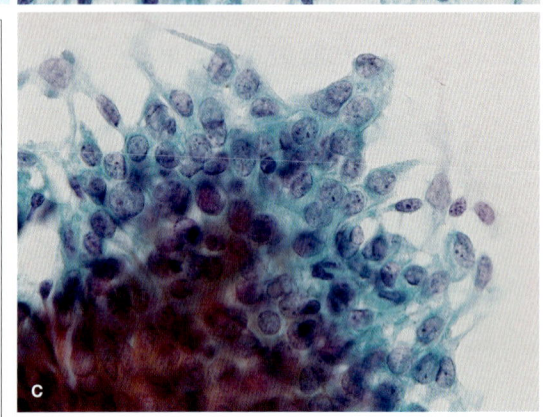

図2 細胞診所見 (Papanicolaou 染色)
a：大型充実性集塊がみられ，背景にはコロイドはない．
b：モルラを示唆する立体的充実性細胞集塊がみられる．
c：細胞質は突起状に延長している．

病理所見

　肉眼的には，被膜で囲まれた多結節性病変が両葉に分布していた．結節は白色〜やや褐色調・充実性であった **図3**．部分的に小さな嚢胞の形成も観察された．個々の結節は濾胞性腫瘍に類似し，大きい結節に隣接する小さい結節は，あたかも濾胞癌の衛星結節のように見えた．背景の甲状腺には境界不明瞭な白色調の病変がみられ，慢性甲状腺炎の像であった．

　結節はいずれも同様の組織像であった．結節は被膜で囲まれており，微少な被膜浸潤を有するものもあった．結節内には紡錘形細胞からなる充実性増殖 **図4a**，高細胞からなる乳頭状増殖 **図4b**，コロイドを伴わない篩状増殖 **図4c**，モルラ **図4d** などがみられ，腫瘍細胞は，高円柱状，類円形，紡錘形と多彩で，一部の腫瘍細胞には核が明るく抜ける所見（peculiar nuclear clearing）が観察された．リンパ節転移は認められなかった．

　腫瘍細胞は TTF-1 陽性，PAX8 陽性，thyroglobulin 陰性 **図5a** で，通常型乳頭癌では細胞膜に陽性を示す β-catenin は核や細胞質に陽性局在を示した **図5b**．estrogen receptor（ER）と progesterone receptor（PgR）は強陽性 **図5c**，モルラを形成する細胞は陰性であった．

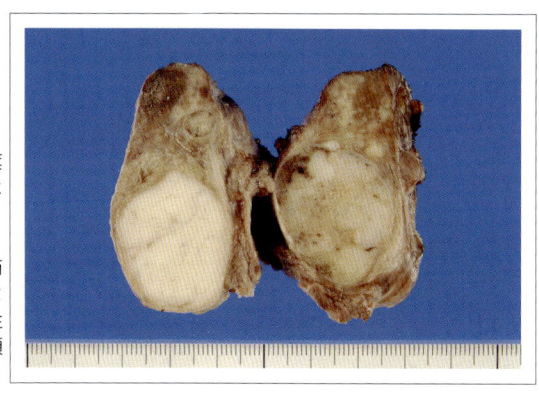

図3 切除した甲状腺の肉眼所見
被膜で囲まれた多結節性病変が両葉に分布している．左葉下極の結節は小さな嚢胞の形成を伴っている．個々の結節は濾胞性腫瘍に類似し，大きい結節に隣接する小さい結節は，あたかも濾胞癌の衛星結節のようにみえる．背景の甲状腺には慢性甲状腺炎の所見が観察される（前額断）．

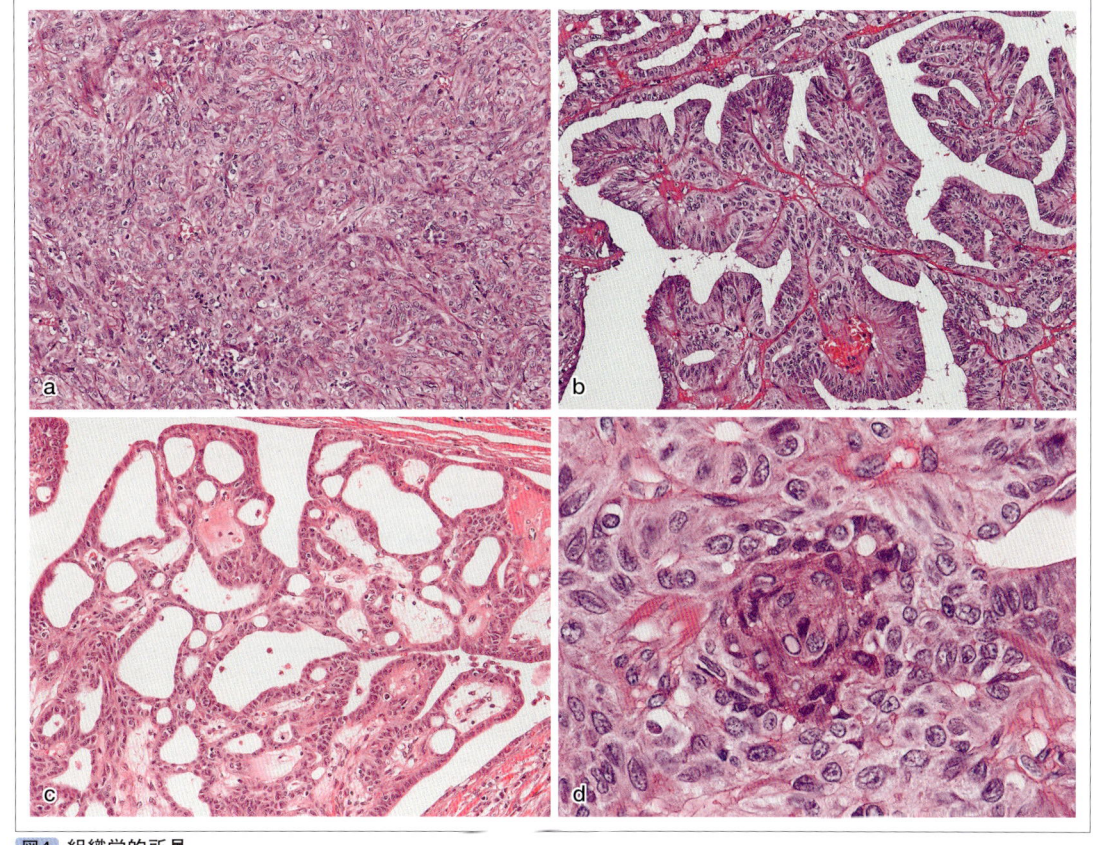

図4 組織学的所見
紡錘形の腫瘍細胞からなる充実性増殖（a），高細胞の腫瘍細胞からなる乳頭状増殖（b），コロイドを伴わない篩状構造（c），モルラ（d）などがみられる．

鑑別診断 図6

　高円柱状腫瘍細胞がみられる腫瘍の鑑別診断として，高細胞型乳頭癌，篩型乳頭癌，円柱細胞癌，低分化癌の4つが挙げられる．これらのなかで，高細胞型乳頭癌は低分化癌を示唆する solid/trabecular/insular（STI）パターンがなく，定型的な乳頭癌の核所見を示す 図7．円柱細胞癌は核の偽重層性が特徴的で，核はやや紡錘形，クロマチンは顆粒状である．低分化癌はSTIパターンが主体で，細胞

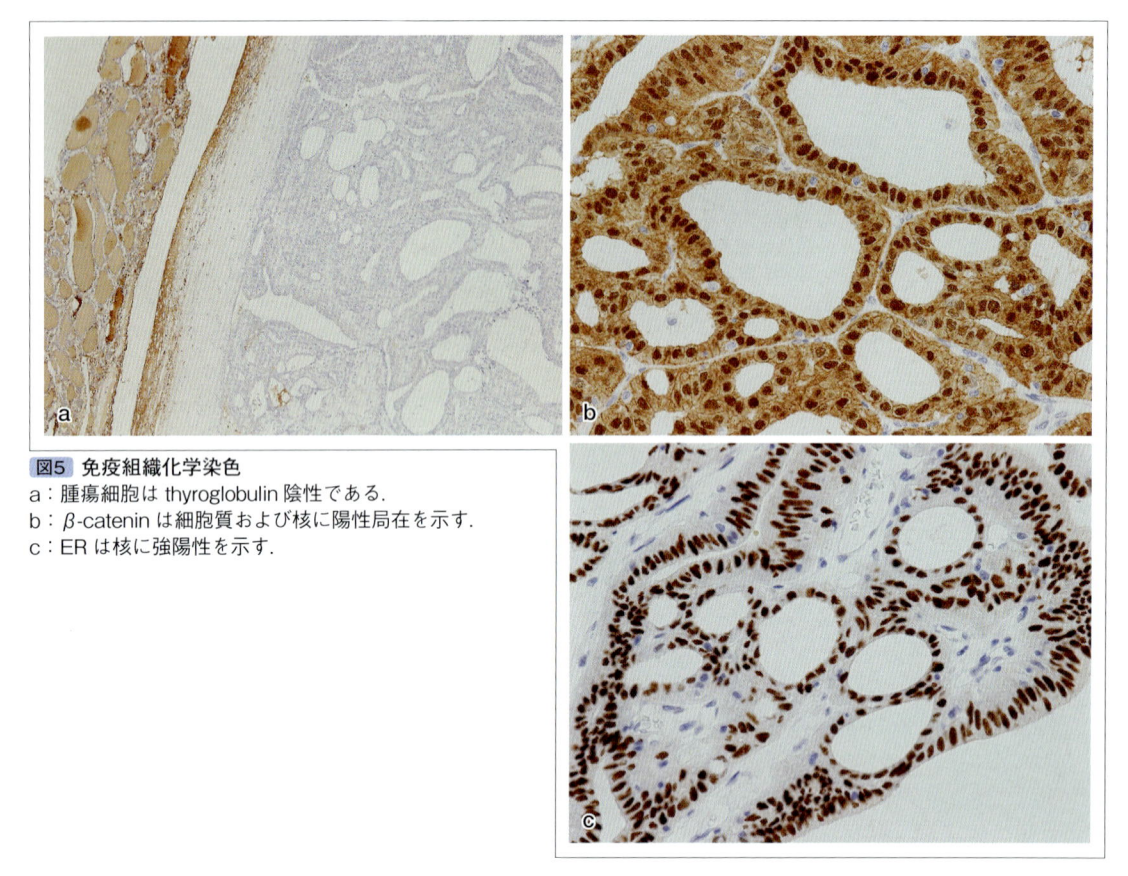

図5 免疫組織化学染色
a：腫瘍細胞は thyroglobulin 陰性である．
b：β-catenin は細胞質および核に陽性局在を示す．
c：ER は核に強陽性を示す．

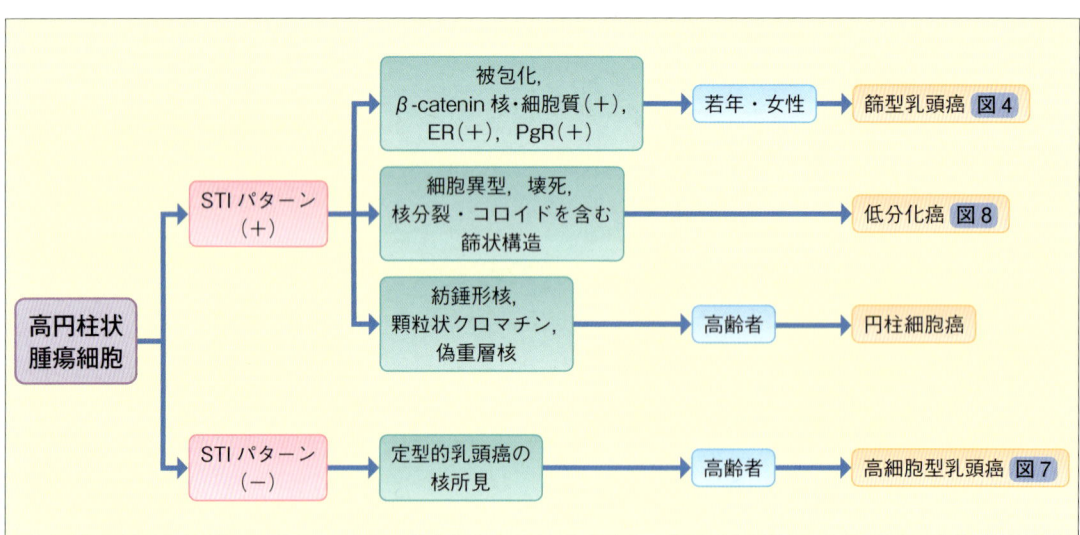

図6 高円柱状腫瘍細胞を有する腫瘍の鑑別診断フローチャート

異型，壊死，核分裂像などがみられる．島状増殖内に篩状構造をみることがあるが，内腔にはコロイドが存在する 図8 ．上記の3腫瘍はいずれも浸潤性増殖を示すが，篩型乳頭癌は被包化あるいは限局性である．篩型乳頭癌の診断には免疫染色が非常に有用で，β-catenin は核や細胞質に陽性局在を示し，ER と PgR は強陽性である．また，篩型乳頭癌は若年・女性に，高細胞型乳頭癌や円柱細胞癌は高齢者

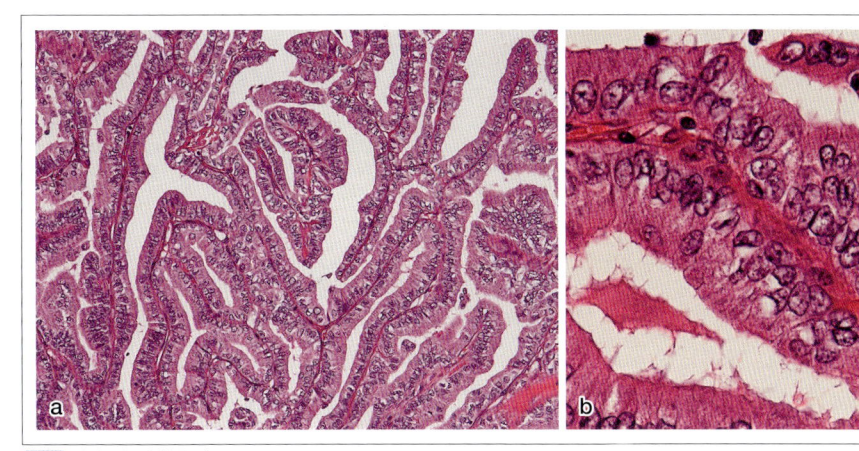

図7 高細胞型乳頭癌
定型的な乳頭癌の核所見を示す（a：弱拡大，b：強拡大）.

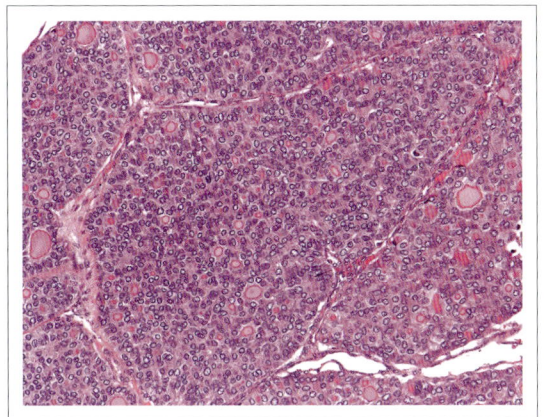

図8 低分化癌
島状増殖の中に，コロイドを含む篩状構造がみられる.

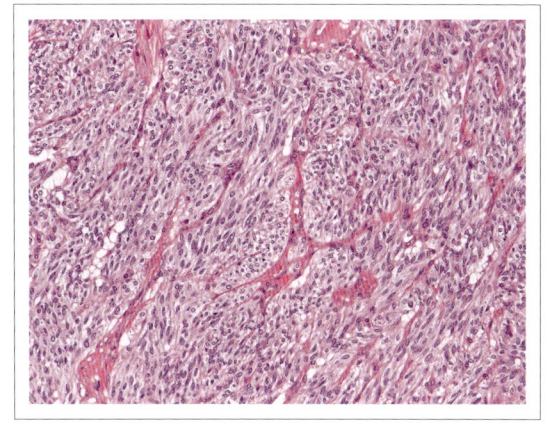

図9 髄様癌
紡錘形腫瘍細胞が充実性に増殖する所見は篩型乳頭癌に類似する.

に好発する.

　篩型乳頭癌にみられる紡錘形細胞が充実性に増殖する部は髄様癌に類似する **図9**. その鑑別には，calcitonin や CEA の免疫染色が有用である.

　本例のように腫瘍が多発する場合は，人腸ポリポーシスの遺伝子（*APC*）異常が関連している. 一方，*APC* 遺伝子異常がない患者に発生する場合は単発性である.

（高田奈美，廣川満良）

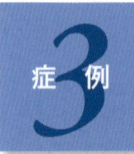
異型間質細胞がびまん性に腫瘍間質に浸潤した低分化癌
80歳代，女性

■ 現病歴

約半年前より頸部腫脹と体重減少がみられ，近医受診したところ甲状腺腫瘍を指摘された．右葉に約5cm大の腫瘤が触知され，穿刺細胞診の結果，Class Ⅱであった．サイログロブリンは800ng/mL以上と高値で，炎症反応はみられなかった．甲状腺癌も否定できないため，甲状腺右葉摘出術が施行された．

病理所見

甲状腺右葉全体を占める6×4cm大の境界明瞭，黄白色調充実性腫瘍がみられ，周囲組織との癒着は認めなかった 図1．腫瘍は比較的よく被包化され，小胞巣，索状構造を示す濾胞性腫瘍で，核クロマチンは増加しているが，ほぼ均一な核を示していた 図2a．腫瘍細胞の細胞密度は高く，ほぼ充実胞巣を形成していた 図2b．腫瘍周囲にわずかに脈管侵襲を認め 図3，低分化癌と判断された．腫瘍内部には1×0.7cm大の瘢痕様病変がみられ 図4，この部分では核の大小不同，多核を示す異型細胞の増殖浸潤を認めた 図5．少し離れた部分では破骨細胞型巨細胞の像も認めた 図6．低分化癌の血管線維性間質内にびまん性に異型細胞の増殖がみられた 図7．腫瘍周囲の甲状腺組織には浸潤は全く認めない．リンパ節転移，遠隔転移は認められなかった．HE染色上では低分化癌に発生した未分化癌を強く考えた．

免疫染色の結果，異型細胞は種々の甲状腺マーカー，上皮系マーカーはすべて陰性であった．間質内の異型細胞の一部はSMA陽性 図8a だが，SMMHC，calponin陰性 図8b で線維芽細胞と考えられた．濾胞癌のMIB1標識率は5%程度で，未分化癌も10%以下であった．p53は濾胞癌および未分化癌いずれも陰性で

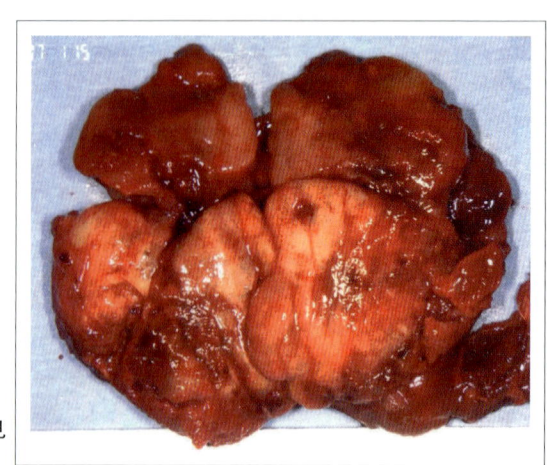

図1 甲状腺腫瘍の肉眼所見
柔らかい白黄色の腫瘍

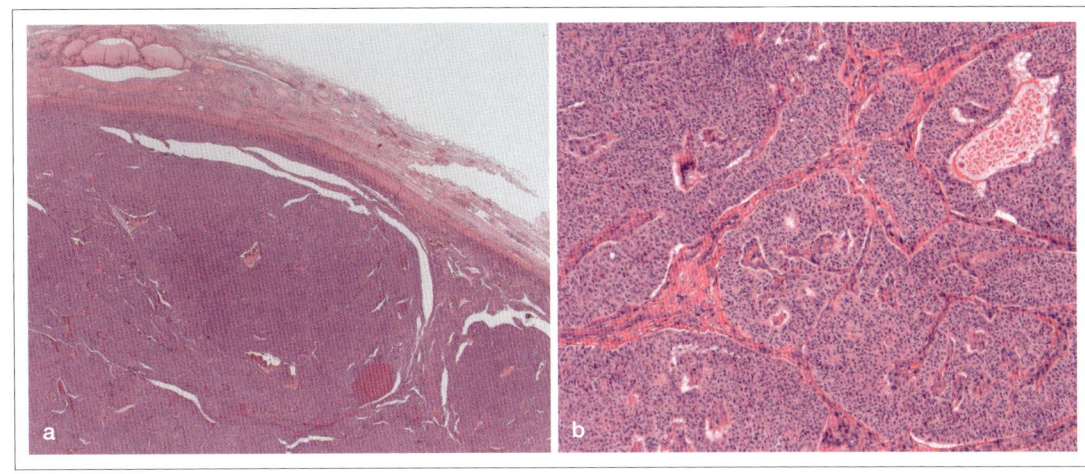

図2 甲状腺腫瘍
a：弱拡大　　b：中等大

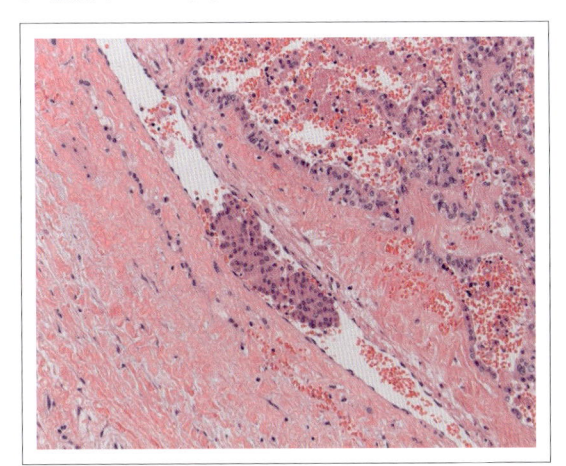

図3 甲状腺腫瘍の脈管侵襲像

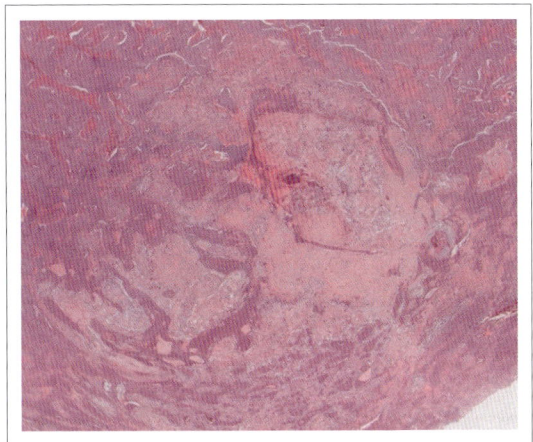

図4 甲状腺腫瘍内の瘢痕性病巣像

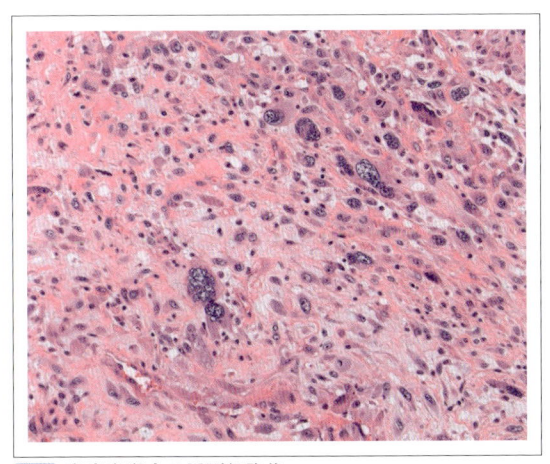

図5 瘢痕病巣内の異型細胞像

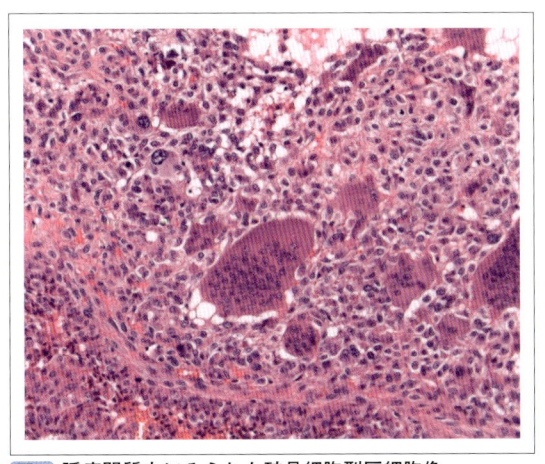

図6 腫瘍間質内にみられた破骨細胞型巨細胞像

あった.

　組織所見および免疫染色所見から「微少浸潤を示す低分化癌に発生し，間質内に
びまん性浸潤をきたした未分化癌」とした.

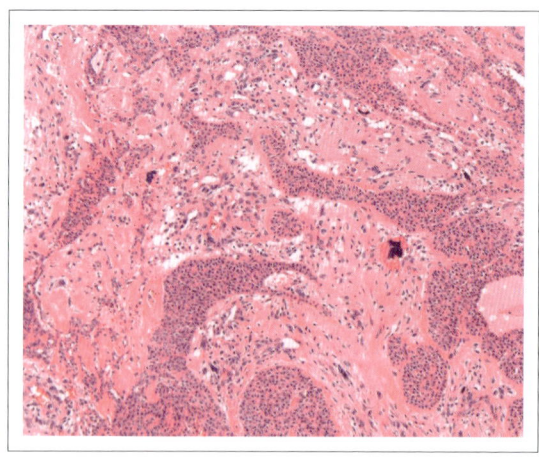

図7 腫瘍間質内にびまん性に増殖する異型細胞像

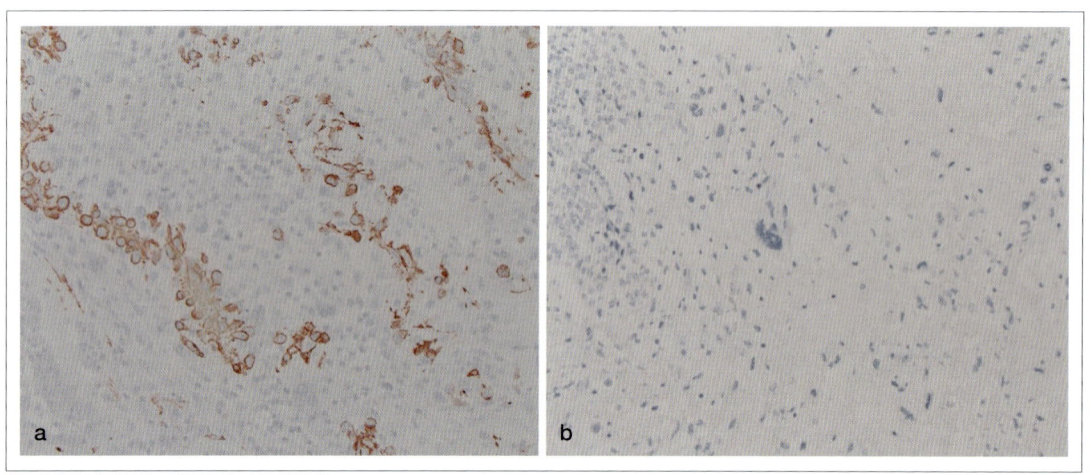

図8 腫瘍間質内に増殖する異型細胞
a：SMA 免疫染色で一部に陽性を示す．　　b：calponin 免疫染色は陰性を示す．

鑑別診断

　甲状腺未分化癌は分化癌（乳頭癌，濾胞癌），低分化癌から発生することが多く，発見時，微小でも予後は不良である．本例の鑑別としてまず甲状腺腫瘍が良性であるか，悪性であるかの鑑別が必要である．濾胞腫瘍細胞が充実性，索状に配列することから濾胞腺腫，異型腺腫，濾胞癌，低分化癌が鑑別となる．明らかな周囲への浸潤性増殖をみないが，脈管浸潤を確認したので悪性と判断し，濾胞癌か低分化癌の鑑別となる．組織構築所見から低分化癌を疑うが，微少浸潤である点は通常の低分化癌と異なる．次に腫瘍内にみられた異型細胞が反応性の変化か未分化癌かの鑑別を要する．細胞の多形性，巨細胞の混在から未分化癌を疑うが，既存の腫瘍の間質に増殖し，腫瘍を置換する像を認めない．濾胞性腫瘍の診断，異型細胞の診断に多々問題があるが，良性腫瘍に未分化癌が発生することはきわめてまれであるので，もし脈管浸潤などの浸潤が確認できなくとも悪性濾胞性腫瘍に未分化癌が合併したと考えるのが妥当である．

　未分化癌は高悪性度の甲状腺腫瘍で，大部分の症例では既存腫瘍を置換し増殖浸潤する．多彩な細胞像を示し，早期に転移をきたす．MIB1 は高標識率を示し，

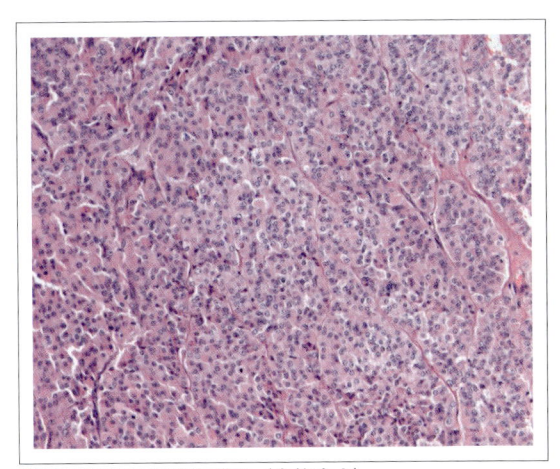

図9 頸部皮下腫瘤組織像（中等度大）

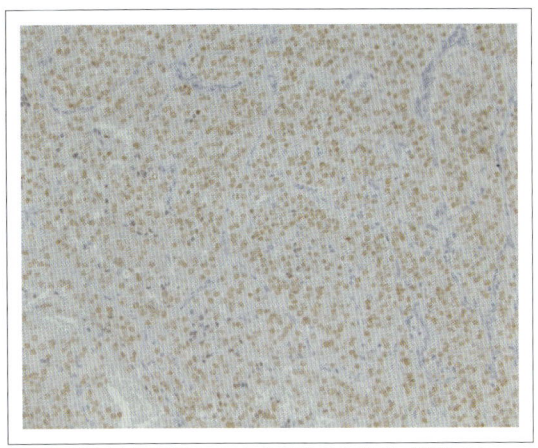

図10 頸部皮下腫瘤 TTF-1 免疫染色組織像（弱拡大）

p53 も強陽性である．筆者の施設ではこれまでに 40 例の未分化癌を経験し，年齢は 51〜88 歳（平均 66 歳），男女比は 2：3，腫瘍径の最小は 1cm 弱，最大は 18cm，生存期間は最短 2 週間，最長 23 年であった．腫瘍径 1cm 弱の症例は発見時，すでに転移をきたしており，1 年半後に死亡した．長期生存している症例も甲状腺病理検討会で検討し，未分化癌と判断されたが，未分化癌の 5 年生存率は 6% と報告されている．当院の症例において p53 は強陽性例が多く，陰性例は 3 例あったが，いずれの症例も腫瘍死した．

最終診断

未分化癌の診断がなされたが，高齢であることから化学療法は施行せず，経過観察となった．約 2 年程度は無症状で経過したが，術後 3 年目に肺転移が出現し，皮下にも転移性腫瘤が出現した．皮下腫瘤が甲状腺癌の転移かどうか診断するため，生検が施行された．摘出された腫瘍では濾胞性腫瘍の転移が認められ **図9**，免疫染色の結果，TTF-1 陽性 **図10** であった．腫瘍内には未分化癌成分は認められなかった．

「微少浸潤を示す低分化癌に発生し，間質内にびまん性浸潤をきたした未分化癌」の病理診断の正否に関して臨床経過が事実を示している．すなわち，全く追加治療が行われず，経過観察されたが，2 年間は再発の徴候はなく，3 年目に肺転移，皮膚転移をしたことから甲状腺腫瘍は濾胞癌よりは低分化癌と考えられ，かつ未分化癌と考えた部分は反応性異型間質細胞と判断された．まれに乳癌症例にみられる「carcinoma with osteoclast-like stromal giant cells」と同様の出現背景と考えられる．低分化癌も予後は不良であるが，未分化癌より先に転移を起こすとは考えにくく，診断の訂正が必要であった．未分化癌と診断されれば，化学療法が開始され，患者に大きな副作用が出る．また，未分化癌はきわめて予後が不良であるので，見逃しや逆に過剰診断は患者の予後に大きな影響を与える．未分化癌が既存の組織や分化癌を置換せず，増殖することは少ないので，組織学的な所見をしっかり把握することがいかに重要であるかを経験した症例であった．　　　　　（長沼　廣）

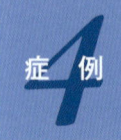

長期生存未分化癌

70歳代，女性

■ 現病歴

前頸部に腫瘤を自覚し，1か月後，嗄声が出現，その1か月後に受診，腫瘤の急速増大を認めた．末梢血白血球数は $94.2 \times 10^2/\mu L$，CRP は 8.6mg/dL と炎症反応を認めた．超音波検査およびCT検査にて，甲状腺右葉に80mm大，内部不均質で低エコーの，卵殻状石灰化を含有する充実性結節がみられた 図1．穿刺吸引細胞診にて，濾胞性腫瘍からの未分化癌転化と診断され，甲状腺右葉切除が施行された．気管および食道への浸潤があり，気管食道合併切除，気管皮膚瘻形成も行われた．

組織学的に，濾胞型低分化癌の未分化癌転化と診断された．術後補助療法としてパクリタキセル週1回投与18回と放射線外照射を予定したが，パクリタキセル投与7回で間質性肺炎が出現，副作用が疑われ化学療法は中止し，術後9か月，放射線外照射（60Gy/30Fr）が行われた．その後11年間再発はみられていない．

細胞所見

背景には多量の壊死物質とともに，好中球，リンパ球，組織球などがみられた．核腫大，核形不整，核小体などが目立つ，類円形・多角形・紡錘形大型異型細胞が孤立散在性，あるいは立体的充実性集塊として出現していた 図2a．好中球は充実性細胞集塊内にも多数存在し，エンペリポレシスも観察された．巨大核や奇怪核を有する異型細胞や核分裂像も散見され，未分化癌と考えられた．また，異型性に乏しい類円形細胞が小濾胞状に出現していた 図2b．乳頭癌の核所見がみられな

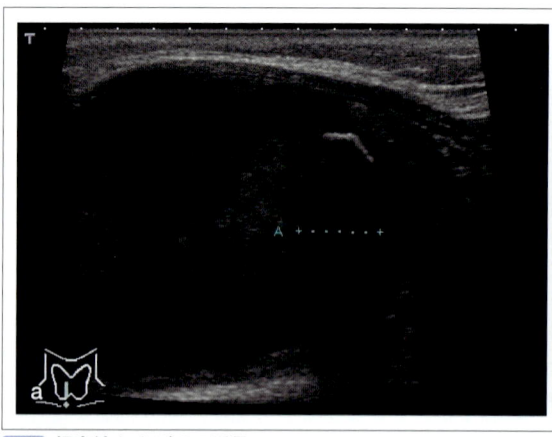
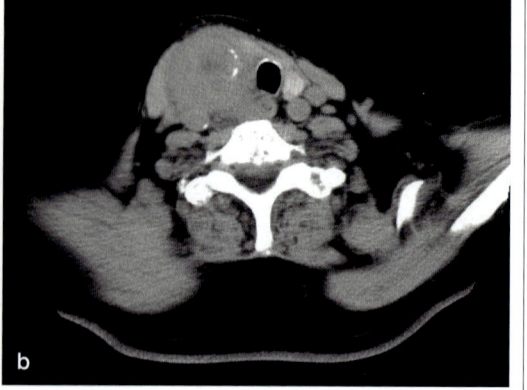

図1 超音波およびCT所見
右葉に80mm大の境界不明瞭な結節がみられ，気管や食道への浸潤が疑われる．結節内には卵殻状石灰化が存在する（a：超音波Bモード縦断像，b：CT）．

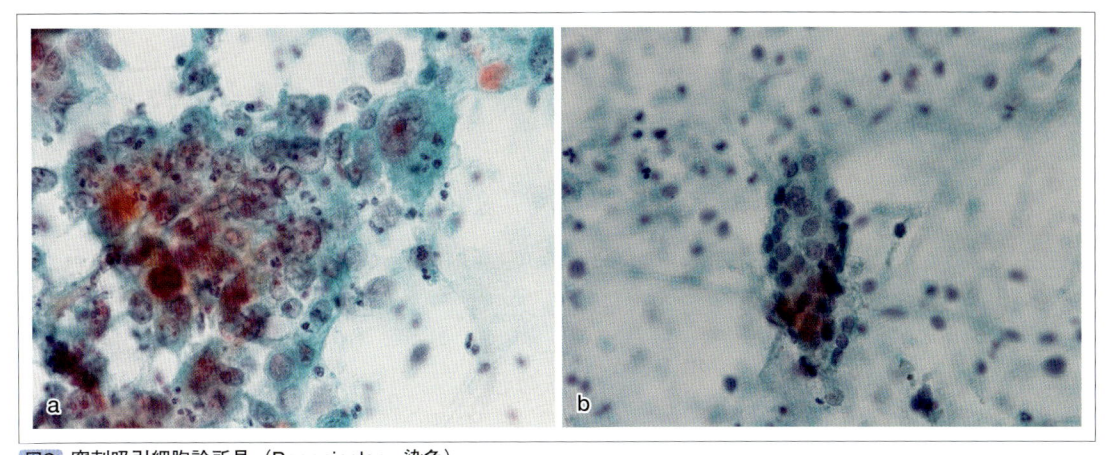

図2 穿刺吸引細胞診所見（Papanicolaou 染色）
大型の異型細胞が集塊状に出現している．背景や細胞集塊内に好中球がみられる（a）．小型の類円形細胞が小濾胞状に
出現している．乳頭癌の核所見はみられない（b）．

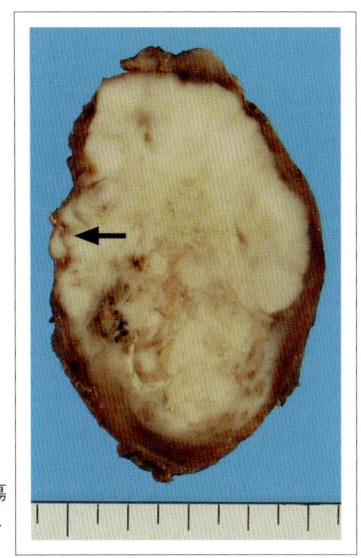

図3 肉眼所見
右葉全体に，境界不明瞭で，やや分葉状の充実性腫瘍
がみられる．割面は黄白色調で，壊死を伴っている．
腫瘍は切除面に露出している（➡：矢状断）．

かったことから，濾胞性腫瘍からの未分化癌転化と考えられた．

病理所見

　肉眼的には，右葉全体に境界不明瞭で，やや分葉状の 7 × 8cm 大の充実性腫瘍
がみられた **図3**．割面は黄白色調で，壊死を伴っていた．気管，食道への浸潤を
伴っていたため，切除面に腫瘍が露出していた．

　大型の類円形，多角形の異型細胞が疎な結合性を有して浸潤増殖し，甲状腺周囲
組織に浸潤していた **図4a**．細胞異型はきわめて強く，核分裂像が散見され，広
範な壊死を伴っていた．間質には好中球，リンパ球，組織球などの炎症細胞が目
立った．腫瘍の一部に篩状構造と面皰壊死を有する胞巣状増殖巣がみられた **図5**
ことから，低分化癌の未分化癌転化と考えられた．非腫瘍部の甲状腺組織および甲

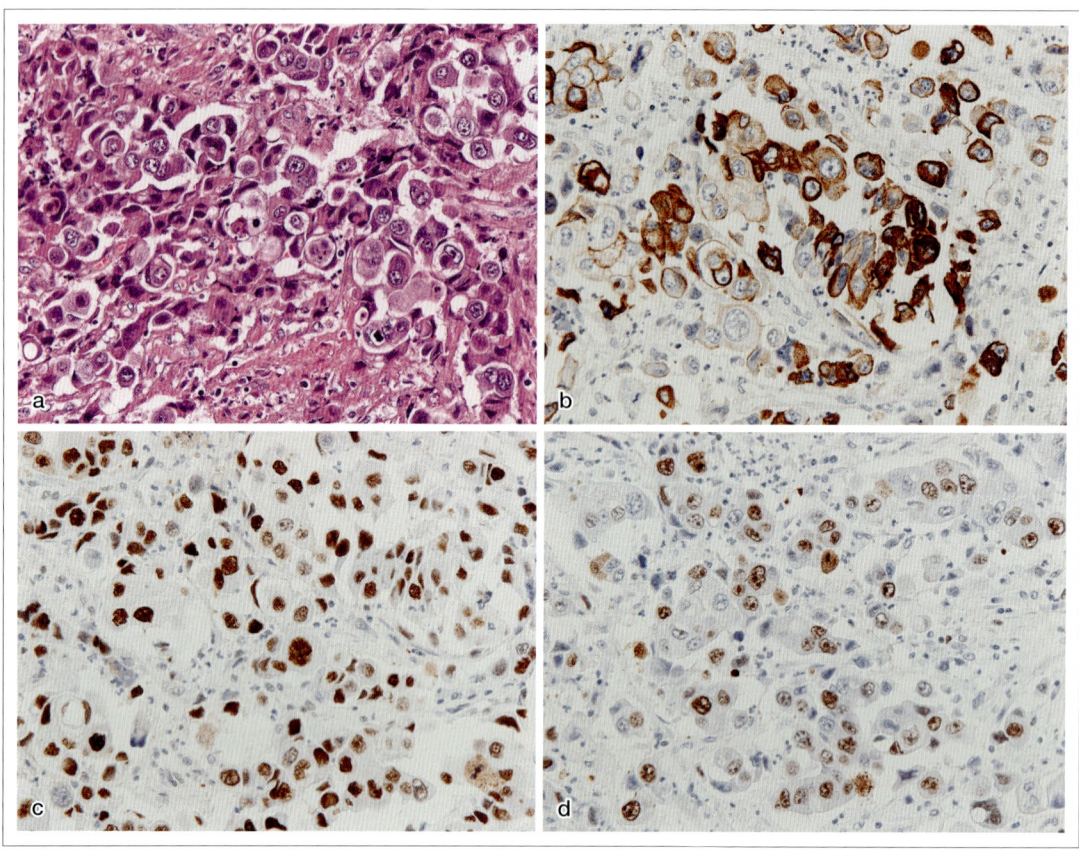

図4 未分化癌

腫瘍細胞は大型で，異型性が強く，明らかな構造を有さずに増生している．間質にはリンパ球がみられる（a）．未分化癌細胞は，cytokeratin AE1/AE3 陽性（b），p53 陽性（c）で，Ki-67（d）標識率は 80% 以上ある．

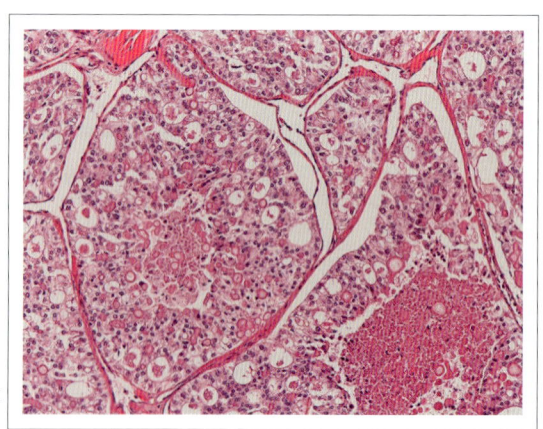

図5 低分化癌成分

腫瘍細胞は胞巣状に増殖し，篩状構造や面皰壊死を伴っている．

状腺周囲の結合織にはリンパ球浸潤と線維化がみられた．

　未分化癌細胞は cytokeratin（CK）AE1/AE3 陽性 図4b，thyroglobulin 陰性，TTF-1 陰性，p53 陽性 図4c，Ki-67 標識率 80% 以上 図4d であった．

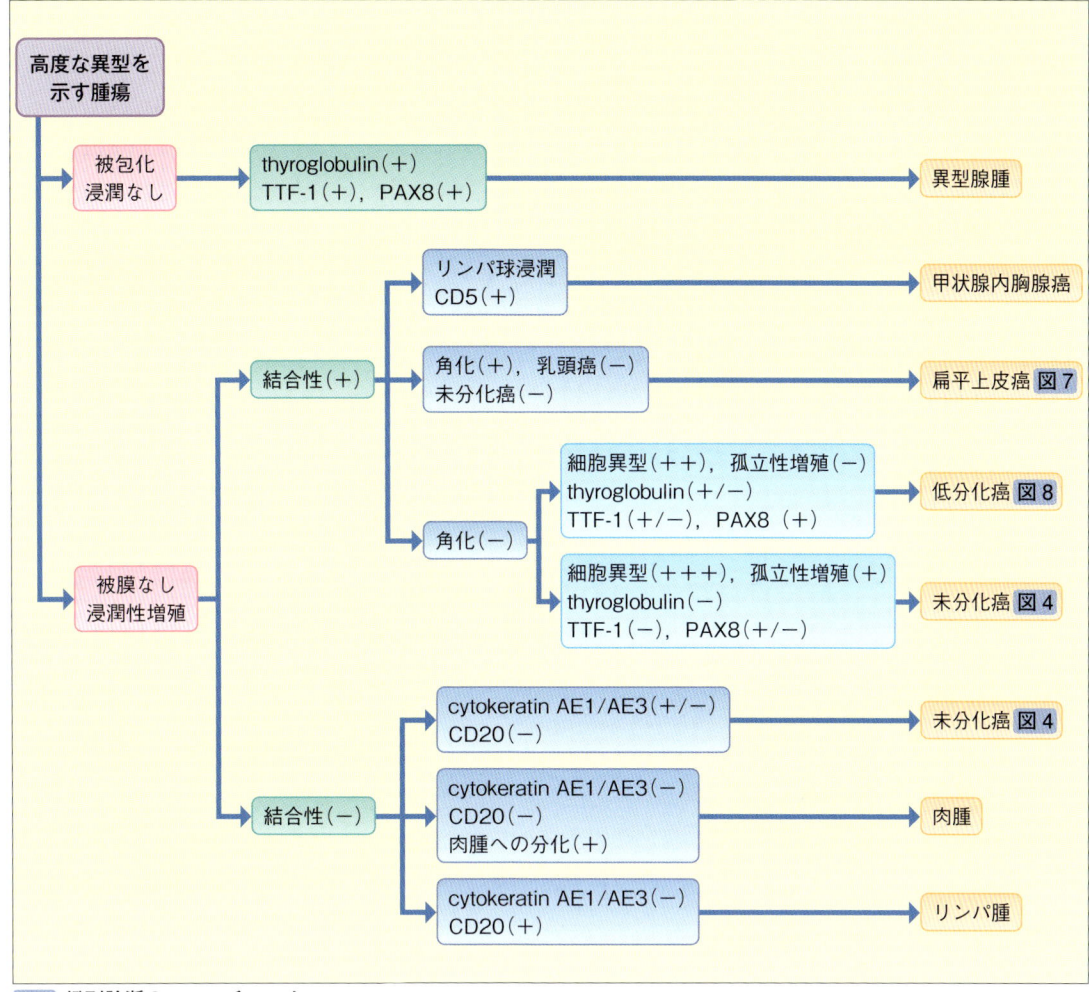

図6 鑑別診断のフローチャート

鑑別診断 図6

　高度な異型性を示す腫瘍は通常浸潤性に増殖する．異型細胞が類円形で結合性がなければ，B細胞リンパ腫を考えて，CKが陰性で，CD20が陽性であることを確認する．異型が強い場合は，未分化癌と肉腫を鑑別する．CKが陽性なら未分化癌を，CKが陰性で，肉腫細胞への分化を示すマーカー（S-100 蛋白，α-smooth muscle actin，CD31，CD34，Factor Ⅷ 関連抗原など）が陽性であれば，それぞれのマーカーに一致する肉腫を考える．vimentin は未分化癌でも陽性となるため，肉腫との鑑別には役立たない．

　異型細胞が結合性を有して胞巣状に増殖している場合に，角化があれば扁平上皮癌 図7 を考えるが，この場合，乳頭癌や未分化癌成分がないことが条件となる．乳頭癌成分があれば扁平上皮癌成分を有する乳頭癌，未分化癌成分が少しでもあれば，未分化癌と診断する．

　間質および上皮細胞腫瘍胞巣内にリンパ球がみられる場合は，甲状腺内胸腺癌を考え，CD5が陽性であることを確認する．

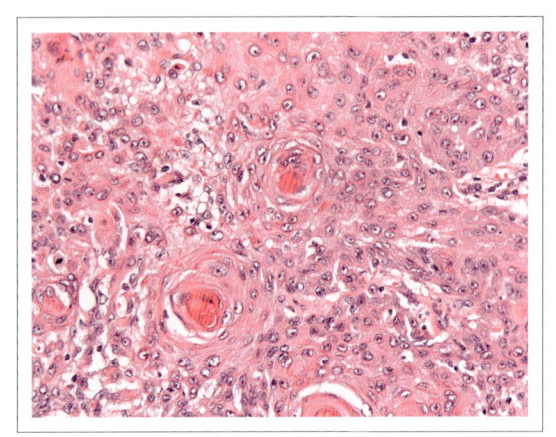

図7　扁平上皮癌
扁平上皮への分化を示す悪性腫瘍で，乳頭癌成分や未分化
癌成分はみられない．

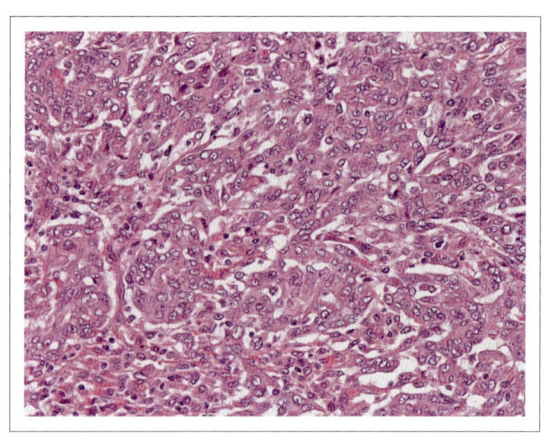

図8　低分化癌
腫瘍細胞は未分化癌細胞よりも異型性が乏しく，胞巣状に
増殖する．

　　未分化癌と低分化癌の鑑別は非常に難しい．未分化癌と比較して，低分化癌は孤立性に増殖しない 図8，細胞異型が乏しい，thyroglobulin や TTF-1 が陽性を示しやすい．未分化癌は thyroglobulin 陰性，TTF-1 陰性であるが，針生検材料の場合は TTF-1 陽性のことがある．

　　近年，未分化癌の治療成績が改善し，長期生存例がみられるようになったが，未分化癌長期生存例のなかには未分化癌ではない症例も含まれている可能性があるため，病理診断を再確認することが必要である．

（伊藤歩紀，東山卓也，廣川満良）

CASTLE/ITET

60 歳代，女性

■ 現病歴

　頸部腫瘤を主訴に受診した．嗄声やむせの症状はない．超音波検査では甲状腺右葉に大きさ 51 × 45 × 31mm の低エコー腫瘤を認める．腫瘤は不整形で周囲との境界は明瞭であるが，気管に広く接している．内部血流の増加はみられない．甲状腺全摘術および気管合併切除が行われた．手術の 1 年後，脳転移，多発骨転移が出現し，放射線治療が行われた．

病理所見

　肉眼的に，腫瘍の割面は灰白色で分葉を呈する．周囲との境界は比較的明瞭であるが，被膜の形成はみられない 図1．

　組織学的に，細胞境界のやや不明瞭な多辺形腫瘍細胞が充実性に増殖する．腫瘍は線維性の隔壁により分画された島状の構築を示す．腫瘍細胞の核は類円形で，顆粒状のクロマチンと明瞭な核小体を有する．少数の核分裂像を認める．腫瘍内には小型リンパ球が軽度から中等度に浸潤する 図2．腫瘍は気管壁に浸潤している．腫瘍近傍の甲状腺実質内には腫瘍のリンパ管侵襲像が目立ち，頸部リンパ節への転移も認められた．

　免疫組織化学的に，腫瘍細胞は p63，34βE12，c-KIT（CD117），bcl-2，PAX8，synaptophysin，chromogranin A に陽性，CD5 には部分的に陽性を示す 図3．TTF-1，thyroglobulin，calcitonin，CEA，CD56 は陰性である．Ki-67 標識率は 20% 程度．EBER in situ hybridization は陰性である．

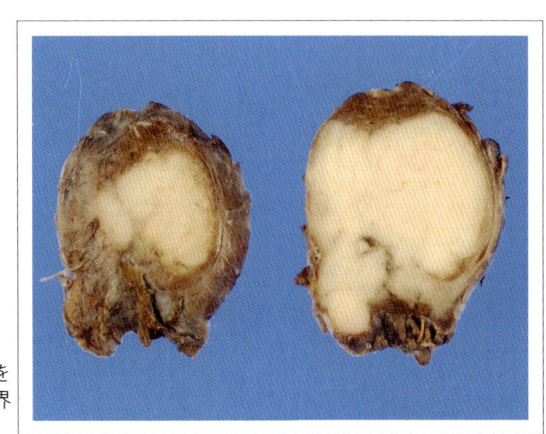

図1 肉眼所見
甲状腺内に灰白色の充実性腫瘍を認める．腫瘍と周囲組織との境界は比較的明瞭である．

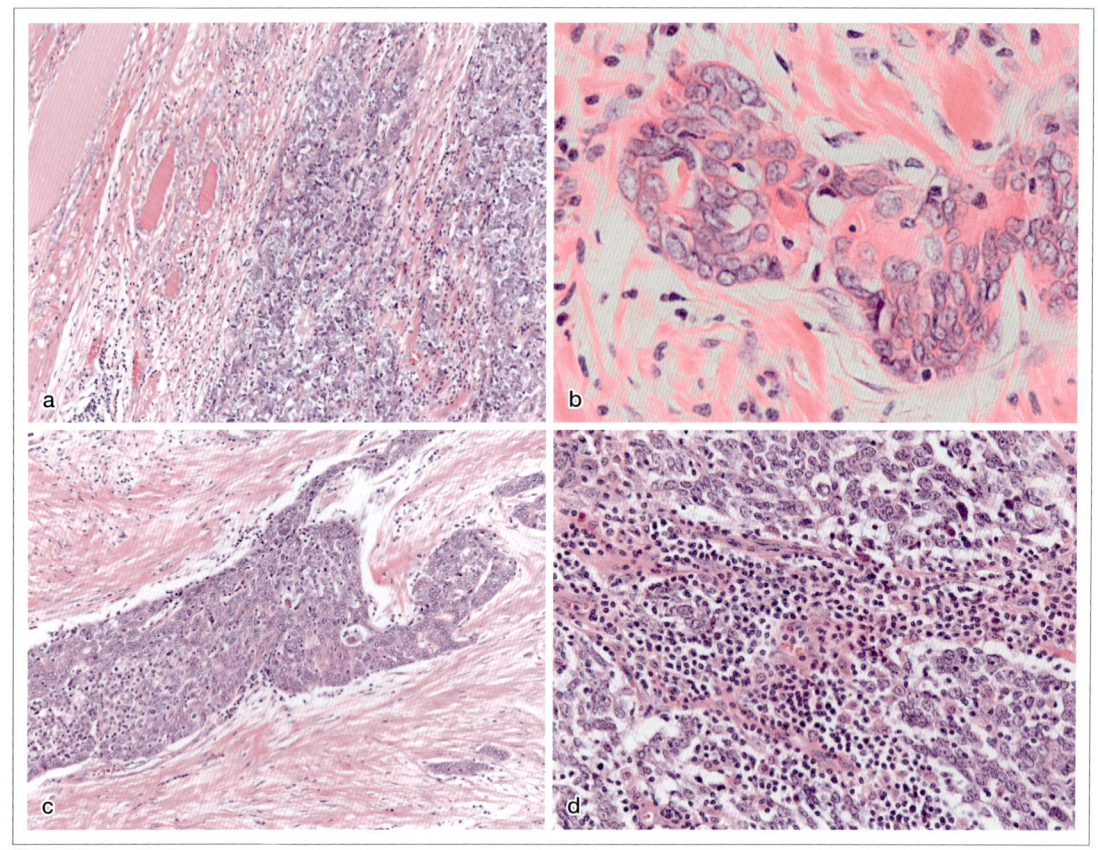

図2 組織学的所見
a：腫瘍と非腫瘍部甲状腺組織との境界部．腫瘍は圧排性の増殖を示す．
b：腫瘍は多辺形細胞からなり，腫大した類円形核は明瞭な核小体を有する．
c：腫瘍は線維性の隔壁により島状に分画される．
d：腫瘍内には小リンパ球の浸潤がみられる．

鑑別診断

　本症例は，多辺形細胞が充実性増殖を示す腫瘍で，甲状腺濾胞上皮性腫瘍を示唆するような濾胞状，乳頭状の構造はみられない．リンパ球浸潤や間質の線維化を伴っているのも特徴である．免疫組織化学的検討では，腫瘍細胞は p63，34βE12 といった扁平上皮マーカーに加えて，CD5，c-KIT，bcl-2，PAX8 に陽性で，縦隔に発生した胸腺癌と同様の特徴を示している．以上より，本症例は CASTLE（carcinoma showing thymus-like differentiation）/ITET（intrathyroidal epithelial thymoma）と診断される **表1**．

　CASTLE/ITET の鑑別診断で最も問題となるのは甲状腺原発扁平上皮癌である．本症例では，腫瘍は気管を含む周囲組織に浸潤しており，術後に脳転移，骨転移をきたしたが，一般的に CASTLE/ITET は甲状腺原発扁平上皮癌と比較して悪性度が低く，予後のよい腫瘍であるため，この2者の鑑別は重要である．CASTLE/ITET と甲状腺原発扁平上皮癌を鑑別するうえでの要点は組織学的異型度と CD5 の染色性の違いである．甲状腺原発扁平上皮癌は核異型が強く，核分裂像が目立つ．Ki-67 標識率は 50% を超えることが多い．周囲への浸潤傾向も強い．そ

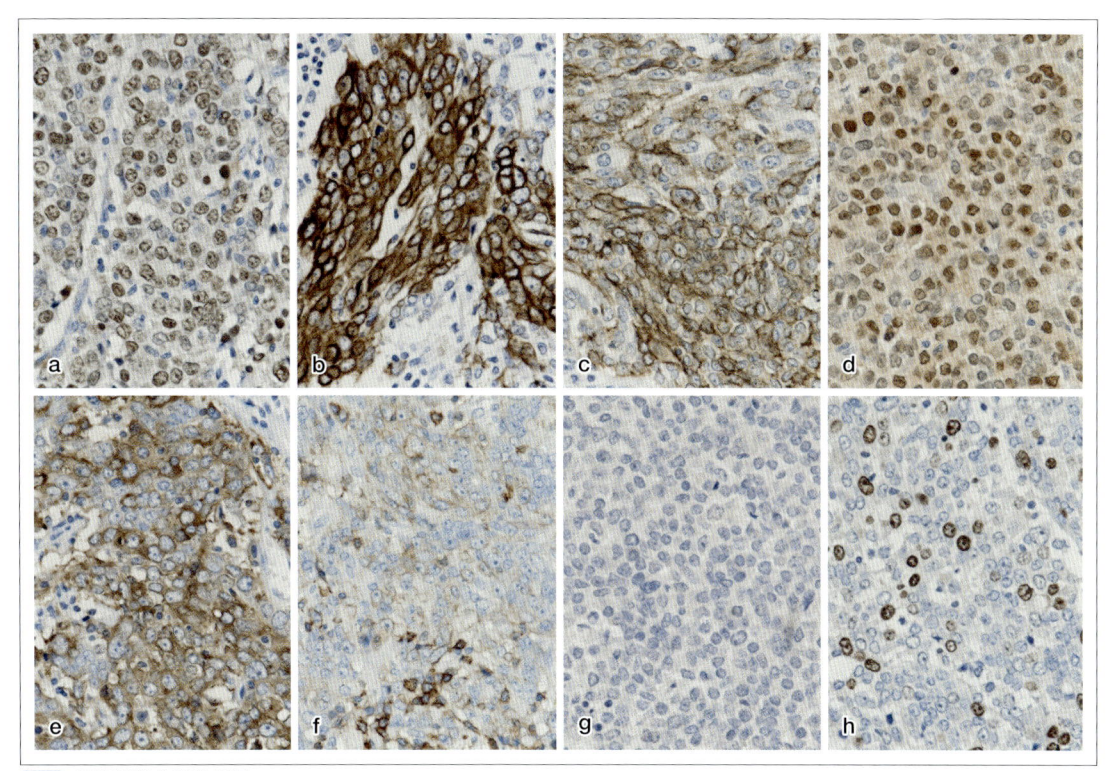

図3 免疫組織化学的所見

腫瘍細胞は p63 (a), 34βE12 (b), c-KIT (c), PAX8 (d), synaptophysin (e) に陽性, 一部は CD5 に陽性 (f), TTF-1 は陰性である (g). Ki-67 標識率は 20% 程度である (h).

表1 CASTLE/ITET の免疫組織化学的特徴

陽性マーカー:CD5, p63, KIT (c-KIT or CD117), p53, bcl-2, calretinin, high-molecular weight cytokeratin, wide-spectrum cytokeratin (AE1/AE3)
陰性マーカー:thyroglobulin, TTF-1, calcitonin, isoform CD45RB of CD45 (leukocyte common antigen)
Ki-67 標識率:10〜30%

(WHO Classification of Tumours of Endocrine Organs)

表2 CASTLE/ITET と甲状腺原発扁平上皮癌の違い

	CASTLE/ITET	甲状腺原発扁平上皮癌
核異型	弱い	強い
核分裂像	少ない	多い
Ki-67 標識率	10〜30%	50% 以上
周囲への浸潤傾向	弱い	強い
CD5 染色	陽性	陰性

れに対し CASTLE/ITET では核異型は軽度で核分裂像は少ない. Ki-67 標識率は 10〜30%(多くは 20% 以下)に留まる. 腫瘍と周囲組織との境界は明瞭である. 免疫組織化学的に CASTLE/ITET では縦隔の胸腺癌と同様に CD5 が陽性となる

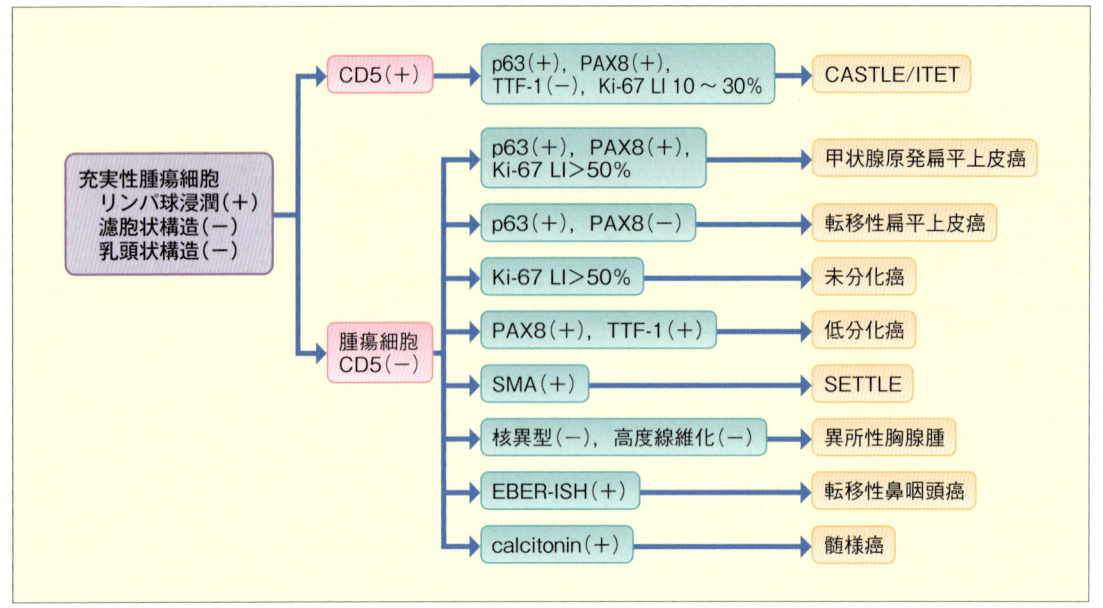

図4 鑑別診断のフローチャート

のに対し，甲状腺原発扁平上皮癌は CD5 陰性である **表2** ．

　甲状腺原発扁平上皮癌以外で CASTLE/ITET との鑑別が問題となる腫瘍には，扁平上皮癌成分を含む未分化癌，低分化癌，SETTLE（spindle cell tumor with thymus-like differentiation），異所性胸腺腫，甲状腺以外からの扁平上皮癌やリンパ上皮腫（鼻咽頭癌）の転移などがある．また，CASTLE/ITET では本症例のようにしばしば神経内分泌マーカーが陽性となることから，大細胞神経内分泌癌や小細胞癌，髄様癌との鑑別が必要なこともある．これらの腫瘍との鑑別においても CD5 の染色性が要点であり，他の染色も併用しながらの診断となる **図4** ．

（藤原正親，岡部直太，菅間　博）

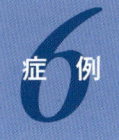

症例6 腎癌の腺腫様甲状腺腫内転移

70歳代，女性

■ 現病歴

4年前に右腎細胞癌切除術の既往がある．その際，頸部CTにて甲状腺結節を指摘されたが，悪性が否定的であったため経過観察となった．4か月前，頸部CTにて再び甲状腺結節が指摘された．甲状腺機能は正常で，血清 thyroglobulin 値は114.2ng/mL（基準値35.0ng/mL以下）であった．超音波検査では峡部に1つ，右葉に2つの結節が指摘され，いずれも濾胞性腫瘍が疑われた 図1 ．

細胞所見

峡部と右葉上極の結節に対して行われた穿刺吸引細胞診は，いずれも同様の細胞像であった．類円形・小型の腫瘍細胞が充実性細胞集塊として出現し，背景や集塊内にコロイドはみられなかった 図2a ．腫瘍細胞のN/C比は低く，一部の細胞質は多空胞状であった 図2b ．核小体は目立ち，核内細胞質封入体がみられた

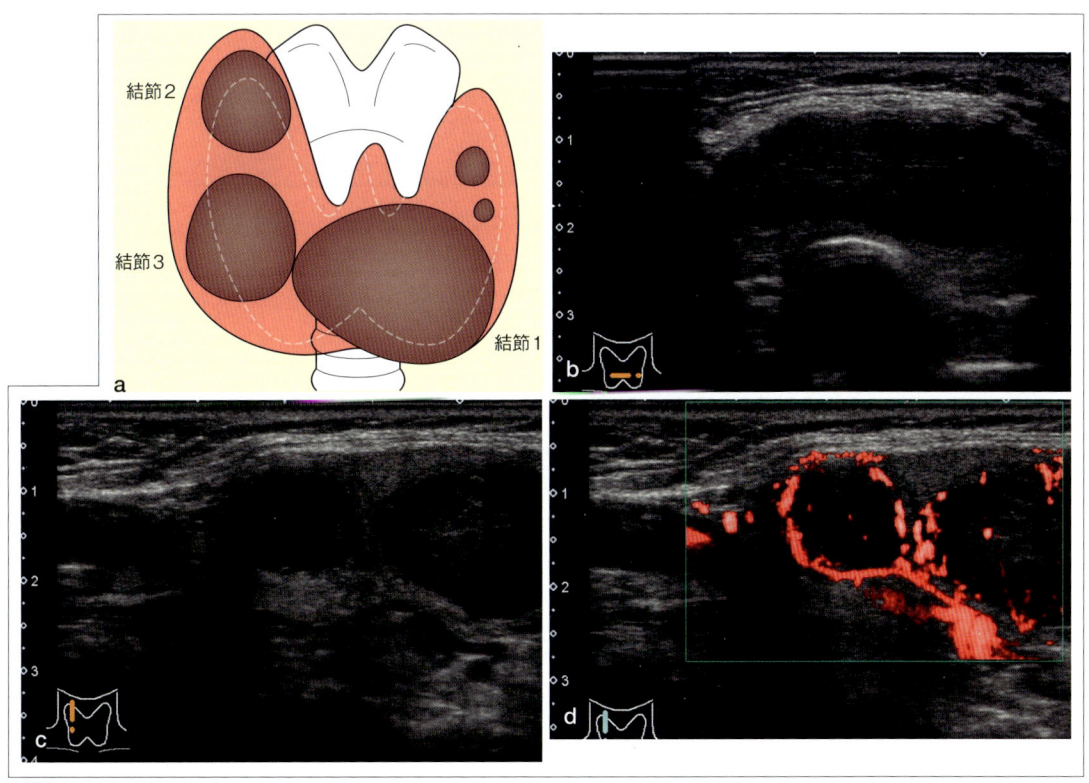

図1 超音波所見
峡部，右葉上極・下極に境界明瞭な充実性腫瘤がみられる．いずれも内部エコーレベルは低い．血流シグナルは辺縁に多い（a：シェーマ，b：結節1．Bモード横断像，c：結節1，2．Bモード縦断像，d：結節1，2．ドプラ法縦断像）．

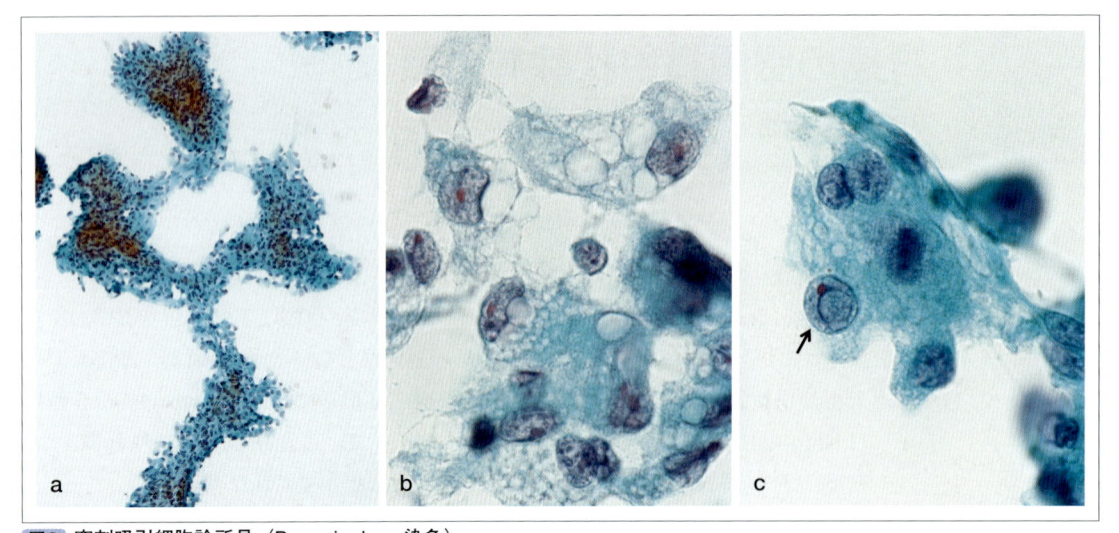

図2 穿刺吸引細胞診所見（Papanicolaou 染色）
腫瘍細胞が充実性細胞集塊として出現している（a）. 多空胞状細胞質（b）や核内細胞質封入体（c ➡）がみられる.

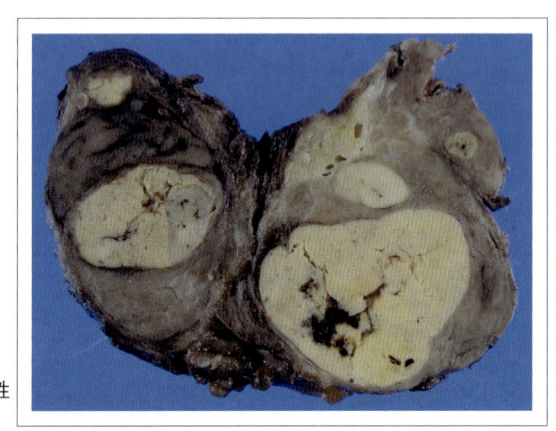

図3 切除した甲状腺の肉眼所見
境界が明瞭な充実性結節が多発性
にみられる（前額断）.

図2c ．穿刺吸引細胞診にて悪性と診断され，転移性腎癌が最も考えられた.

病理所見

　甲状腺両葉に，境界明瞭な充実性結節が多発性にみられた **図3** ．いずれの結節も，割面は黄白色〜褐色調で，一部は出血性であった.

　多発性結節は同様の組織像であった. 結節は薄い，非連続的な被膜で囲まれ，淡明な細胞質を有する異型細胞が胞巣状，索状に増生しており，間質は毛細血管に富んでいた. 核小体が目立ち，核形不整，二核細胞，核内細胞質封入体などが観察された. 被膜近くでは，異型性に乏しい細胞が濾胞状に増殖している部分が帯状にみられ，内腔にはコロイドが存在していた **図4** ．背景の甲状腺には，慢性甲状腺炎がみられた.

　免疫組織化学染色では，非結節部の甲状腺濾胞上皮細胞と結節の被膜近くの細胞は，TTF-1，thyroglobulin（Tg），PAX8 に陽性で，CD10 は陰性であった **図5** ．

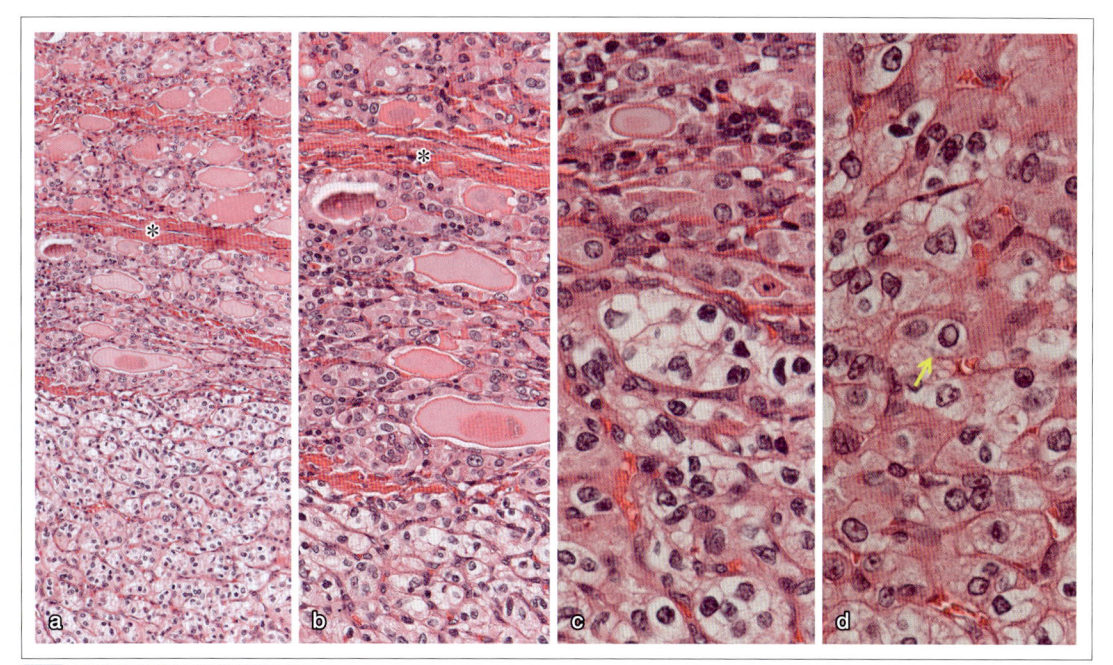

図4 甲状腺結節の組織学的所見
結節は薄い被膜（＊）で囲まれている（a）．被膜近くの細胞は濾胞状に（b），中心側の細胞は胞巣状・索状に増殖している（c）．後者の細胞は淡明な細胞質を有し，核小体が目立ち，核形不整や核内細胞質封入体（⇨）が認められる（d）．

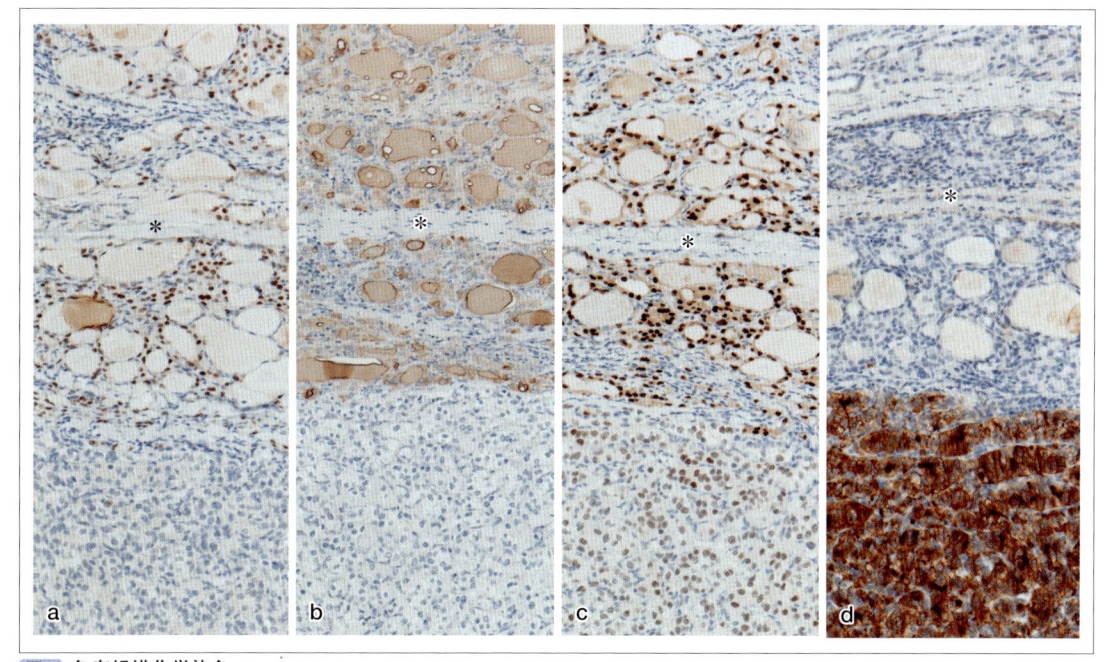

図5 免疫組織化学染色
非結節部の甲状腺濾胞上皮細胞と結節の被膜（＊）近くの細胞は，TTF-1（a），thyroglobulin（b），PAX8（c）に陽性で，CD10（d）は陰性である．結節の中心側の細胞は PAX8 と CD10 にのみ陽性である．

一方，中心側の細胞は PAX8 と CD10 にのみ陽性であった．

鑑別診断 図6

　淡明細胞質を有する腫瘍細胞が主体をなす場合は，まず腫瘍細胞の由来を同定する必要がある．濾胞上皮由来であれば，TTF-1，thyroglobulin，PAX8 などが陽性で，CD10，GATA-3 は陰性である．甲状腺由来なら，核所見に注目し，核形不整や核内細胞質封入体があれば濾胞型乳頭癌 図7，なければ濾胞性腫瘍 図8 を考える．

　副甲状腺腺腫が甲状腺組織内に発生することがあり，時にコロイド様の分泌物を有する．その場合は，TTF-1，thyroglobulin，PAX8 が陰性で，GATA-3 が陽性である．

　腎癌は淡明な細胞質を有する転移癌の代表例で，thyroglobulin，TTF-1 陰性，PAX8，CD10 陽性である．本例では，既往歴および免疫組織化学染色の結果，腎

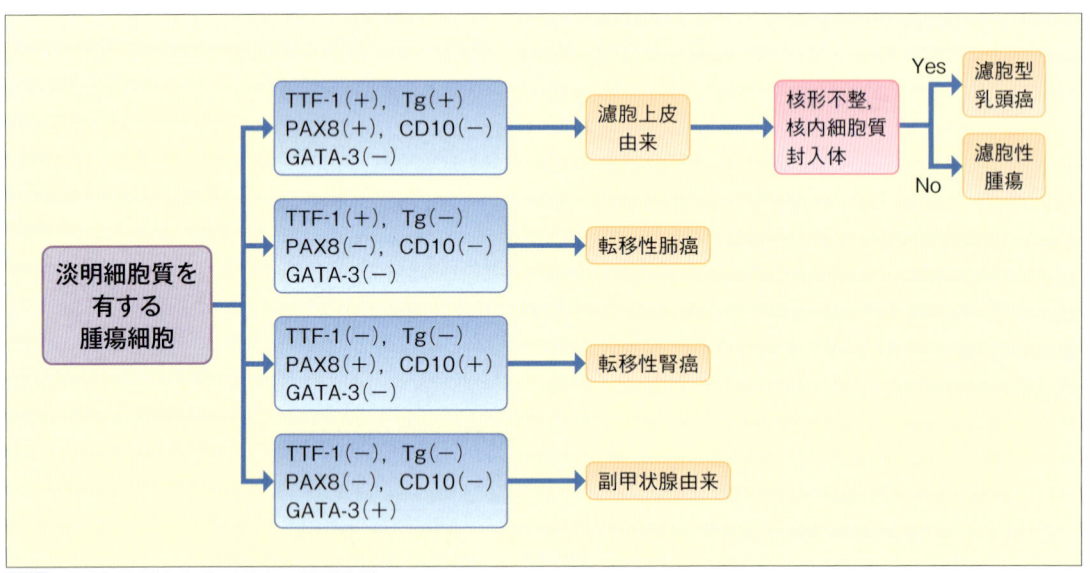

図6 淡明細胞質を有する腫瘍の鑑別診断

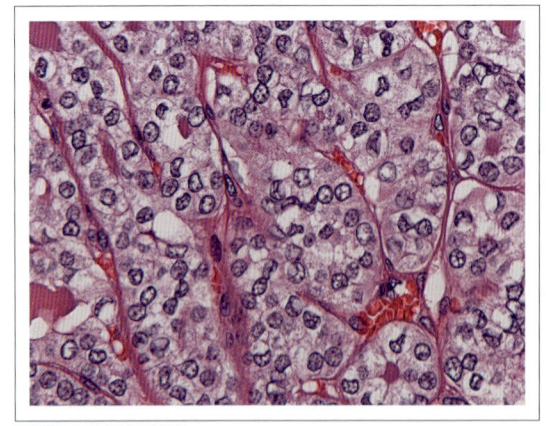

図7 濾胞型乳頭癌
腫瘍細胞は索状に増殖し，核形不整が目立つ．

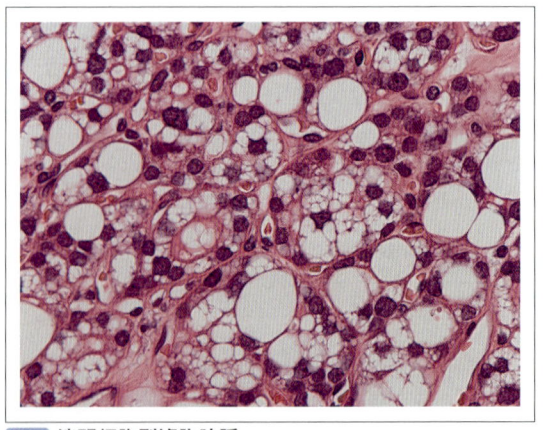

図8 淡明細胞型濾胞腺腫
腫瘍細胞は多空胞状の細胞質を有し，腎細胞癌との区別は困難である．

癌の転移と考えた.

　腎癌の甲状腺への転移が，濾胞腺腫あるいは腺腫様甲状腺腫内にみられることがある．本例にみられた結節の辺縁に中型の甲状腺濾胞が存在していたことから，腺腫様甲状腺腫に転移したと考えられる．腎癌の甲状腺への転移をきっかけに腎癌が発見されることもある.

　肺癌と甲状腺癌はともに TTF-1 陽性であるが，肺癌は thyroglobulin 陰性，PAX8 陰性である.

（鈴木彩菜，廣川満良）

症例 7 副甲状腺疾患

症例 1 前腕に移植した副甲状腺過形成による副甲状腺機能亢進症を呈した症例 （50歳代，男性）

■現病歴

30歳代前半に，慢性腎不全にて人工透析が導入された．その10年後に，二次性副甲状腺機能亢進症にて，副甲状腺4腺摘出術および左前腕部に副甲状腺移植術を受けた．5年後に二次性副甲状腺機能亢進症が再燃し，左前腕より副甲状腺摘出術が行われた．

病理所見

断片化した骨格筋組織が採取された．骨格筋内に副甲状腺組織が散見される 図1a ．副甲状腺組織は結節状パターンを示しつつ，浸潤性に増殖する 図1b ．副甲状腺の細胞異型は乏しく，核異型および核分裂像は認めない．脈管浸潤像は認めない．

鑑別診断

二次性副甲状腺機能亢進症に対する副甲状腺摘除術後に，切除した副甲状腺を前腕の骨格筋内に移植することがしばしば行われる．時に移植腺が増生し，再び副甲

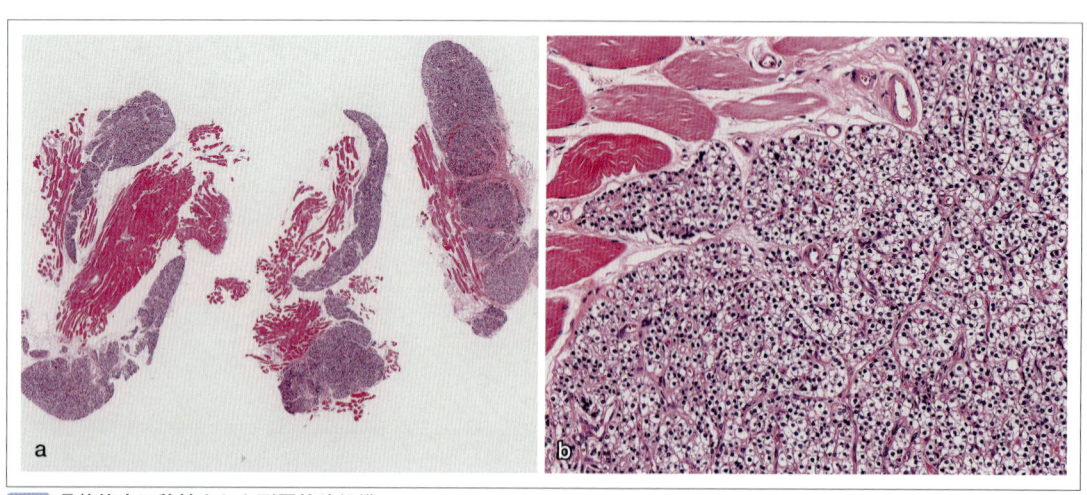

図1 骨格筋内に移植された副甲状腺組織
a：骨格筋内に副甲状腺組織が散在性に増生する．
b：主細胞成分が骨格筋内に浸潤性に増生する．移植腺細胞の細胞異型は乏しい．

状腺機能亢進が生じることがある．その際の治療として骨格筋とともに副甲状腺組織が摘出される．

　組織学的には異型の乏しい副甲状腺組織が結節状に骨格筋内で増生するのが特徴である **図1**．構成する細胞は主細胞もしくは好酸性細胞で，一般的に細胞異型は乏しい．移植された副甲状腺組織が脂肪化生を示すことがある．移植腺が悪性化したとの報告はない．副甲状腺組織が浸潤性増殖所見を示す場合があるが，悪性の可能性を示唆する所見ではない．しかしながら，移植腺の知識が乏しい場合，移植腺が"副甲状腺癌の転移"と誤認される可能性がある．そのような症例に遭遇した場合には，既往歴の有無を確認し，移植腺である可能性を確認する必要がある．

■ 症例2 シナカルセト使用後の副甲状腺組織像を確認した症例（60歳代，男性）

■ 現病歴

　50歳代前半に，慢性腎不全にて人工透析が導入された．その10年後に，二次性副甲状腺機能亢進症にて，シナカルセト（レグパラ®）投与を受けた．2年後にシナカルセトに対する耐性が生じ，副甲状腺4腺摘出術および左前腕部に副甲状腺移植術を受けた．

病理所見

　副甲状腺組織が4個採取された．そのうちの2個で，副甲状腺周囲に高度の線維性被膜形成を認めた．そのうちの1個は内部に広範な出血を伴った壊死所見を認めた **図2a, b**．線維性被膜の一部ではヘモジデリン沈着が目立つ **図2c**．もう1個では顕著な嚢胞性変化を示した **図2d**．一部では，副甲状腺組織が被膜浸潤を示すような所見も認めた．線維性結合織と周囲組織，特に甲状腺へ強く癒着していた **図2e**．線維性被膜形成が軽微な2個では，副甲状腺内部の嚢胞状変化を認めた **図2f**．いずれの検体も，構成する副甲状腺細胞の異型性は軽度で，脈管浸潤は認めなかった．

鑑別診断

　シナカルセトはカルシウム受容体に直接結合することにより副甲状腺ホルモンの合成および分泌を抑制する薬剤であり二次性副甲状腺機能亢進症に対し適応が承認され，広く用いられている．シナカルセトが投与された症例では嚢胞性変化や出血性所見を示すことが少なく，時に梗塞所見を認める．また，比較的高頻度に堅固な線維性結合織からなる被膜形成を認め，周囲組織もしくは臓器（主に甲状腺）への高度の癒着を示す．しかしながら，顕著な細胞異型，多数の核分裂像の存在，脈管浸潤は認められない．

　シナカルセト投与後の副甲状腺では，Castlemanによる副甲状腺癌の定義である所見（肥厚した線維性被膜，核分裂像，被膜浸潤，脈管浸潤）のうち，脈管浸潤以外の所見を高頻度に認める．現在の副甲状腺癌の定義（他臓器もしくは周囲組織への浸潤，脈管浸潤，遠隔転移の存在のいずれかを満たす）のうち，周囲組織への

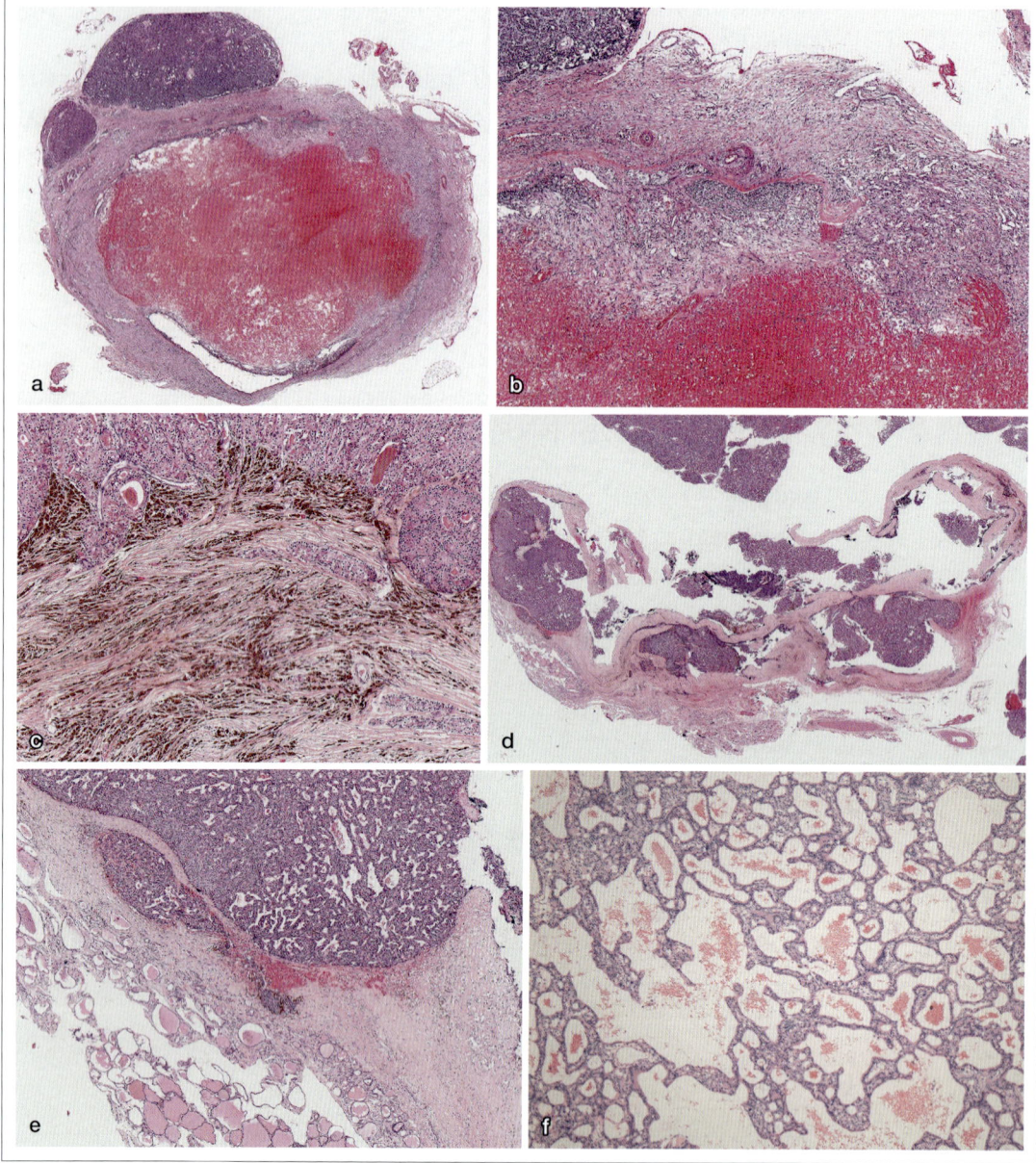

図2 シナカルセトが投与された副甲状腺組織

a：中心部に広範な梗塞を示す副甲状腺組織．周囲は堅固な線維性結合織で被覆される．
b：aの強拡大像．フィブリン析出を伴った梗塞および線維芽細胞の増生を認める．
c：線維性結合織に顕著なヘモジデリン沈着を認める．
d：顕著な嚢胞状変化を示す副甲状腺組織．周囲は堅固な線維性結合織で被覆される．一見副甲状腺組織が被膜侵襲を
　　示すような所見も認める．
e：副甲状腺組織（写真上）が甲状腺組織（写真下）に癒着している．
f：副甲状腺組織が嚢胞状変化を示す．

　　　　浸潤が高頻度に認められる．したがって，シナカルセト投与症例で，その組織変化
　　　が理解されていない場合には，"副甲状腺癌" と誤認される可能性がある．
　　　　副甲状腺癌の重要な鑑別点としては，基本的に複数腺肥大（多くは4腺肥大）
　　　であること，副甲状腺の一部に嚢胞状変化を認めること，シナカルセト投与の既往
　　　歴があることなどが挙げられる．　　　　　　　　　　　　　　　　　（都築豊徳）

内分泌腫瘍

副腎

1章

病理診断の流れとポイント

副腎疾患の病理診断の流れとポイント

　副腎疾患の病理診断のポイントは以下のようにまとめられる.

1) 内分泌臓器である副腎の病理診断を行うに際しては，その症例の家族歴，既往歴，内分泌所見と画像所見を把握しておく必要がある. 特にステロイドホルモン，カテコラミンを含む内分泌所見と副腎病変との関係を念頭に置いて病理診断にあたっていく必要がある.

2) 副腎疾患は皮質由来，髄質由来，それ以外の転移性腫瘍を含む病変に大別される. その後の症例の治療，診断方針が全く異なることから，この鑑別診断はきわめて重要となる. この病理診断のフローチャートを 図1 にまとめる.

3) 皮質/髄質双方ともに良悪性の鑑別診断には慎重を要する. 副腎皮質由来の腫瘍の良悪性の鑑別診断のフローチャートを 図2 にまとめる.

4) 副腎は血流が非常に多いことから転移性腫瘍が多く，副腎転移を契機として原発病変がわかる症例が増加している. このため副腎由来かどうかを病理学的に

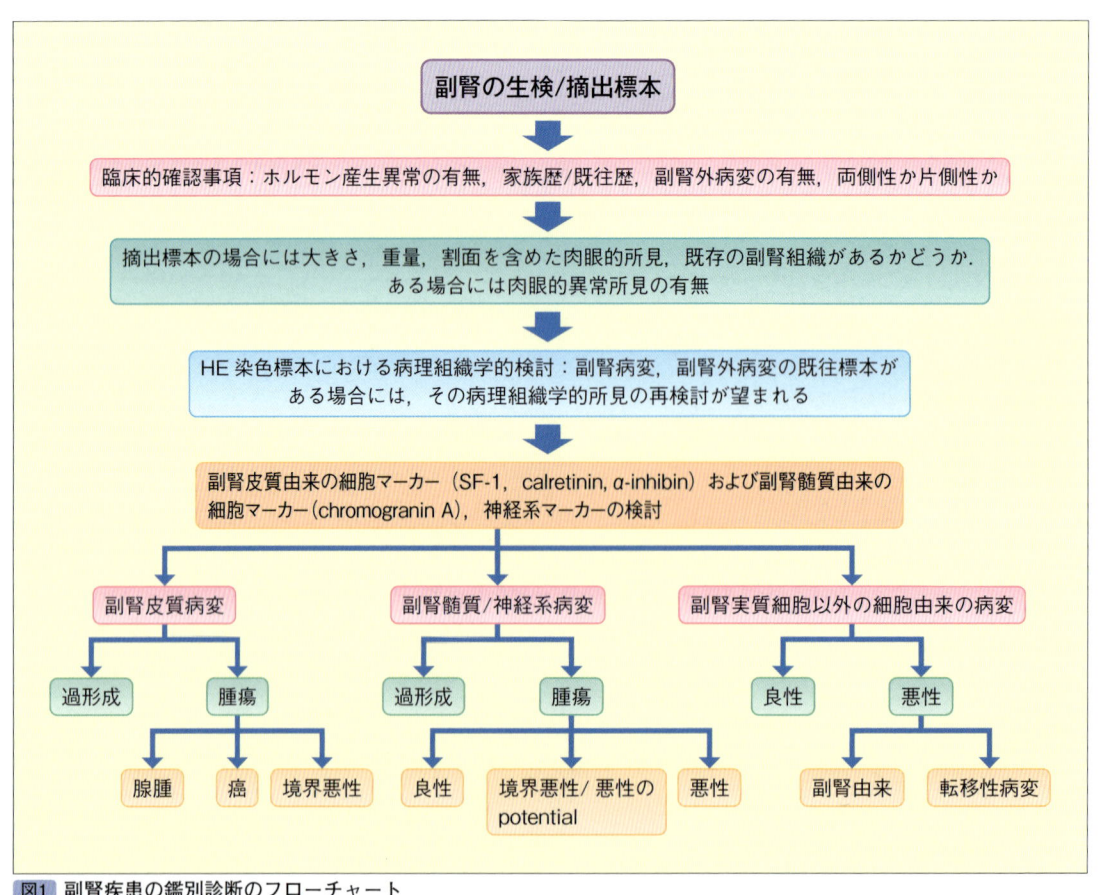

図1 副腎疾患の鑑別診断のフローチャート

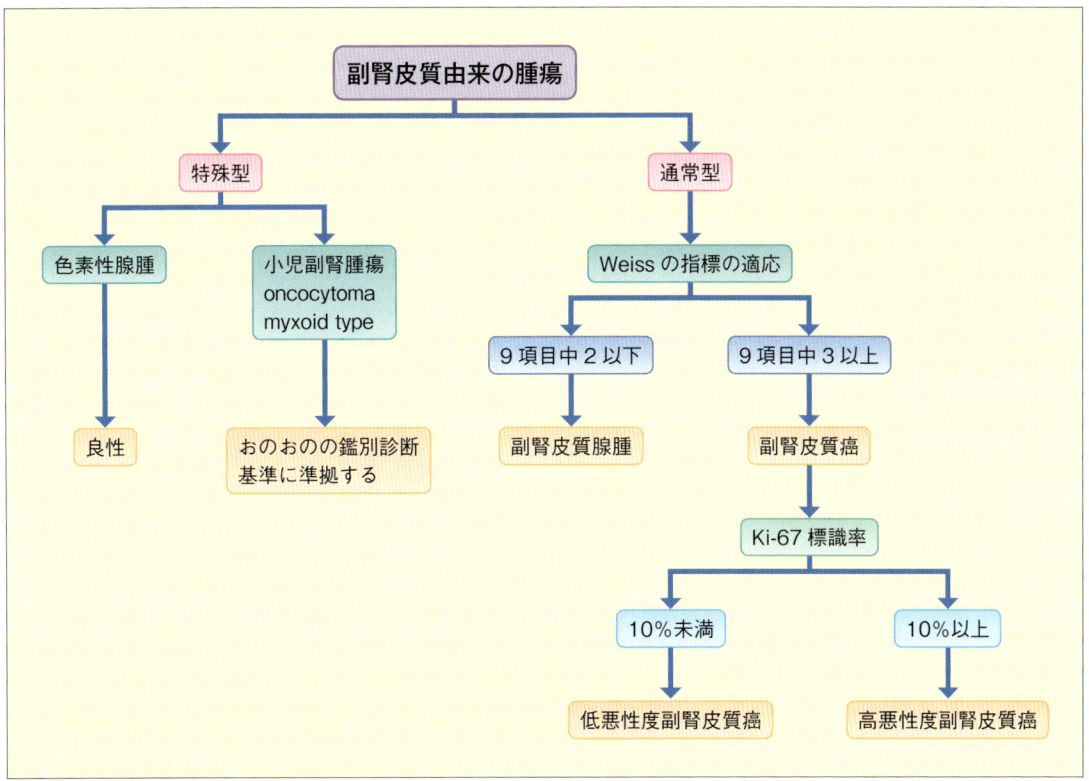

図2 副腎皮質腫瘍の良悪性鑑別のフローチャート

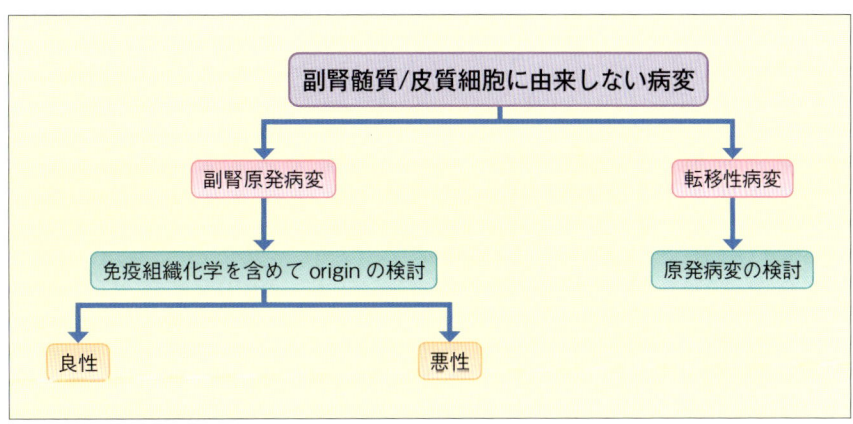

図3 副腎実質細胞に由来しない病変の鑑別診断フローチャート

　鑑別することが求められる．副腎実質細胞以外の病変の病理診断のフローチャートを **図3** にまとめる．

　以下に副腎皮質ホルモン異常症としては頻度の高い Cushing 症候群，原発性アルドステロン症（primary aldosteronism）を呈する副腎病変の鑑別診断について解説を加える．

Cushing 症候群を呈する副腎疾患の病理鑑別診断の流れ 図4

　ポイントは，病変が両側性か片側性かを鑑別することである．この副腎病変には副腎皮質腺腫，副腎皮質癌を含む腫瘍性病変と過形成病変を主体とする非腫瘍性病変が含まれる．前者はほとんどが片側性であり，後者は原則的に両側性である．後者では原発性色素性結節性副腎皮質異形成（primary pigmented nodular adrenocortical disease：PPNAD），ACTH 非依存性大結節性副腎過形成（ACTH independent macronodular adrenocortical hyperplasia：AIMAH）/原発性副腎皮質過形成（primary adrenocortical hyperplasia：PAH）が主な病変であり，発症頻度こそまれではあるが非常に特徴的な病理所見を呈していることから代表的な病理所見を示す 図5〜8 ．

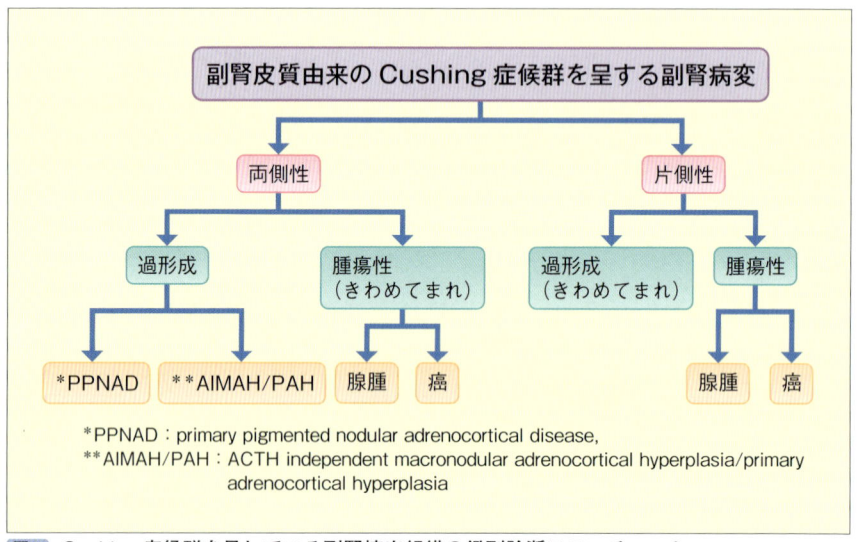

図4　Cushing 症候群を呈している副腎摘出組織の鑑別診断フローチャート

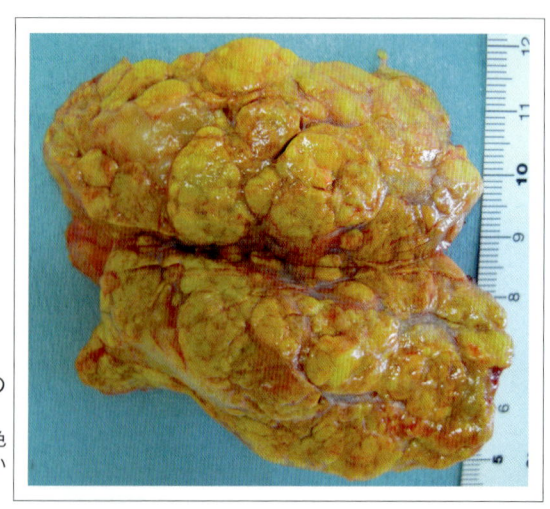

図5 AIMAH/PAH を呈する副腎の肉眼所見
病変は比較的大きく，両側性で黄色の多発性の結節から構成されている．

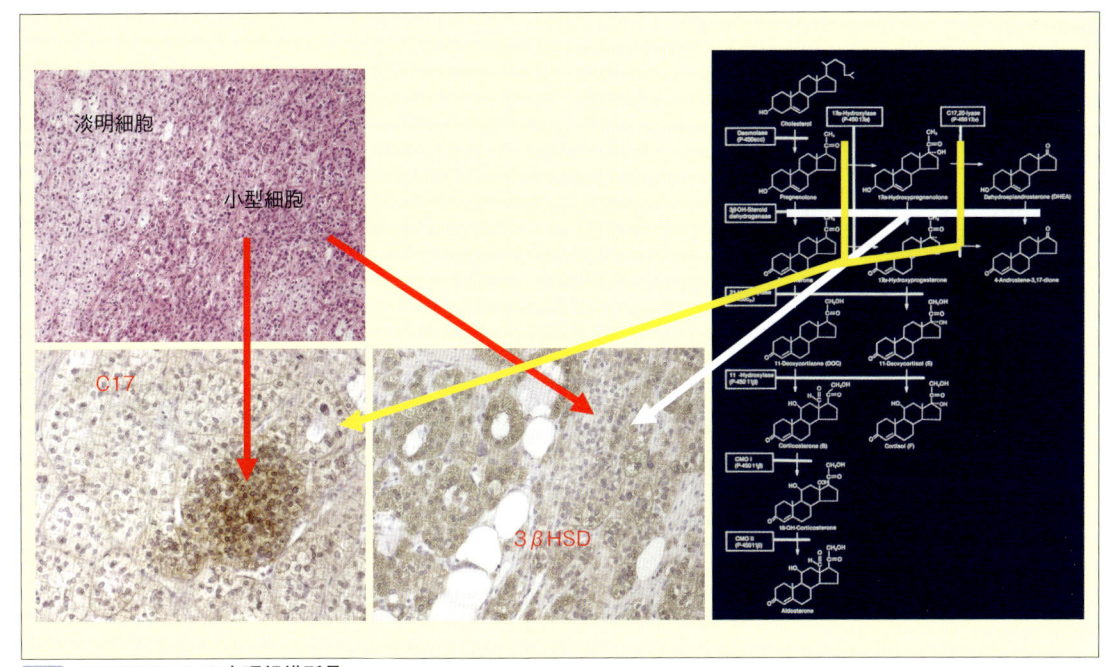

図6 AIMAH/PAH の病理組織所見

この病変は大型の淡明細胞と小型細胞から構成されているきわめて特徴的な病理組織所見を呈する．もう 1 つの特徴としてこの病変は両側性できわめて大きいが Cushing 症候群の程度は軽度である．その理由としてこの図に示すようにコルチゾール合成に関与するステロイド合成酵素〔C17 と 3βHSD（水酸化ステロイド脱水素酵素；hydroxysteroid dehydrogenase）〕が同じ細胞群で発現していないことが考えられている．すなわち小型細胞では C17 は発現しているが，3βHSD は発現しておらず，大型の淡明細胞ではその逆のパターンを示し，同一の副腎皮質細胞群でコルチゾールの合成が行われていないことから効率がよくないステロイド合成が行われていると判断される．

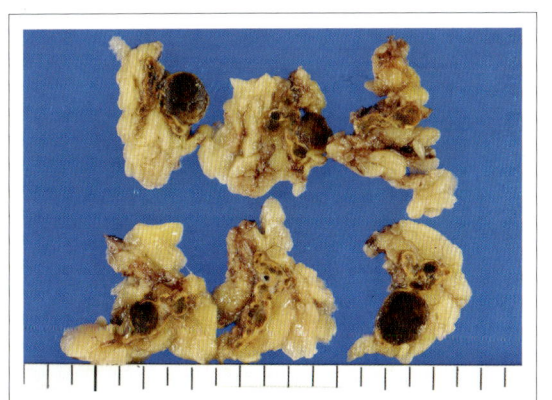

図7 PPNAD を呈する副腎摘出標本の肉眼所見

副腎には褐色，黒褐色の多くの結節が認められている．本病変は両側性で，カーニー複合（Carney's complex）などの遺伝性病変に伴い発症してくることが多く，心臓粘液腫による突然死の症例も少なからず報告されていることから臨床的には注意が必要である．

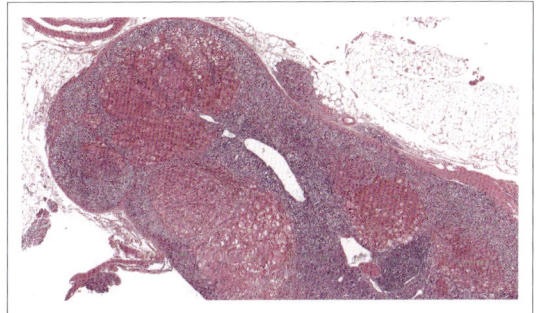

図8 PPNAD の病理組織所見

好酸性の細胞質を有する緻密細胞から構成される皮質結節が多発している．リポフスチン顆粒がこれらの好酸性の皮質細胞内には多く認められる．

原発性アルドステロン症を呈する摘出副腎病変の鑑別診断のフローチャート 図9

　鑑別診断のポイントは，病変部以外の部位の球状層細胞でアルドステロン過剰産生が行われているかどうかになる．アルドステロン産生腺腫の場合，レニン - アンギオテンシン - アルドステロン系が抑制され，病変部以外の球状層ではアルドステ

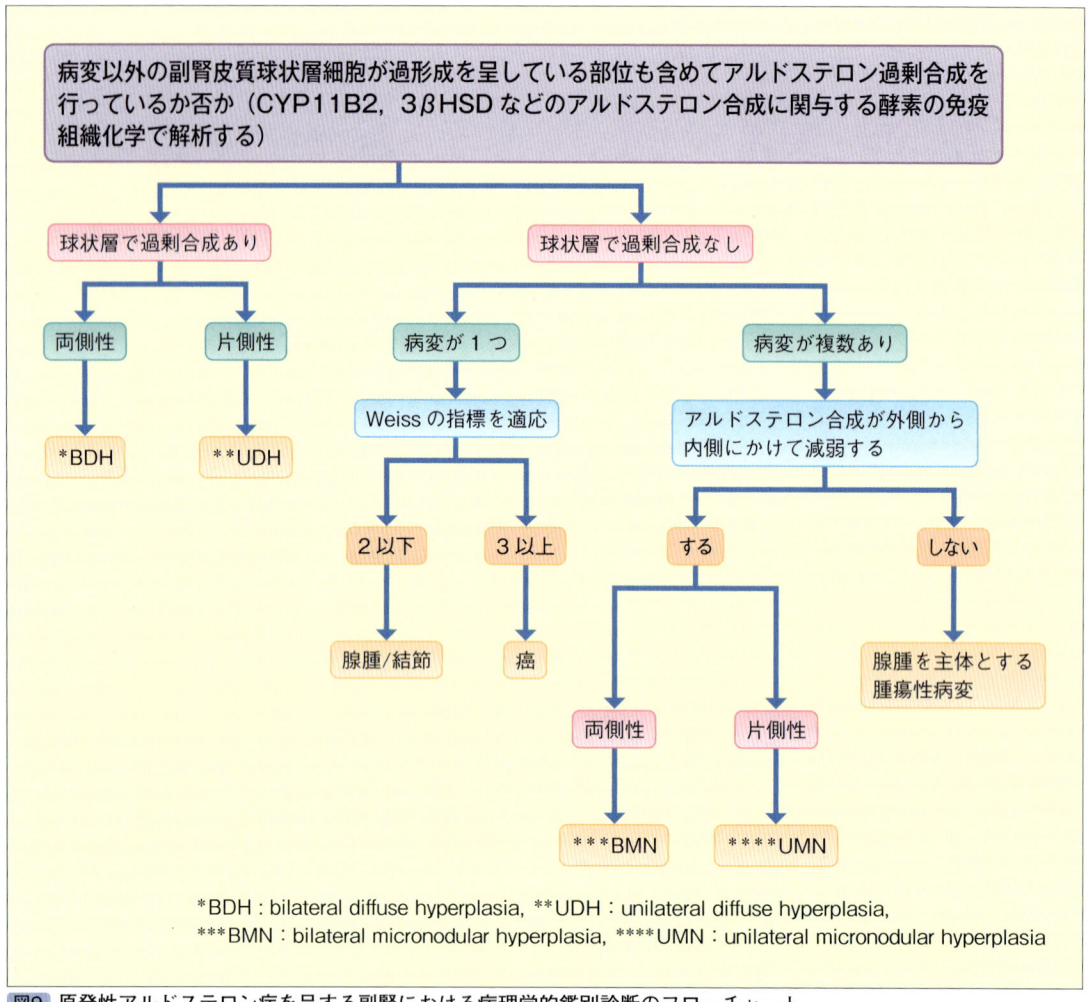

図9 原発性アルドステロン症を呈する副腎における病理学的鑑別診断のフローチャート

ロン合成は抑制されるが，形態学的には過形成を呈することが多く，形態学的所見と内分泌学的所見に乖離があることから paradoxical hyperplasia of the zona glomerulosa と命名されてきた．この形態学的に過形成を呈する球状層細胞に，CYP11B2，3βHSD などのアルドステロン合成に関与する合成酵素が免疫組織化学的にびまん性に認められる場合にはびまん性過形成（diffuse hyperplasia：DH）とされる病態になる **図10a, b**．この DH の多くは両側性で BDH（bilateral diffuse hyperplasia）と呼ばれるが，まれに片側性の場合（UDH：unilateral diffuse hyperplasia）のこともあるので注意が必要となる．近年，**図10c, d** に示すように複数の皮質結節でアルドステロン過剰合成が行われている症例が多いことが判明してきた．このような病態を微小結節型過形成（micronodular hyperplaisa：MN）と呼び，片側性の場合には UMN（unilateral micronodular hyperplasia）と呼ぶが，両側性（BMN：bilateral micronodular hyperplasia）の症例も少なからず認められる．

　一方，このような副腎皮質局所でアルドステロン過剰合成が行われている原発性アルドステロン症を呈する副腎においては，ホルモン合成病変が副腎皮質腺腫か，

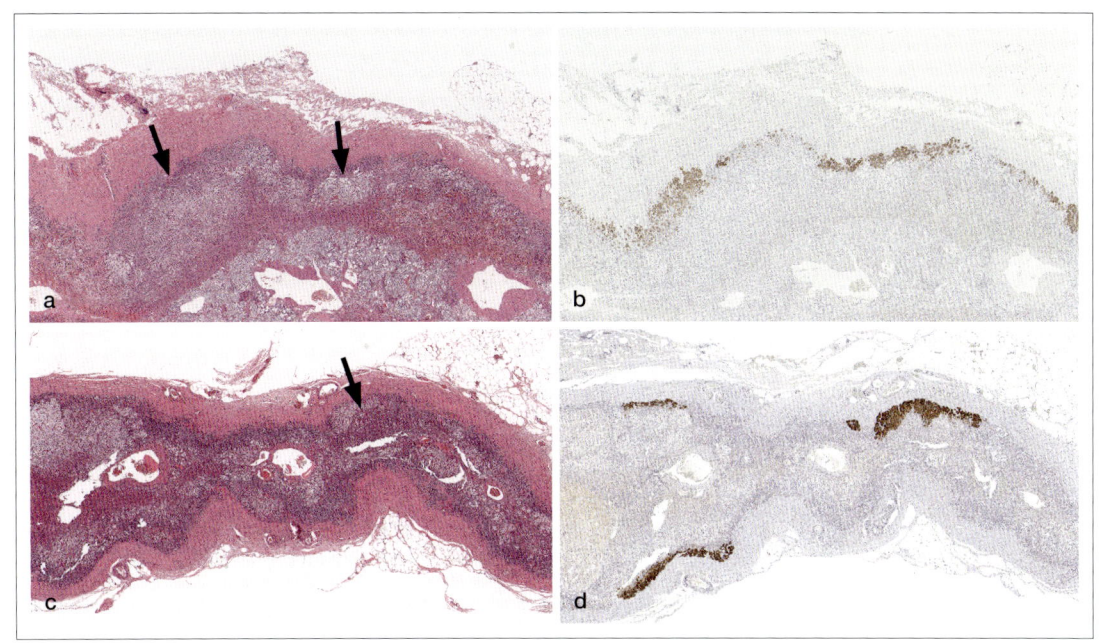

図10 原発性アルドステロン症を伴う副腎皮質過形成

a：DH（diffuse hyperplasia）の病理組織所見．球状層はびまん性に過形成を呈している（➡）．

b：アルドステロン合成の律速段階である CYP11B2 の免疫組織化学．過形成を呈している DH の球状層の 50% 以上にアルドステロンの過剰合成がみられる．

c：UMN（unilateral multinodular hyperplasia）の病理組織所見．球状層は過形成を呈しているが，一部で副腎皮質結節の形成が認められている（➡）．

d：アルドステロン合成の律速段階である CYP11B2 の免疫組織化学．B2 の陽性所見は局所的に結節を主体に認められており，形態学的に過形成を呈する球状層細胞では認められない．

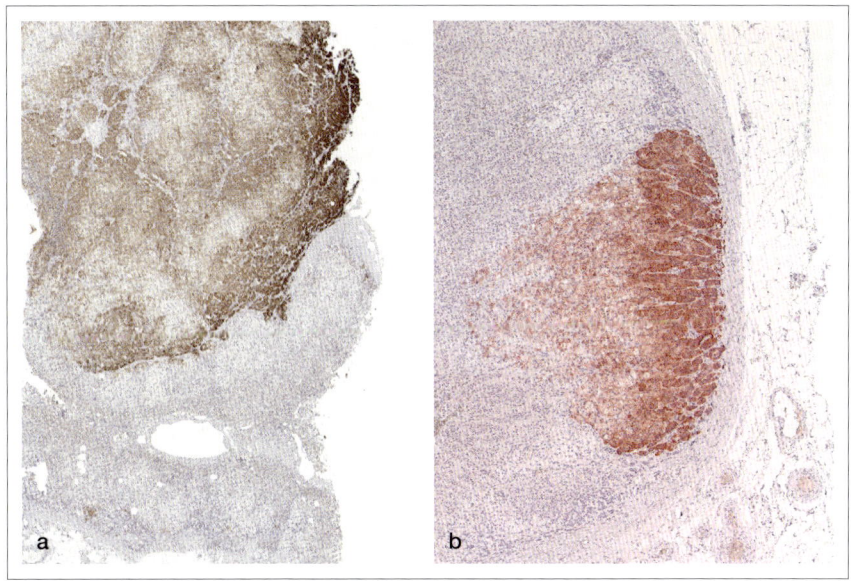

図11 原発性アルドステロン症を呈する副腎皮質における microadenma

副腎皮質微小腺腫．CT などの通常の画像診断で認められない微小腺腫（a）と UMN の micronodule（b）における CYP11B2 の免疫組織化学．

CYP11B2 の発現は正常副腎では球状層に限局しており，その発現は外側が最も顕著であり，内側に向かうと減弱する．micronodule においてはこの正常副腎皮質での極性が保持されている．微小腺腫ではこの極性が乱れており規則性は認められない．この所見によって病理組織学的に微小腺腫と MN などの結節性病変は明確に鑑別される．

副腎皮質結節であるかの鑑別が病理学的には時に重要になる．過形成病変と腫瘍性病変の形態学的な鑑別は時に困難になる場合が多い．近年の網羅的遺伝子解析もこの鑑別の役には立たない．そこで 図11 に示すように，正常の副腎皮質細胞とのアルドステロン合成動態の差異を検討することである程度この鑑別が可能になってきている．すなわち結節あるいは非腫瘍性病変の場合には副腎外側で最も顕著なアルドステロン合成が行われ内側に減弱してくるというパターンが保持されており，腺腫の場合には腫瘍であることからこのようなアルドステロン合成の規則性は全く認められなくなっている．

（笹野公伸，山崎有人，中村保宏）

臨床から病理に期待すること

　良性か悪性かの鑑別は，腫瘍の診療における最重要課題であるが，内分泌腫瘍においては摘出標本の病理組織学的所見をもってしても容易ではないことがあり，副腎腫瘍も例外ではない．髄質・皮質腫瘍のいずれにおいても臨床病理学的所見から構成されるスコア化の試みが複数報告されている．これらの再現性と妥当性の検証はまだ途上にある．病理と臨床の協調が肝要である．

副腎髄質腫瘍（パラガングリオーマを含む）

　褐色細胞腫では原発巣の病理組織所見のみで良悪性を鑑別することが困難とされ，病理学的あるいは臨床的に転移を確認することが悪性褐色細胞腫を診断する唯一の根拠とされてきた．自験例においても悪性の診断が確定した17例のうち8例は，のちに転移をきたして（術後2〜32年，中央値7年）悪性と判明した症例である．

　近年，褐色細胞腫の原因遺伝子として *SDHB*，*SDHC*，*SDHD* が同定され，とくに *SDHB* 変異を有する症例では悪性の頻度が高いことが明らかとなってきた．褐色細胞腫における悪性の診断や予後予測には遺伝子診断が今後重要な役割を占めてくると思われるが，ここでは実臨床における現状と課題を述べる．

術前に悪性を診断することは可能か

　手術前の準備として行う画像検査にCTや ^{123}I-metaiodobenzylguanidine（MIBG）シンチグラフィがある．これらで転移あるいは浸潤を確認できれば悪性と診断できる 図1, 2．欧州のガイドラインは転移のスクリーニングとしてFDG-PET/CT検査を推奨しているが，米国ガイドラインの推奨は転移例の精査に限定している．臨床症状や日常臨床で利用可能な内分泌学的検査で悪性を疑うことはできない．

術中の診断

　手術所見で初めて悪性と診断できる症例がある 図3 が，きわめてまれである．

術後の診断

　腫瘍と併せて摘出した近傍の小結節が，術後の病理診断でリンパ節転移と判明した症例を経験したことがある 図4．また，術後に時間を経てから転移が出現し悪性と判明することがある．褐色細胞腫は大きめの腫瘍を呈することが多いが，なかでもそうした症例の初回治療時の腫瘍径は大きい印象がある 図5, 6．ただし，小さい腫瘍も例外ではない 図7．

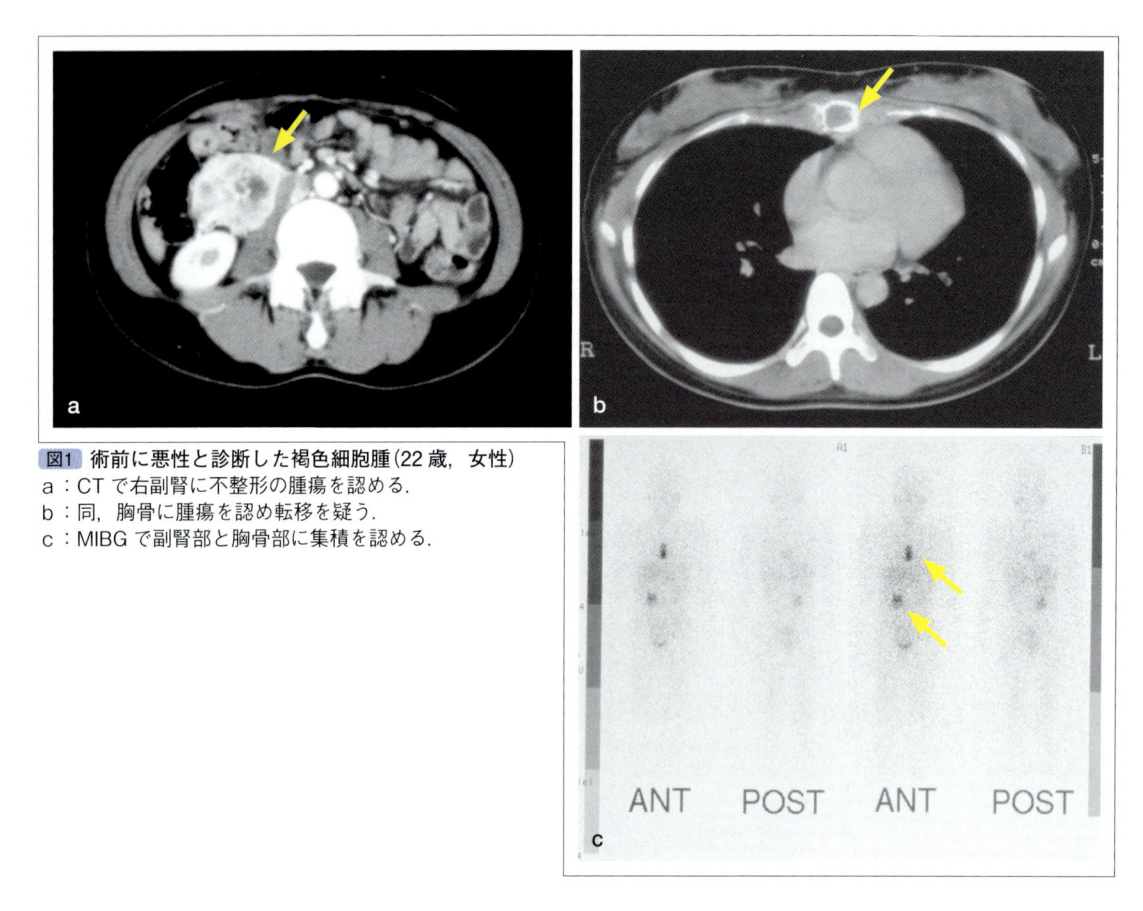

図1 術前に悪性と診断した褐色細胞腫（22歳，女性）
a：CT で右副腎に不整形の腫瘍を認める．
b：同，胸骨に腫瘍を認め転移を疑う．
c：MIBG で副腎部と胸骨部に集積を認める．

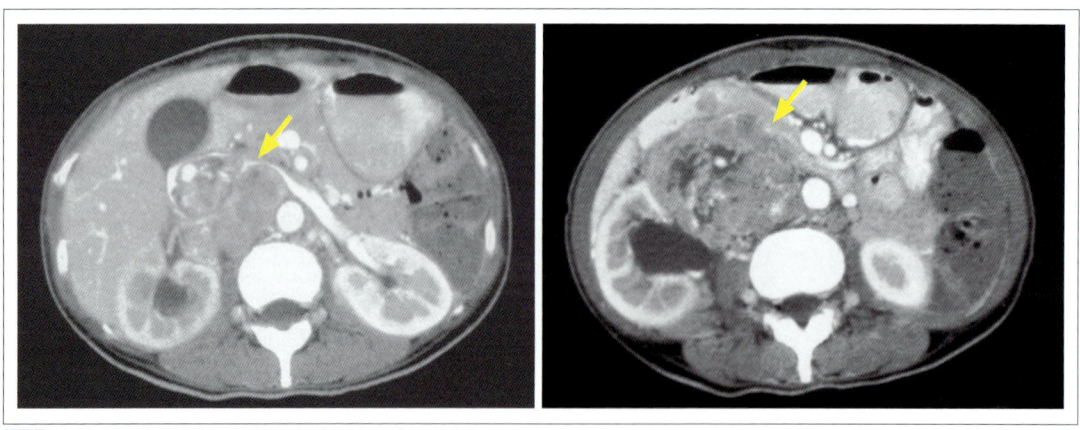

図2 術前に悪性と診断した褐色細胞腫（41歳，女性）
CT で腫瘍は周囲臓器に局所に浸潤している．

悪性褐色細胞腫に対する治療とその効果

　遠隔転移例に対して現在利用可能な全身療法には化学療法と内照射療法があるが，後者は健康保険の適用外である．化学療法のレジメンとして用いられるのはシクロホスファミド，ビンクリスチン，ダカルバジンの三者併用治療（CVD療法）である．その奏効率は完全奏効（CR）4%，部分奏効（PR）37%，安定（SD）14%と推定され，一定の効果を期待できるが生命予後の改善は証明されていない．

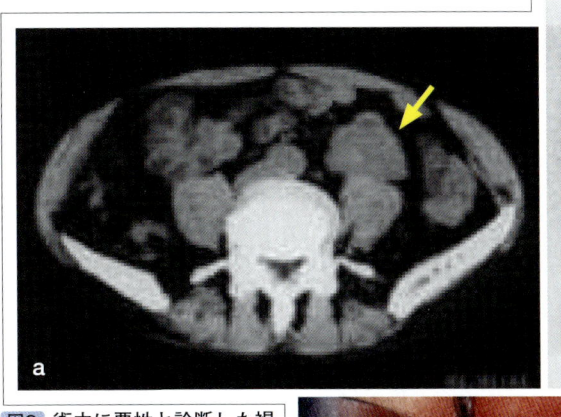
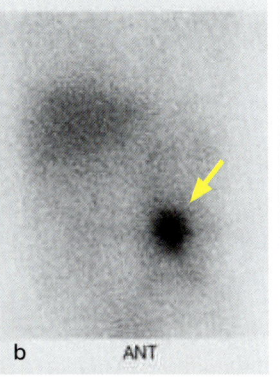

図3 術中に悪性と診断した褐色細胞腫（73歳，男性）
術前 CT で左後腹膜にやや不整形の腫瘍を認める(a)．MIBG で同部位に集積を認める（b）．術中所見で腸間膜に浸潤し，腹腔内に突出する腫瘍を認める（c）．本例は併せて摘出したリンパ節に転移を認めた．

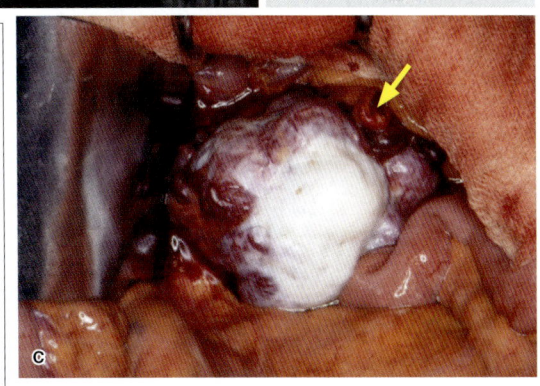

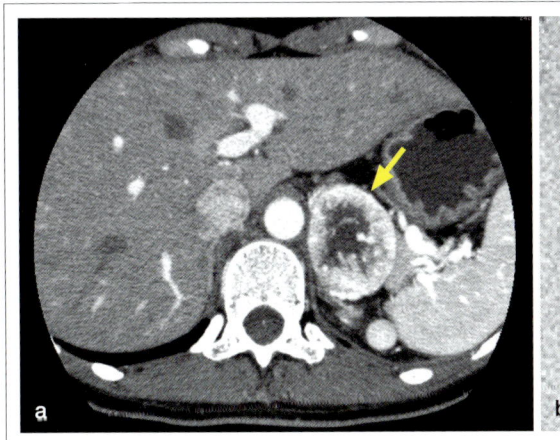
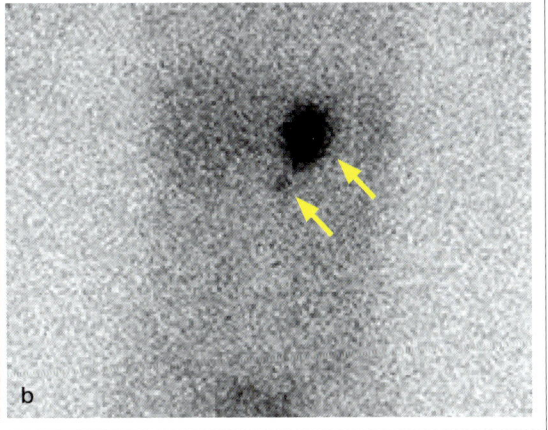

図4 術後の病理診断で悪性と診断した褐色細胞腫（25歳，女性）
術前 CT で左副腎に腫瘍を認める（a）．MIBG で同部位に集積を認め，その尾側にも軽度の集積が疑われる（b）．近傍の小結節を併せて摘出し，これがリンパ節転移と判明した．

^{131}I-MIBG による内照射療法の奏効率について，65 例を対象にしたわが国の多施設共同研究では CR 0%，PR 1%，SD 83% と報告されている．

褐色細胞腫の悪性度を予測する診断スコア

明らかな悪性所見を欠く褐色細胞腫/パラガングリオーマ症例が術後に転移・再発を起こさないかが懸念される．その可能性を推測する診断スコアとして PASS

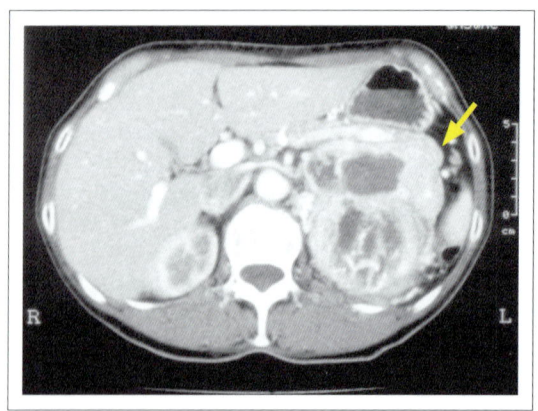

図5 術後 2.7 年で転移が出現した褐色細胞腫の初回治療時 CT 所見（64 歳，女性）

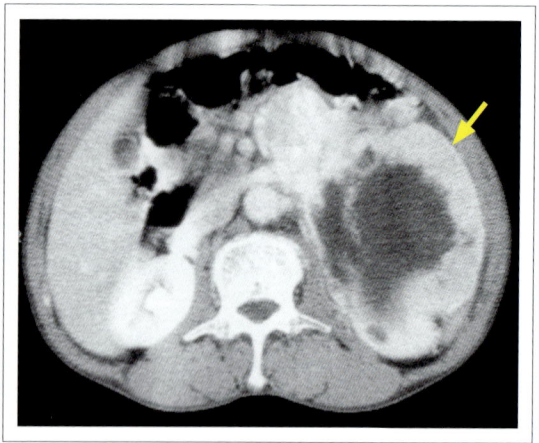

図6 術後 3 年で転移が出現した褐色細胞腫の初回治療時 CT 所見（65 歳，男性）

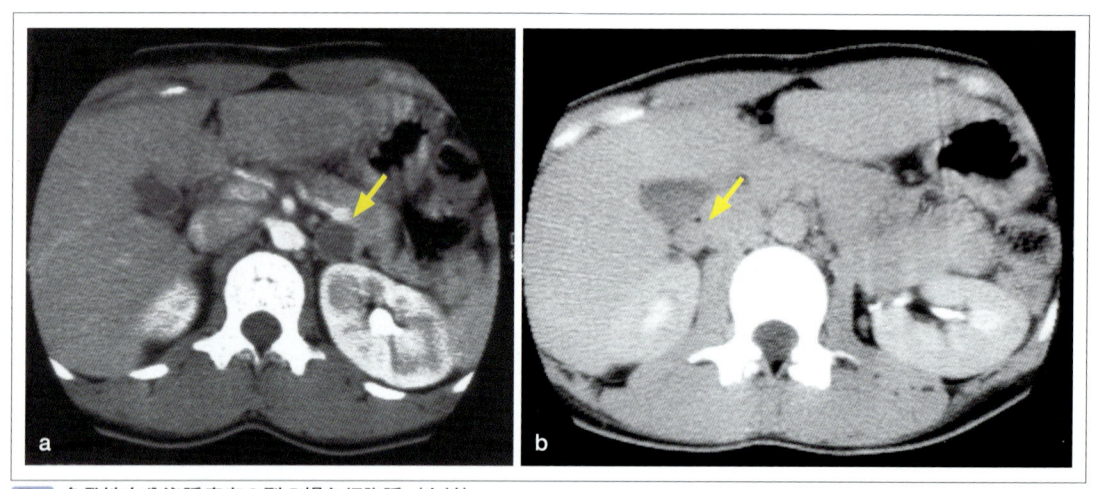

図7 多発性内分泌腫瘍症 2 型の褐色細胞腫（女性）
16 歳時に左副腎に腫瘍を認め（a），21 歳時に右副腎に腫瘍を認めた（b）．10 年後の 31 歳時に骨転移が出現した．

（pheochromocytoma of the adrenal gland scaled score）と GAPP（grading system for adrenal pheochromocytoma and paraganglioma）が知られている．前者は病理組織学的所見のみ 12 項目を評価し，後者は Ki-67 免疫染色反応率を含む 5 項目の病理組織学的所見と産生ホルモン（カテコラミン）型を利用するものである．

　両者の妥当性と再現性を **表1** に示した．いずれも診断スコアに含めた項目をどのようにして選んだのかは不明である．また，スコアとして付与する点数をどのようにして導き出したかの記載もない．PASS についてはスコア判定の再現性が低いことが後に報告され，臨床的な有用性に疑問が残る．GAPP は別の研究対象で妥当性の検証がなされ，悪性の予測に有用であると報告されている．しかしスコア判定の際に臨床情報（転移の有無，転移の年月）を伏せていたか（バイアスの可能性を排除したか）が不明である．さらにスコア判定の再現性は報告されていない．

表1 褐色細胞腫の悪性度を予測する診断スコアの妥当性と再現性

	PASS	GAPP
項目	・大型胞巣構造またはびまん性構築（2） ・限局性または融合性壊死（2） ・高い細胞密度（2） ・細胞の均一性（2） ・紡錘細胞化（2） ・核分裂像亢進（> 3/10 HPF）（2） ・異型核分裂像（2） ・副腎周囲脂肪浸潤（2） ・血管浸潤（1） ・被膜浸潤（1） ・高度の核多形性（1） ・核濃染（1）	・パターン：小型充実性胞巣状（0），大型で不整形細胞巣（1），偽ロゼット形成（1） ・細胞密度：低（0），中（1），高（2） ・凝固壊死：あり（2），なし（0） ・血管/被膜浸潤：あり（1），なし（0） ・Ki-67 反応細胞：> 3% or 50 cells/HPF（2），> 1% or 20 cells/HPF（1），少数（0） ・分泌カテコラミン型：ノルエピネフリン単独型（1），エピネフリンまたは混合型（0），非機能性（0）
研究対象	・悪性副腎褐色細胞腫 50 例（17 例は "良性の経過"，33 例が病理学的に証明できる転移を生じた）と 10 年以上経過した良性副腎褐色細胞腫 50 例	・副腎褐色細胞腫 116 例と副腎外褐色細胞腫 30 例（うち 38 例に転移認めるも出現時期の記載なし）
研究デザイン	・後方視的	・後方視的
スコアの目的	・良悪性の鑑別	・悪性の診断と予後の予測
参照する基準	・病理学的「悪性」所見	・転移の有無 ・転移症例 30 例（38 例ではない）の生命予後
参照する基準の妥当性	・「悪性の分類は組織学的基準に基づく」としているがその基準についての記載がない	・転移時期が不明，非転移例の確認が不明 ・生命予後は原因を問わない死亡か，褐色細胞腫による（疾患特異的）死亡かの記載がない．また生存時間起算時点（zero time）の定義がない
スコア各項目の選択は臨床情報を伏せて行われたか	・不明（記載なし）	・不明（記載なし）
スコア各項目に与える点数をどのように導出したか	・記載なし	・記載なし
スコアの再現性	・記載なし	・記載なし
エビデンス（スコアの目的達成度）	・スコア 4 点以上を陽性，3 点以下を陰性とすると感度，特異度ともに 100%	・分化度（スコア）：高分化（1～2），中分化（3～6），低分化（8～10） ・転移頻度：高分化 13%，中分化 63%，低分化 100% ・転移を有する 30 例の 5 年生存率：高分化 92%，中分化 69%，低分化 0%

副腎皮質腫瘍

　副腎皮質癌はまれな腫瘍であるが，機能性腫瘍としてホルモン過剰症を呈することから診断に至ることが多い．自験例においても皮質癌の大半は機能性であった．一方，偶発的に発見される腫瘍（incidentaloma）はすべてが手術適応となるわけではない．その管理方針決定にあたっては非機能性腫瘍であっても，皮質癌を見逃さないよう十分に検討する必要がある．

術前に悪性を診断することは可能か

　身体所見として男性化徴候が重要である．皮質癌の多くはコルチゾールかつ/またはアンドロゲンを産生する．Cushing症候群を呈する副腎皮質腫瘍で癌の可能性は低いが，男性化腫瘍では注意を要する．また尿中17-KSや血中DHEA-Sの上昇をみることがあり，これらがきわめて高値の場合には皮質癌を念頭に置く．

　副腎腫瘍の画像検査としてCTやMRI検査がある．これらは脂肪成分の有無をみるのに適している．良性（皮質腺腫）の多くは腫瘍細胞内に豊富な脂肪を含んでいるが，悪性腫瘍の大半は含まない．腫瘍径が4cmを超えかつ単純CTでのCT値（Hounsfield units：HU）が10を超える場合や，さらには辺縁不整，内部不均一，内部石灰沈着などを認める場合には悪性を疑う **図8**．FDG-PET検査も鑑別能が高いと報告されている．

副腎皮質癌に対する治療とその効果

　転移を有する皮質癌に対してはまず減量手術を安全に行いうるかを考慮する．特に転移巣が機能性である場合には手術によって腫瘍量を減らせればホルモン過剰に伴う症状を軽快させることができる．ただし外科的治療のみでは根治は望めないので，手術適応がない場合も含めて，全身療法の適応がある．ミトタンはステロイド合成阻害作用を示す薬剤であるが，非機能性皮質癌に対しても単剤投与で効果をみることがある．またミトタンとの併用治療を検証したランダム化比較試験ではエト

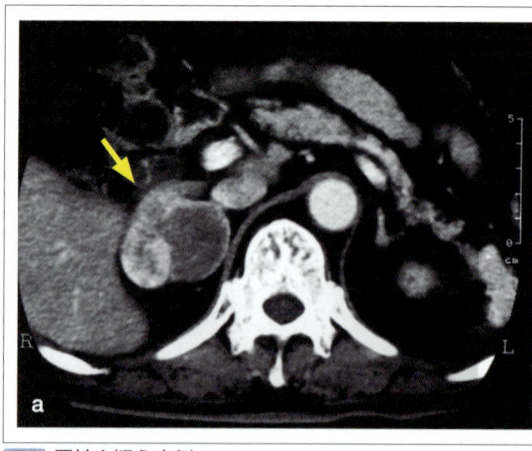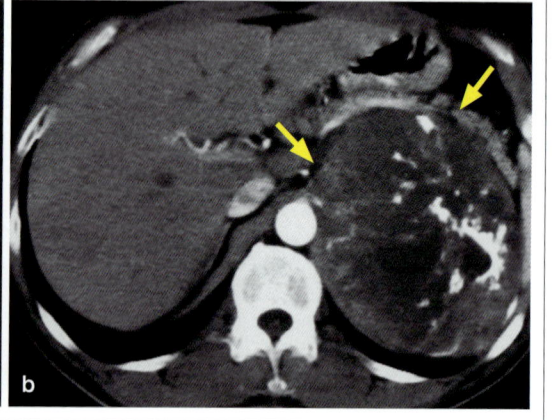

図8 悪性を疑う症例
a：原発性アルドステロン症を呈するが，右副腎腫瘍は不均一に造影される．
b：最大径18cmの左副腎腫瘍

表2 副腎皮質腫瘍の悪性度を予測する診断スコアの妥当性と再現性

	Weiss の指標	修正スコア・システム & MIB-1	Helsinki スコア
項目	・高度核異型 ・高度核分裂活性 ・異型核分裂像 ・明細胞が 25% 未満 ・びまん性構造 ・壊死 ・血管浸潤 ・毛細血管(sinusoid)浸潤 ・被膜浸潤	・Weiss の指標 9 項目のうち,判定の再現性が高かった 5 項目で構成するスコア:高度核分裂活性 (2) ＋明細胞が 25% 未満 (2) ＋異型核分裂像 (1) ＋壊死 (1) ＋被膜浸潤 (1) [スコアが取りうる最小値は 0,最大値は 7,スコア 3 以上を陽性とする] ・MIB-1 標識率(いわゆる "hot spot" で high power field を 10 視野以上観察し,腫瘍細胞 1,000 個のうち MIB-1 陽性を示す細胞数をカウントし,その 1/10 を index とする)	・高度核分裂活性 (3) ＋壊死 (5) ＋ Ki-67 増殖指数 (%)
研究対象	・副腎皮質腫瘍:転移あり 18 例,転移なし 25 例(追跡期間の中央値 11 年)	・副腎皮質腫瘍:悪性 24 例(同時・異時転移,局所浸潤,または局所再発),良性 25 例(追跡期間の平均値 136 か月)	・5 年以上追跡した副腎皮質腫瘍:転移あり 14 例,転移なし 163 例(追跡期間の中央値 11.2 年)
研究デザイン	・後方視的	・後方視的	・後方視的
スコアの目的	・良悪性の鑑別	・良悪性の鑑別	・悪性の診断と予後の予測
参照する基準	・転移の有無	・転移,浸潤,再発の有無	・転移の有無 ・生命予後
参照する基準の妥当性	・非転移例の確認が不明	・非転移例の確認が不明	・転移時期が不明,非転移例の確認が不明 ・生命予後は原因を問わない死亡か,褐色細胞腫による(疾患特異的)死亡かの記載がない.また生存時間起算時点 (zero time)の定義がない
スコア各項目の選択は臨床情報を伏せて行われたか	・不明(記載なし)	・不明(記載なし)	・不明(記載なし)
スコア各項目に与える点数をどのように導出したか	・有所見数をカウントする	・「回帰分析」とのみ記載	・ロジスティック回帰モデル
スコアの再現性	・記載なし	・Weiss の各項目については κ 値で検証した	・記載なし
エビデンス(スコアの目的達成度)	・有所見数 3 以上を陽性,2 以下を陰性とすると感度 100%,特異度 96%	・修正スコア・システムでのエビデンス(診断能)は明記されていない ・MIB-1 標識率≧ 4% を陽性とすると感度 96%,特異度 92%	・スコアのカットオフ値を 8.5 とすると感度 100%,特異度 99.4% ・2 年生存率:スコア(0〜8.5) 100%,スコア (8.5〜17) 70%,スコア(>17) 0%

ポシド，ドキソルビシン，シスプラチンの3者との併用療法（EDP-ミトタン療法）がストレプトゾシンとの併用療法（St-ミトタン療法）よりも勝っていた（奏効率23% vs 9%，無増悪生存期間5か月 vs 2.1か月）．

転移を伴わない皮質癌に対する術後補助療法には論議があるが，ミトタン単剤投与が無再発生存期間の延長に関連したとの観察研究が報告されている．転移を伴わない皮質腫瘍に対して補助療法を検討する際に最も重要なことはどのようにして「皮質癌」を診断するか，である．

悪性度を予測する診断スコア

表2 には3つのスコア・システムを示した．Weiss は副腎皮質癌の病理組織学的所見として9項目を挙げ，有所見3項目以上を陽性とした場合，転移の有無を悪性の参照基準とすると，感度100%，特異度96%と報告した．Aubert らは Weiss の指標の各項目について検者間の一致率を検証した．κ 値で 0.60 以上となった5項目に重みづけをして算出するスコア（修正スコア・システム）を導出し，3点以上を陽性としている．ただし，このカットオフ値での診断能（感度，特異度）は報告されていない．一方，MIB-1 による免疫染色の有用性を示し，いわゆる hot spot での標識率のカットオフ値を4%としたときの感度，特異度をそれぞれ96%，92%と報告している．Helsinki 大学の研究者らは Weiss の指標9項目のうち鑑別診断に強く寄与する2項目（高度核分裂活性と壊死）と Ki-67 増殖指数の合計点でカットオフ値を8.5としたときの感度，特異度をそれぞれ100%，99.4%とし，さらにこのスコアが予後にも関連することを示した．最近イタリアの研究者らは，Weiss の指標よりも Helsinki スコアのほうが生存・死亡の判別に優れることを報告した．ただし，髄質腫瘍の場合と同様に，スコア判定の際に臨床情報（転移の有無，転移の年月）を伏せていたか（バイアスの可能性を排除したか）は不明である．

（岡本高宏，吉田有策）

2章

診断のための基本知識

副腎皮質疾患の血清学的診断

　副腎皮質疾患の内分泌学的診断に至る代表的なものは，副腎皮質機能亢進症として Cushing 症候群（サブクリニカル Cushing 症候群を含む）および原発性アルドステロン症，機能低下症として Addison 病がある．また，Cushing 症候群を呈することが多い副腎皮質癌は独立して検討する必要がある．これらの代表的副腎皮質疾患の内分泌学的診断について，以下に記載する．

Cushing 症候群

　Cushing 症候群は，副腎皮質からのコルチゾールの慢性過剰分泌に起因し，中心性肥満，満月様顔貌，水牛様肩，赤色皮膚線条，多毛，月経異常，骨粗鬆症，精神異常など特有の症状を呈する．ほかに頬部の紅潮，眼瞼部の浮腫状腫脹，皮膚菲薄化，腫部の浮腫が高頻度に認められる．患者の 60～70% に，不安や計算力低下などの精神症状を認める．副腎に病変があるものを ACTH 非依存性 Cushing 症候群という．Cushing 症候群の病型分類を **表1** に示す．典型的 Cushing 症候群においては，血中コルチゾールは明らかに高値であり，コルチゾール日内変動の消失，尿中遊離コルチゾール排泄の増加，血中 ACTH の抑制がみられ（多くは測定感度以下），1mg デキサメタゾン抑制試験において血中コルチゾールの低下を認めず，診断は容易である．実際，典型的 Cushing 症候群の診断のための各種ホルモンカットオフ値は本邦において設定されていない．

　一方，自律性コルチゾール分泌を認めるものの軽度にとどまるサブクリニカル Cushing 症候群においては，典型的 Cushing 徴候を欠くため，非機能性副腎腺腫との鑑別に苦慮する場合があり，カットオフ値が設定されている．早朝安静空腹時の血中コルチゾールは正常域に留まることが多いが，血中コルチゾールの日内変動は消失し，夜間に $5\mu g/dL$ 以上となる．早朝血中 ACTH は抑制されて 10pg/mL 未満となり，血中デヒドロエピアンドロステロンサルフェート（DHEA-S）も年齢性別基準値に比して低値となる．1mg デキサメタゾン抑制試験において，血中コルチゾール $\geqq 5\mu g/dL$ であれば確定する．コルチゾール $3\mu g/dL$ 以上でコルチ

表1 Cushing 症候群の病型分類

ACTH 依存性 Cushing 症候群	Cushing 病 異所性 ACTH 症候群 異所性 CRH 症候群
ACTH 非依存性 Cushing 症候群	副腎腺腫 副腎皮質癌 原発性両側性結節性副腎過形成（PBMAH） 原発性色素性結節性副腎病変（PPNAD）

表2 副腎性サブクリニカル Cushing 症候群診断基準

1. 副腎腫瘍の存在（副腎偶発腫）

2. 臨床症状：Cushing 症候群の特徴的な身体徴候の欠如

3. 検査所見
   1) 血中コルチゾールの基礎値（早朝時）が正常範囲内
   2) コルチゾール分泌の自律性
   3) ACTH 分泌の抑制
   4) 日内リズムの消失
   5) 副腎シンチグラフィでの健側の抑制と患側の集積
   6) 血中 DHEA-S 値の低値
   7) 副腎腫瘍摘出後, 一過性の副腎不全症状があった場合, あるいは付着皮質組織の萎縮を認めた場合

診断

1, 2, および 3-1) は必須で, さらに下記（1）（2）（3）の何れかの基準を満たす場合を確定診断とする.

（1）3-2) の 1mgDST 後の血中コルチゾール値が 5μg/dL 以上の場合

（2）3-2) の 1mgDST 後の血中コルチゾール値が 3μg/dL 以上で, かつ 3 の 3）～6）の 1 つ以上を認めた場合, もしくは 7）を認めた場合

（3）3-2) の 1mgDST 後の血中コルチゾール値が 1.8μg/dL 以上で, かつ 3 の 3）4）を認めた場合, もしくは 7）を認めた場合

（柳瀬敏彦ほか. 日本内分泌学会臨床重要課題「潜在性クッシング症候群（下垂体性と副腎）の診断基準の作成」. 日内分泌会誌 2017：93：1-18.）

ゾール自律性分泌の項目を 1 つ以上認めた場合や, コルチゾール 1.8μg/dL 以上でかつ ACTH の抑制やコルチゾール日内変動消失を認めた場合も診断確定となる. 診断基準を **表2** に示す. コルチゾールの自律性分泌が確定すれば, [131]I アドステロールシンチグラフィ, CT, MRI などの画像診断を用いて, 最終診断を行う. CRH 試験において ACTH 反応が低下している例では, 術後にグルココルチコイドの十分な補充が必要となる例が多い. ACTH 非依存性 Cushing 症候群のうち, 両側性病変によるものは特異なコルチゾール反応を呈することがある. 原発性両側性結節性副腎過形成（primary bilateral macronodular adrenocortical nyperplasia：PBMAH）症例では, 食後の血中 GIP 上昇に応じてコルチゾールが増加する食事依存性 Cushing 症候群を認めることがある. この現象は, 腺腫でもみられることがある. また, PBMAH には, バソプレシン受容体, アンギオテンシン II 受容体, β受容体などが異所性に発現し, 立位試験においてコルチゾールが上昇する例を認める. 立位試験でコルチゾールが増加した場合は, ピトレシン負荷, アンギオテンシン受容体ブロッカー, βブロッカーを用いて異所性に発現した受容体を検討することができる. 異所性受容体発現を確認する検査を **表3** に示す. また, 原発性色素性結節性副腎病変（primary pigmented nodular adrenocortical disease：PPNAD）では, デキサメタゾン抑制試験において, 奇異性の血中コルチゾール増加を認めることが多い.

表3 異所性受容体発現を確認する検査

異所性受容体	機能検査法	コルチゾール
GIP 受容体	食事（ブドウ糖）負荷	↑
バソプレシン受容体	立位負荷	↑
V1（V2 V3）	vasopressin 負荷	↓
β-アドレナリン受容体	立位負荷	↑
	β-blocker　負荷	↓
LH/hCG 受容体	GnRH 負荷	↑
	月経周期による変動（排卵期）	↑
アンギオテンシンII 受容体	立位負荷	↑
	AT（I or II）receptor antagonist 投与	↓

原発性アルドステロン症

原発性アルドステロン症は，副腎皮質からのアルドステロン分泌亢進によって，高血圧，低カリウム血症，代謝性アルカローシスを呈する．身体的特徴はなく，高血圧スクリーニングによって診断される．空腹時・安静臥床（30分）後の血漿アルドステロン濃度（PAC）および血漿レニン活性（PRA）を測定し，PAC ＞ 120pg/mL かつ PAC/PRA 比（ARR）＞ 200（PAC 単位：pg/mL）の場合を陽性とし，確認検査へ進む．確認検査として，カプトプリル試験，生理食塩水負荷試験，立位フロセミド試験，経口食塩負荷試験の1つ以上陽性で機能亢進を確定する．カプトプリル試験は 50mg 経口投与後 60 分あるいは 90 分の PAC と PRA を検討し，ARR ≧ 200 で陽性とする．立位フロセミド試験では，PRA ＜ 2ng/mL/時で陽性とする．生理食塩水負荷試験は，2L の生理食塩水を 4 時間で点滴し，負荷後 PAC ＞ 60pg/mL で陽性とする．

原発性アルドステロン症の原因としては，アルドステロン産生副腎腺腫，両側副腎皮質過形成（特発性アルドステロン症），片側副腎皮質過形成，アルドステロン産生副腎皮質癌，家族性高アルドステロン症がある．内分泌検査で原発性アルドステロン症と診断されたら，局在診断として CT や選択的副腎静脈サンプリング（adrenal venous sampring：AVS）を計画する．手術治療を希望する患者の場合，原則 AVS によって適応を決定する．ACTH 負荷後の両側副腎静脈血中アルドステロン/コルチゾール（AC）比を計算し，左右比（lateral ratio）＞ 4 で高値側が責任病変とする．その場合，健常側 AC 比は下大静脈より低値となる（contra-lateral ratio ＜ 1）．左右差がない場合は，両側性と判断する．

副腎皮質癌

副腎皮質癌はきわめてまれな疾患であり，内分泌機能としてコルチゾール産生，アルドステロン産生，アンドロゲン産生，エストロゲン産生，非機能性など種々の例を認める．コルチゾール産生の場合は Cushing 症候群と同じ診断プロセスをと

るが，副腎アンドロゲンを同時産生することが多い．腫瘍サイズが大きいほど血中 DHEA-S は年齢・性別の基準値に比して高値をとる．この点は，腺腫と全く異なる．副腎へ転移した癌では，血中 DHEA-S は増加しない．DHEA-S 高値例では，術後のフォローアップに有用な検査となる．血中 LDH が増加する例もあるが，非特異的所見である．それぞれのホルモン産生に応じた症状によって開始された機能検査の過程において，画像診断によって副腎皮質癌と診断される．非機能性の場合，臨床症状に乏しく，腹部症状や画像診断により診断に至る例が多い．

Addison 病

　先天異常，感染症や自己免疫によって発症する原発性副腎皮質機能低下症（Addison 病）は，コルチゾール欠乏によって易疲労感，脱力感，食欲不振，体重減少，消化器症状（悪心，嘔吐，便秘，下痢，腹痛など），血圧低下（アルドステロンの欠乏も関与），精神異常（無気力，嗜眠，不安，性格変化），発熱，低血糖症状，関節痛などの症状を呈する．一般検査では，低ナトリウム血症，高カリウム血症，低血糖をきたしやすく，好酸球の増加を認める．早朝空腹時の血中コルチゾール＜ 4μg/dL で強く疑う．尿中遊離コルチゾールは低値となる．血中 ACTH は高値となる．迅速 ACTH 試験，CRH 試験，インスリン低血糖試験のコルチゾール反応は 18μg/dL 未満を診断根拠とするが，下垂体性や続発性（ステロイド慢性投与）などを慎重に鑑別する．

（沖　隆）

褐色細胞腫・パラガングリオーマの生化学的診断

　副腎髄質または傍神経節のクロム親和性細胞から発生するカテコラミン産性腫瘍である．カテコラミン過剰分泌による高血圧，糖代謝異常などの種々の代謝異常，高血圧クリーゼ，たこつぼ型心筋症による心不全，腫瘍破裂によるショックなどとともに，約10〜15％は遠隔転移を示す悪性褐色細胞腫である．このため，早期の適切な診断と治療がきわめて重要である．カテコラミンの過剰分泌の確認には血中・尿中のカテコラミンとその代謝産物の測定が行われるが，近年，血中遊離メタネフリン・ノルメタネフリンの測定が感度に優れスクリーニングに適しているとして，海外のガイドラインで推奨されている．本稿ではまず，褐色細胞腫の診断に関する一般的事項を解説し，血中遊離メタネフリン・ノルメタネフリンを中心に生化学的診断法を概説する．

病態と診断の概要

　副腎髄質，傍神経節細胞に発生するカテコラミン産生腫瘍で，前者を褐色細胞腫，後者をパラガングリオーマと呼び，褐色細胞腫・パラガングリオーマ（pheochromocytoma・paraganglioma：PPGL）と総称する．男女差はなく，50歳代をピークにあらゆる年齢層でみられる．悪性，両側性，副腎外性，多発性が約10％ずつを占めるが，各種の褐色細胞腫感受性遺伝子変異が約10〜20％に認められることから，遺伝性疾患の側面が注目されている．副腎外では腹部，膀胱部，頸部に多い．

　診断は褐色細胞腫診療指針2012 図1 に準じて行う．発見の契機は①高血圧関連の事象（治療抵抗性，発作性，糖尿病合併，高血圧クリーゼなど），②頭痛，動悸，発汗，胸痛などの多様な症状，③偶発腫瘍が主要な状況で，特に最近は健診あるいは他の理由で実施した胸部・腹部 CT などの画像検査に際して偶然発見される偶発腫瘍が50％以上を占めるようになっている．疑い例ではまずスクリーニングとして，随時尿中メタネフリン・ノルメタネフリンを測定（クレアチニン補正）し，基準値上限の3倍以上であれば24時間蓄尿中カテコラミン3分画，メタネフリン分画を測定し，カテコラミン過剰を確認する．アドレナリン優位の腫瘍の多くは副腎原発，ノルアドレナリン優位の腫瘍はパラガングリオーマが多い．

　機能的にカテコラミン過剰が確認されたら，CT，MRI，[131]I-MIBG シンチグラフィにより，腫瘍の局在を検索する．副腎 CT では腫瘍は円形，表面平滑で径3cm 以上が多い．内部は低密度あるいは腫瘍内の出血，壊死，囊胞性変化のため不均一となる．MRI の T1 強調像で低信号，T2 強調像で高信号あるいは低〜高信号域の混在が特徴である．内部は不均一なことが多い．パラガングリオーマや転移巣の検索には ^{123}I-MIBG シンチグラフィを実施する．[18]F-FDG-PET は悪性例での

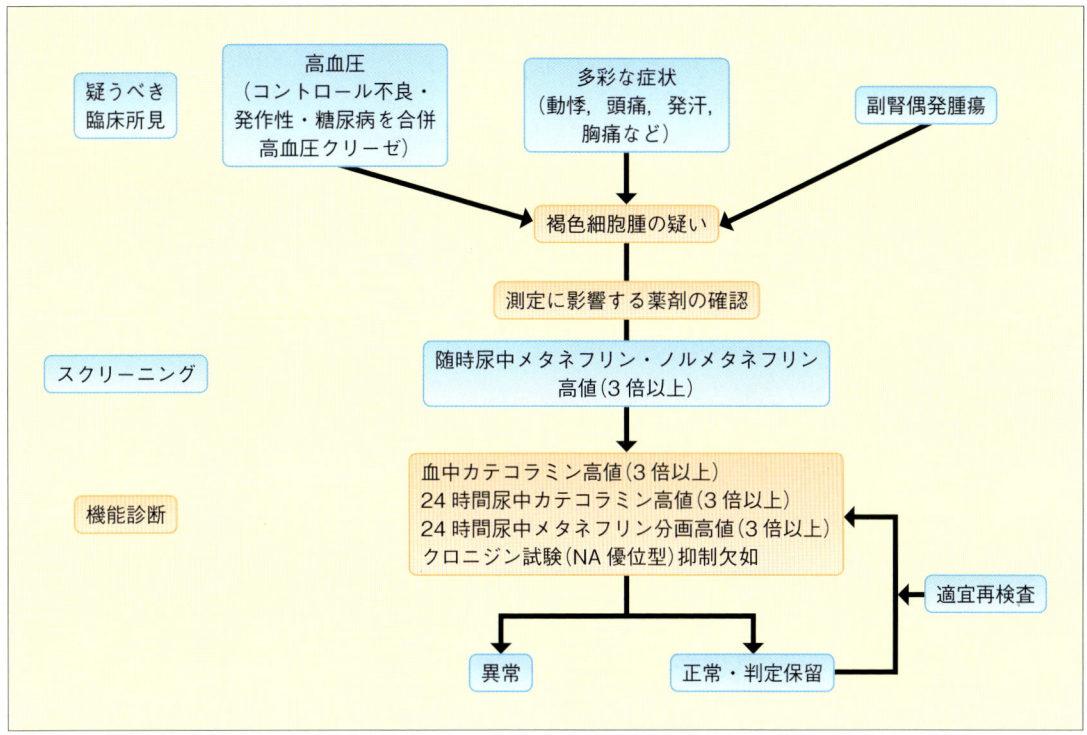

図1 褐色細胞腫診療のアルゴリズム

(厚生労働省難治性疾患克服研究事業「褐色細胞腫の実態調査と診療指針の作成」研究班（研究代表者 成瀬光栄）・日本内分泌学会
悪性褐色細胞腫検討委員会（委員長 成瀬光栄）編. 褐色細胞腫診療指針 2012. を基に筆者作成）

転移検索に有用である.

カテコラミン代謝と遊離メタネフリン・ノルメタネフリン

　肝臓, 腎臓, クロマフィン細胞およびそこから発生する褐色細胞腫の腫瘍細胞には
カテコール–O–メチルトランスフェラーゼ（catechol-O-methyltransferase：
COMT）が存在し, アドレナリンを遊離メタネフリン, ノルアドレナリンを遊離
ノルメタネフリンに代謝し, 血中遊離メタネフリン・ノルメタネフリンを構成する.
その後, 生体内に広く分布するフェノールスルホトランスフェラーゼ（phenolsul-
fotransferase：PST）によりおのおの, 抱合型メタネフリン, 抱合型ノルメタネ
フリンになる. 血中メタネフリン・ノルメタネフリンの約8%が遊離型, 約90%
が抱合型である. これに対して, 尿中メタネフリン・ノルメタネフリンのほとんど
が抱合型である **図2** .

血中遊離メタネフリン・ノルメタネフリンと他のカテコラミン指標

　従来から用いられているカテコラミン分泌量の評価指標としては, 血中カテコラ
ミン2分画（アドレナリン, ノルアドレナリン）, 24時間尿中カテコラミン3分画
（アドレナリン, ノルアドレナリン, ドーパミン）, 24時間尿中メタネフリン分画
（メタネフリン, ノルメタネフリン）, 随時尿中メタネフリン分画（メタネフリン,

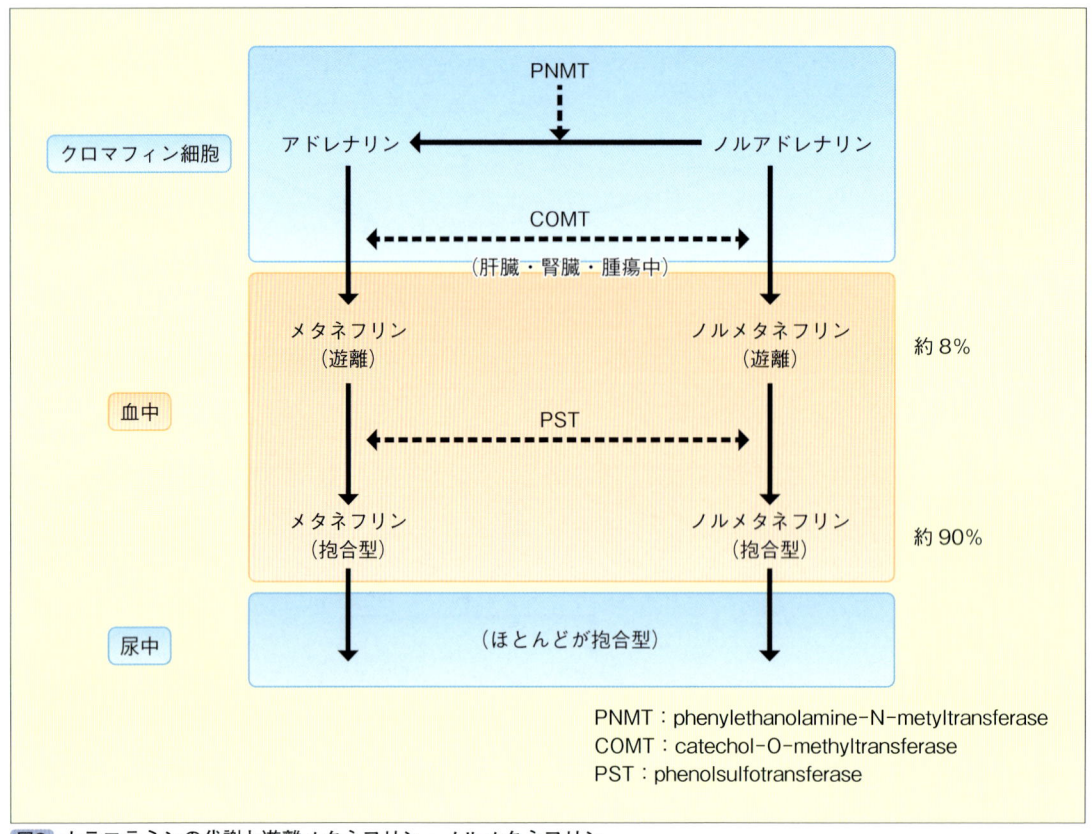

図2 カテコラミンの代謝と遊離メタネフリン・ノルメタネフリン

ノルメタネフリン：クレアチニン補正）などがある．わが国では **図1** のように，スクリーニングでは随時尿中メタネフリン分画が，診断の確定には 24 時間尿中カテコラミン分画およびメタネフリン分画が推奨されている．血中カテコラミンは半減期が短く，さまざまな要因での変動が大きいこと，発作型の褐色細胞腫では分泌過剰を適切に診断するのが難しいこと，24 時間尿中カテコラミンは酸性蓄尿が必要であることから，スクリーニングには適していない．随時尿中メタネフリン分画はメタネフリンがカテコラミンの安定な代謝産物で，蓄尿ではなく随時尿で測定可能であることからスクリーニングに適しており，従来から汎用されてきている **図3** ．

これに対して近年，最も注目され，海外で標準的となっているのが血中遊離メタネフリン・ノルメタネフリンで，従来法より診断精度が高いことが示されている．**表1** に血中遊離メタネフリン・ノルメタネフリンと海外で一般的である 24 時間尿中メタネフリン分画の感度・特異度の比較を示す．報告により差はあるが，感度は 90～100%，特異度は 80～95% で，24 時間尿中メタネフリン分画と感度は同等，特異度は優れていることが示されている．血中遊離メタネフリン・ノルメタネフリンは外来での実施が可能で，スクリーニングに適している．

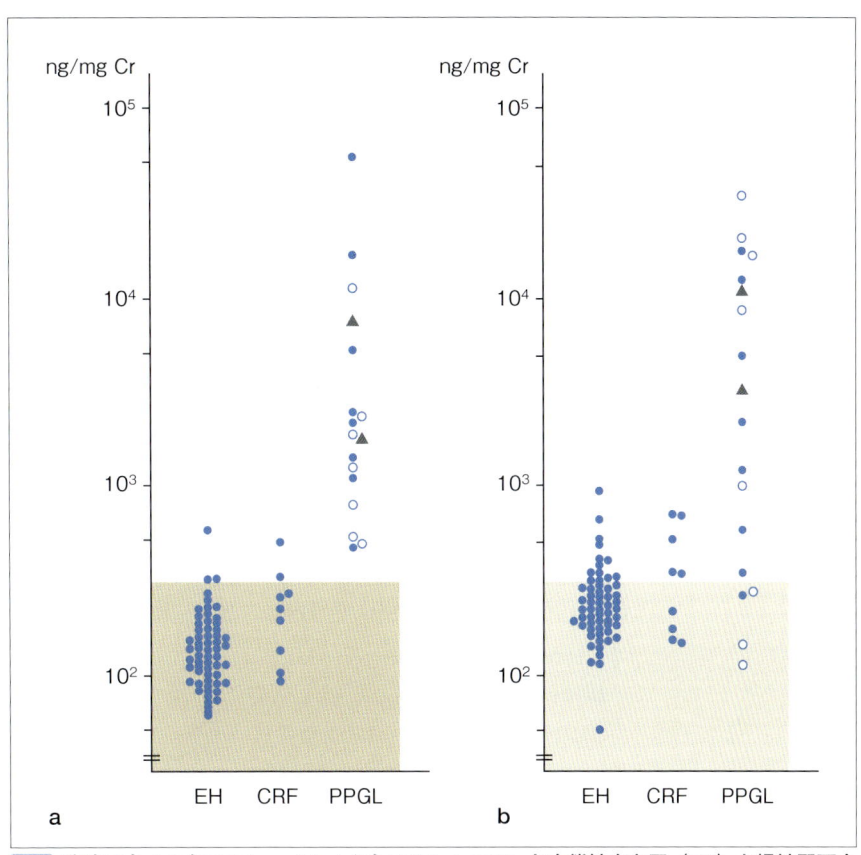

図3 随時尿中メタネフリン・ノルメタネフリン：PPGL と本態性高血圧（EH）と慢性腎不全（CRF）との比較

a：メタネフリン濃度　　b：ノルメタネフリン濃度

（地曳和子ほか．褐色細胞腫の診断におけるノルメタネフリンおよびメタネフリン測定の意義．日内分泌誌 1998；64：707-16.）

表1 血中遊離メタネフリン・ノルメタネフリンと尿中メタネフリン分画の感度・特異度の比較

First Author, Year （Ref.）	感度		特異度	
	血中	尿中	血中	尿中
Lenders, 2002（39）	98.6%（211/214）	97.1%（102/105）	89.3%（575/644）	68.6%（310/452）
Unger, 2006（42）	95.8%（23/24）	93.3%（14/15）	79.4%（54/68）	75.0%（39/52）
Hickman, 2009（46）	100.0%（14/14）	85.7%（12/14）	97.6%（40/41）	95.1%（39/41）
Grouzmann, 2010（48）	95.7%（44/46）	95.0%（38/40）	89.5%（102/114）	86.4%（121/140）
Unger, 2012（53）	89.5%（17/19）	92.9%（13/14）	90.0%（54/60）	77.6%（38/49）

（Lenders JW, et al. Pheochromocytoma and paraganglioma：an endocrine society clinical practice guideline. J Clin Endocrinol Metab 2014；99：1915-42.）

血中遊離メタネフリン・ノルメタネフリン測定法

　カテコラミンと代謝産物であるメタネフリンの測定には LC-ECD，LC-MS/MS，イムノアッセイ（ラジオイムノアッセイ，酵素免疫測定法）など種々の方法があり，測定値の解釈に際しては測定法間の差を考慮する必要がある．特に，イムノ

アッセイによる測定値は前2法と比較してやや低値を示し，偽陰性を示す可能性が指摘されていることから注意を要する．しかしながら，実臨床ではホルモン測定法の選択は困難で，保険適用の有無や測定費用などの問題もあることから，LC-ECDやLC-MS/MSによる測定が可能とは限らない．測定法の問題点を考慮して，実施可能な測定法を活用する必要がある．

血中遊離メタネフリン・ノルメタネフリンの採血条件

健常者，本態性高血圧患者では，立位ないし座位では交感神経活性が亢進しノルアドレナリン分泌が増加することからノルメタネフリンも増加するが，褐色細胞腫では反射に伴う反応が欠如する．その結果，高血圧患者における偽陽性が増加（約3倍）する一方，座位での基準値を用いることで褐色細胞腫の検出感度が低下し偽陰性が増加する．それゆえ，①原則として約30分の安静臥位後に採血すること，②座位ではなく臥位での基準値に基づき判定すること，③実診療のなかで安静臥位採血が困難な場合は，座位で測定し，必要に応じて臥位での再検査を行うこと，などの注意が必要である．

結果に影響する薬剤としては，尿中メタネフリン分画と同様に，アセトアミノフェン，α-メチルドーパ，三環系抗うつ薬，レボドーパなどがある．ラベタロールやβ遮断薬は尿中メタネフリン分画には影響するが，血中遊離メタネフリン測定への影響が少ないとされている．また，食事の影響も特にないとされている．

遊離メタネフリン・ノルメタネフリン判定における偽陽性の問題

いかなる検査でも偽陰性や偽陽性の問題はある．血中遊離メタネフリン・ノルメタネフリン測定は感度が高く，また，採血条件と判定の基準値に十分配慮すれば偽陰性の問題は少ない．一方，偽陽性の頻度は報告により異なるが，約20％とされている．一般的に①血中遊離メタネフリンとノルメタネフリンの両者の増加，②血中遊離メタネフリンあるいはノルメタネフリンのいずれか一方の増加でも，基準値上限の3倍以上の増加，では偽陽性はまれとされている．

血中値が基準上限値を上回っても境界値である場合は，①採血条件の再検討と再検査（安静臥位），②クロニジン試験の実施，③24時間尿中メタネフリン分画・カテコラミン分画の測定，血中 chromogranin A など，他の検査の追加，④経過観察し半年後に画像検査とともに再検査，などの対応を検討する．クロニジン試験は従来，血中ノルアドレナリンを判定指標としており感度，特異度が不十分なため，わが国では推奨されていないが，海外では血中遊離ノルメタネフリンを判定指標として推奨しており，今後，再検討する意義がある．わが国では chromogranin A は保険適用になっていない．

今後の機能診断のアルゴリズム

日本内分泌学会による「褐色細胞腫・パラガングリオーマ診療ガイドライン」は

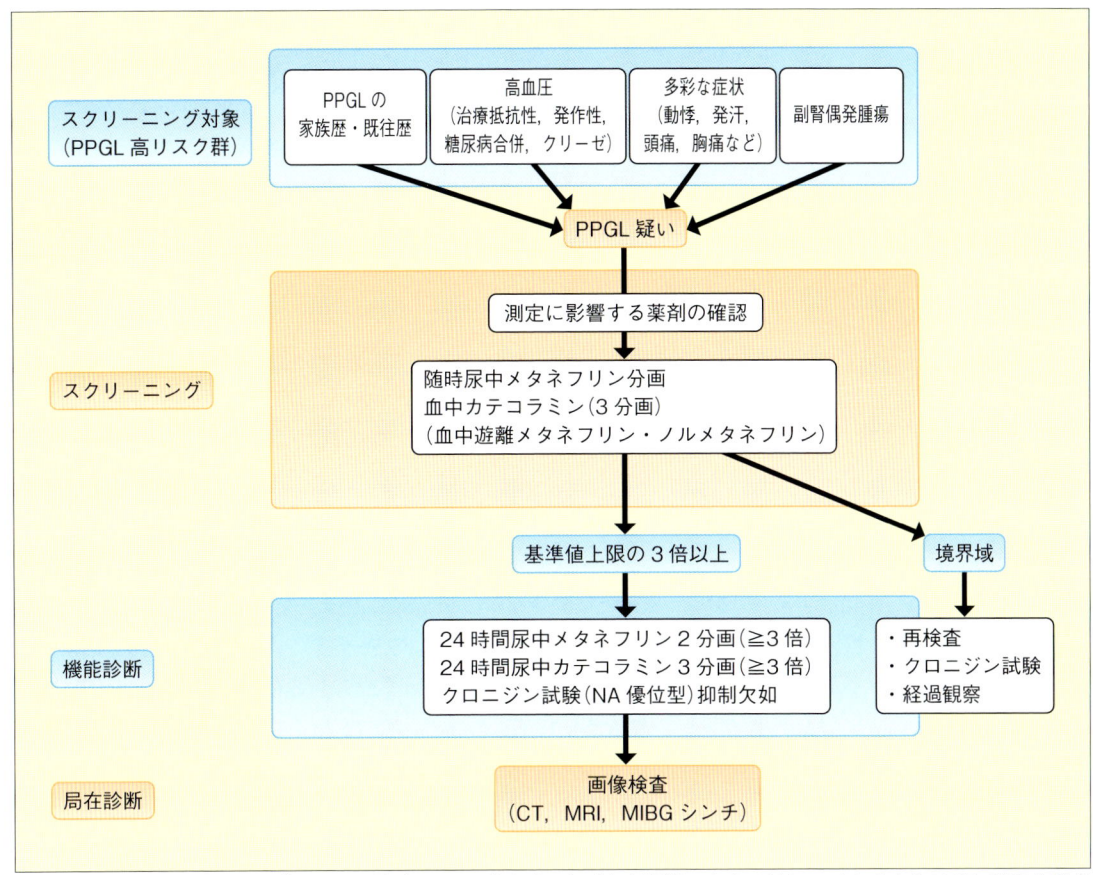

図4 褐色細胞腫・パラガングリオーマ診療のアルゴリズム案（血中遊離メタネフリン・ノルメタネフリン測定を考慮した改訂案）

現在改訂作業中であるが（2018年5月），今後，血中遊離メタネフリン・ノルメタネフリン測定も加味する必要があると考えられる．わが国の保険医療制度を考慮した改訂アルゴリズム案を **図4** に示す．臨床所見から褐色細胞腫が疑われたら，まずスクリーニング検査として，外来にて血中遊離メタネフリン・ノルメタネフリン（保険診療上可能であれば），随時尿中メタネフリン分画を測定し，基準値の3倍以上であれば，24時間尿中メタネフリン分画・カテコラミン3分画を測定，局在診断のための画像検査を行う．スクリーニング結果が境界域であれば，採血条件を見直しての再検，クロニジン試験，経過観察など，状況に応じた対応を選択する．

（立木美香，成瀬光栄，田辺晶代）

副腎疾患の遺伝的背景

　遺伝的な原因で引き起こされる褐色細胞腫・パラガングリオーマ（pheochromocytoma/paraganglioma：PPGL）を遺伝性褐色細胞腫・パラガングリオーマ症候群（hereditary pheochromocytoma/paraganglioma syndrome：HPPS）もしくは遺伝性 PPGL 症候群と呼ぶことがある．家族性褐色細胞腫・パラガングリオーマの原因遺伝子として主なものは，*SDHB*，*SDHD*，*RET*，*VHL*，*TMEM127*，*MAX*，*SDHA*，*NF1* などがある．現在では PPGL の 30〜40% が遺伝性であるとされ，いわゆる 10% ルールよりはるかに多い．*SDHB* の変異は悪性化と関連する〔典型的には腹部のパラガングリオーマから発症し，その後高率に遠隔転移（悪性化）する〕．臨床上明らかな散発性褐色細胞腫であっても 10〜15% が潜在的に遺伝性とされている．したがって，若年（特に 35 歳未満）で発症した症例，PPGL の多発例，悪性例では，家族歴がなくても遺伝子変異が潜んでいる可能性を常に念頭に置くべきである．本邦でも PPGL の 30〜40% は遺伝性で，*SDHB* に変異のみられる症例の 40% 程度が悪性化すると思われる．

はじめに

　副腎疾患のなかで PPGL は，遺伝的背景が最も精力的に研究され，遺伝性の頻度が非常に高いことが明らかにされた．このため遺伝子診断が臨床的にもきわめて重要な疾患である．したがって，本稿では PPGL を例として，遺伝子診断の臨床的有用性のみならず特殊な点についても言及したい．

　PPGL は 21 世紀に遺伝的背景の研究の急速な進歩によりその概念が全く変わった疾患である．その理由として①新しい原因遺伝子（*SDHB* および *SDHD*）の発見で遺伝性の頻度が 10% よりはるかに上昇したこと，②臨床的に散発性でも遺伝性の可能性があること，③悪性化と関係する遺伝子（*SDHB*）が発見されたこと，に集約される．*SDHB*，*SDHD* は TCA 回路のコハク酸脱水素酵素サブユニットをコードする遺伝子である．遺伝的な原因で引き起こされる PPGL を HPPS もしくは遺伝性 PPGL 症候群と呼ぶことがある．最近，数々の新しい原因遺伝子が同定されており，少なくとも 15 種類以上の原因遺伝子が報告されているが，主なものは，*SDHB*，*SDHD*，*RET*，*VHL*，*TMEM127*，*MAX*，*SDHA*，*NF1* である 表1 ．

PPGL の原因の 1 つ：コハク酸脱水素酵素（複合体 II）の遺伝子異常

　コハク酸脱水素酵素（複合体 II）は，ミトコンドリア内膜に存在し TCA 回路および電子伝達系酵素複合体の両方の構成物質として作用しており，以下の 4 つの

表1 PPGL の原因になりうる主要 15 遺伝子と散発性についての臨床像の概説

	発生部位	家族歴の ある率	腫瘍の数	悪性化の リスク	随伴症状
NF1	副腎が多い	高	単発	中	神経線維腫 悪性末梢神経鞘腫瘍
RET	副腎	高	多発	低	甲状腺髄様癌
VHL	副腎が多い	高	多発	低	中枢神経や網膜での血管 芽腫や腎臓での明細胞癌
SDHA	副腎外	低い	単発	？	消化管間質腫瘍（GIST）
SDHB	副腎外が多 い	低い	多発	高	消化管間質腫瘍（GIST）
SDHC	副腎外	低い	多発	低	消化管間質腫瘍（GIST）
SDHD	副腎外が多 い	高い	多発	低	消化管間質腫瘍（GIST） 下垂体腫瘍
SDHAF2	副腎外	高い	多発	？	報告なし
TMEM127	副腎	中程度	単発	低	報告なし
MAX	副腎が多い	中程度	多発	低から中	報告なし
HIF2A	副腎外が多 い	？	多発	？	多血症 ソマトスタチノーマ
KIF1B	？	？	？	？	神経芽細胞腫
PHD2	？	？	？	？	多血症
HRAS	？	？	単発	？	報告なし
FH	？	？	？	？	子宮平滑筋腫

体細胞遺伝子変異による発症が，全症例の 20〜30％に報告された．内訳は，*NF1*，*VHL*，*RET*，*HRAS* の体細胞遺伝子変異が多い．これらは臨床的には散発性の褐色細胞腫を呈する．

サブユニット（それぞれコードする遺伝子）からなる．フラボプロテインである Fp サブユニット（*SDHA*），鉄-硫黄蛋白（Ip）サブユニット（*SDHB*），これらを内膜につなげるアンカーとして働きヘムを有している CybL（*SDHC*）・CybS（*SDHD*）である **図1**．

　PPGL の遺伝形式は常染色体優性遺伝を示す．*SDHB* の場合，当初浸透率は 90％以上と報告されたが，未発症保因者まで解析が進んだ結果，その浸透率は 30％以下と低く見積もられるようになった．これら *SDHx* はいずれも癌抑制遺伝子として働くと想定される．すなわち，すでに一対の遺伝子の片方に胚細胞遺伝子変異（germline mutation）があり，もう一方の同遺伝子に体細胞遺伝子変異（somatic mutation）が生じ複合体 II の機能が消失することで腫瘍形成が起こる（Knudson の 2 ヒットセオリー）．

SDHB の変異で発症する PPGL は悪性化と関連する

　一見同じ PPGL であっても，原因遺伝子によりそれぞれ特徴的な臨床像を呈することが明らかになってきた **表1**．特に *SDHB* の変異は腹部のパラガングリ

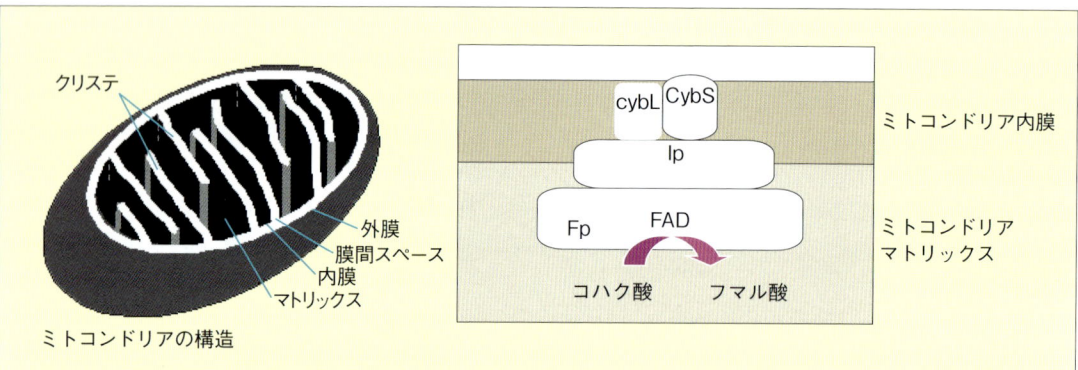

遺伝子 （サブユニット）	遺伝子座	分子量	補因子 （補欠分子族）	生殖細胞変異（germline mutation） で発症する患者
SDHA（Fp）	5p15	70kDa	FAD	Leigh 脳症，傍神経節腫
SDHB（lp）	1p35（PGL4）	30kDa	Three distinct iron-sulfur clusters	傍神経節腫 （paraganglioma）
SDHC（cybL）	1q23（PGL3）	15kDa	Heme b	傍神経節腫 （paraganglioma）
SDHC（cybS）	11q23（PGL1）	12kDa	Heme b	傍神経節腫 （paraganglioma）

コハク酸脱水素酵素サブユニット（複合体Ⅱ）の構造・コードする遺伝子・遺伝子座・関連する疾患
（竹越一博，川上康．悪性褐色細胞腫・MEN—遺伝子診断に重きを置いて—．日内会誌 2012；101：949-58.）

図1 コハク酸脱水素酵素サブユニットについて

オーマを初発とし，その後高率に遠隔転移，つまり悪性褐色細胞腫を引き起こす．浸透率が低いことを反映して家族歴がはっきりしないことが多い（apparently sporadic pheochromocytomas：ASP，または nonsyndromic pheochromocytomas とも呼ばれる）．現在まで，悪性褐色細胞腫全体における *SDHB* 変異陽性悪性例の割合は約 30～40% 程度と推察される **表2** ．

　以下，筆者らが筑波大学で2007～2017 年5 月までにおける遺伝子解析計画（現在進行中）の結果について述べる（論文未発表データ）．*SDHB* 変異陽性患者41 例中36 例が腹部パラガングリオーマが初発（87.8%）であり，悪性化した例が14 例（14/41＝34.1%）であった．また約8 割の症例で家族歴を認めず，一見散発性に見える点も注意が必要である（*SDHB* は浸透率が低いため家族歴がはっきりせずに一見散発性に見える場合がよくある．実際，家族歴は約2 割しか認めなかった） **図2a** ．逆に悪性例の46 例中14 例が *SDHB* 変異陽性であった（30.4%）**図2b** ．以上の結果は，日本においても悪性褐色細胞腫は *SDHB* 変異と密接に関連しており，*SDHB* 変異陽性の場合は腹部パラガングリオーマが初発で悪性化しやすいことを示す．

褐色細胞腫の 10% ルールは 20 世紀までの古い格言か

　褐色細胞腫は 10% 病とも呼ばれる．すなわち 10% は，遺伝性・両側・副腎外・悪性というものである．しかし，今世紀を迎えて，ことに遺伝性の頻度に関しては，この有名な法則よりもはるかに高頻度であることが明らかになった．その先駆

表2a 発端者における遺伝子診断の意義と問題点（有用性と限界）

意義	・発症原因となっている遺伝子変異を同定できれば，鑑別診断に役立ち，腫瘍の好発部位や悪性度をある程度予測でき，より綿密な健康管理が実現する可能性がある ・悪性化がある程度予測できる（*SDHB*：特に転移のない腹部のパラガングリオーマの段階でみつかった場合） ・遠隔転移後のメリットは不明
問題点	・早期発見・早期治療が予後の改善につながるという十分な根拠はない ・遺伝性疾患であることが明らかになることにより，子どもへの遺伝の心配など，新たな悩みを招く可能性がある ・日本人患者において遺伝子変異と臨床像を関連づける情報はない（欧米での限定的な情報が日本人患者に適応できる根拠はない）

表2b 発症前診断の意義と問題点（有用性と限界）

意義	・保因者ではないと確定できた場合は当該の疾患の罹患リスクが低いことを明らかにでき，被検者の不安を解消することができる ・保因者と確定された場合は，速やかに適切な診断・治療計画を開始することが可能になり，よりよい予後が得られる可能性がある
問題点	・情報の不確実性：変異をもっている場合に発症する確率（浸透率）や発症年齢，腫瘍の悪性度など，臨床像との関連がまだ明らかにされていない（未発症 *SDHB* 変異保有者における浸透率は，約3割程度） ・変異をもっているとわかっても発症を予防する方法がない ・臨床的対応法が未確立：早期発見のための効果的なスクリーニング方法が確立されていない ・早期発見と早期治療が実現しても，それが予後の改善につながるという十分な根拠はない ・未発症保因者を長期にフォローできる体制が整った医療機関が少ない ・家族性内分泌腫瘍の遺伝カウンセリングを行える専門医が少ない

けとなった Neumann らの研究では実に 271 人中 66 人（24.4%）は遺伝性であったという．*VHL* 11.1%，*SDHB* 4.4%，*RET* 4.8%，*SDHD* 4.1% にそれぞれ germline mutation を認めた．さらに若年な症例ほど germline mutation を認める頻度が高かった（20 歳以下では半分以上であるのに対し 50 歳以上ではほとんどなし）．

事実，最近の米国内分泌学会のガイドラインにおいて，200 例以上の症例を対象にした論文を用いてメタ解析を行い，遺伝性の頻度は 33.8%（1,250/3,694）と報告された．すなわち，遺伝性の頻度に関してすでにこの有名な古典的な法則は現在の実情に沿わない．すでに遺伝性の頻度は 30〜40% という知見は国際的なコンセンサスとなっている．

本邦においては筆者らの過去約 10 年の結果は以下のとおりである．現時点で 287 例解析済みである（家系診断 45，変異解釈不能 5 例を含む）．発端者 237 例中変異陽性は 89 例で，変異陽性率は 37.6%（89/237）（内訳：*SDHB* 41 例，*SDHD* 12 例，*SDHA* 1 例，*VHL* 17 例，*RET* 6 例，*TMEM127* 7 例，*MAX* 5 例）（論文未発表データ）．本邦においても遺伝性はやはり 10% をはるかに上回っている **図3**．以上より遺伝的なバックグランドをもつ PPGL は本邦でも決してまれな疾患ではないと思われる．

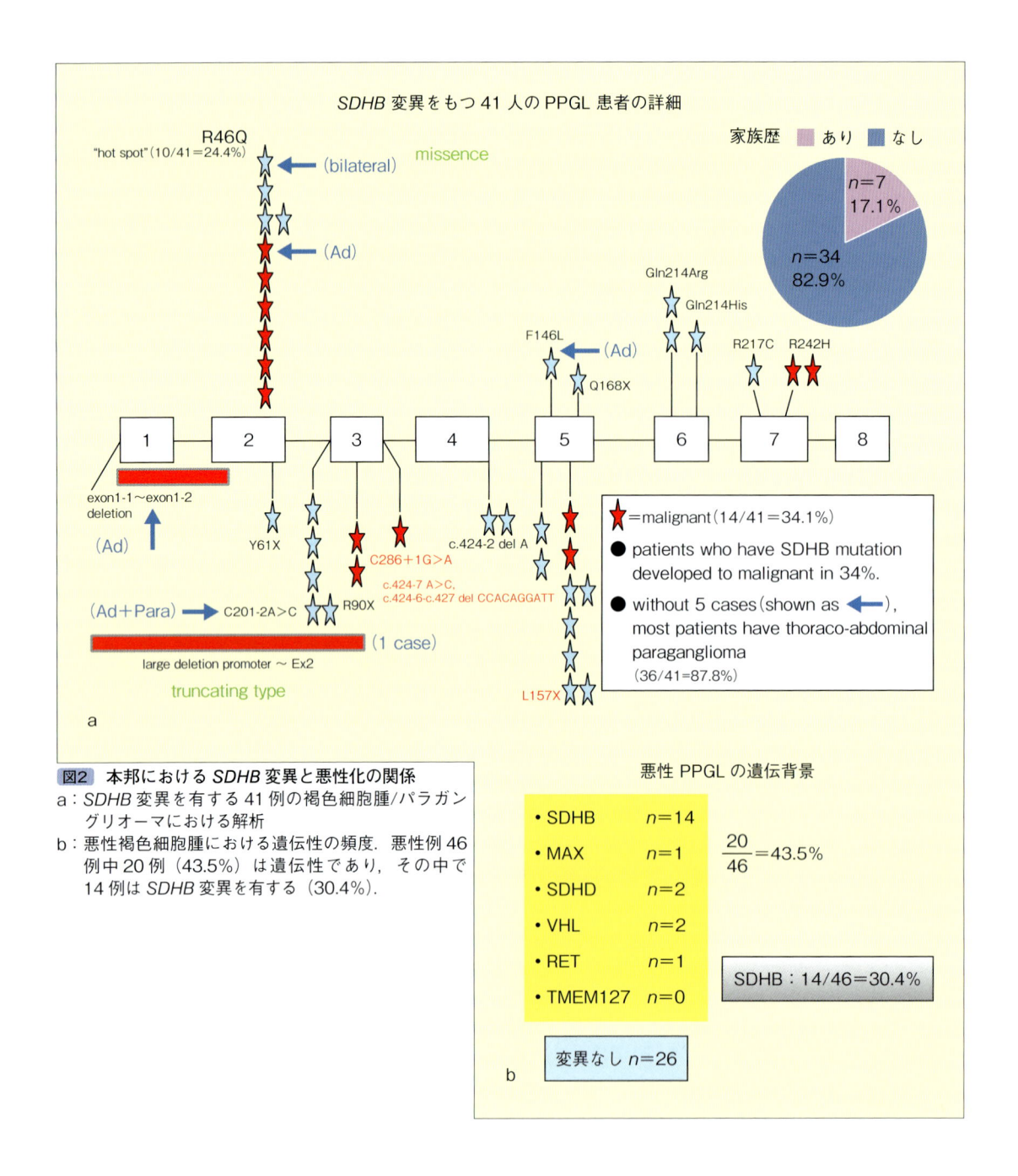

図2 本邦における *SDHB* 変異と悪性化の関係

a：*SDHB* 変異を有する 41 例の褐色細胞腫/パラガングリオーマにおける解析

b：悪性褐色細胞腫における遺伝性の頻度．悪性例 46 例中 20 例（43.5%）は遺伝性であり，その中で 14 例は *SDHB* 変異を有する（30.4%）．

PPGL の体細胞遺伝子変異による発症

　最近，体細胞遺伝子変異による発症が，全症例の約 15〜30% と報告された **図4**．内訳は，*NF-1*，*VHL*，*RET*，*HRAS* の体細胞遺伝子変異が多い．これらの体細胞遺伝子変異例は，臨床的には散発性の褐色細胞腫を呈することが多い．体細胞遺伝子変異の臨床的意義に関しては，胚細胞遺伝子変異に比較してまだ確立していない部分が多い．

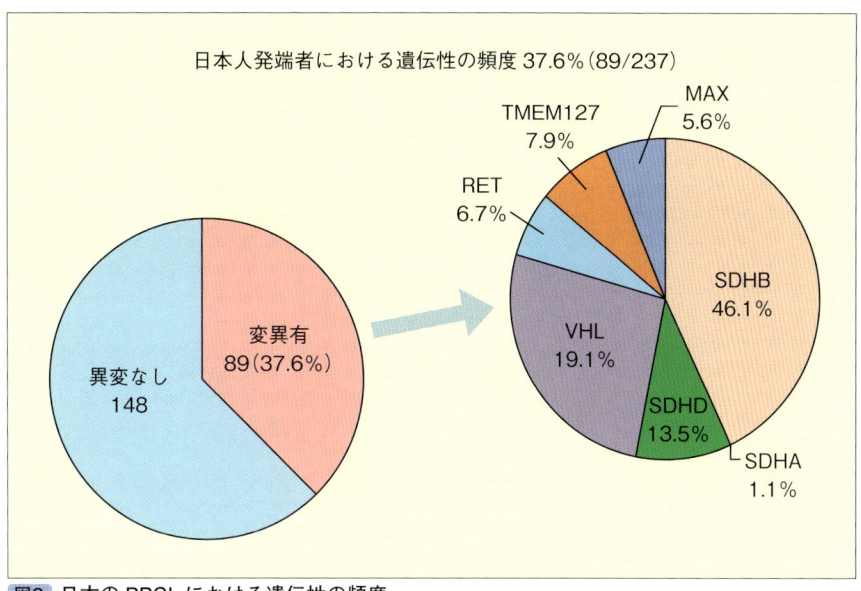

図3 日本の PPGL における遺伝性の頻度
最近の米国内分泌学会のガイドラインにおけるメタ解析の結果，遺伝性の頻度は 33.8％と報告された．本邦においても褐色細胞腫・パラガングリオーマ全体の 4 割近くは遺伝性でないかと推定される．
(筆者らの解析 1996〜2015)

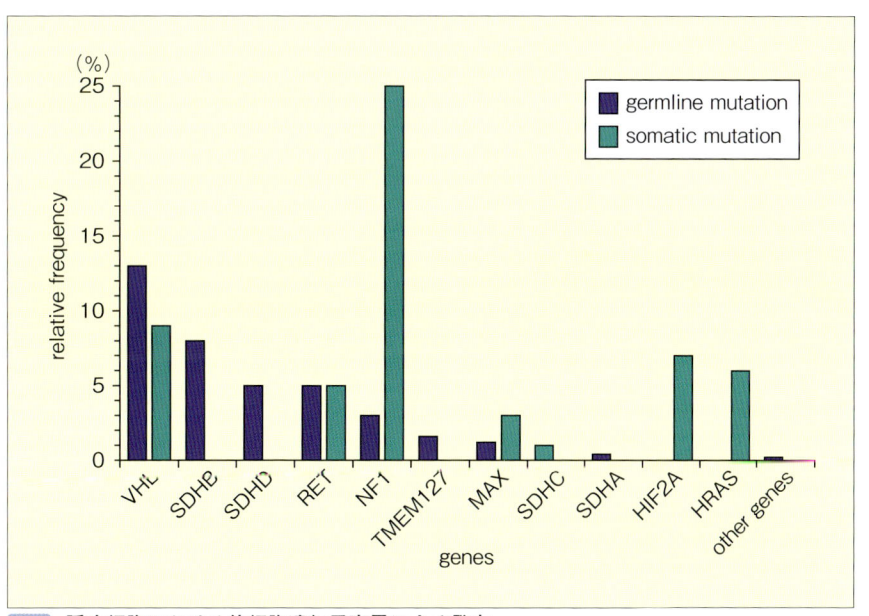

図4 腫瘍細胞における体細胞遺伝子変異による発症
・germline mutation のみ報告されている遺伝子 16 遺伝子：*VHL, RET, NF1, SDHA, SDHB, SDHC, SDHD, SDHAF2, MEN1, KIF1β, EGLN1, EGLN2, TMEM127, MAX, FH, MDH2*
・somatic mutation のみ報告されている遺伝子：*HRAS*
・germline と somatic：*NF1, RET, VHL, SDHD, SDHB, MAX*
(Dahia PL. Pheochromocytoma and paraganglioma pathogenesis：learning from genetic heterogeneity. Nat Rev Cancer 2014；14：108-19. を基に筆者作成)

PPGL 遺伝子診断の進め方

2014 年に発表された米国内分泌学会のガイドラインには，「PPGL は遺伝性の率が高いため遺伝子検査は "すべての例で実施を考慮すべき" である．一方，そのことは必ずしも "実施しなければならない" ことではない」とある．したがって，あくまでクライアント（患者）に正しい情報を伝えて，クライアントの意向を第一に尊重し，医学的適応と心理的負担（＋経済事情）を考慮して実施の有無を決定することが重要であると考える 図5．

現時点では，遺伝子診断を褐色細胞腫の全症例に行うことは，費用対効果を考えると推奨できない．すなわち，問診と理学的所見によりあらかじめ病因と想定される遺伝子を絞り込み検査することが勧められる（target genetic testing）．他方，最近の次世代シークエンサー（NGS）の登場により網羅的にすべての遺伝子を安価に解析可能な時代が到来している．したがって，今後は「target genetic testing なし」で当初より NGS を用いて網羅的にすべての遺伝子解析を施行する場合も考えられる（図5 の点線）．

家族歴と褐色細胞腫を伴う症候群に特徴的な徴候（syndromic presentation：例えば MEN2 の甲状腺髄様癌や VHL 病の網膜血管腫，神経線維腫症 1 型の皮膚のカフェオレ斑などを指す）が認められる場合は当該の遺伝子診断を行う．

病歴・家族歴・特徴的な徴候の認められない場合は散発性褐色細胞腫と考えられるが，若年（35 歳以下）・両側性・多発性・悪性の症例は一度は遺伝性を疑うべきである．その場合，図5 の所見が参考になる．特に悪性例は家族歴の有無にかかわらず，最初に *SDHB* 変異を調べるべきである．

褐色細胞腫の遺伝子診断の利点と問題点

臨床的妥当性と臨床的有用性の視点から PPGL 患者における遺伝子解析の意義と問題点を発端者と変異陽性の未発症者に分けて 表2 にまとめた．遺伝子診断を行うことは必ずしも利点ばかりではなく，診断を行うことでクライアントに新たな心配や悩みの種をつくってしまう一面もあることに十分な注意が必要である．つまり，germline 情報を扱う場合は遺伝カウンセリングにおいて，クライアントに有用性と限界を前もって十分に伝え同意を得ておくことが求められる．

今後の展望

PPGL は遺伝性の率がきわめて高いため（germline 変異で 40%．somatic 変異の 30% も含めると遺伝性の背景が 70% という研究者もいる），今後さらに遺伝子診断の重要性は増すはずである．日本の PPGL においても，遺伝性の頻度は予想以上に高くかつ悪性例に *SDHB* 変異が関連している．治療に関しても，遺伝子診断を用いた症例ごとの病態の個別化が可能になれば，最適な分子標的薬を選択することで副作用だけでなく適切な投与量や期待される効果も正確に判定できるようになるはずである（個別化医療への発展）．ただし，遺伝学的検査には細心の倫理的

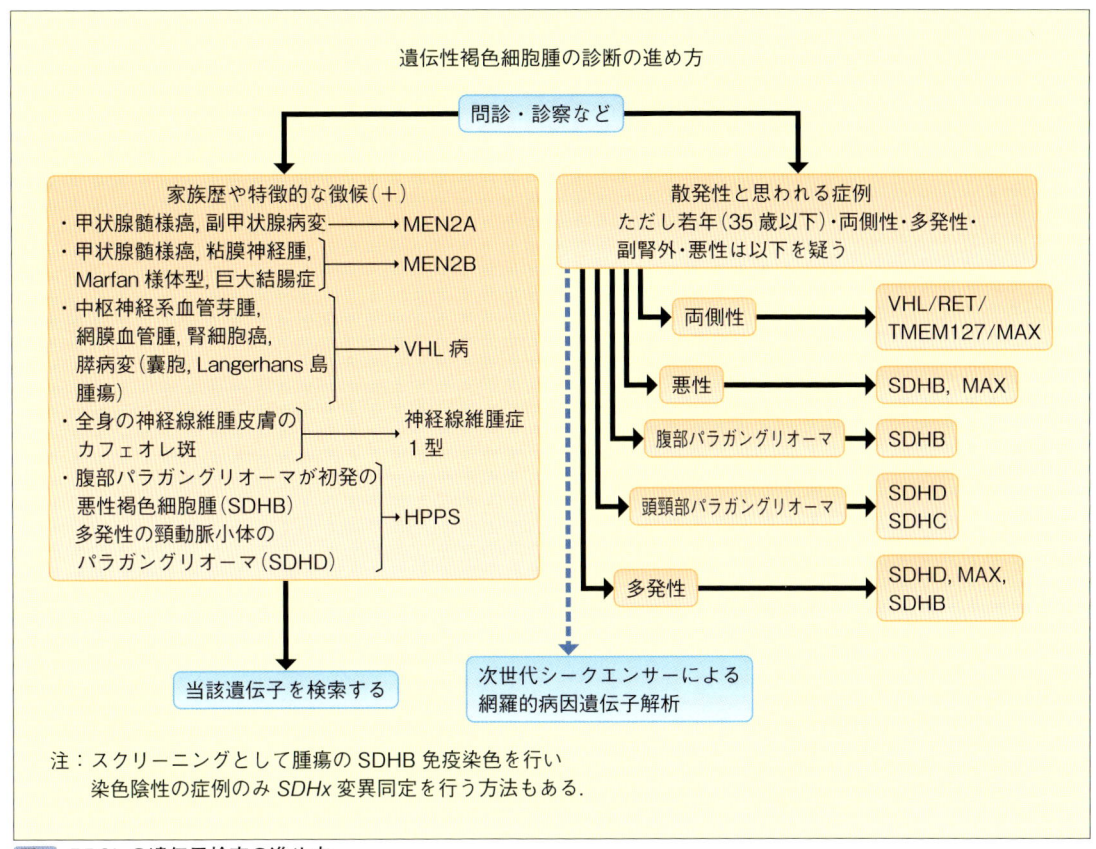

図5 PPGL の遺伝子検査の進め方
悪性例は家族歴の有無にかかわらず，まず *SDHB* 変異を調べるべきである．

な配慮が必要であることも常に心に留めておくべきである．

（竹越一博）

副腎疾患の画像診断

　副腎疾患は多岐にわたり，ホルモン過剰産生を高率にきたすなど他の臓器とは異なる点が多いが，副腎病変の多くは治療の必要のない非機能性の副腎皮質腺腫である．腺腫を含めた副腎腫瘍は無症状かつ他の目的で撮影された CT などで偶然発見されることも多く，画像診断が診療方針の決定に重要な役割を果たす．本稿では，腫瘤を腺腫と診断する放射線科医の診断モダリティを紹介する．

副腎腺腫の画像診断

　副腎腫瘤のなかで最も頻度が高く，境界明瞭で内部濃度均一な円形腫瘤のことが多く，大きさは数 mm 大〜4cm 程度までさまざまである．Cushing 症候群の原因となるコルチゾール産生腺腫は発見時 2〜5cm 程度であることが多いが，原発性アルドステロン症の原因となるアルドステロン産生腺腫の約半数が 6mm 以下と報告されており，この場合 CT での結節の指摘は困難である．CT や MRI で腺腫の機能を評価することはできないが，コルチゾール産生腺腫は ACTH を抑制するため，同側の腺腫以外の正常副腎部分と対側副腎は萎縮することが多い 図1 ．

　機能性・非機能性問わず，腺腫の腫瘍細胞は主に淡明な細胞質を有し，細胞内に豊富に存在する脂質を反映し，単純 CT で低濃度となることがほとんどである．CT での濃淡は水を "0" HU（Hounsfield unit，CT の発明者が由来の単位），空気を "−1,000" HU に設定し，人体組織の X 線吸収の強弱を白黒の濃淡として画像化している 図2 ．人体内の脂肪は脂肪細胞以外のさまざまな細胞を併せても−100HU 程度のことが多く，一般的な腹部 CT の表示条件では黒く見える．これに対し，筋肉や充実臓器は軟部組織と表現され 0〜100HU 範囲のグレーで表現される．水や脂肪を多く含む臓器，病変の CT 値は 0HU に近づき，腺腫は脂肪を多く含むため，0〜20HU に分布し，他の鑑別すべき副腎腫瘍に比べ明らかに低い．10HU を閾値とすると，71% の感度，98% の特異度，20HU を閾値とすると 88%の感度，84% の特異度で良性（大部分が腺腫，一部が骨髄脂肪腫）と悪性が診断できるとされ，"低濃度であること" が腺腫を診断するうえで最も重要なポイントになる．しかし，compact cell 比率が多い腺腫では CT 値が高くなる傾向があり，次の鑑別の手段として MRI と造影検査が挙げられる．

　脂肪の含有は MRI のケミカルシフト画像でも確認できる 図1 ．ケミカルシフト画像とは，異なる共振周波数をもつ水と脂肪の位相を揃え（in-phase），一定の間隔後にそれぞれの位相が逆になる（out-of-phase）ことを利用した画像で，腺腫に代表される水と脂肪が混在する病変では out-of-phase で互いの信号を打ち消しあい，低信号化する．腫瘍内に水と脂肪が混在している必要があり，すべて脂肪では信号は低下しない．このケミカルシフト画像の信号強度の比が 16.5% 以上では，

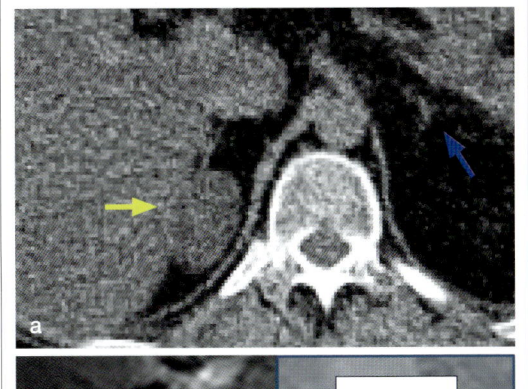

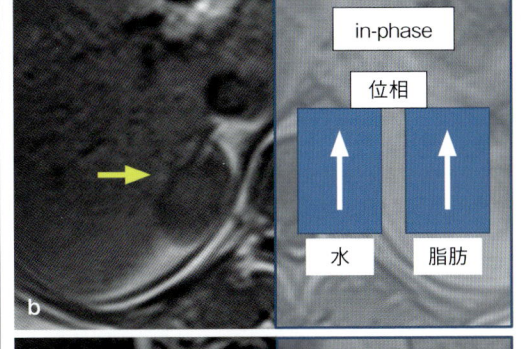

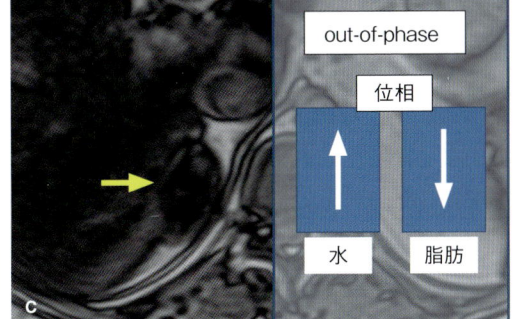

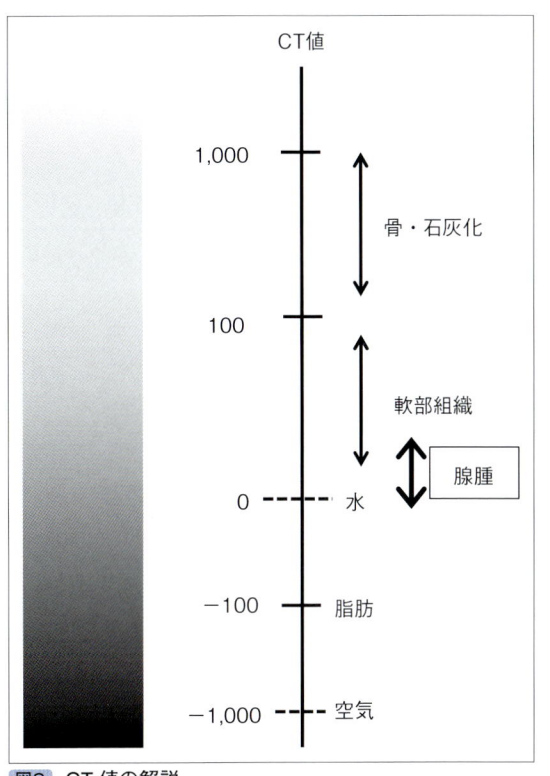

図1 右副腎コルチゾール産生腺腫由来の Cushing 症候群
（20 歳代，女性）

a：単純 CT　　b：ケミカルシフト MRI in-phase
c：ケミカルシフト MRI out-of-phase
右副腎に低濃度（14HU）腫瘤を認める．In → out で信号
が低下しているのがわかる（⮕）．左の正常副腎組織は萎縮
している（⮕）．

図2　CT 値の解説

感度 97%，特異度 93% で腺腫を診断できるとされ，特に CT で 10HU 以上になる
ことが多い compact cell 比率の高い腺腫でも，腫瘍内の脂肪含有を検出できるこ
とが多いため，CT で濃度が低くない副腎病変に対してよい適応である．非造影検
査であることも利点の 1 つである．

　造影剤を用いた場合，血流に応じてその濃度（CT）や信号強度（MRI）が上が
るが，腺腫は内部均一に強く濃染するのが典型的である．基本的に副腎の腫瘍は強
く造影されるものが多いため，造影剤投与から 40〜60 秒の早期相と 90〜180 秒程
度の遅延相における 2 点の濃度差を比較する，いわゆるダイナミック造影検査で
腫瘍を鑑別する．腺腫ではダイナミック造影検査で早期から濃染し，後期相では造

影剤が洗い出され濃度が低下するのが典型的である．多くの悪性腫瘍は後期相でも濃染が遷延するため，腺腫の造影パターンと異なる．下記のように定義される AEW（absolute percentage enhancement washout）と REW（relative percentage enhancement washout）を用いて腺腫と非腺腫を比較すると，腺腫では AEW ＞ 60% かつ REW ＞ 40% となった．同様に造影剤投与から 1 分後と 10 分後の副腎の CT 値を比較すると 50% 以上の低下があるとされる．しかし，実臨床の場で 10 分後や 15 分後の撮像をルーチンで行うことは難しく，筆者らの施設では早期相と，長くても 180 秒程度の後期相とを比較することで評価しており，2 点間での CT 値の低下があれば腺腫と診断している．また，偶然副腎に腫瘍がみつかった場合，CT における濃度の評価は非造影（単純）CT で行うことを忘れてはいけない．

$$AEW = \frac{CT \text{ 値（造影早期）} - CT \text{ 値（15 分後）}}{CT \text{ 値（造影早期）} - CT \text{ 値（単純）}}$$

$$REW = \frac{CT \text{ 値（造影早期）} - CT \text{ 値（15 分後）}}{CT \text{ 値（造影早期）}}$$

FDG-PET/CT は一般的に良悪性の鑑別や悪性腫瘍術前の転移検索に用いられることが多いが，副腎腫瘍の鑑別においては，単純 CT での濃度や造影 CT での造影パターンで腺腫と言い切れず，悪性が疑われるときに有用である．FDG（fluorodeoxyglucose）はグルコースの類似体であるため，細胞膜のグルコーストランスポーターを介して細胞内に取り込まれ，グルコースと同様にリン酸化される．グルコース-6-リン酸が解糖系に進むのに対し，FDG はリン酸化されると細胞内に留まる特性をもつ．この FDG 分布を画像化するのが PET である．FDG は炎症や悪性腫瘍などの糖代謝亢進部位に集積し，その集積の程度は SUV（standardized uptake value）で評価される．SUV は，放射性薬剤の取り込み量を静注した投与量および体重で補正した値であり，バックグラウンド比と似たような指標である．放射性薬剤が人体に均等に分布した場合に "1" となる．集積部位における最大 SUV（SUVmax）が現在よく用いられている良悪性の指標である．

炎症や悪性病変がなくても糖を多く消費する脳や心筋などの部位には生理的集積がみられるが，副腎は生理的集積が高くないとされ，2004 年に PET が保険収載された当初，副腎の集積は SUVmax 1 前後と報告されていた．その後 PET の空間分解能の向上で，その値も向上し，最新の報告では SUVmax 2.3 前後と報告されている．悪性を疑う SUVmax の明確なカットオフ値はなく，肝臓の生理的集積よりも高い場合を有意（悪性を疑う）とすることが多い．FDG-PET での腺腫の集積は，肝臓への集積よりも低いとされるが，機能性の腺腫は非機能性に比べて，集積が強い傾向にある．そのなかでもコルチゾール産生腺腫で集積が高いと報告されている．

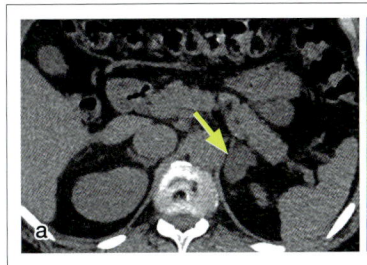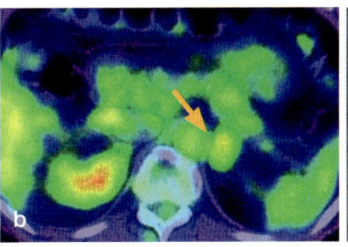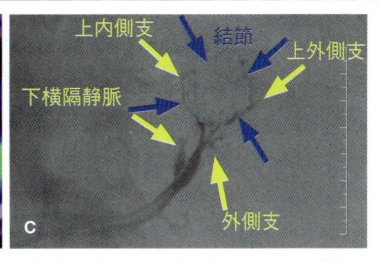

図3 左副腎腺腫による原発性アルドステロン症（40歳代，男性）
a：単純CT　　　b：FDG-PET/CT　　　c：左副腎静脈血管撮影
左副腎に低濃度（10HU）の腫瘤を認める．PETではSUVmax 3.3で，肝臓の集積よりは低い．AVSで左が原発性アルドステロン症の病側と確定し，切除された．

機能異常の局在診断

　腺腫は両側性のことや，多発することもあるが，複数の腺腫が同じホルモン分泌能を有するとは限らない．Cushing症候群や原発性アルドステロン症では原因となる病巣を取り除くことが必要であり，画像による結節の存在診断だけでなく，機能異常の局在診断が必要になる．そこで機能異常の局在診断に用いられるのが副腎静脈サンプリング（adrenal vein sampling：AVS）である．AVSでは両側副腎静脈にカテーテルを進めて血液を採取し，左右副腎のどちらが副腎ホルモンを過剰産生しているかを判定する **図3**．右副腎静脈の選択は時に困難であり，術前に下大静脈に流入する右副腎静脈の位置を確認しておくことが望ましい．近年，副腎静脈のさらに上流である支脈からも採血を追加する超選択的AVSを行うことで，さらに細かくホルモン過剰産生病変の局在を知ることができるようになった．超選択的AVSは筆者らの施設を含め，限られた施設でしか行われていないが，両側病変でも部分切除やラジオ波焼灼術を行うことで低侵襲な根治術が可能となっている．

　その他の副腎皮質機能異常病変の局在診断として ^{131}I（ヨウ素）-アドステロールシンチグラフィがある．^{131}I-アドステロールはステロイドホルモンの合成素材として副腎皮質に取り込まれる放射性薬剤で，副腎皮質ホルモンを産生する腺腫や癌腫に集積し，正常副腎にも軽度集積する．2cm以上のホルモン産生腺腫であれば病巣に集積することが多いが，小さい病変の検出能が低く，被曝の観点からも使われる機会が減っている．Cushing症候群の場合，病側に強い集積亢進を認め，健側の集積が低下するのが典型である **図4**．海外ではコルチゾールとアルドステロン合成酵素を選択するメトミデートにポジトロン核種である ^{11}C を標識して，PET/CTで腺腫の局在診断を行っている．AVSに代わる可能性があるとされ，本邦での導入が期待される．

その他の副腎疾患

過形成

　正常な副腎の形態を保ちながら，サイズはほぼ正常大〜軽度腫大で気づきにくい

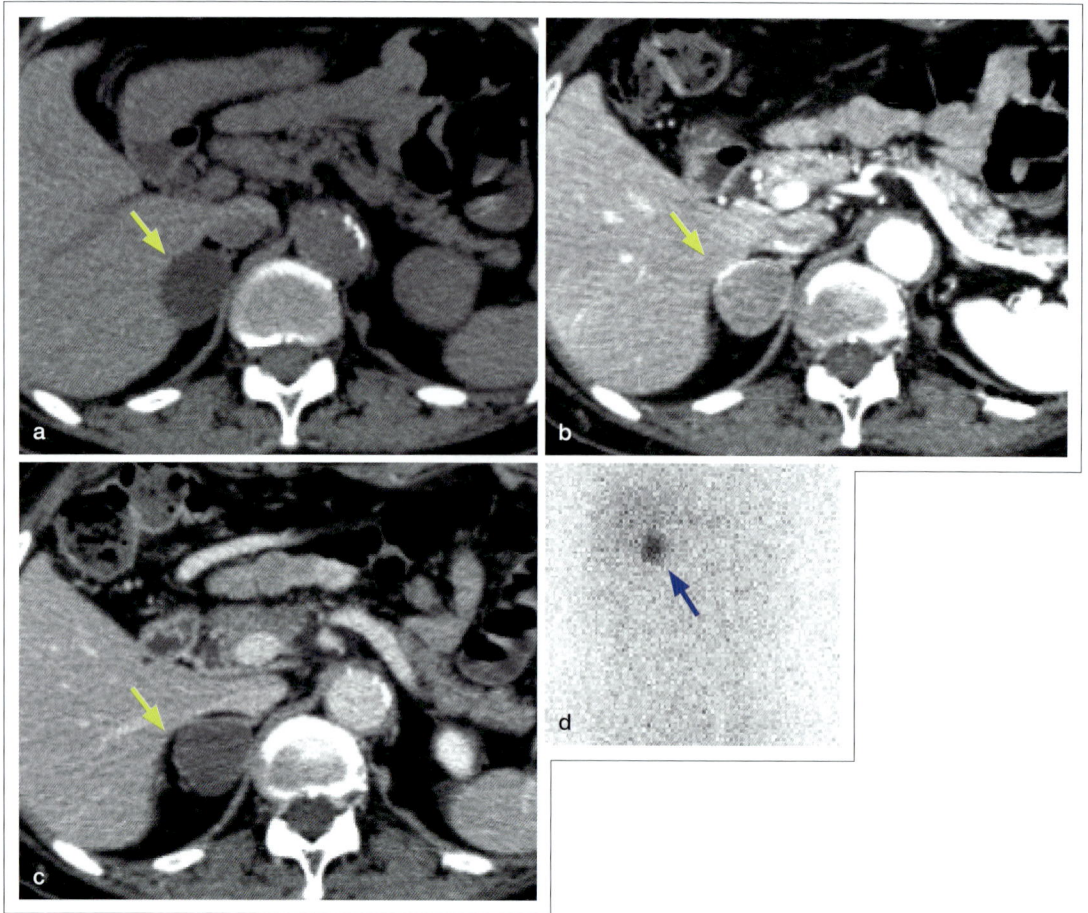

図4 右副腎腺腫に伴うプレクリニカル Cushing 症候群（70 歳代，女性）
a：単純 CT　　b：造影 CT 動脈相　　c：造影 CT 後期相　　d：^{131}I- アドステロールシンチグラフィ（正面像）
右副腎に低濃度（0HU）の腫瘤を認める（⇨）．造影剤投与後，早期から濃染し，速やかに洗い出されており，典型的腺腫の CT 所見である．アドステロールシンチグラフィでは病側の副腎部に高集積がみられる（➡）．対側（健側）には集積は認めない．

ものも多い．腫大の基準として逆 Y 字型を呈する副腎の脚の短径を測定し，3mm 以上であれば感度 100%，5mm 以上であれば特異度 100% という報告がある．原発性アルドステロン症の原因となる副腎過形成は先天性が多いことに対し，Cushing 症候群では下垂体腺腫などの ACTH 産生腫瘍を背景に両側の副腎が腫大する．ほかに両側の副腎病変をきたすことのある疾患として，副腎転移やリンパ腫，褐色細胞腫が鑑別診断に挙げられるが，臨床的に副腎ホルモンを評価することで鑑別がなされる．下垂体腺腫は一般の脳 MRI 検査では指摘するのが困難なことが多く，下垂体に絞ったダイナミック造影 MRI を行うことが必要とされるため注意が必要である．

ACTH 非依存性大結節性副腎過形成（ACTH-independent macronodular adrenal hyperplasia：AIMAH）**図5**，再発性両側性結節性副腎過形成（primary bilateral macronodular adrenocortical hyperplasia：PBMAH）

　多発する粗大な結節により両側副腎が腫大し，ACTH 非依存性に副腎機能亢進

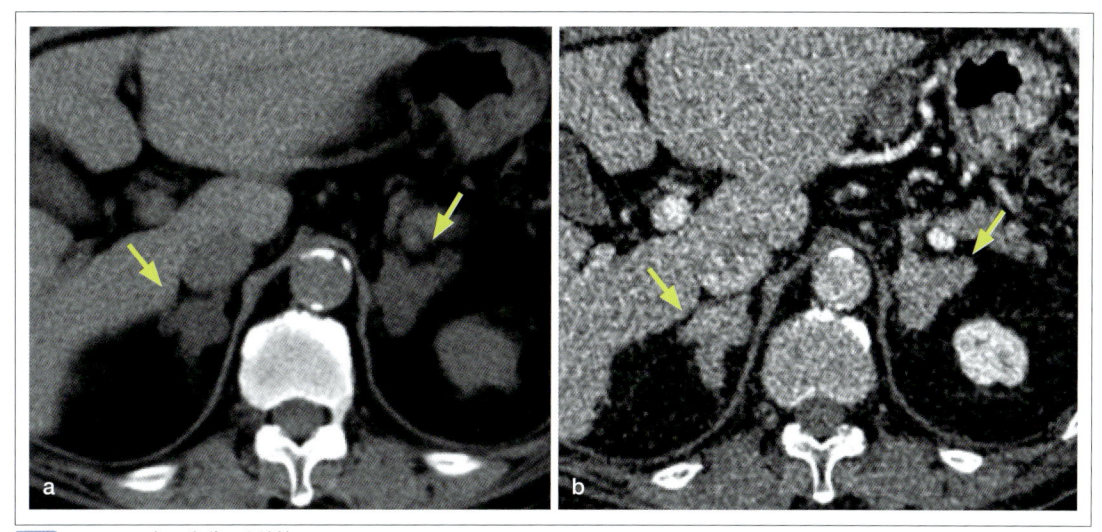

図5 AIMAH（60 歳代，男性）
a：単純 CT　　b：造影 CT
両側副腎に低濃度の結節が多発し，全体が腫大している．それぞれの造影効果は同程度である．

をきたす病態である．結節の 1 つ 1 つは前述の腺腫と同様に CT で低濃度を呈し，MRI のケミカルシフト画像においても out-of-phase で低信号となる．画像上はACTH 産生腫瘍に伴う過形成が鑑別となる．

副腎癌　図6

　副腎皮質由来の悪性腫瘍で，女性に多く，小児期と 40～50 歳代に発症のピークがある．高い頻度で Cushing 症候群など機能異常を伴うが，腺腫と比較して複数のホルモン過剰症状が認められることが多い．内部出血や壊死を反映して，単純CT で不均一な濃度を呈し，造影後も不均一な造影効果をもつことが多い．平均サイズは 9cm で，発見した段階で周囲への浸潤や転移があることも多く，予後不良である．4cm 以上をカットオフにすると，副腎癌の検出感度は 93% とされ，この4cm がスクリーニングでの良悪性の鑑別に用いられる．30% 程度で石灰化を伴うとされる．FDG-PET で高集積を呈し，診断に有用だが，集積の程度で転移や悪性リンパ腫など他の悪性腫瘍との鑑別はできない．

褐色細胞腫　図7

　副腎髄質由来のカテコラミン産生腫瘍で，血管に富み造影検査で強く濃染する円形腫瘍が典型だが，内部に壊死や出血，嚢胞変性を伴うこともあるため，症例によってサイズや濃度は異なり CT や MRI だけでの術前画像診断は困難なことが多い．褐色細胞腫は腺腫と比較して濃度が高く（20HU 以上），ダイナミック造影検査で早期から濃染するが，後期相でも濃染が残存するのが特徴で，早期相と 10 分後を比較すると濃度の低下率が 50% 以下となることも腺腫との鑑別点となる．内部嚢胞変性をきたした場合も辺縁がリング状に造影される．[123]I-MIBG（metaiodobenzylguanidine）シンチグラフィの感度は 80～90% 程度と高く，全身の評価もできるため，積極的に施行するべきである．[123]I-MIBG は副腎髄質病変検索に用い

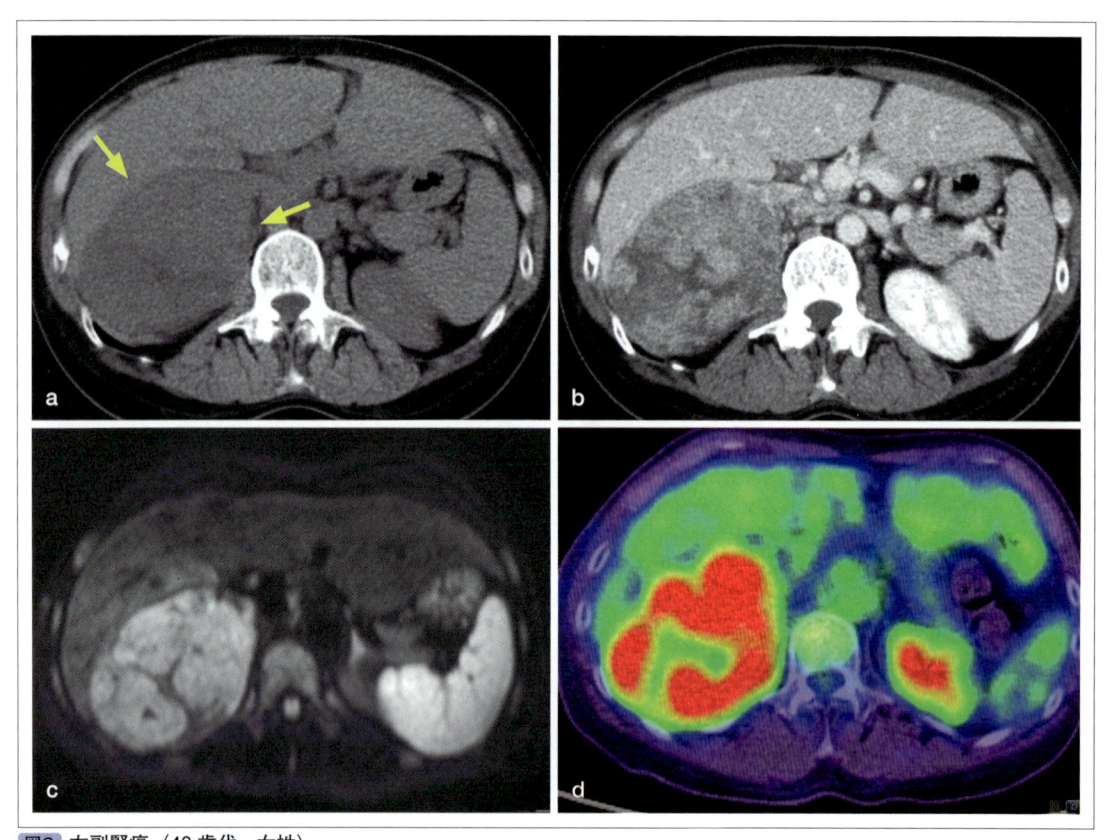

図6 右副腎癌（40歳代，女性）
a：単純 CT　　　b：造影 CT　　　c：MRI 拡散強調像　　　d：FDG-PET/CT
右副腎に巨大な腫瘤を認め，内部が不均一に造影増強されている．腫瘍全体の拡散が低下しており，FDG-PET でも高集積（SUVmax19.1）で悪性が示唆される．腫瘤中心部で造影効果が不良かつ FDG-PET でも集積が乏しいのは壊死を反映していると思われる．

られる放射性薬剤で，前述の ^{131}I- アドステロールと使い分けられる．^{123}I（ガンマ線核種，半減期 13 時間）に比べ ^{131}I は半減期が 8 日と長く，ベータ線も放出するため，被曝が問題となり解像度も低い．以前は MIBG も ^{131}I 標識が用いられてきたが，近年 ^{123}I 標識の MIBG が褐色細胞腫や神経芽腫の診断を目的とした使用に保険適用となり，被曝量が低減され解像度が向上した．褐色細胞腫は 10% 程度が悪性だが，両側性や多発性では 20% が悪性と頻度が高い．FDG-PET は良性，悪性いずれも陽性となるが，悪性での陽性率が高く，^{123}I-MIBG シンチグラフィで集積しない病変も検出できることがあり，悪性褐色細胞腫の転移巣検索に有用である．

神経芽腫　図8

　神経芽腫は交感神経節に由来する腫瘍であり，小児における頭蓋外の充実性の悪性腫瘍のなかで最も多い．ほとんどは 1〜5 歳でみられ，約半数が生後数か月までに発症する．1 歳以降での発症は予後不良である．臨床的には触知する腫瘤として発見され，診断時にはリンパ節や肝，骨髄などに転移を生じていることも多い．胎児期にエコーでみつかる例もある．CT では内部不均一な大きな腫瘤のことが多く，80〜90% で石灰化が認められる．囊胞，内部出血や壊死を伴うこともある．

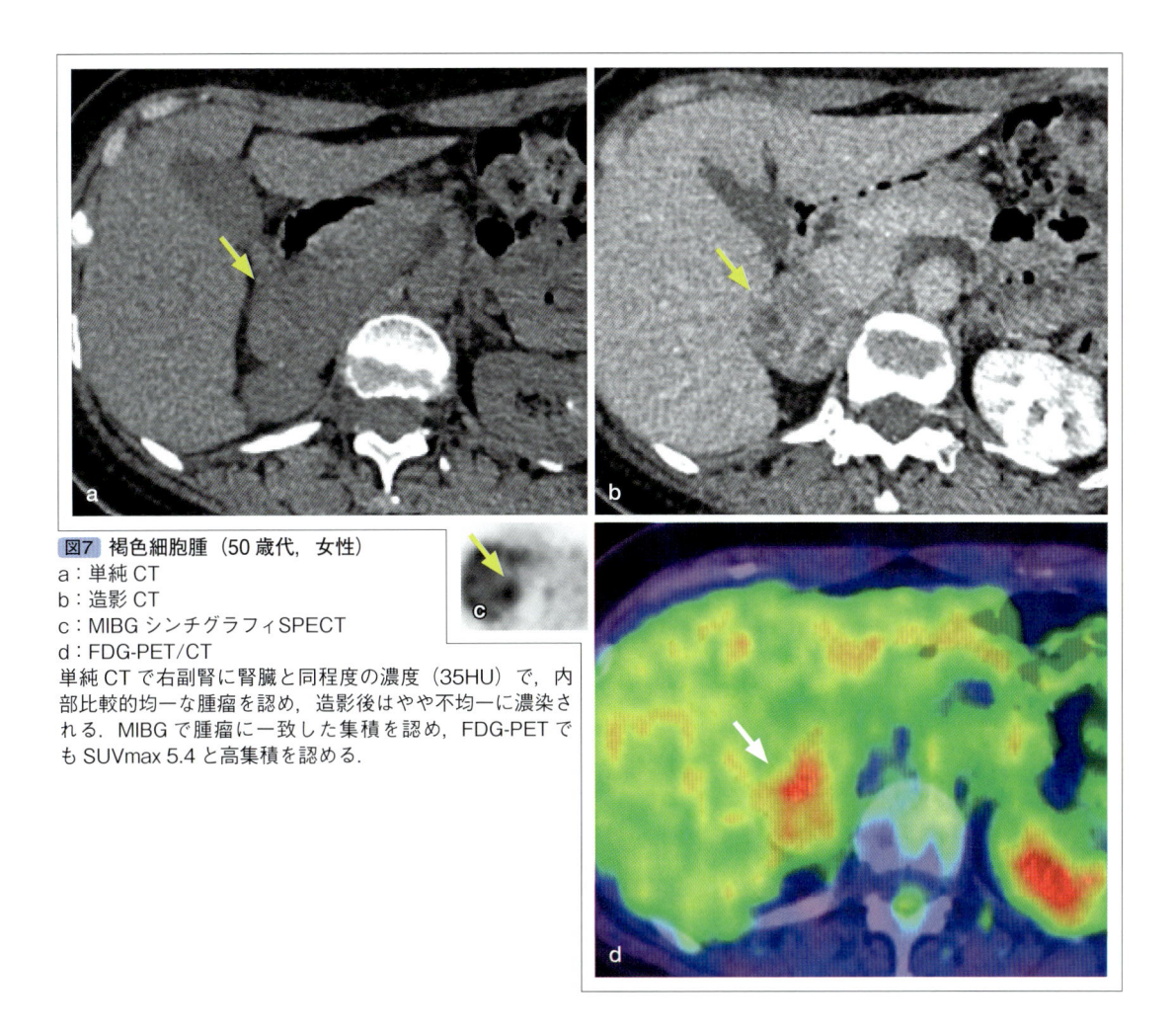

図7 褐色細胞腫（50歳代，女性）
a：単純 CT
b：造影 CT
c：MIBG シンチグラフィSPECT
d：FDG-PET/CT
単純 CT で右副腎に腎臓と同程度の濃度（35HU）で，内部比較的均一な腫瘤を認め，造影後はやや不均一に濃染される．MIBG で腫瘤に一致した集積を認め，FDG-PET でも SUVmax 5.4 と高集積を認める．

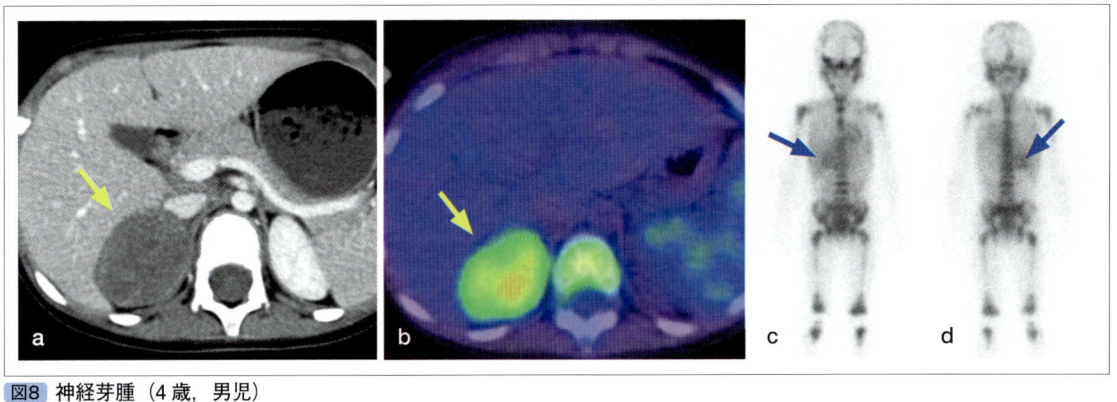

図8 神経芽腫（4歳，男児）
a：造影 CT　　b：FDG-PET/CT　　c，d：MIBG シンチグラフィ（c：正面像，d：背面像）
右副腎部に腫瘤性病変を認める．PET では SUVmax 3.5 の集積亢進を伴っている．MIBG で頭蓋底や椎体，骨盤，四肢骨などに集積を認めるのはすべて異常所見で，骨転移が示唆される．右副腎（➡）病変への集積は骨病変に比べて軽度である．

　　　　　　進行例では大動脈や傍大動脈領域のリンパ節を巻き込む巨大な腫瘤を形成し，肝へのびまん性浸潤による肝腫大をきたすこともある．肝浸潤は CT や超音波では見落としやすく，この場合 MRI の T2 強調像が有用である．MIBG シンチグラフィが転移巣も含めて検出でき病態の把握に有用だが，まれに MIBG シンチグラフィで

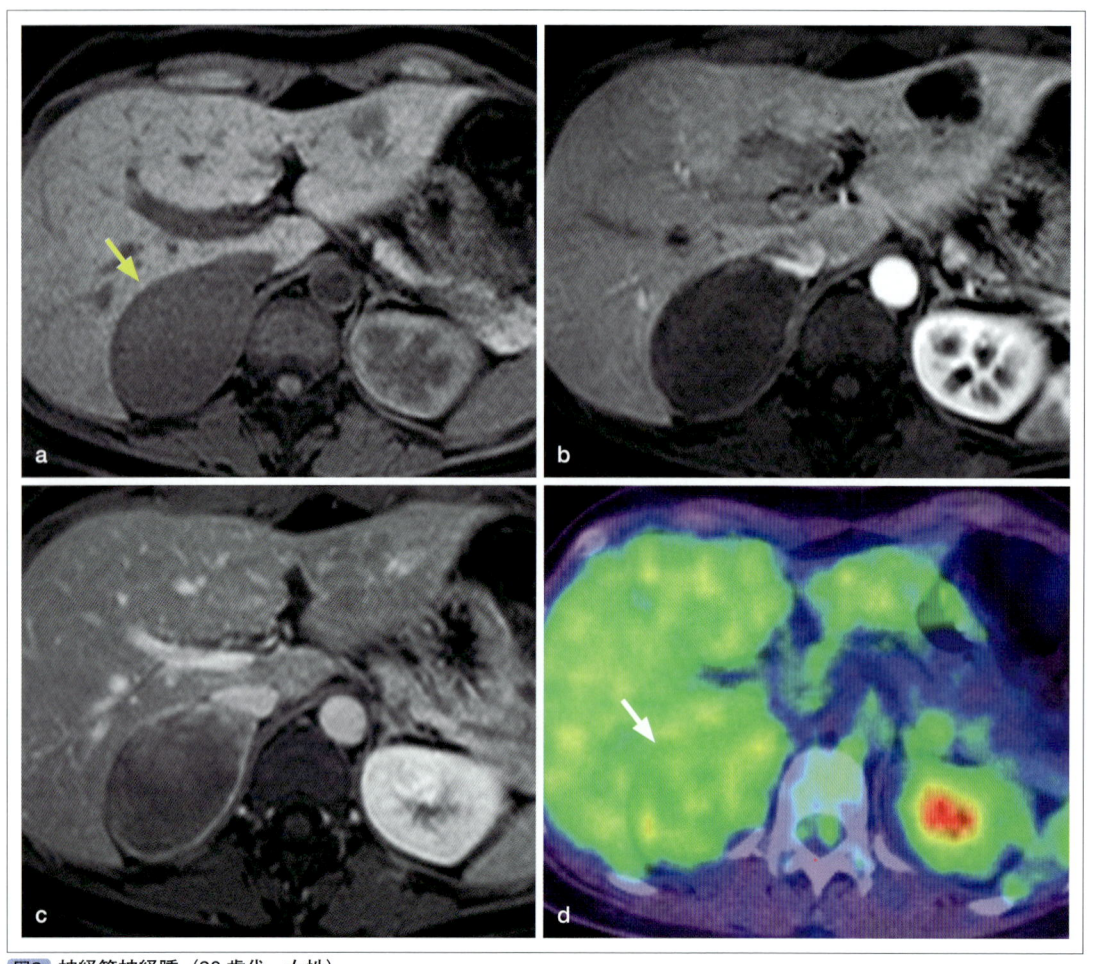

図9 神経節神経腫（30歳代，女性）
a：T1強調像　　b：造影MRI T1強調像早期相　　c：造影MRI T1強調像後期相　　d：FDG-PET/CT
右副腎にT1WIで筋肉よりも軽度低信号な境界明瞭腫瘤を認める．造影すると早期相ではわかりにくいが，後期相で軽度
造影されているのがわかる．PETでのSUVmaxは3.6と悪性というほど高くはない．

陰性の症例や，治療後再発時に陰性となることがあり，その場合FDG-PETも合わせた評価が必要となる．

神経節神経腫　図9

　神経節細胞由来の良性腫瘍で，若年女性に多く，5cm以上でみつかることが多いが，通常は無症状である．画像上は辺縁平滑で内部濃度均一な卵円形腫瘤で，筋肉と比較してCTではやや低吸収，MRIではT1強調像で軽度低信号なことが多い．CTで低吸収を呈するため，副腎の囊胞病変と誤認する可能性があるが，造影すると遷延性に均一に軽度造影されることで診断ができる．造影効果は造影CTよりも造影MRIのほうがわかりやすい．2.4〜40%で石灰化を伴う．CTで低吸収でも，脂肪由来の低吸収ではないためMRIケミカルシフト画像のout-of-phaseで低信号とならない．FDG-PETでの集積は軽度に留まる．

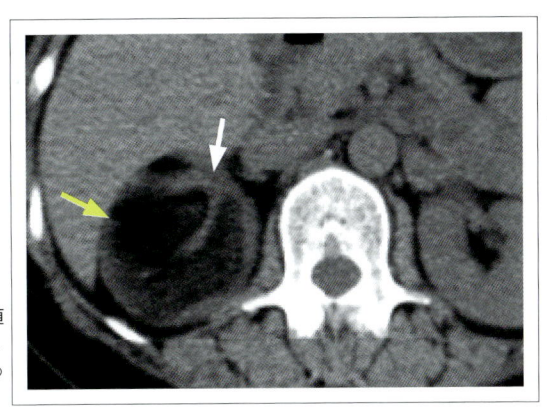

図10 右副腎骨髄脂肪腫（50歳代，女性）
右副腎に明らかに脂肪濃度（CT値がマイナス）の腫瘤を認める（⇨）. 一部濃度が高い部分（⇨）があっても骨髄脂肪腫と言い切れる.

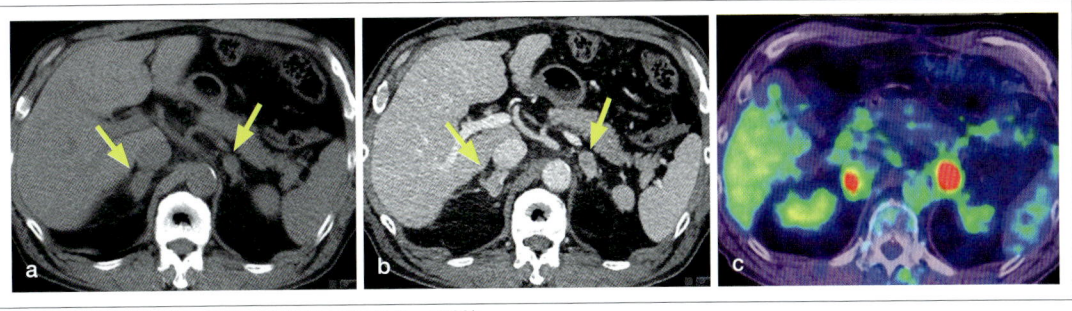

図11 食道癌治療後，両側副腎転移（60歳代，男性）
a：単純CT　　b：造影CT　　c：FDG-PET/CT
両側副腎に結節を認める. FDG集積亢進（右SUVmax 12.6，左SUVmax 14.2）を認めることが腺腫との鑑別ポイント.

骨髄脂肪腫　図10

　脂肪と造血細胞で構成される良性腫瘍で，被膜様構造をもち境界が明瞭な低濃度腫瘤である. 内部に粗大な脂肪塊を含み，内部は明らかな脂肪濃度（CT値がマイナス）となるため診断は容易である. 通常，無症状で偶発的に発見されることが多いが，まれに腫瘍内に出血し，腹痛をきたすこともある. 発見時の平均サイズは10cm以上と報告されている. PETでは集積がないか乏しいことが多い. 腫瘍内部の造血細胞が多くを占める症例では腺腫など他の腫瘍との鑑別が困難である.

転移性腫瘍　図11

　画像上の特徴はなく，病歴の把握が重要である. 原発巣としては肺，胃，食道，肝胆道系の癌が多い. 50%で両側性とされ，4%で症候性であると報告される. 小さく，結節状のものは腺腫との鑑別が重要で，FDG-PETでの高集積や，ほかに転移があることが診断の決め手になる.

悪性リンパ腫　図12

　内部濃度は均一で，造影するとよく染まることが特徴だが，形態は多彩で，結節病変だけでなく，副腎の形態を保った腫大，肥厚の形態を呈することも多い. 多くがびまん性大細胞型B細胞性リンパ腫（diffuse large B-cell lymphoma：DLBCL）

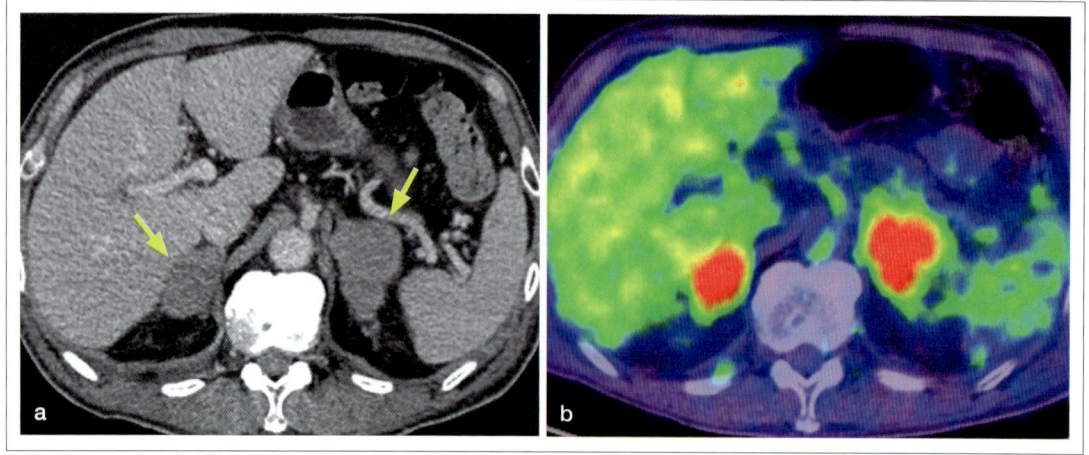

図12 血管内悪性リンパ腫の両側副腎病変（60歳代，男性）
a：造影 CT　　b：FDG-PET/CT
両側副腎が腫大し，比較的均一に増強される．FDG-PET で高集積を認める（右 SUVmax 8.6，左 SUVmax 7.4）．

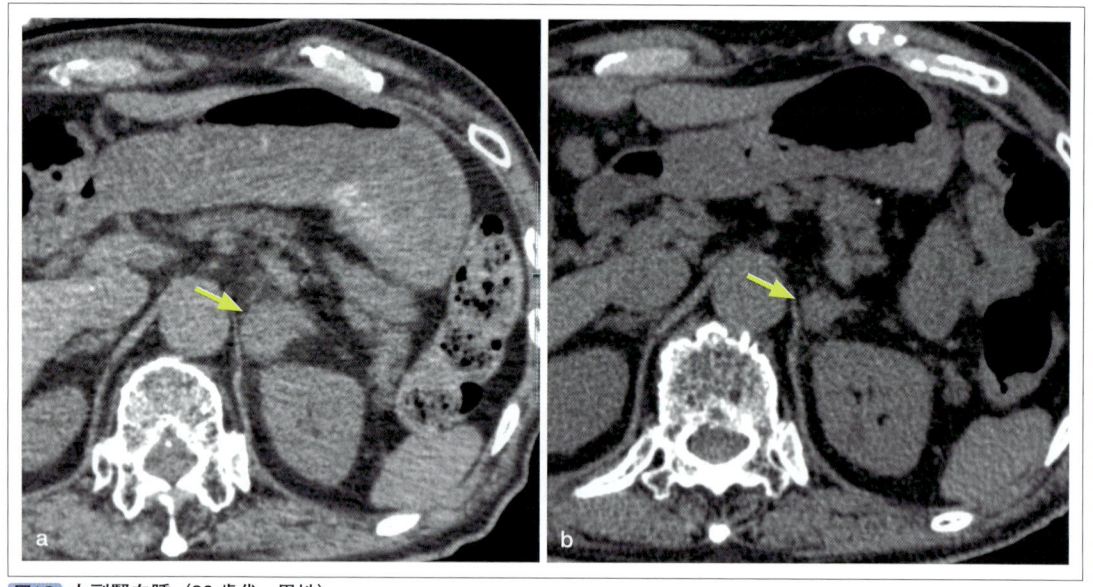

図13 左副腎血腫（80歳代，男性）
a：単純 CT（発見時）　　b：単純 CT（発見から3か月後）
左副腎に CT 値 50HU と，やや高吸収な腫瘤性病変を認める．3か月後に縮小したため，血腫と判断した．

で，両側性のことや，副腎以外にも病変を伴うことが多い．3分の2の症例で副腎機能低下を伴う．リンパ腫一般にいえることだが，比較的な大きな血管に対して，血管を圧排せず取り囲むように進展するのが特徴である．FDG-PET で高集積を呈するが，前述のように集積の程度で他の悪性腫瘍との鑑別はできない．

副腎血腫 図13

外傷性のほか，無症候性の副腎出血もまれにあり，特に抗血小板薬などを内服している患者に多い．疼痛は必ずしも伴わず，非外傷性の場合は両側性のこともある．単純 CT で高濃度なことが特徴．FDG-PET で高集積を認めることもあるので注意が必要だが，時間経過で縮小することが診断のポイントとなる．さらに時間が

経過すると石灰化を残して消退する．粗大な石灰化が副腎にみられる場合は，陳旧性の血腫のほかに陳旧性の副腎結核が鑑別診断に挙がる．

> **まとめ**

　画像で副腎疾患を評価する際は，常に"腺腫かどうか"と"悪性の可能性があるかどうか"を意識して診断する．診断困難な疾患も多いが，濃度（信号）と造影効果，サイズである程度絞り込める．病理診断の際にもこの過程が参考になれば幸いである．

（外山由貴，清治和将，高瀬　圭）

細胞診, 免疫染色, 術中迅速診の有効性と限界

　副腎疾患の病理診断に際しては，他の臓器の疾患同様に細胞診，免疫染色，術中迅速診断がよく行われている．そこで本稿では副腎疾患におけるこれらの技法の病理診断を進めるに際し有効な点と注意点あるいは限界に関して触れる.

副腎疾患の細胞診断

副腎細胞診の実際

　後腹膜病変の性状の検索の一環として副腎病変の穿刺吸引細胞診（fine needle aspiration biopsy：FNA）が用いられる．また副腎そのものからの標本ではないものの原発病変が副腎由来かの鑑別に際しても副腎病変の細胞所見は重要になる.

　副腎原発病変の場合は比較的大きな病変を FNA する場合が多い．褐色細胞腫で行われることは多くなく，そのほとんどは副腎皮質癌である．骨髄脂肪腫（myelolipoma），副腎嚢胞（adrenal cyst）など大きな副腎病変で従来は FNA の対象になっていた疾患であっても，現在では MRI，CT などの画像診断の発達でほとんど FNA が行われることはない．すなわち後腹膜の悪性腫瘍の臨床診断の下，それが転移性腫瘍か腎細胞癌か，内分泌学的に非機能性の原発副腎皮質癌かの鑑別を目的に FNA が行われることが多い.

　副腎皮質癌は Giemsa 染色で細胞質内に脂肪滴を認めることがあるが，あくまでも非特異的な所見であり，Papanicolaou 染色 図1 では副腎皮質腺腫の細胞所見 図2 と比較して核異型が顕著にみられることもあるが，これだけで副腎皮質癌と診断することは困難である.

　腎細胞癌，特に淡明細胞型が FNA の重要な鑑別診断として挙げられる．通常の Giemsa 染色ならびに Papanicolaou 染色では確実な鑑別診断は不可能で 図3，腎細胞癌と副腎皮質癌の鑑別には PAS 染色，消化 PAS 染色，SF-1，CD10 などの免疫組織化学が必要である．このため FNA よりは針生検検体のほうが診断的価値は高いものと考えられる．ほかに悪性リンパ腫，悪性黒色腫，肺癌の転移が鑑別診断として挙げられる．これらの鑑別診断はおのおのに特徴的な細胞所見を検討することで可能である．しかし副腎皮質原発かどうかの判定に際しては，セルブロック（cell blocks）検体を作製して SF-1 を免疫組織化学的に検討することが何よりも重要となる（後述）．SF-1 はステロイド合成酵素の転写制御因子で，副腎皮質原発病変の最もよいマーカーである． 図4 に転写法による SF-1 の免疫細胞染色の一例を示すが，細胞の核に明瞭に陽性所見を呈する.

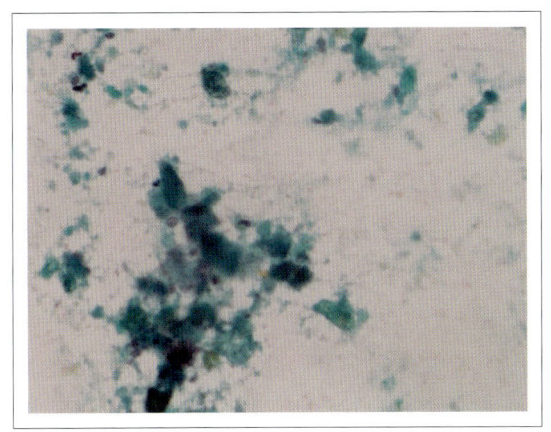

図1 副腎皮質癌の細胞所見
核異形を有する腫瘍細胞が壊死とともに認められる（Papanicolaou染色）.

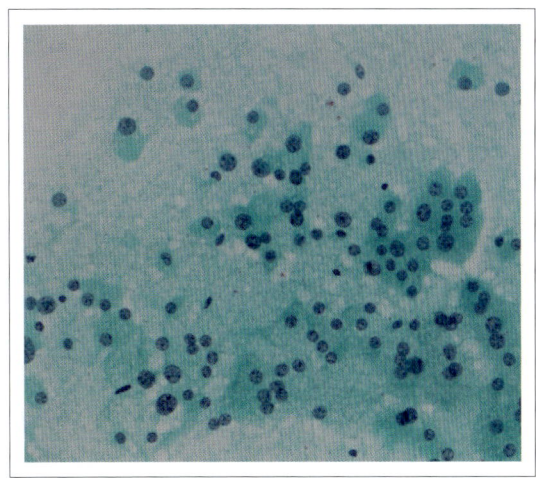

図2 副腎皮質腺腫の細胞所見
核には大小不同や，腫大も認められる．クロマチン密度はそれほど高くない（Papanicolaou染色）.

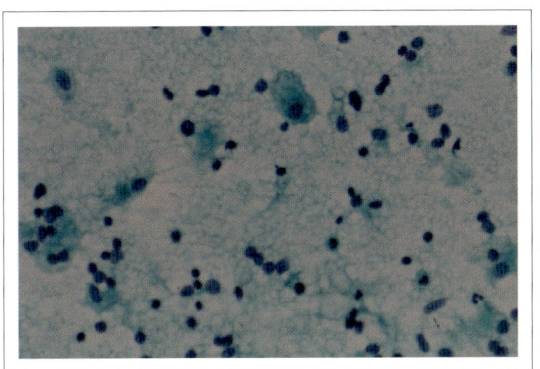

図3 淡明細胞型腎細胞癌の細胞所見
副腎皮質由来の腫瘍細胞との鑑別は細胞所見だけでは困難である（Papanicolaou染色）.

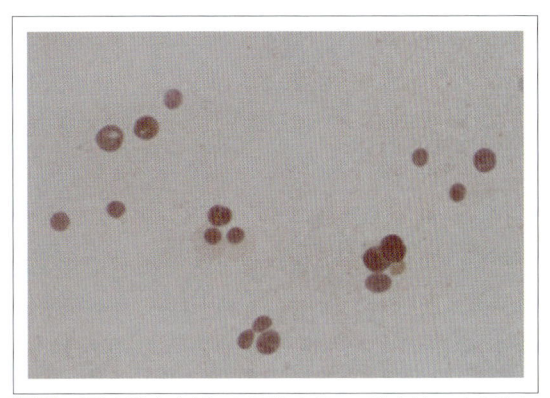

図4 副腎皮質癌症例の転写法を用いて転写させた細胞に対するSF-1免疫染色
腫瘍細胞の核に一致して陽性所見が認められる.

検体採取法とセルブロックの重要性

　副腎の細胞診に際してもSF-1を含むマーカーの免疫染色がきわめて重要である．もちろん通常のPapanicolaou染色標本から転写法などを用いて免疫染色を施行することが可能であるが **図3**，脱色などに際しての種々の操作による影響からどうしても偽陽性あるいは陰性などのartefactsが強く出てくる．このため液状検体同様にセルブロックを作製し，免疫染色を行うことにより最も正確な結果を得ることができる.

　セルブロックの作製にはある程度の細胞量が必要になる．副腎由来の疾患は他の腫瘍などに比較すると線維化なども少なく細胞密度は一般的にきわめて高い．しかも近年は画像診断のガイド下で副腎の細胞を採取することがよく行われる．一方で臨床医の個々の技量により採取される細胞の量と質が大きくばらつくことがあるため，病理側からは検体を採取する際にはセルブロックの作製を念頭に少しでも多くの質のよい検体の採取を臨床側に依頼することが重要である.

表1 副腎疾患の病理組織診断を行うに際し必要と思われる市販一次抗体

	抗体名	入手先	動物種	抗原賦活法	希釈倍率
副腎皮質疾患	α-inhibin	Oxford Bio-Innovation	mouse-monoclonal	オートクレーブ（0.01M クエン酸緩衝液 pH6.0）	50 倍
	calretinin	Zymed/Thermo Fisher Scientific	rabbit-polyclonal	処理なし	希釈なし
	Ki-67	Dako/Agilent	mouse-monoclonal	オートクレーブ（0.01M クエン酸緩衝液 pH6.0）	100 倍
	CD31	Dako/Agilent	mouse-monoclonal	オートクレーブ（0.01M クエン酸緩衝液 pH6.0）	100 倍
	Type Ⅳ collagen	Dako/Agilent	mouse-monoclonal	トリプシン＋ペプシン	50 倍
	3βHSD	Santa Cruz Biotechnology	goat-polyclonal	オートクレーブ（0.01M クエン酸緩衝液 pH6.0）	200 倍
	抗ミトコンドリア	Merck Millipore	mouse-monoclonal	オートクレーブ（ヒストファイン抗原賦活化液 pH9）	1,000 倍
副腎髄質疾患	chromogranin A	Dako/Agilent	rabbit-polyclonal	処理なし	2,000 倍
	S-100 蛋白	Dako/Agilent	rabbit-polyclonal	処理なし	9,000 倍
	TH	Sigma Aldrich/Merck Millipore	mouse-monoclonal	マイクロウェーブ（0.01M クエン酸緩衝液 pH6.0）	2,000 倍
	PNMT	Abcam	mouse-monoclonal	処理なし	2,000 倍
	DDC	Merck Millipore	rabbit-polyclonal	処理なし	500 倍
	DBH	Abcam	goat-polyclonal	処理なし	1,000 倍
	SDHB	Abcam	mouse-monoclonal	マイクロウェーブ（ヒストファイン抗原賦活化液 pH9）	1,000 倍

■副腎皮質疾患の病理組織診断を行うに際し必要と思われる市販一次抗体

SF-1：副腎皮質原発の病変の同定．特異性は高いが検体の固定条件などに左右されるなど感度は高くない．

α-inhibin：副腎皮質原発の病変の同定．SF-1 よりも感度は高いが特異性は低下する．

calretinin：副腎皮質原発の病変の同定．SF-1 よりも感度は高いが特異性は低下する．

Ki-67：副腎皮質腫瘍の良悪性の判定，副腎皮質癌の生物学的悪性度の検討で必須である．しかしその標識率を算出するのに hot spots での測定がよいのかどうかなど必ずしも測定法は規範されてはいない．また近年では Ki-67 標識率の評価に自動解析が導入されてはいるが，間質細胞との鑑別など問題も少なくない．

CD31：副腎皮質腫瘍の良悪性の鑑別に最も有効な Weiss の指標の脈管浸潤の同定に必要

Type Ⅳ collagen：副腎皮質腫瘍の良悪性の鑑別に最も有効な Weiss の指標の architecture abnormalities の同定に必要

3β HSD：原発性アルドステロン症を呈する副腎疾患における過形成を呈する球状層でのアルドステロン産生の同定に必要．CYP11B2 も近日中に市販抗体として出される予定

• 病理組織診断を行うのにあることが望ましい市販一次抗体

抗ミトコンドリア：adrenocortical oncocytoma の確定診断として重要である．

■副腎髄質疾患の病理組織診断を行うに際し必要と思われる市販一次抗体

chromogranin A：副腎髄質由来の疾患では原則的に必ず陽性所見を呈する．

synaptophysin：正常副腎網状層，好酸性の細胞質を有する緻密腫瘍細胞などで陽性所見を呈することから副腎疾患の免疫組織化学では不適である 図5 ．

S-100 蛋白：褐色細胞腫において sustentacular cells の同定に必要

• 病理組織診断を行うのにあることが望ましい市販一次抗体

PNMT（phenylethanolamine *N*-methyltransferase）：フェニルエタノールアミン-*N*-メチル基転移酵素

TH（tyrosine hydroxylase）：チロシン水酸化酵素

DDC（dopa decarboxylase）：芳香族 L-アミノ酸脱炭酸酵素

DBH（dopamine β-hydroxylase）：ドーパミン β 水酸化酵素．褐色細胞腫のカテコラミン合成動態の免疫組織化学的解析に必要

SDHB：*SDH* 遺伝子変異を伴って発症してくる褐色細胞腫の同定に有効

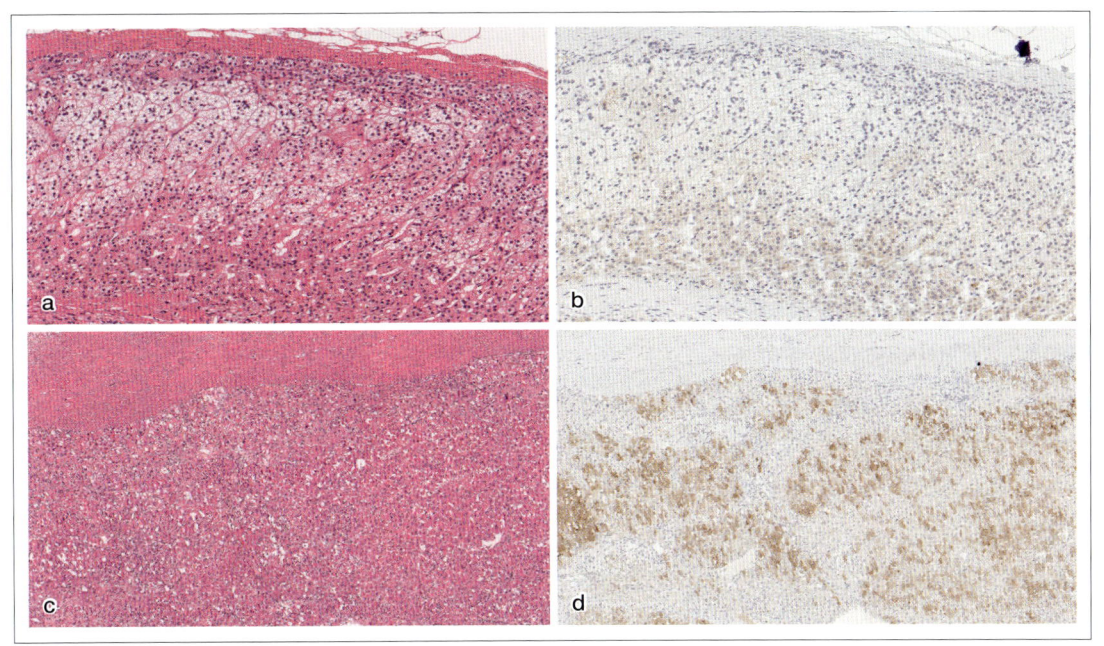

図5 正常副腎と副腎皮質腫瘍の HE 標本と synaptophysin 染色
a, b：正常副腎．網状層の細胞において synaptophysin 陽性像（b）が弱いながら認められる．
c, d：オンコサイトーマ．好酸性顆粒状の細胞質を有する皮質腫瘍細胞に synaptophysin 陽性像（d）が認められる．

良悪性の鑑別：穿刺吸引細胞診の限界

　副腎皮質腫瘍では良悪性に関する Weiss の指標があるものの，標本全体を詳細に検討する必要があるため，FNA はおろか Silverman 針を含めた生検でも適応は不可能である．このため転移性病変かどうかの鑑別診断を行う場合以外は，臨床側に副腎皮質・髄質を問わず原発病変の良悪性の鑑別には穿刺吸引細胞診材料ではきわめて困難である点を病理側から理解してもらうように努める．

副腎疾患の免疫組織化学

　副腎疾患の鑑別診断に用いられる一次抗体を **表1** にまとめる．ほかに副腎への転移性病変の同定として種々の原発病変の免疫組織化学的マーカーが必要となる．

副腎疾患の術中迅速診断

　以下のような場合に，副腎疾患の術中迅速診断が有効である．なお，副腎皮質癌と転移性腫瘍の鑑別，副腎皮質・髄質病変の鑑別なども迅速診断では困難な場合があることを臨床側に伝えておく **図6**．

病変の断端，転移の有無

　Stage Ⅳ以上にはなるが，肝臓や周囲臓器への浸潤の有無などに際して拡大手術を行う場合，迅速診断は断端における病変の有無に関しては有用な情報を供する．

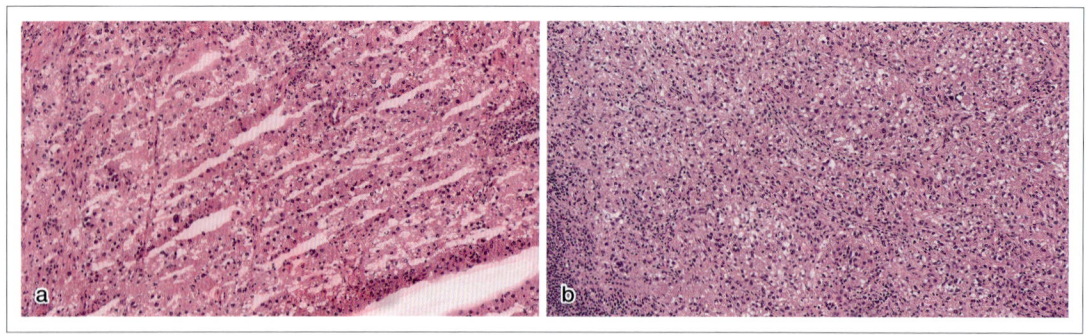

図6 副腎皮質癌 HE 迅速標本（a），HE 永久標本（b）

副腎皮質癌の症例であるが，迅速標本では好酸性の細胞質を有する細胞が充実性胞巣状に増生しており，組織像だけでは肝細胞癌などとの鑑別は困難である．発生場所や臨床情報を考慮した慎重な対応が必要である．同様に良悪性についても迅速標本では判断が困難な例が少なくない．

　リンパ節転移も同様であるが，副腎皮質癌の場合，血性転移が多く実際のところリンパ腺転移は少ない．また褐色細胞腫も ganglion chain に多発する際には術中迅速診断ではリンパ腺転移か神経節での多発かの鑑別はきわめて困難である．

　褐色細胞腫，副腎皮質腫瘍と診断がついている場合には術中迅速診断で良悪性の鑑別はきわめて困難，あるいは術中迅速診断の情報は術前の画像診断の情報以上の所見を供することはできない点を十分認識すべきである．

（笹野公伸，山崎有人，中村保宏）

副腎腫瘍の TNM 分類

概要

TNM 分類は副腎皮質悪性腫瘍（副腎皮質癌）の病期分類として用いられてきたが，2017 年には褐色細胞腫にも用いられることとなった 表1．悪性リンパ腫など副腎原発のほかの悪性腫瘍には用いられない．

他臓器と同様，TNM 分類は下記の 3 因子で構成されている．

① T（tumour）因子：「原発腫瘍の大きさと進展度」を示す．

② N（nodes）因子：「所属リンパ節への転移の範囲」を示す．

② M（metastasis）因子：「遠隔転移の有無」を示す．

転移臓器としては，肝や肺が代表的である．また，副腎皮質癌は約 40% の症例が遠隔転移巣を有するとの報告がある．

副腎皮質癌の TNM 分類と病期分類の関係

2004 年に Sull Ⅳ an Mcfarlane の指標を基に，TNM 分類により初めて副腎皮質癌の病期分類が示された．しかしながら，Fassnacht らの解析では，UICC/WHO 分類による副腎皮質癌の病期分類では Stage Ⅰ・Ⅱ・Ⅲ 間で疾患特異的 5

表1 褐色細胞腫の TNM 分類（WHO 分類 2017）

Stage Ⅰ	T1	N0	M0
Stage Ⅱ	T2	N0	M0
Stage Ⅲ	T1	N1	M0
	T2	N1	M0
	T3	any N	M0
Stage Ⅳ	any T	any N	M1

T（腫瘍）分類
TX：原発腫瘍の評価が不可能
T0：原発腫瘍の評価なし
T1：副腎内の褐色細胞腫が最大 5cm 未満で，局所浸潤なし
T2：副腎内の褐色細胞腫が 5cm 超，または腫瘍サイズを問わないパラガングリオーマで局所浸潤なし
T3：腫瘍サイズを問わず，隣接臓器への浸潤あり
　　隣接臓器には，肝臓，膵臓，脾臓，腎臓がある．

N（リンパ節）分類
NX：所属リンパ節転移の評価が不可能
N0：所属リンパ節転移なし
N1：所属リンパ節転移あり

M（転移）分類
M0：遠隔転移なし
M1：遠隔転移あり

表2 副腎皮質癌の UICC/WHO 分類と ENSAT 分類による病期

Stage	UICC/WHO	ENSAT
Ⅰ	T1, N0, M0	T1, N0, M0
Ⅱ	T2, N0, M0 T3, N0, M0	T2, N0, M0 T3〜4, N0, M0
Ⅲ	T1〜2, N1, M0 T3, N1, M0	T1〜4, N1, M0 Any M1
Ⅳ	T4, N0〜1, M0 Any M1	

T（腫瘍）分類
TX：原発腫瘍の評価が不可能
T1：腫瘍径が 5cm 以下，局所浸潤なし
T2：腫瘍径が 5cm 超える，局所浸潤なし
T3：腫瘍サイズを問わず，局所浸潤を認めるが隣接臓器への浸潤はなし **図1**
T4：腫瘍サイズを問わず，隣接臓器への浸潤あり
　　隣接臓器には，腎臓，横隔膜，大動脈，大静脈，膵臓，肝臓などがある.

N（リンパ節）分類
NX：所属リンパ節転移の評価が不可能
N0：所属リンパ節転移なし
N1：所属リンパ節転移あり
所属リンパ節には，腎門部，腹部傍大動脈リンパ節，傍大静脈リンパ節がある.

M（転移）分類
MX：遠隔転移の評価が不可能
M0：遠隔転移なし
M1：遠隔転移あり **図2**

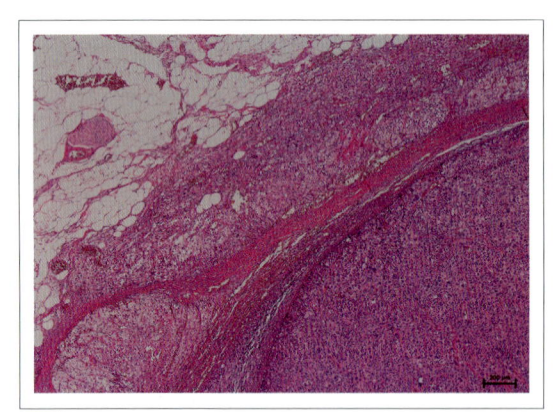

図1 副腎皮質癌の周囲脂肪組織への浸潤（pT3 に相当）

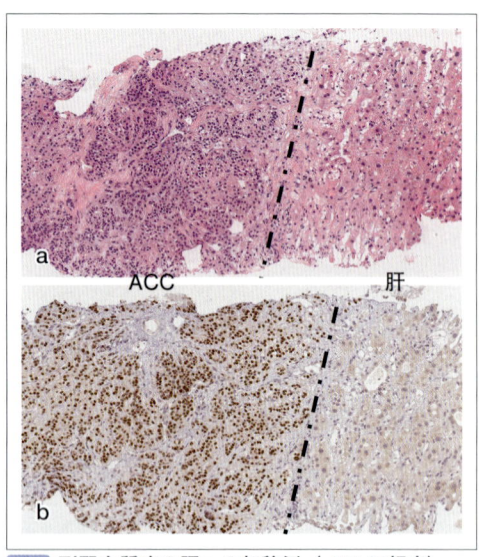

図2 副腎皮質癌の肝への転移例（pM1 に相当）
免疫組織化学的検討にて癌細胞は steroidogenic factor-1（SF-1）陽性であり（b），副腎皮質癌の転移として矛盾しない.

年生存率（DSS）に有意差がないことが示された. また，遠隔転移のある Stage Ⅳ症例と，ない Stage Ⅳ症例では DSS に有意差がみられたのに対し，Stage Ⅲ症例と遠隔転移のない Stage Ⅳ症例では DSS に有意差がないことがわかった. さらに，Stage Ⅲ症例内の検討では，リンパ節転移，周囲組織・臓器への浸潤，下大静

脈や腎静脈内の腫瘍塞栓のいずれかが存在する症例とない症例とでは DSS に有意差があることが証明された.

　Fassnacht らの解析結果を踏まえ，副腎皮質癌の病期分類には新しく European Network for the Study of Adrenal Tumor（ENSAT）分類が提唱された．Stage IVに関する主な変更点は，遠隔転移を有する症例のみが Stage IVに該当し，これまで Stage IVとされてきた①周囲組織に浸潤あり（T3）/リンパ節転移あり（N1）/遠隔転移なし（M0）症例，②周囲組織・臓器への浸潤 or 下大静脈や腎静脈内の腫瘍塞栓あり（T4）/リンパ節転移あり（N1）/遠隔転移なし（M0）症例が Stage III に再分類されたことである.

　現在，臨床的には ENSAT 分類が予後ともよく相関するとされている．なお，この分類による副腎皮質癌の DSS は Stage I・II・III・IVではそれぞれ 82%，61%，50%，13% と報告されている.

　UICC/WHO 分類と ENSAT 分類による病期の比較は 表2 のとおりである.

（中村保宏，山崎有人，笹野公伸）

副腎皮質癌の治療

　他の悪性腫瘍と同様に副腎皮質癌（adrenal cortex cancer：ACC）の治療も手術，薬物，放射線照射に大別されるが，副腎皮質癌では術前に確定診断が得られない，ホルモン過剰産生併発例がある，腫瘍を完全切除しても比較的高率に再発するといった特徴を有する．本症の治療方針決定に際してはこれらの点を十分に考慮する必要がある．

治療戦略の概略

　唯一の根治的治療は現在も外科的切除であり，まず手術適応の有無を判定する必要がある．手術が可能で，摘出腫瘍の病理組織学的検討が可能な場合には，Weissの指標に基づく良悪性の判定に加えて，細胞増殖の指標である Ki-67 標識率算定と切除断端の評価を必ず行う．

病期分類と管理アルゴリズム

　European Network for the study of Adrenal Tumor（ENSAT）による病期分類を示す 表1．最も汎用される European Society for Medical Oncology（ESMO）の管理アルゴリズムでは ENSAT の病期に切除断端所見と Ki-67 標識率を加味して，治療法を決める 図1．

　その後に提唱された管理アルゴリズムを 図2 に示す．切除断端，Ki-67 標識率に，転移臓器数，治療ゴール，患者のパフォーマンスステータス（PS）・希望を加えて，治療方針を決定する．3 臓器以上の転移，Weiss のスコアが 7 点以上，20％を超える Ki-67 標識率，Eastern Cooperative Oncology Group（ECOG）によるPS スコア 表2 で 2 点以上は予後不良群と考える．

表1　ENSAT による病期分類

Stage	ENSAT 分類
I	T1, N0, M0
II	T2, N0, M0
III	T3〜4 or Any T-N1, M0
IV	M1

T1：腫瘍径 5cm 以下　　　　　　　　　　　N0：リンパ節転移陰性
T2：腫瘍径 5cm を超えるが，局所浸潤なし　N1：リンパ節転移陽性
T3：局所浸潤を認める
T4：隣接臓器浸潤または下大静脈，腎静脈　M0：遠隔転移なし
　　の腫瘍塞栓を認める　　　　　　　　　　M1：遠隔転移を認める

（Fassnacht M. et al. Adrenocortical carcinoma：a clinician's update. Nat Rev Endocrinol 2011；7：323-35.）

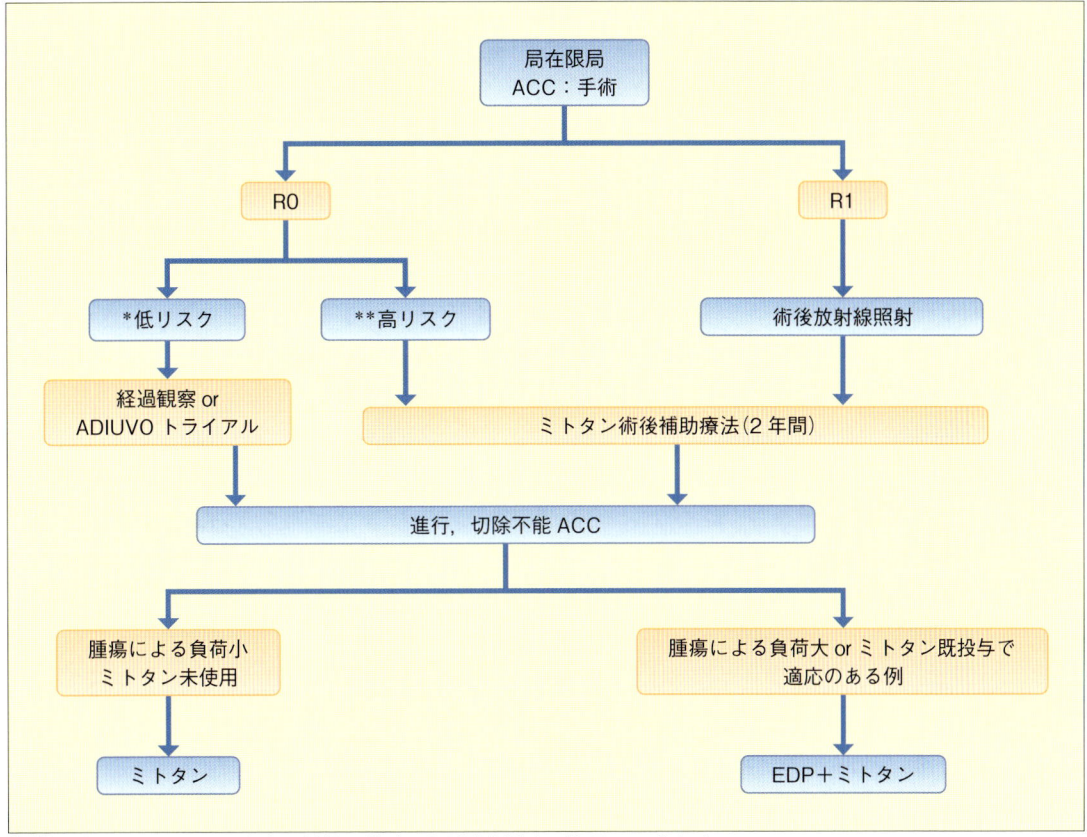

図1 病期，リスク因子，疾患の特性に基づいた副腎皮質癌の管理アルゴリズム
*低リスク ACC：病期がⅠ，Ⅱ期かつ腫瘍細胞の Ki-67 標識率が 10% 以下.
**高リスク ACC：病期がⅢ期または腫瘍細胞の Ki-67 標識率が 10% を超える場合と定義.
ADIUVO：再発低リスク ACC 患者に対し無再発期間を延長したミトタン術後補助治療の効果を検証した臨床試験.
EDP：エトポシド/ドキソルビシン/シスプラチン.
〔Berruti A, et al. Adrenal cancer：ESMO Clinical Practice Guidelines for diagnosis, treatment and follow-up. Ann Oncol 2012；23 (Suppl 7)：vii131-8.〕

外科的治療

適応

　外科的摘出術が副腎皮質癌の根治が期待される唯一の治療法である．病期Ⅰ～Ⅲの場合が最もよい適応となるが，Ⅳ期や局所再発例でもホルモン過剰産生軽減を期待して手術治療が考慮される．さらに局所再発巣，転移巣の切除も生存期間を延長させるとの報告がある．

術式

　腹腔鏡下手術は開腹手術と比べて被膜損傷による腹膜播種リスクが高いこと，広範なリンパ節郭清が困難なことから後者を推奨する意見が強い．著者らの施設では悪性の疑いがある例は原則開腹下での切除を行っている．断端陽性の場合は再発リスクが増加するため，切除範囲決定に際しては留意する．また，初回手術時の局所リンパ節合併切除が，局所再発率低下をもたらすと報告されている．

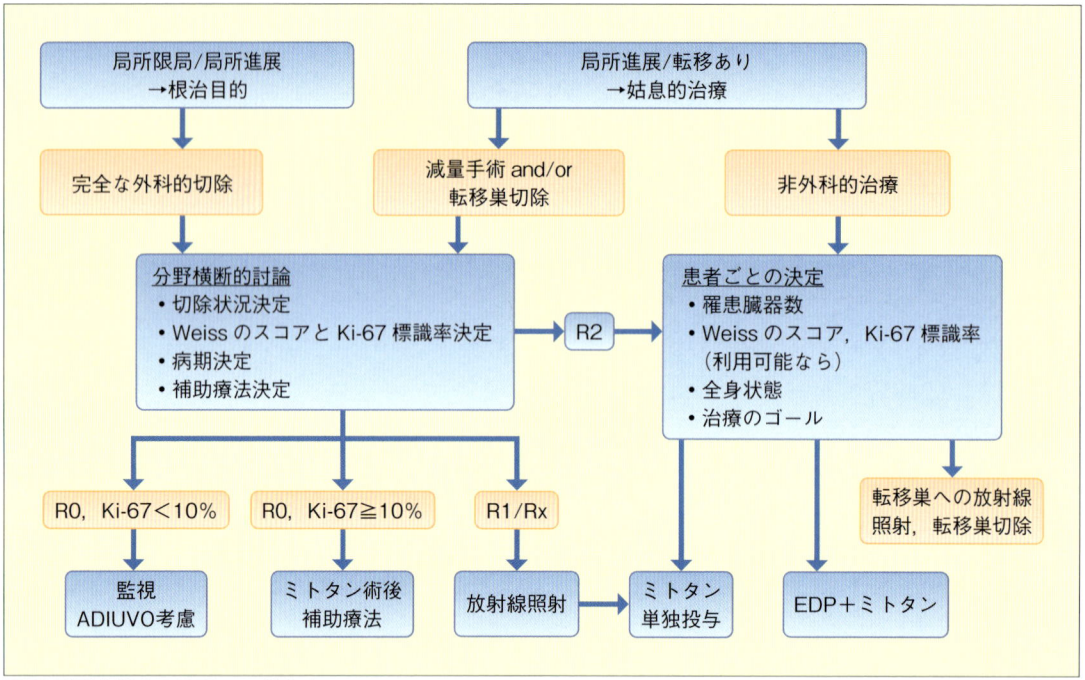

図2 副腎皮質癌の管理アルゴリズム

R0：完全切除，R1：顕微鏡的腫瘍残存，R2：肉眼的腫瘍残存，Rx：切除状態を決定できない，EDP：エトポシド/ドキソルビシン/シスプラチン，ADIUVO：再発低リスク ACC 患者に対し無再発期間を延長したミトタン術後補助治療の効果を検証した臨床試験．

（Kerkhofs TM, et al. Developing treatment for adrenocortical carcinoma. Endocr Relat Cancer 2015；22：R325-38.）

表2 Eastern Cooperative Oncology Group（ECOG）による performance status スコア

スコア	定義
0	全く問題なく活動できる 発病前と同じ日常生活が制限なく行える
1	肉体的に激しい活動は制限されるが，歩行可能で，軽作業や座っての作業は行うことができる（例：軽い家事，事務作業）
2	歩行可能で自分の身の回りのことはすべて可能だが作業はできない 日中の 50% 以上はベッド外で過ごす
3	限られた自分の身の回りのことしかできない 日中の 50% 以上をベッドか椅子で過ごす
4	全く動けない 自分の身の回りのことは全くできない 完全にベッドか椅子で過ごす

JCOG ホームページ（http://www.jcog.jp/）

薬物治療

ミトタン

　ミトタンは殺虫剤のジクロロジフェニルジクロロエタン（DDT）誘導体で，FDA の承認とわが国の保険適用が得られた唯一の副腎皮質癌治療薬である．本症では腫瘍を完全切除（R0）した場合でも 30～70% の例に再発を認めるため，ミトタ

ンは手術不能例，術後の腫瘍残存例のみならず，完全切除例に対しても使用される．

■ 作用機序

ミトタンによる抗腫瘍効果の機序はいまだ明らかでないが，ミトコンドリア障害によるアポトーシス誘導によると考えられている．

■ 術後補助治療の適応

ESMO のガイドラインによると腫瘍の残存が顕微鏡学的に証明（R1），切除断端に関する情報が不明（Rx），または Ki-67 標識率が 10% 以上のⅢ期の症例に術後の補助治療を推奨している．しかし，最近では切除断端が陰性（R0）の場合でも Ki-67 標識率が 10% 以上は適応ありとする意見もある．

■ 投与法，注意点

ESMO のガイドラインでは，ミトタンは 1.5g/日より始め，4〜6 日以内に 6g/日まで増量して，3 週間後の血中濃度と忍容性評価による維持量決定を推奨している．ただし，わが国ではミトタン血中濃度測定に保険適用はない．

ミトタンの有効血中濃度は 14〜20mg/L と狭く，低値の場合は反応率が低下し，高値の場合には神経症状などの副作用発症リスクが増すため，血中濃度に応じた増減・中止が必須となる．さらにミトタンの血中濃度の安定化には 3 か月程度かかるとされ，この間は 2〜3 週ごとのモニターが必要である．　図3 にミトタンの管理アルゴリズムの一例を示す．

ミトタンの代表的副作用には副腎不全，肝障害，消化器症状，中枢神経症状などがある．ミトタンはたとえ単独投与の場合でも，経験の豊富な副腎専門医に委ねるべきである．

■ 治療成績

ミトタン単独投与による治療効果の報告をまとめると，術後補助治療薬として使用した場合の再発率は 53% で，使用しなかった場合の 84% に比べて低値で，無再発期間延長の報告も多い．一方，全生存期間については差がないとする報告が多数を占めるが，延長を示す報告もあり，今後の検証が望まれる．進行期または転移を伴う副腎皮質癌に対する集計では，腫瘍の完全寛解率が 3.8%，部分縮小率が 20%，腫瘍の安定化率が 9% で得られた．

多剤併用治療

■ 主要なレジメンと治療成績

進行期または転移性副腎癌に対する細胞障害性化学療法の効果を 表3 に示す．ミトタンにエトポシド，ドキソルビシン，シスプラチンを併用した EDP-M 療法とストレプトゾトシンにミトタンを併用した Sz-M 療法での臨床的な著効率は，おのおの 53.5%，34.8% と一定の効果がみられている．また，これら化学療法の有効性をランダム化前向き臨床試験で比較した FIRM-ACT（First International Randomized trial in locally advanced and Metastatic Adrenocortical Carcinoma Treatment）研究も行われた．この研究によれば，両群間の全生存期間に有意差はなかったが，無増悪期間に関する EDP-M 療法の優越性が示された．このような結果から EDP-M 療法は進行期副腎皮質癌でのファーストライン治療として位置づけられている．

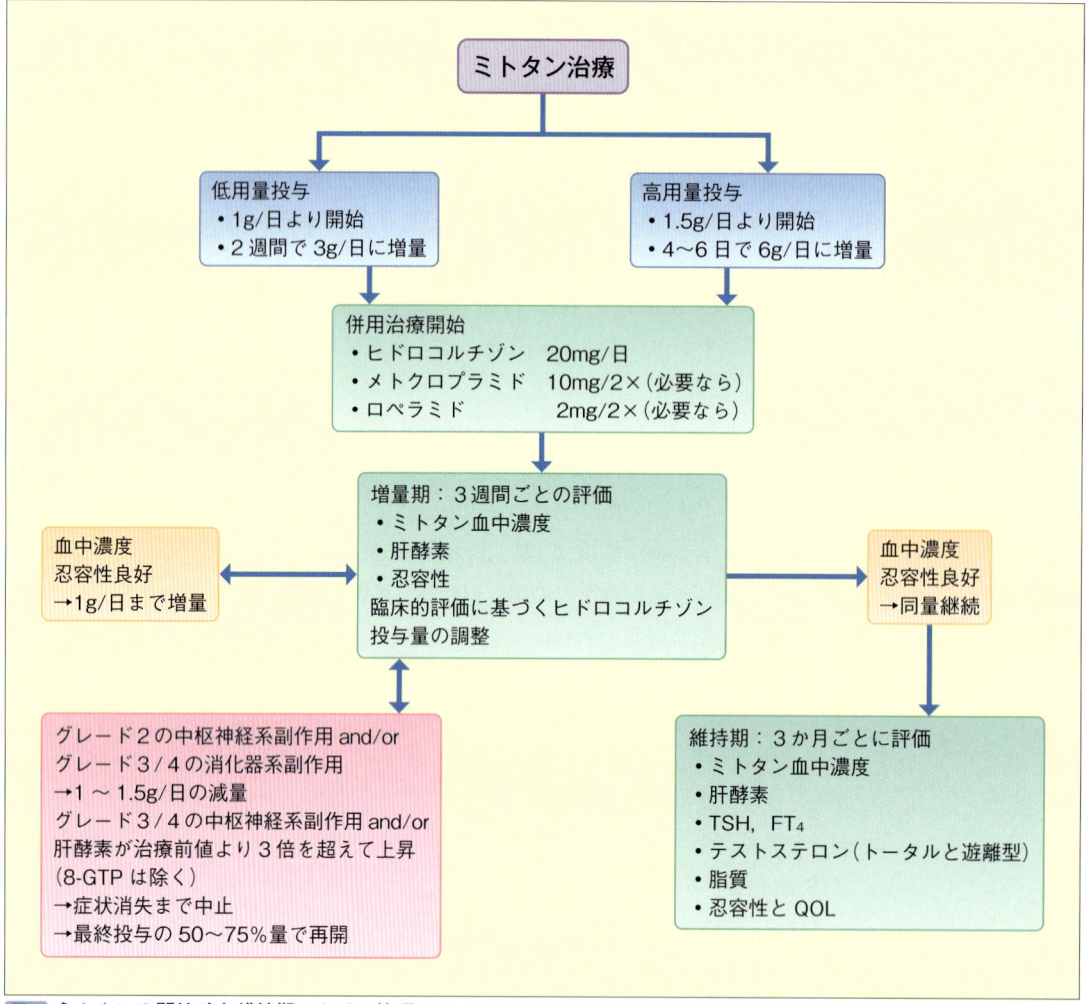

図3 ミトタンの開始時と維持期における管理フローチャート

有害事象のグレードは National Cancer Institute による common terminology criteria for adverse events（NCI-CTCAE）に従った.

（Konda B, Kirschner LS. Novel targeted therapies in adrenocortical carcinoma. Curr Opin Endocrinol Diabetes Obes 2016：23：233-41.）

■ EDP-M，Sz-M 療法の投与プロトコルと問題点

表4 に FIRM-ACT 研究による EDP-M，Sz-M 療法投与プロトコルを示す．これらの治療では，ミトタンを除く抗癌薬の保険適用がないことが問題となる．このため使用する場合には各施設での薬事委員会などに申請を行い，使用承認を得る必要がある．

その他の治療薬

現在のところ有効な分子標的薬はない．

放射線治療

適応

放射線治療の明確な適応基準はないが，切除断端が R1，Rx の例や R0 でも再発

表3 進行した 副腎皮質癌に対する細胞障害性化学療法の治療成績

治療法	評価症例数	客観的反応率（%）	反応期間（中央値, 月）	生存中央値（月）
シスプラチン/ミトタン	37	30	7.9	11.8
EDP-M	28	53.5	24.4（反応例でのTTP）	NR
Sz-M	23[a]	34.8	NR	16[b]
シスプラチン/ エトポシド→ 進展時にミトタンへ変更	45	11	NR	10
ドキソルビシン/エトポシド/ ビンクリスチン/ミトタン	35	22[c]	12.4（mean）	13.5
ゲムシタビン メトロノミック5Fu またはカペシタビン	28	7.1	5.3（TTP）	9.8
EDP-M vs. Sz-M	304 151（EDP-M） 153（Sz-M）	23.2 vs. 9.2 （$p < 0.001$）	5 vs. 2.1（PFS） （$p < 0.001$）	14.8 vs. 12 （$p = 0.07$）

EDP-M：エトポシド/ドキソルビシン/シスプラチン/ミトタン，Sz-M：ストレプトゾトシン/ミトタン，TTP：進展までの時間，mean：平均値，PFS：無増悪期間　a：根治手術を受け，再発または転移出現時にSz-Mを投与した11例とACC診断時に再発/転移を有した12例，b：診断時進行期にあった患者，c：マイナーレスポンスを含む．
（Fassnacht M, et al. Combination chemotherapy in advanced adrenocortical carcinoma. N Engl J Med. 2012：366：2189-97.）

表4 FIRM-ACT 研究における EDP-M 療法，Sz-M 療法の投与プロトコル

	薬剤	1日投与量	投与日	投与間隔
EDP-M	エトポシド	100mg/m^2	Day 2〜4	28日ごと
	ドキソルビシン	40mg/m^2	Day 1	
	シスプラチン	40mg/m^2	Day 3, 4	
	ミトタン	血中濃度が14〜20mg/Lとなる量	連日	
Sz-M	ストレプトゾトシン	1g	Day 1〜5	21日ごと
		2g	Day 6〜	
	ミトタン	血中濃度が14〜20mg/Lとなる量	連日	

（Fassnacht M, et al. Combination chemotherapy in advanced adrenocortical carcinoma. N Engl J Med. 2012：366：2189-97.）

リスクの高い脈管浸潤を認める場合，Ki-67標識率が10%以上の場合には放射線治療が選択肢の1つとなる．腫瘍径が8cmを超える場合の実施は通常推奨されない．

治療成績

42%までの腫瘍反応率や局所再発リスク軽減が報告されているが，全生存期間延長効果はない．

（方波見卓行，月山秀一，中村祐太）

褐色細胞腫の薬物療法

褐色細胞腫・パラガングリオーマとは

　褐色細胞腫・パラガングリオーマは副腎髄質や傍神経節などのクロム親和細胞から発生する腫瘍であり，カテコラミンを産生する神経内分泌腫瘍である．副腎髄質から発生したものは褐色細胞腫，傍神経節から発生したものはパラガングリオーマ（副腎外褐色細胞腫）と区別される．

　褐色細胞腫・パラガングリオーマの内分泌的特徴はカテコラミンの過剰分泌である．カテコラミンは中枢神経系では神経伝達物質として作用し，末梢神経系では交感神経終末から放出されるノルアドレナリンが神経伝達物質として作用する．副腎髄質から分泌されるアドレナリン，ノルアドレナリンはホルモンとして心血管系に作用する結果，血圧上昇や心拍数増加をもたらす．またドーパミンは本来腎尿細管で生成され，主に腎において作用をもたらす．ドーパミンの過剰分泌を認める腫瘍は最終的な段階までカテコラミン合成が進んでいないことを意味し，悪性を示唆する．アドレナリン産生腫瘍の大部分は副腎髄質由来で，ノルアドレナリン産生腫瘍はパラガングリオーマが多い．パラガングリオーマは副腎腫瘍に比して悪性の頻度が高い（15～35%）．

　これまで褐色細胞腫は10%が悪性とされてきたが，2017年のWHO分類の変更によって，すべて悪性として取り扱われるようになった．褐色細胞腫と診断された場合には，再発の有無を確認するため，長期間のフォローが必要とされる．

疫学

　1997年の厚生省の調査による推計患者数は約1,000人であったが，2009年の厚生労働省研究班の調査では推計患者数は約3,000人と3倍に増加している．これは罹患率の増加というよりは診断技術の進歩によるものと考えられている．2009年の調査では男女差はなく，平均54歳で10歳以下～80歳以上まであらゆる年齢にみられた．悪性は11.0%，副腎外性（パラガングリオーマ）17.3%，多発性12.7%，家族性10.0%であった．この結果から本症例は10%病と呼ばれることもある．

症状

　褐色細胞腫のカテコラミン過剰症状として，高血圧（hypertension），代謝亢進（hypermetabolism），高血糖（hyperglycemia），頭痛（headache），発汗過多（hyperhydrosis）があり，5H病とも呼ばれる．これらの症状がさらに悪化した場合，心不全，致死的不整脈，麻痺性イレウスなどをきたし命にかかわることとなる．

診断

前述の自覚症状や血圧高値があった場合に精査が行われる．診断基準を **表1** に，診断と治療のアルゴリズムを **図1** に示す．血中カテコラミンの上昇が確認できればよいが，カテコラミンは半減期が短いため1回の検査ではカテコラミンの高値を確認できない恐れがある．アドレナリン，ノルアドレナリンの代謝産物はそれぞれメタネフリン，ノルメタネフリンであり，これらは半減期が長いためスクリーニング検査に向いている．日本ではメタネフリン，ノルメタネフリンの測定は尿中だけが認められているため，褐色細胞腫が疑われた場合にはこれらをスクリーニング検査として測定することが望ましい．また画像検査ではCT，MRI，[123]I-MIBGシンチグラフィ，FDG PETが有用である．画像例を **図2** に示す．褐色細胞腫は比較的腫瘍径が大きく，単純CTで発見できることが多い．造影剤の使用は血圧を上げる可能性があり，本邦では褐色細胞腫が疑われる症例に対しては原則として造影剤の使用は禁忌となっている．

CTでは内部が不均一で吸収値が高いことが多い．MRIではT1で低信号，T2で高信号であることが多い．シンチグラフィは以前[131]I-MIBGシンチグラフィが施行されていたが，感度の差から[123]I-MIBGシンチグラフィが推奨されている．転移を伴うことが多いため全身の検索が必要である．

表1 褐色細胞腫・パラガングリオーマの診断基準

必須項目
1. 副腎髄質または傍神経節組織由来を示唆する腫瘍（注1）

副項目
1. 病理所見：褐色細胞腫の所見（注2）
2. 検査所見
   1）尿中アドレナリンまたはノルアドレナリンの高値（注3）
   2）尿中メタネフリンまたはノルメタネフリンの高値（注3）
   3）クロニジン試験陽性（注4）
   1），2），3）のうち1つ以上の所見があるとき陽性とする．

3. 画像所見
   1）MIBGシンチグラフィで腫瘍に取り込み（注5）
   2）MRIのT2強調画像で高信号強度
   1），2）のうち1つ以上の所見があるとき陽性とする．
確実例：必須項目1に加えて副項目1あるいは副項目2，3を満たす場合
疑い例：必須項目1に加えて副項目2あるいは副項目3を満たす場合
除外項目：偽性褐色細胞腫

注1．現在，過去の時期を問わない．
注2．腫瘍細胞の大部分がクロモグラニンA陽性であること．
注3．基準値上限の3倍以上を陽性とする．偽陽性や偽陰性があるため，反復測定が，推奨される．
注4．ノルアドレナリン高値例のみ．負荷後に前値の1/2以上あるいは500pf/dL以上の場合を陽性とする．
注5．[123]I-MIBGあるいは[131]I-MIBG．

（日本内分泌学会悪性褐色細胞腫検肘委員会・厚生労働省難治性疾患克服研究事業「褐色細胞腫の実態調査と診療指針作成」研究班．平成23年10月改訂）．

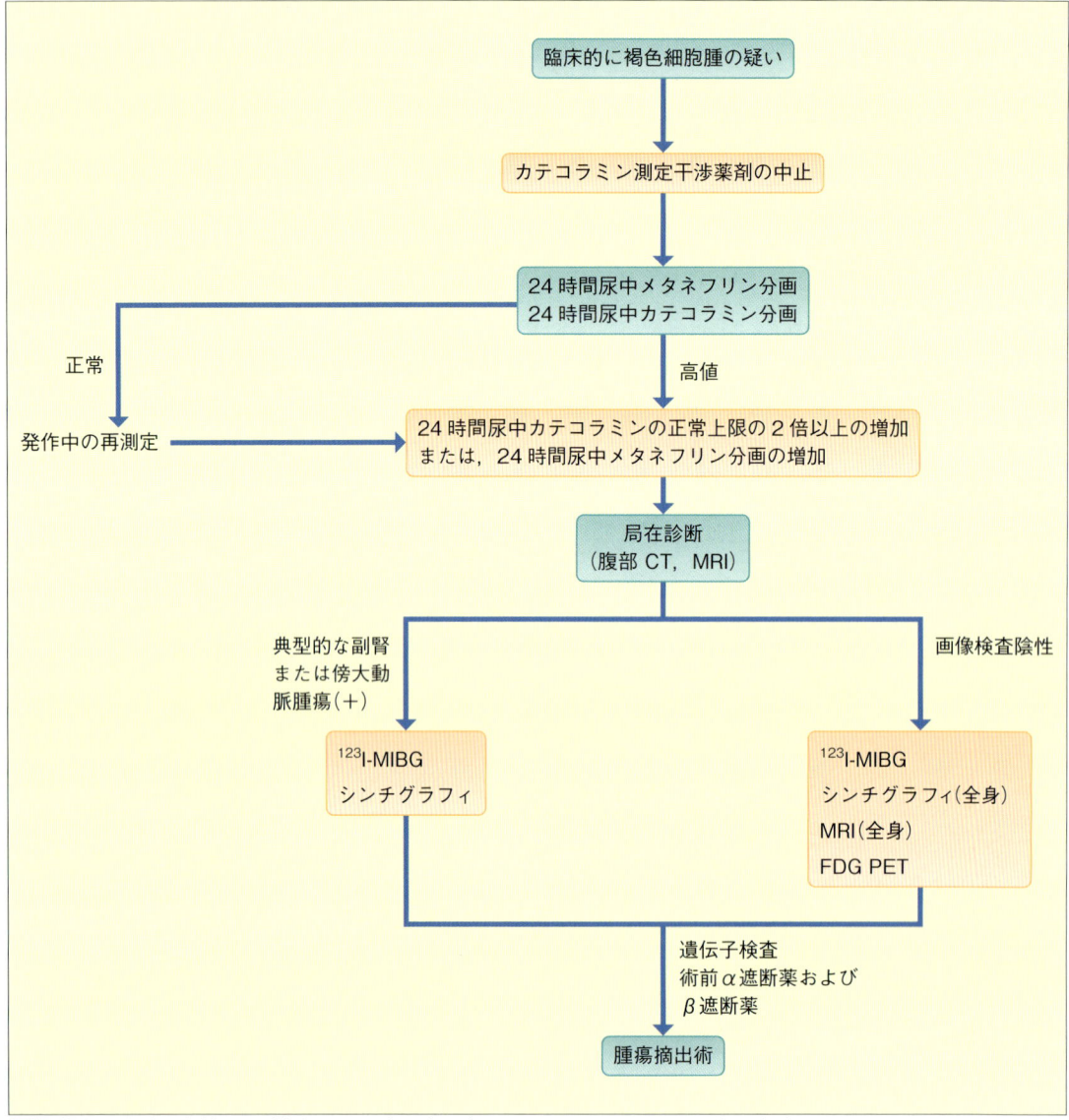

図1 褐色細胞腫の診断および治療のアルゴリズム（Mayo Clinic におけるアルゴリズム）

（Young WF Jr：Pheochromocytoma and paraganglioma. In：Kronenberg HM, et al, eds. Williams Textbook of Endocrinology. 11th ed. Philadelphia：Saunders Elsevier；2008：514 を基に筆者作成）

褐色細胞腫の病理

　褐色細胞腫の組織構造は基本的には副腎髄質と同じであり，zellballen 配列と呼ばれるカテコラミン産生細胞が数個集簇している周りを支持細胞と血管が取り囲む．カテコラミン産生細胞は chromogranin A（CgA）が陽性で，支持細胞はS-100 蛋白が陽性である．病理所見において，悪性の指標として 2002 年にThompson によって示された PASS（pheochromocytoma of the adrenal gland scaled score）があるものの，診断者によってばらつきがあるなどの問題もあり，やはり悪性の判断は難しい．免疫染色として Ki-67（MIB-1）が用いられることがある．Ki-67 は細胞周期において G1 期〜M 期においてみられ，G0 期〜G1 初期に

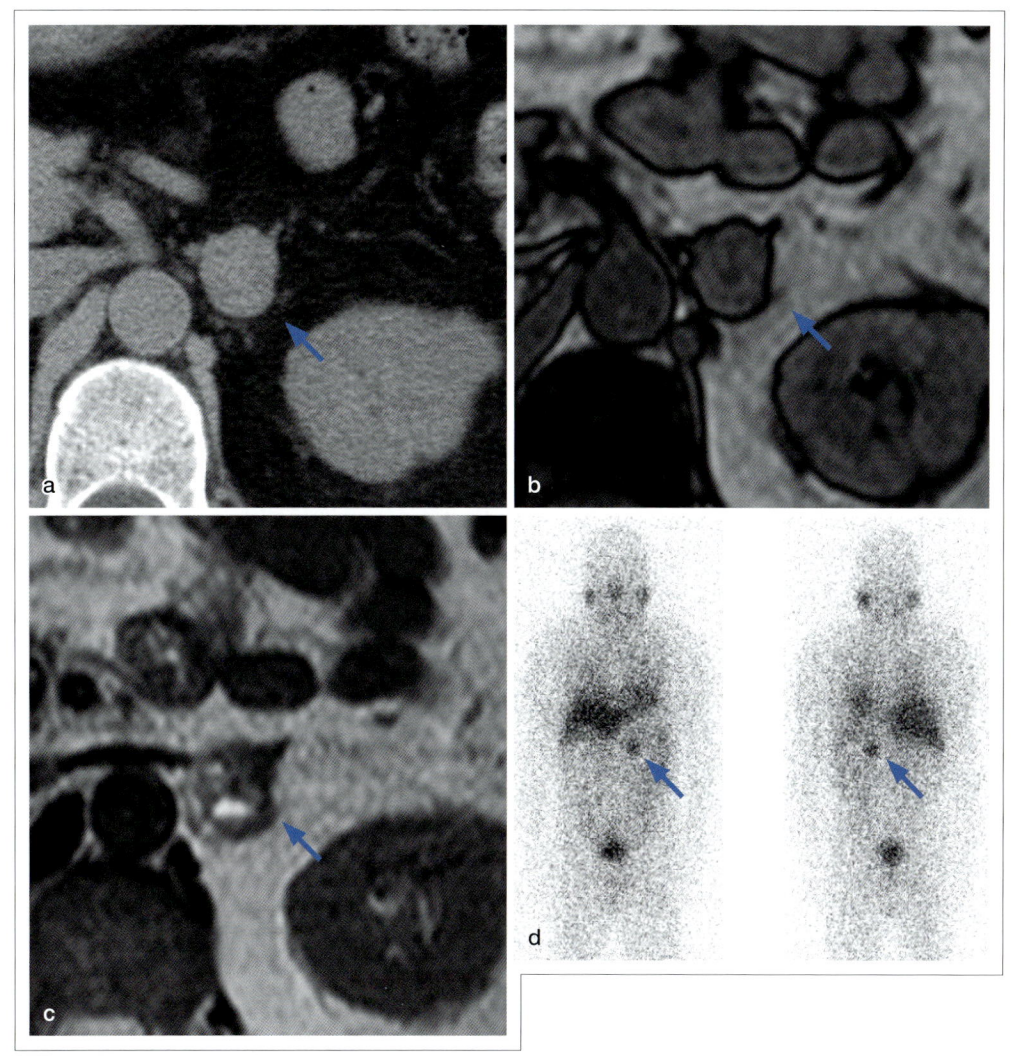

図2 褐色細胞腫の画像
腫瘍部分を矢印で示す
a：単純 CT　　b：MRI T1 強調画像　　c：MRI T2 強調画像　　d：MIBG シンチグラフィ.

はみられない．このことから Ki-67 は細胞増殖能を表すものとして，悪性の指標の
1 つとされる．2〜5% がカットオフ値とされ，これ以上高ければ悪性の可能性が高
いと判断されるが，カットオフ値の報告にばらつきがあり今後も検討の余地があ
る．

褐色細胞腫の治療

外科的治療

　転移がなく，全身状態が問題ない場合には外科的治療が第 1 選択とされる．外
科的治療は腹腔鏡下で行われることがほとんどである．周術期に循環器系合併症を
予防するため，術前の血圧コントロールが重要となる．血圧コントロールは後述す

る．術後は血圧が速やかに低下するため，水分摂取を行うなど対策が必要である．また術後は再発・転移の有無の確認のため，長期にわたり血中・尿中カテコラミンの測定を行う必要がある．転移がある，全身状態に問題があり外科的治療が行えない場合には，化学療法を行うこととなる．

術前血圧コントロールのための薬物療法

　褐色細胞腫の診断・治療ガイドラインは，2012年に褐色細胞腫診療指針がまとめられ，その後2014年に米国内分泌学会から「褐色細胞腫ガイドライン」が発表されている．これらを参考にし，血圧コントロールのための薬物療法について述べる．

　褐色細胞腫は血圧が非常に高値になるため，術前血圧コントロールのために薬物療法が必要となる．褐色細胞腫から分泌されるカテコラミンは，血管のα受容体（α_1受容体）に作用し血管収縮をもたらすために血圧上昇をきたすことから，降圧薬としてα受容体遮断薬が用いられる．α受容体遮断薬には非選択的α受容体遮断薬〔例：フェントラミン（レギチーン®）〕と選択的α_1受容体遮断薬〔例：ドキサゾシン（カルデナリン®）〕がある．非選択的α受容体遮断薬と選択的α_1受容体遮断薬を比較したRCT（randomized controlled trial）はない．後向き観察研究ではα受容体遮断薬は周術期合併症を最小限にしたとされ，選択的α_1受容体拮抗薬は拡張期血圧の低下，術中脈拍数の低下，術後血行動態の安定，頻脈や術後低血圧などの副作用を少なくすると報告されている．米国内分泌学会では，本症の術前血圧コントロールの際，その第1選択としてα受容体遮断薬の使用を推奨している．日本では副作用の少なさから第1選択として圧倒的に選択的α_1受容体遮断薬であるドキサゾシンが使用されている．ドキサゾシンは，1〜2mg/日から開始し，血圧に応じて適宜増量し最大16mg/日とする．α受容体遮断薬は起立性低血圧の危険があるため，患者に注意を促し眠前内服にするなどの対応を行う．α受容体遮断薬単剤による血圧コントロールは，症例の60%のみでしか十分な降圧が得られないとされている．実際の臨床ではα受容体遮断薬単剤ではほとんどが降圧不十分である．α受容体遮断薬での血圧コントロールが困難な場合はカルシウム（Ca）拮抗薬を併用する．Ca拮抗薬としてアムロジピンやニフェジピンが用いられることが多い．またカテコラミン過剰による頻脈のコントロールとしてβ受容体遮断薬を用いる．カテコラミンのβ受容体は主に心臓に分布しているため，他の高血圧疾患ではβ受容体遮断薬は降圧薬としてよく用いられる．しかしβ受容体は一部血管にも分布し（β_2受容体），血管拡張の作用がある．β受容体遮断薬を投与するとβ_2受容体がブロックされ，カテコラミンがよりα_1受容体に作用することとなり，かえって血圧上昇をもたらすことになる．このため本疾患に対してβ受容体遮断薬を単剤で用いることは禁忌である．頻脈コントロールを行う際も必ずα受容体遮断薬を投与したあとでβ受容体遮断薬を用いなければならない．海外ではカテコラミン合成阻害薬であるα-methyl-L-tyrosine（α-MT）内服が行われているが，本邦ではα-MTは未承認のため使用することはできない．

　目標とすべき術前血圧に関するRCTはない．後向き観察研究を参考に，米国ガイドラインでは座位安静時には130/80mmHg未満，起立時には拡張期90mmHg

表2 褐色細胞腫クリーゼの薬物療法

薬剤	効果発現時間	効果持続時間	投与量
フェントラミン（レギチーン®）	1〜2分	3〜10分	10mg/mL を原液で 2〜5mg 静注後, 100mg（10mL）+5% ブドウ糖液 90mL（濃度 1mg/mL）を 2mL（2mg）/時にて点滴静注 10mg/時以上必要なときは 2mg/mL になるように希釈して使用 20mg/時以上必要なときは原液で使用
ニカルジピン塩酸塩（ペルジピン®）	5〜10分	1時間	25mg/25mL を原液で 2μg/kg/分にて点滴静注
ニトログリセリン（ミリスロール®）	2〜5分	5〜10分	5mg/10mL を原液で 0.5μg/kg/分にて点滴静注

以下を目標としている．脈拍は安静起立時に 60〜70bpm，起立時に 70〜80bpm とする．上記値を目標とするものの，患者の全身状態をみて目標値を設定することが重要である．目標を達成したとしても周術期循環動態に関する合併症をゼロにすることはできないとされており，慎重な対応が求められる．

　この術前血圧および脈拍コントロール期間に関して，米国内分泌学会のガイドラインでは術前 7〜14 日前から開始することが望ましいとされている．術前コントロールの際は十分な塩分と水分を摂取する必要がある．カテコラミンにより末梢血管が収縮し循環血液量が減少しているため，術後重症低血圧を起こすことがあるからである．Mayo Clinic では α受容体遮断薬開始 2・3 日後から塩分負荷を開始することとしている．ただし慢性心不全や腎機能障害がある場合は塩分負荷が禁忌となることがあるため判断を慎重に行う．術後はカテコラミン分泌が正常化するまでおよそ 1 週間かかるとされており，その間は低血圧と低血糖を防ぐために十分な水分負荷と，ブドウ糖投与を検討する必要がある．低血糖は 10〜15% 程度と，かなりの症例で起こるため注意が必要である．

高血圧クリーゼに対する薬物療法

　高血圧クリーゼとは，血圧の著しい上昇を認め，不可逆的な臓器障害により致命的となる可能性が非常に高く，直ちに降圧加療が必要な状態である．α受容体遮断薬や Ca 拮抗薬の内服でもコントロールできない，または内服加療を行える状況でない未治療の患者に対して，表2 の治療を検討する．立木らは初期治療として拡張期血圧を 110mmHg 以下に維持し，その後 2〜6 時間の間に 160/100mmHg 程度に降下させることを目標としている．

悪性褐色細胞腫に対する薬物療法

　転移や浸潤を認める悪性褐色細胞腫の治療として，CVD 療法（シクロホスファミド，ビンクリスチン，ダカルバジン）が行われる．以前は保険適用外であったが，2012 年 10 月 31 日に保険適用が認められるようになった．CVD 療法は本来，

神経芽細胞腫に対する化学療法であったが，Keiser らにより褐色細胞腫に対して使用された．腫瘍縮小効果が 57%，内分泌学的効果が 79% の症例に認められ，奏効率が高く副作用の少ない治療法であると報告された．Keiser らは 20 年以上の長期フォローアップの結果を報告したが，症例数が少ないこともあり延命効果は証明されなかった．薬物療法による症状のコントロールが困難な場合や，術前補助化学療法として行う場合，急速に進行する場合に CVD 療法が勧められるとしている．田辺らは 17 例の悪性パラガングリオーマに対して CVD 療法を行い，47% の症例で全転移巣の最大腫瘍径が治療前と比べて 50% 以上の縮小，47% の症例で尿中ノルアドレナリン値 50% 以上の低下を認めたと報告している．

また，スニチニブ（スーテント®カプセル）の悪性褐色細胞腫治療への有効性が報告され注目されている．スニチニブは，複数の受容体型チロシンキナーゼに対する阻害薬であり，特に内皮細胞の VEGF 受容体を阻害し血管新生を抑制するとされている．スニチニブは，現在本邦では消化管間質腫瘍（GIST），腎細胞癌，膵神経内分泌腫瘍に対して適応があるものの，本症に対する適応は認められていない．本剤は内服による治療であり，今後悪性褐色細胞腫への適応拡大が望まれる．

おわりに

褐色細胞腫における薬物療法として重要なのは，周術期血圧コントロールである．術前血圧コントロールについては薬剤などある程度治療薬が確立しているものの，RCT がなく目標血圧については今後議論の余地がある．本疾患は血圧高値であるが血液容量の減少を認めていることから水分・塩分負荷をしっかり行う必要がある．また悪性褐色細胞腫に対する薬物療法において，CVD 療法が選択されるものの上記のように効果は限局的である．スニチニブなど新たな薬剤の評価や，治療経験の蓄積が必要と思われる．

（吉田雄一，柴田洋孝）

3章

副腎皮質疾患の概要と
鑑別診断

鑑別が問題になる特殊亜型の腫瘍
Cushing's adenoma

疾患の概要

- Cushing 症候群はコルチゾール過剰産生により，臨床的に耐糖能異常や脂質異常，高血圧，皮膚菲薄化，骨粗鬆症，易感染性などを呈する症候群である．
- 副腎皮質刺激ホルモン（ACTH）過剰に伴う ACTH 依存性 Cushing 症候群（Cushing 病）と，副腎からのコルチゾール自律分泌による ACTH 非依存性 Cushing 症候群がある．
- ACTH 非依存性 Cushing 症候群の原因として，片側性病変には副腎皮質腺腫や副腎皮質癌があり，両側性病変には ACTH 非依存性大結節性副腎過形成（ACTH-independent macronodular adrenocortical hyperplasia：AIMAH）と原発性色素性結節性副腎皮質異形成（primary pigmented nodular adrenocortical disease：PPNAD）とがある．
- 副腎偶発腫瘍の中には，コルチゾール自律分泌を示すものの Cushing 徴候を認めないサブクリニカル Cushing 症候群を示すものがあり，心血管疾患や骨折のリスクになることが明らかになっている．画像検査の発達により発見される頻度が増えてきている．

染色体・遺伝子異常

- 近年，コルチゾール産生性副腎皮質腺腫（cortisol-producing adenoma：CPA）においてプロテインキナーゼ A の触媒サブユニットをコードする *PRKACA* 遺伝子の体細胞変異が 35～66% の症例で報告されており，顕性 Cushing 症候群で頻度が高い．
- *PRKACA* 変異陰性の症例のうち，*CTNNB1* 体細胞遺伝子の変異が顕性 Cushing 症候群では 18%，サブクリニカル Cushing 症候群では 54% に認められたとの報告があり，両者の遺伝子変異プロファイルを含めた病態の違いが注目されている．

臨床所見

■ 好発年齢，性
- いずれの年齢にも発生しうる．やや女性優位である．

■ 臨床症状

- コルチゾール過剰分泌に伴い，満月様顔貌や中心性肥満，耐糖能異常，脂質異常，高血圧，皮膚菲薄化，皮膚線条，骨粗鬆症，易感染性，うつなどの精神症状を呈する．
- 上記に加えて男性化もしくは女性化徴候が認められる症例では副腎皮質癌の可能性も念頭に置いて臨床的に精査する必要がある．

■ 内分泌所見

- コルチゾールの自律性分泌と視床下部 - 下垂体 - 副腎系の抑制をみるために，コルチゾールの日内変動の消失（夜間血中コルチゾール濃度測定），グルココルチコイドフィードバックの破綻（デキサメタゾン抑制試験），下垂体からの ACTH 分泌の抑制（早期 ACTH 測定，CRH 試験）について評価する．

■ 画像診断

- 腫瘍細胞内の脂肪成分の量，あるいは淡明細胞の割合を反映して，単純 CT では 10HU 以下を示し，MRI の chemical shift imaging の out-of-phase で信号が低下する．
- 造影 CT では，造影早期相で濃染し，早期に washout されるのが特徴である．
- ^{131}I-アドステロールシンチグラフィでは，腫瘍側に強く集積し，健常側で集積が抑制される．
- 4cm 以上の場合や辺縁不整，造影効果が不均一，washout の遅延がある症例では副腎皮質癌の可能性も鑑別診断に入れる必要がある．

病理所見

■ 肉眼所見

- 腫瘍の最大径は 1.5〜6cm にわたり，黄色の境界明瞭な腫瘤内部に茶褐色〜黒褐色の成分を種々の程度に含む．この色調の変化は後述するリポフスチン含有細胞の割合が関係している 図1a ．原則的に出血/壊死は認められない．
- びまん性に黒褐色調を呈する場合は pigmented（black）adenoma と呼ばれ，リポフスチンを含有する細胞が多く含まれている．

■ 組織学的所見

- 泡沫状の細胞質を有する淡明細胞と好酸性の細胞質を有する緻密細胞が胞巣構造や索状構造を取りながら種々の割合で混在して増生している 図1b ．緻密細胞の一部はリポフスチンを細胞内に含有している 図1c ．
- 腫瘍内では拡張した血管が顕著に認められる症例も多く，しばしばリンパ球の浸潤がみられる 図1c ．
- 脂肪変性や造血細胞を含む脂肪変性（myelolipomatous change）が認められる場合もあるが，あくまでもこれらの所見は腫瘍の一部に留まり，骨髄脂肪腫とは異なる．
- 時に核の大小不同が目立つことがあるが，「核異型」の判断にはクロマチンの増量や核形不整などを仔細に評価する必要がある．

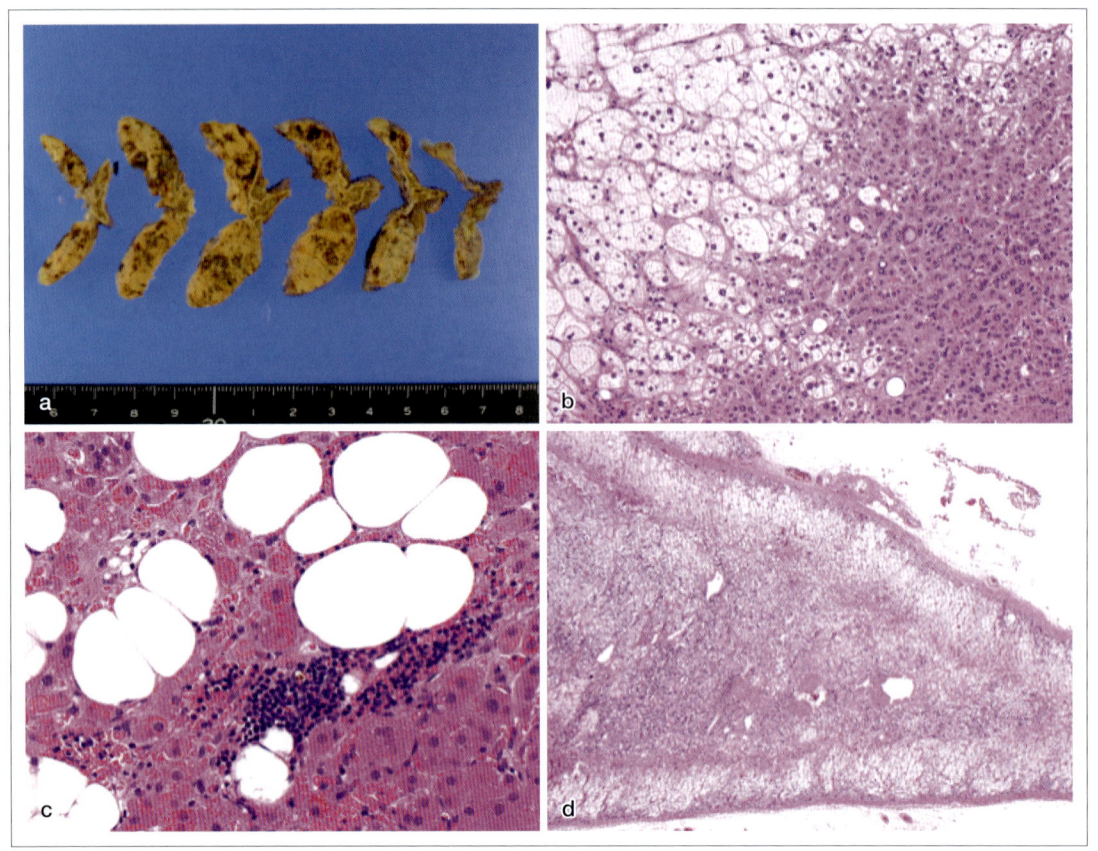

図1 Cushing's adenoma

a：肉眼所見．腫瘍は黄色調で内部に茶褐色〜黒褐色の部分を種々の程度に含む．
b：淡明細胞（左）と好緻密細胞（右）が胞巣状や索状に増生している．
c：腫瘍内にはしばしばリンパ球の浸潤や脂肪変性がみられる．腫瘍細胞の一部はリポフスチンを含有している．
d：付随副腎皮質の束状層と網状層は著明に萎縮している．

- 副腎皮質癌との鑑別には Weiss の指標を用いる（腺腫では2点以下）．
- 付随副腎皮質では，コルチゾール過剰産生による視床下部 - 下垂体 - 副腎系の抑制に伴って束状層と網状層は著明に萎縮する **図1d**．免疫組織化学によりホルモン合成酵素の発現を検討すると，視床下部 - 下垂体 - 副腎系の動態を最もよく反映している網状層における dehydroepiandrosterone-sulfotransferase（DHEA-ST）の発現低下がみられる．
- サブクリニカル Cushing 症候群では付随副腎の萎縮の程度は症例によって異なるが，上述の DHEA-ST 発現は低下している症例が多い．

診断のポイント

- ・腺腫の自律性コルチゾール合成/分泌の評価には，付随副腎の組織学的変化の観察が重要である．
- ・腫瘍におけるホルモン合成酵素の発現動態もその他の機能性・非機能性腺腫との鑑別に有用である．
- ・副腎皮質腫瘍の良悪性の判定には Weiss の指標が有用である．

■ 免疫組織化学

- 通常臨床所見と組織学的所見で病理組織診断は可能であるが，腫瘍が複数あり，ホルモン産生の責任病変が問題になる場合には，免疫組織化学によるホルモン合成酵素の発現検索が有用である．
- Cushing's adenoma ではコルチゾール産生に必要な 3β-hydroxysteroid dehydrogenase（3βHSD）や p450c17 の発現が種々の程度に認められる．近年使用可能となったコルチゾール合成の最終段階を担う酵素である CYP11B1 の免疫染色もコルチゾール合成細胞を同定する意味では有用である．

鑑別診断

▶ 副腎皮質癌（adrenocortical carcinoma）

- 腫瘍径や個々の腫瘍細胞でステロイドホルモン合成に必要な酵素がばらばらに発生しているという disorganized steroidogenesis の所見などをより疑い，最終的には組織標本における Weiss の指標による評価で診断する．

▶ アルドステロン産生腺腫（aldosterone-producing adenoma：APA）

- 内分泌所見の違いにより診断可能と思われるが，① Cushing's adenoma と比較

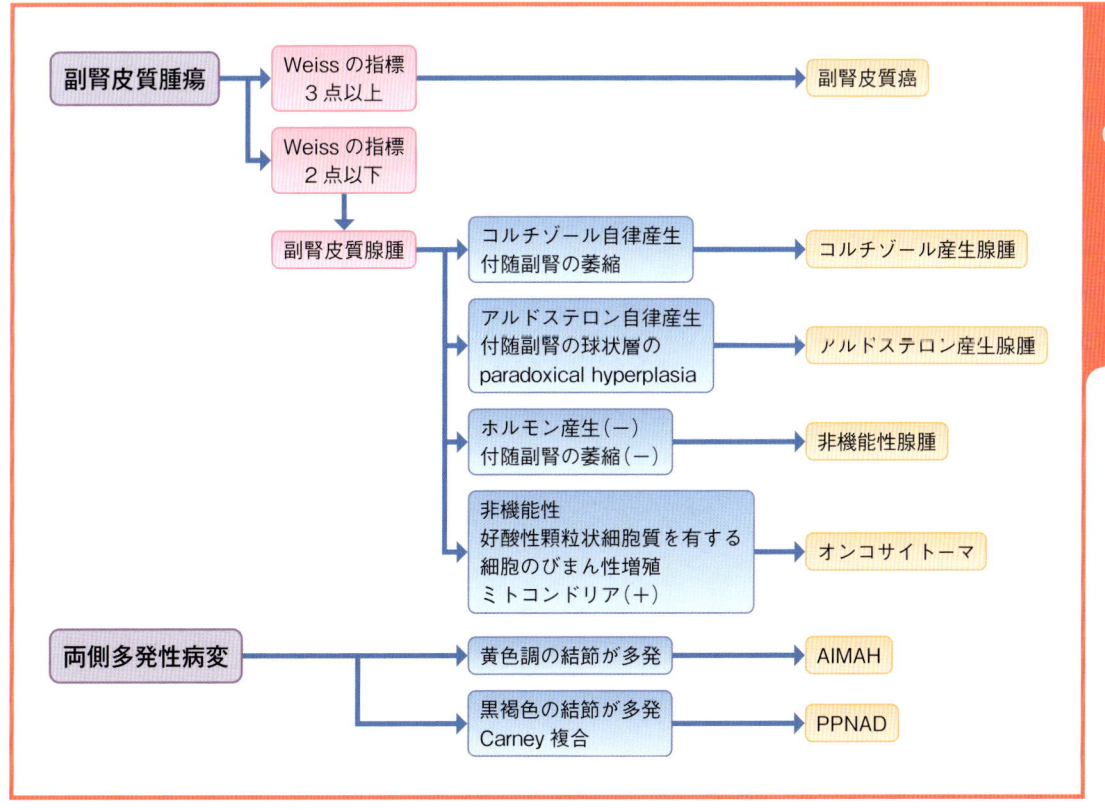

して腫瘍径が小さいことが多い，②肉眼的に golden yellow（山吹色）を呈し，茶褐色の部分を呈することが少ない，③ APA ではスピロノラクトン体がみられる，④免疫組織化学的にアルドステロン合成酵素である CYP11B2 が陽性を示す，⑤付随副腎では球状層の過形成性変化がみられる，などの違いがあり，参考とする．

▶ 非機能性腺腫（non-functioning adenoma）

- Cushing's adenoma と違い，非機能性腺腫では付随副腎の萎縮はみられない．
- サブクリニカル Cushing 症候群との鑑別には上述の付随副腎の DHEA-ST の免疫染色が一助となる．

▶ AIMAH, PPNAD

- Cushing's adenoma と同様に ACTH 非依存性 Cushing 症候群を呈する病変である．
- AIMAH や PPNAD は両側多発性に結節が形成される．
- AIMAH では大小多数の黄色結節が形成される．組織学的には，淡明細胞の結節状の増生巣の内部に緻密細胞が島状に観察される．
- PPNAD では黒褐色～黄褐色の小結節が副腎皮質に散在する．大型の緻密細胞が結節状に増生し，リポフスチンの沈着がみられることが多い．Carney 複合（粘液腫，皮膚色素斑，内分泌機能亢進症の合併）の一症状として出現することがある．

▶ オンコサイトーマ（oncocytoma）

- 通常非機能性であるが，性ステロイド産生を伴う場合もある．
- 好酸性顆粒状の細胞質を有する細胞がびまん性に増生しており，Cushing's adenoma よりは副腎皮質癌との鑑別が問題になることが多い．

治療，予後

- 基本的に切除により根治が期待できる．
- 切除後は視床下部 - 下垂体 - 副腎系の回復までステロイド補充が必須である．

（北脇優子）

鑑別が問題になる特殊亜型の腫瘍

副腎皮質癌粘液亜型,粘液型副腎皮質癌

疾患の概要

- WHO 分類 2017 の "Tumours of Endocrine Organs" にて副腎皮質癌（adreno-cortical carcinoma：ACC）の特殊型（分類亜型）として記載された.
- 通常の ACC と比較して，種々の程度に粘液腫状成分を有する組織分類亜型である.
- 全 ACC 症例の約 10% を占める.

染色体・遺伝子異常

- 本亜型では通常型 ACC とは異なり，*EGFR* 変異はみられない.

臨床所見

■ 好発年齢，性
- 平均 53 歳（43〜72 歳）．小児 ACC 症例でも本亜型はみられることがある.
- やや女性に多い.

■ 内分泌所見
- 内分泌学的には約 70% が機能性，約 30% が非機能性とされる.
- 機能性のうち，コルチゾール過剰産生が約 9 割，アンドロゲン過剰産生が約 3 割にみられ，同時産生症例も少なくない.

病理所見　図1

■ 肉眼所見
- 腫瘍径は平均 12.5cm（4〜30cm）．重量は平均 850g（20〜3,200g）と大きいものが多い.

■ 組織学的所見
- 形態像は小型類円形の核を有する比較的異型の軽度な腫瘍細胞が束状や小嚢胞状に増殖するパターンや，大型の好酸性の細胞質を有する異型の高度な腫瘍細胞が部分的に結節状や特定の構造パターンを呈さず，びまん性に増殖するパターンなどがある.

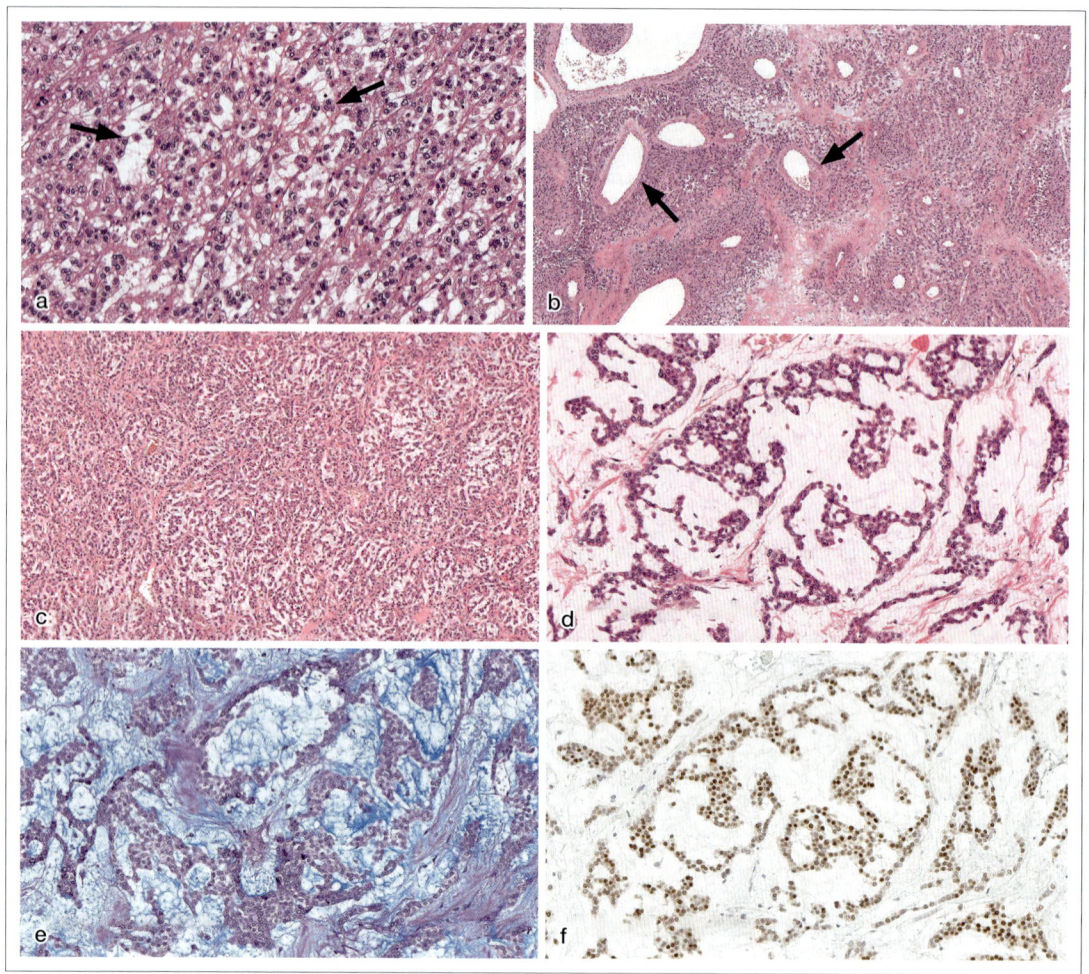

図1 粘液型副腎皮質癌
a：偽腺管を形成している腫瘍細胞が認められる（➡）.
b：乳頭状の構造（➡）が認められる.
c：好酸性の腫瘍細胞が増殖しており，一部で結合性が低下している.
d：腫瘍細胞は索状で，豊富な間質がみられる.
e：alcian-blue PAS 免疫染色. alcian-blue 陽性の豊富な間質が認められる.
f：SF-1 免疫染色. ほとんどの腫瘍細胞の核に陽性を示し，この腫瘍が副腎皮質由来であることを示唆している.

- その他にも特徴的な増殖形態として，偽腺管状（pseudoglandular）や乳頭状（papillary）に増殖することもある **図1a, b**.
- 病理組織診断上，注意すべき点として，Weiss の指標では過小診断されることが多いので，注意が必要である（特に核異型，類洞侵襲，びまん性の増殖様式などの所見が解釈しにくいため）.

■ 免疫組織化学

- 最も特徴的な所見として，alcian-blue 陽性を示す粘液腫状変化を伴う成分 **図1e** が種々の程度に混在する（腫瘍全体の約 5〜90% と多岐にわたり，heterogeneity に富む）.

- 鑑別診断としては以下に示す粘液腫状変化を伴う間葉系/上皮系腫瘍との鑑別や粘液変性を伴う副腎皮質腫瘍との鑑別を行うことが肝要であるが，時に診断が困難な例も経験される．
- また，本疾患は内分泌学的に機能性腫瘍が多いため，鑑別診断においては臨床情報が重要である．

▶通常型副腎皮質癌 (conventional ACC)

- 本亜型は ACC の中でも予後不良な亜型であるため，通常型 ACC との鑑別は非常に重要である．
- alcian-blue 陽性の粘液腫状変化を伴う構成要素が小範囲でも認められる場合には病理報告書への記載が必要である．
- 偽腺管状構造や乳頭状構造など，通常型 ACC ではあまりみられない増殖様式を示す腫瘍の場合は本亜型を考慮する必要がある．

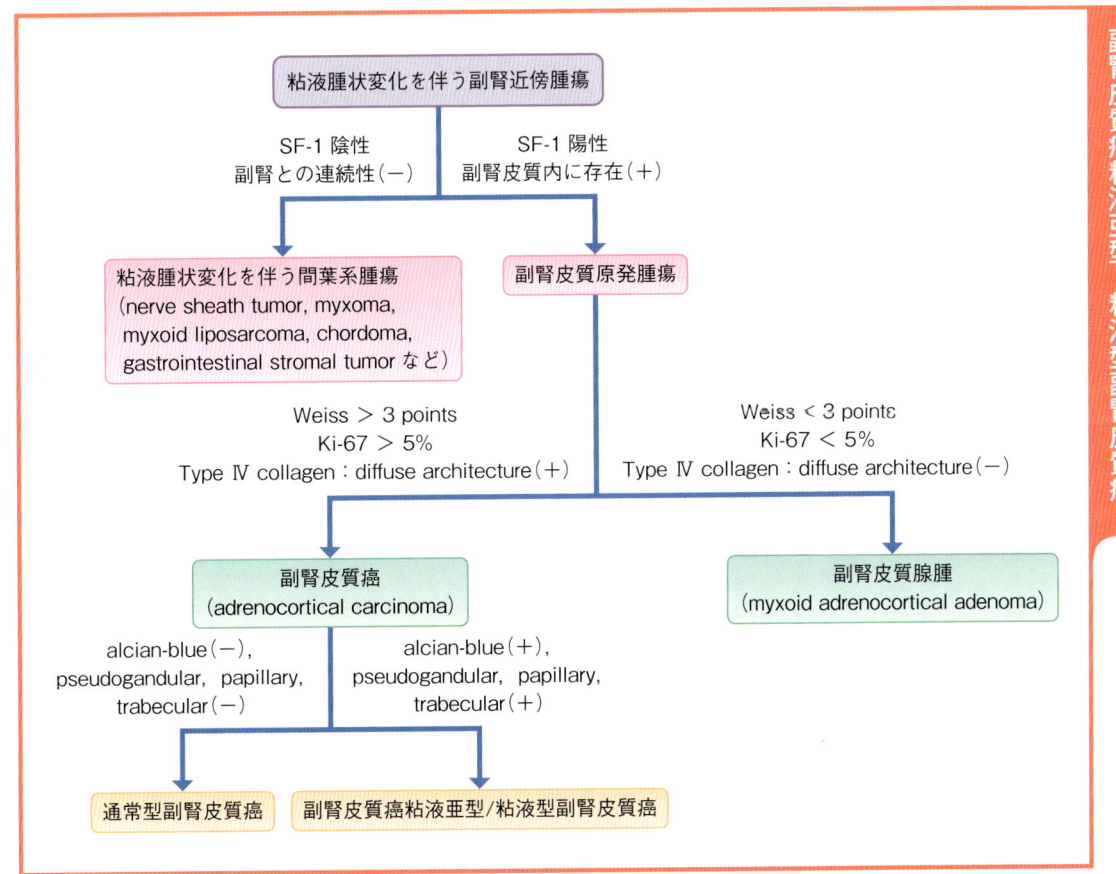

副腎皮質癌粘液亜型，粘液型副腎皮質癌

▶adrenocortical adenoma with myxoid change
(myxoid adrenocortical adenoma)

- 粘液腫状変化を伴う副腎皮質腺腫の症例も少数ながら報告されている.
- これらの良悪性の鑑別は非常に重要であるが, Weiss の指標では過小診断になることもあるため, 形態学的所見のみならず, Ki-67 標識率（皮質腺腫では通常 5% 未満）, Type Ⅳ collagen（粘液型 ACC ではびまん性の増殖様式がみられることもある）などの免疫染色が鑑別に有用である.

▶神経鞘腫（nerve sheath tumor）

- 後腹膜や傍副腎領域から発生する神経鞘腫にも粘液変性がしばしば観察され, 腫瘍径が大きいこともあるので鑑別を要する.
- これらの腫瘍では基本的に神経系マーカー（S-100 蛋白）が陽性となる.

▶粘液腫状変化を伴う間葉系腫瘍

- 粘液腫（myxoma）, 粘液性脂肪肉腫（myxoid liposarcoma）, 脊索腫（chordoma）, 消化管間質腫瘍（gastrointestinal stromal tumor：GIST）などとの鑑別が重要である.
- 発生部位（副腎との連続性があるか）や免疫染色の結果と併せて, 総合的に判断する.
- いずれの腫瘍も SF-1 は陰性である.

予後

- 通常の ACC と比較して不良である.

（山崎有人, 中村保宏, 笹野公伸）

鑑別が問題になる特殊亜型の腫瘍
オンコサイトーマ

疾患の概要

- 同義語として，adrenal oncocytoma, oncocytic adrenal cortical adenoma, oncocytic adrenocortical neoplasms（OANs），incindentaloma などがある.
- 比較的まれな非機能性副腎皮質腫瘍である.
- 形態学的に，唾液腺，腎臓，甲状腺などに発症するオンコサイトーマと同様の組織像である.

臨床所見

■ 好発年齢，性
- 発症の平均年齢は 46 歳で，男女比は 1：1.8 とやや女性に多い.
■ 臨床症状
- 通常無症候性の副腎腫瘍であり，放射線画像診断で偶発的に発見されることが多い.
■ 画像診断
- 超音波検査では，不均一な内部エコーを示し，低エコー部は腫瘍内部の壊死を反映する.
- 単純 CT 像では，通常内部は不均一な density を示す. 造影 CT 像では，内部は不均一な造影剤増強効果を示すことが多い.
- MRI 像では，T1 および T2 強調画像にて内部は均一かつ中間的信号を示す. ガドリニウム造影像では，内部は均一な造影剤増強効果を示す.
- FDG-PET にて SUV-max が高値を示すことがあり，副腎皮質癌や他臓器発生癌の副腎転移と誤診されることがある.

病理所見

■ 肉眼所見
- 腫瘍径の平均は 8.5cm で，平均重量は 217.5g との報告がある.
- 肉眼的には，「マホガニー色」とされる特徴的な割面を呈する.
■ 組織学的所見
- ほぼ全体（＞ 90%）が類円形核と好酸性顆粒状の細胞質を有する多稜形の腫瘍

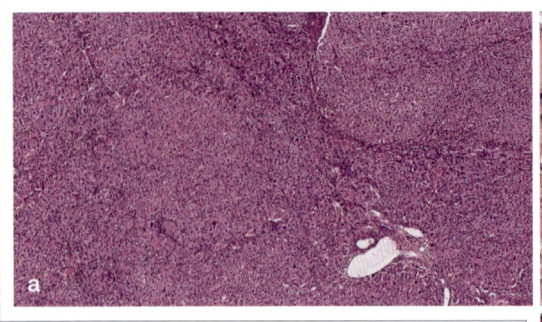
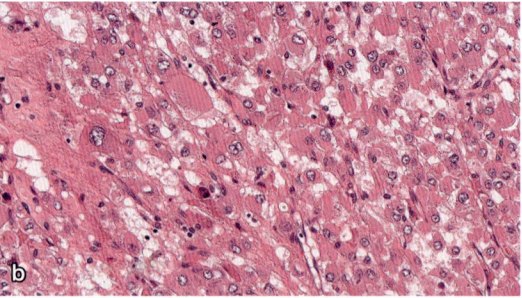
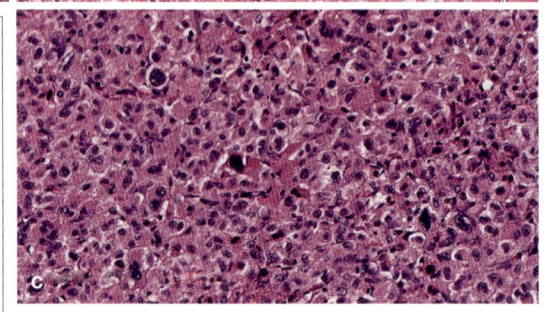

図1 オンコサイトーマ
a：ほぼ全体が好酸性の細胞で構成される.
b：比較的豊富な好酸性の細胞質を有する腫瘍細胞が認められる.
c：しばしば強い核異型，多核ないしは巨核の細胞を認める.

細胞（oncocyte）で構成されている 図1a .

- 腫瘍細胞のびまん性ないしシート状増殖を示すことが多い.
- 部分的な異型の増強，多核ないし巨核を有する腫瘍細胞の混在もみられるため，Weiss の指標による評価では，誤って副腎皮質癌と診断される可能性があるため注意が必要である 図1b, c .
- リンパ球浸潤を認めることがある.
- 電子顕微鏡による観察では，豊富なミトコンドリアが認められる.

■免疫組織化学

- synaptophysin，α-inhibin，Melan-A，SF-1 に陽性である.
- 多くの症例で，calretinin に陽性である.
- HMB-45，S-100 蛋白，EMA は陰性である.chromogranin A や cytokeratin もほとんどの症例で陰性である
- 抗ミトコンドリア抗体染色（MES-13）でびまん性に顆粒状の強陽性を示す 図2 .
- 各種副腎皮質ステロイド合成酵素の発現は，部分的にみられる程度である 図3 .

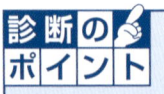

- 好酸性顆粒状の腫瘍細胞から構成されている副腎腫瘍の場合，オンコサイトーマを鑑別に挙げる.
- 腫瘍細胞での異型やシート状増殖パターンなどから，Weiss の指標を用いた場合オンコサイトーマを副腎皮質癌と誤って診断しないように注意する必要がある.
- オンコサイトーマの診断では，組織学的所見のみではなく，臨床情報（経過や生化学データなどを含む），画像所見，肉眼所見，免疫組織化学的検索などを総合して判断する.

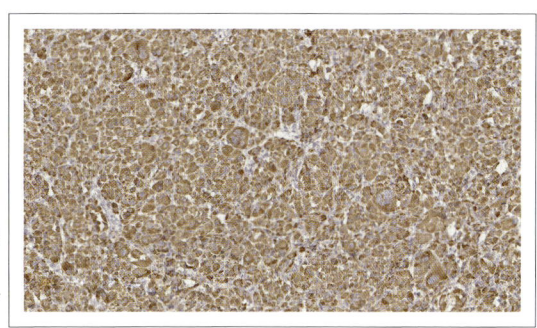

図2 オンコサイトーマの免疫組織化学的特徴
抗ミトコンドリア抗体によるびまん性の顆粒状陽性像を認める.

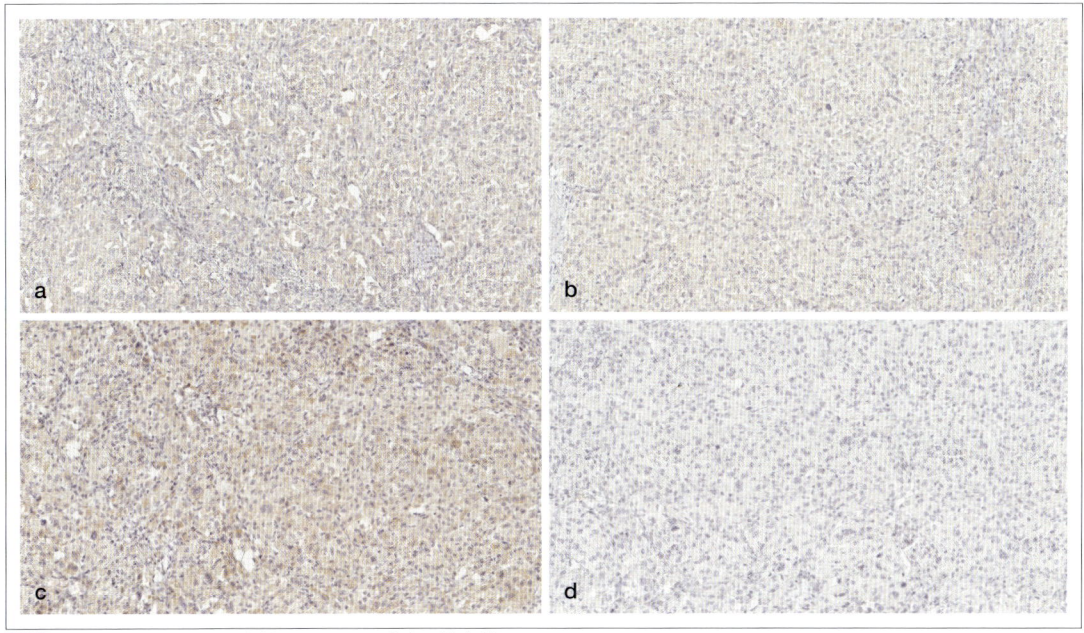

図3 オンコサイトーマの各種ステロイド酵素の染色性
HSD3B（a），CYP17A1（b），CYP11B1（c），CYP11B2（d）染色では陰性ないし部分的陽性像を示す程度であり，腫瘍全体としてのステロイド産生能は乏しいと考えられる.

鑑別診断

- 臨床経過や症状，血中で上昇している副腎ステロイドホルモン濃度の値や種類，画像所見などを含め総合的に判断することが重要である.

▶通常型副腎皮質腫瘍（conventional adrenocortical tumor）

- 肉眼的には，色調が黄色かマホガニー色かが重要である.
- 組織学的には，腫瘍のほぼ全体（＞90%）がoncocyteで構成されているか否かが鑑別のポイントである.
- オンコサイトーマでは，MES-13でびまん性に顆粒状の強陽性を示すのに対し，本症では弱陽性を示す.
- 前述のごとく，オンコサイトーマでは腫瘍内に異型の目立つ細胞が混在することやシート状増殖を示すため，副腎皮質癌との鑑別も重要である．近年，オンコサ

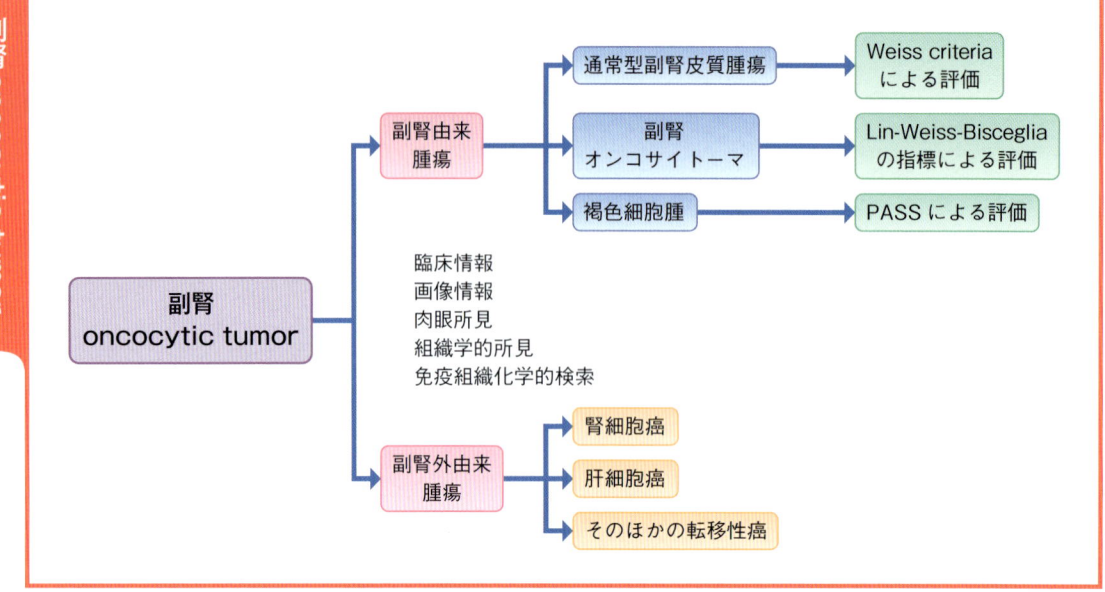

イトーマの良悪性に関しては種々の鑑別診断が報告されているので，それらを参考に診断を進めるべきである．

▶褐色細胞腫 (pheochromocytoma)

- 免疫組織化学的には，α-inhibin, SF-1 は陰性であるのに対し，chromogranin A は陽性である．

▶腎細胞癌 (renal cell carcinoma)

- 免疫組織化学的には，CD10 陽性，α-inhibin, SF-1, synaptophysin 陰性である．

▶肝細胞癌 (hepatocellular carcinoma)

- 免疫組織化学的には，Hep-Par1 陽性，α-inhibin, SF-1 陰性である．

▶そのほかの転移性癌

- 原発や組織型を考慮した複数のマーカーを含む免疫組織化学的検討が必要である．その際に，α-inhibin, SF-1 や cytokeratin を検討項目に入れることが重要である．

治療，予後

- 良性腫瘍と考えられてきたが，症例によっては悪性の経過を示すこともある．
- 近年，副腎皮質オンコサイトーマの良悪性の組織学的指標として，Lin-Weiss-Bisceglia の指標が提唱され，副腎オンコサイトーマの組織学的な良悪性鑑別が

表1 Lin-Weiss-Bisceglia の指標

主基準	核分裂像 > 5〜50/HPF
	異常核分裂像
	静脈浸潤
副基準	腫瘍径 > 10cm and/or 重量 > 200g
	微細な壊死
	被膜浸潤
	類洞侵襲

悪性：主基準のいくつかが存在する
境界悪性：副基準のいくつかが存在する
良性：すべての基準に当てはまらない

試みられている **表1** .

（中村保宏）

悪性腫瘍

副腎皮質癌

疾患の概要

- 副腎皮質実質細胞由来の悪性腫瘍である.
- 発生頻度は年間人口 100 万人当たり 0.5～2 人程度と比較的まれであるが, 近年健康診断などの画像診断でみつけられる副腎偶発腫の増加に伴いその頻度は増加している. *TP53*, *R337H* の遺伝子変異が胚細胞で比較的多くみられるブラジル南部などでは, 小児を中心に比較的高頻度で認められる.
- いくつかの遺伝子異常を伴う症候群以外には副腎皮質癌発症の外的・内的危険因子は報告されていない. 一方, 喫煙との関係を示唆している研究報告はある.

■ 遺伝性症候群の一環として発症する副腎皮質癌

- 遺伝子異常を背景に発症する副腎皮質癌を伴う遺伝性症候群を **表1** に示す. 多くは小児に発症する副腎皮質癌として認められる.
- サンパウロを中心とする南ブラジルで *TP53* の胚細胞遺伝子異常が比較的多く認められる小児で副腎皮質癌が多発する. さらに *TP53* の遺伝子異常を伴う Li-Fraumeni 症候群（Li-Fraumeni syndrome：LFS）の小児では 50～80% で副腎皮質癌が発生する.
- きわめてまれな遺伝性症候群である Beckwith-Wiedemann 症候群（Beckwith-Wiedemann syndrome：BWS）の患者に発生してくる副腎皮質癌は, 好酸性の緻密な細胞質を有し bizarre とも呼ばれる非常に大きな異形核がみられる **図1**.
- このように副腎皮質癌はきわめて多様な遺伝子異常を背景に発症してくる症例があるため, 小児副腎皮質癌患者ではこれらの遺伝性症候群の可能性を考慮する.

表1 副腎皮質癌を伴う遺伝性症候群

症候群	責任遺伝子	副腎皮質癌の発症頻度
Li-Fraumeni 症候群（LFS）	TP53	3～5%（成人） 50～80%（小児）
I 型 multiple endocrine neoplasia	MENIN	1～2%（小児）
Lynch 症候群	MSH2, MSH6, MLH1, PMS2	3%（成人）
Beckwith-Wiedemann 症候群（BWS）	IGF2, H19, 11p15 locus	1% 以下（小児）
familial adenomatous polyposis（FAP）	APC	1% 以下
neurofibromatosis type 1（NF1）	NF1	1% 以下
Carney 症候群	PRKAR1A	1% 以下

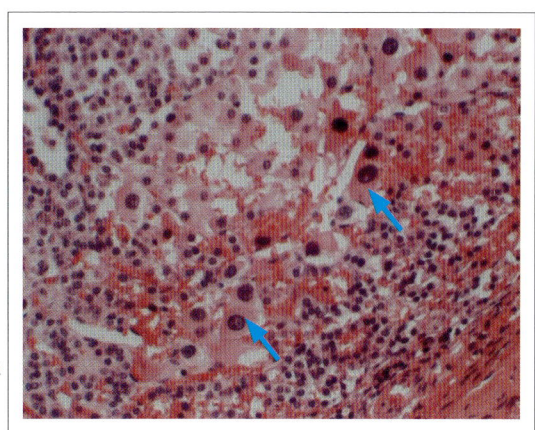

図1 Beckwith-Wiedemann 症候群に伴う副腎皮質癌
腫大化した異型核が認められる(➡).

染色体・遺伝子異常

- 種々の染色体異常が報告されているが，統一的な遺伝子異常はない．
- mRNA の網羅的解析では副腎皮質腺腫と比較して IGF2 発現亢進の頻度が高い．
- epigenetic な遺伝子異常も microRNA，DNA メチル化などで報告されており，そのうちのいくつかは臨床予後などとの関連が示唆されている．
- 以上をまとめると，
  1. 副腎皮質腺腫と比較して IGF2 の過剰発現が認められる．
  2. 小児癌ではブラジル南部でいわゆる founding mutations としての胚細胞遺伝子例以外にも，*TP53* の体細胞遺伝子変異が多くみられる．体細胞遺伝子変異が認められる症例の臨床予後は不良である．
  3. WNT 細胞内情報伝達経路の種々の異常が認められているが，副腎皮質癌に特異的な異常はない．

臨床所見

■好発年齢，性
- 50～60 歳代に 1 つの発生ピークがあるが，10～20 歳代にも比較的大きな発生ピークがある．
- 比較的女性に多く発症する傾向がある．

■臨床症状
- 従来は大きな後腹膜腫瘍か副腎皮質ホルモン産生異常症などの臨床的に明らかな内分泌異常で発見されていた．
- 近年では何らかの副腎皮質ホルモン機能異常で発見される症例は 1/3 強，後腹膜の大きな腫瘍による疼痛，腹部膨満感などによる症例が 1/3 弱であり，残りが人間ドックなどの検診で認められる，いわゆる副腎偶発腫として発見されている．この偶発腫として認められる副腎皮質癌の割合は増加中である．
- 内分泌学的に何らの症状も呈さない，いわゆる非機能性の副腎皮質癌症例では最大径 10cm を超えるかなり大きな後腹膜腫瘍として発見される症例の割合が依然

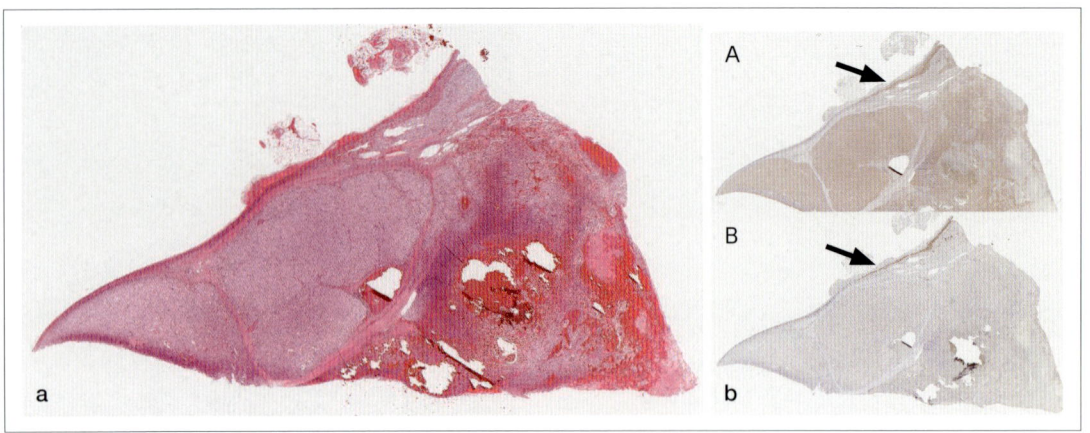

図2 副腎皮質癌のルーペ像

a：出血が認められ，複数の集塊/結節よりなる．

b：a の P450scc（cholesterol side chain cleavage）（A）と HSD3B（3beta-hydroxysteroid dehydrogenase）（B）の免疫組織化学．副腎皮質癌周囲に認められる非腫瘍性副腎皮質では P450scc と HSD3B 双方が発現しているのが認められる（➡）P450scc は比較的びまん性に癌細胞で発現しているが HSD3B はほとんど発現していない．このように腫瘍細胞群で副腎皮質ホルモン合成酵素が一連で発現していないことで血中には多くの前駆体ステロイドホルモンが分泌され，副腎皮質癌のステロイド合成代謝にある程度特異的であることから，この所見は "disorganized steroidogenesis" とも呼ばれている．

としてかなり高い．

■内分泌所見

- Cushing 症候群を呈する症例が多く，腺腫と比較すると以下のような臨床内分泌学的特徴が認められる．

- 急速に進行するホルモン症状が認められる症例では副腎皮質癌の可能性が高い．

- 副腎皮質癌組織にある程度特異的な "disorganized steroidogenesis" **図2** に起因する，生物学的活性が低い前駆体ステロイドホルモンが血中で増加する．特に DHEA-S の高い血中濃度や 24 時間蓄尿中の 17-KS の増加は副腎皮質癌を示唆する所見である．非機能性腫瘍と考えられる症例でも認められることが多い．

- Cushing 症候群に性ステロイド過剰による男性化あるいは女性化が認められる症例，男性ホルモンと女性ホルモン双方の産生が増加している症例では副腎皮質癌の可能性を十分念頭に置く．しかし副腎皮質癌から男性ホルモンが過剰合成・分泌される症例では，末梢組織に存在するアロマターゼにより男性ホルモンが女性ホルモンに転換され女性化が生じる場合が少なくない．pigmented adrenocortical adenoma を含む副腎皮質腺腫によっても同様の症状が起こるため，注意が必要である．

- DOC（deoxycorticosterone），18-OHB（corticosterone）などの生物学的活性の比較的弱い鉱質コルチコイド過剰を示す副腎皮質癌症例が報告されている．一方，アルドステロン単独の原発性アルドステロン症（primary aldosteronism：PA）を呈する副腎皮質癌はきわめてまれと考えられてきたが，近年 PA のみを伴う副腎皮質癌症例が次々と報告された．病理組織学的には好酸性の細胞質を有する緻密細胞が，いわゆる fibrovascular core の周囲に配列して顕著な壊死を伴う特有の病理組織学的所見を示す **図3**．PA のみを伴う副腎皮質癌症例の臨床予後はきわめて不良である．

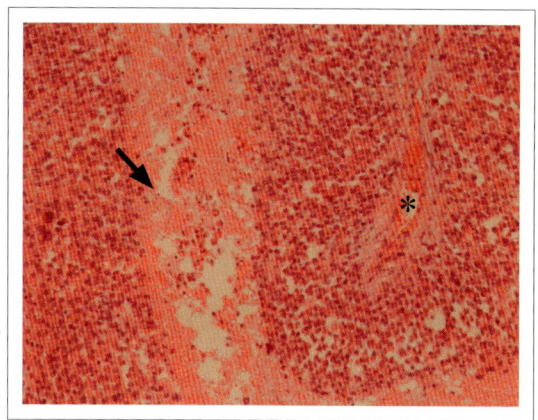

図3 原発性アルドステロン症のみを副腎皮質ホルモン異常症として呈した副腎皮質癌

腫瘍細胞は好酸性の緻密な細胞質を有しており，いわゆる fibrovascular core（＊）の周囲に配列している．腫瘍細胞は細胞異型を示し，凝固壊死もみられる（➡）．

■ 画像診断

- CT では，直径 5cm 以上の腫瘍で発見されることが多く，内部は不均一で出血，壊死がみられることも多い 図4a ．この出血，壊死の所見は副腎皮質腺腫ではほとんど認められないので，副腎皮質癌の診断上きわめて重要である．
- MRI の T2 強調像では高信号を認める症例が多い 図4b ．
- ^{131}I アドステロールシンチグラフィで腫瘍組織に集積を認める症例が多いが，機能性副腎皮質腺腫よりは低い症例も少なくない 図4c ．
- ^{18}F-FDG-PET で強い集積を認める症例が少なくないが 図4d ，緻密細胞が多い副腎皮質腫瘍，特にオンコサイトーマではかなり高い SUV max が認められる．^{18}F-FDG-PET の所見のみではいわゆる "PET malignancy" とも呼ばれる過剰診断が生じることがあるため，CT，MRI の所見と組み合わせて画像診断を進めることが必要である．

病理所見

■ 肉眼所見

- 最大径 5cm を超える場合が多いが，偶発腫として認められる症例の中には数 cm 以下の比較的小さな腫瘍が多い．
- 被膜を有する症例が多く，周囲の組織に浸潤性の増殖を伴うある程度進行した症例も少なくないが，通常境界は鮮明である．
- 割面は黄褐色，褐色など多彩であるが，腫瘍径が大きい場合には腫瘍内で異なる色調の部分が認められる場合が少なくない．いわゆる pigmented adenoma に認められる黒色，黄金色とも呼ばれる鮮やかな黄色を割面で呈する症例は少ない．
- 副腎皮質癌の副腎皮質腺腫との違いは，大きさ以外に，腫瘍内出血，壊死の有無がある．大きな腫瘍の場合にはこのような出血，壊死が多くの領域で認められることが多い 図5a ．比較的径が小さい症例で一部に壊死，出血が認められた場合 図5b ，その近傍から標本を採取することが肝要となる．
- 副腎皮質癌では腫瘍内変異（intratumoral heterogeneity）が顕著であるため，

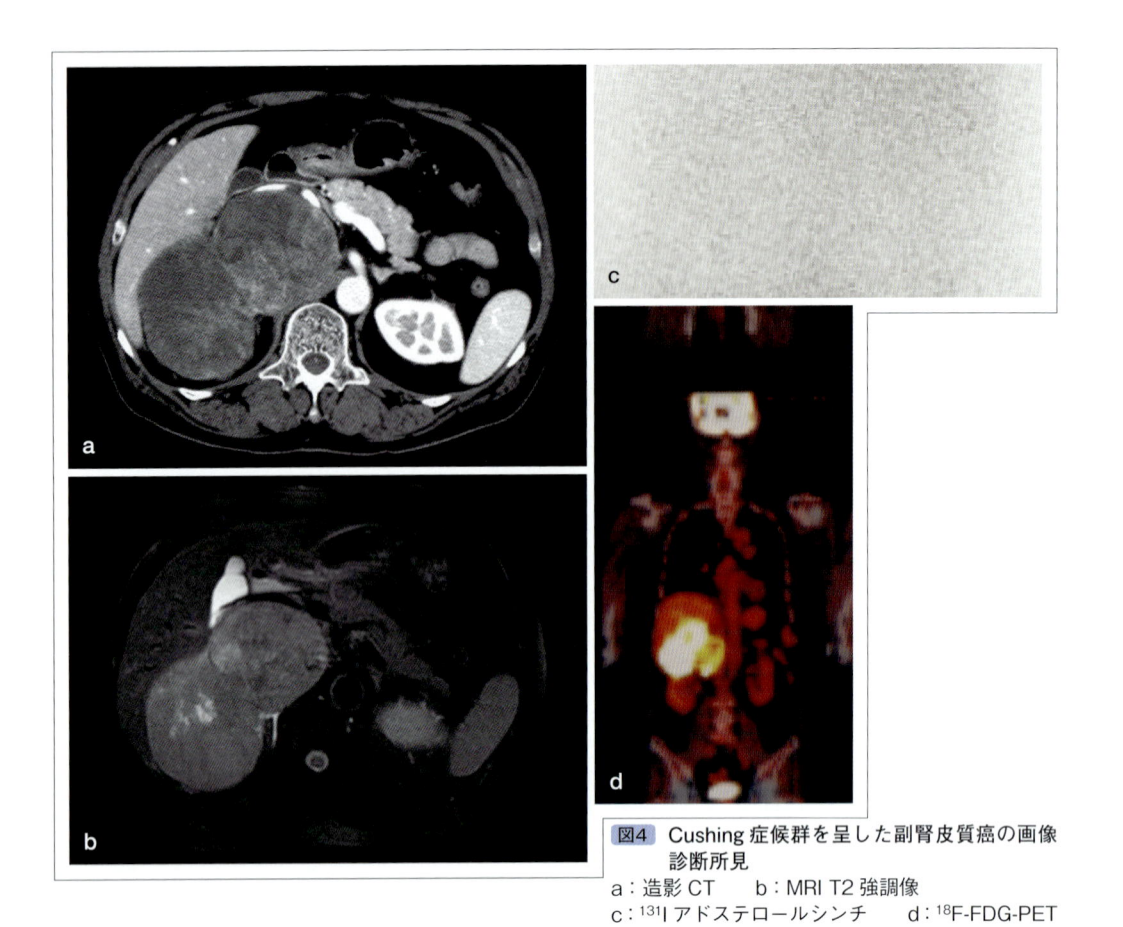

図4 Cushing 症候群を呈した副腎皮質癌の画像診断所見

a：造影 CT　　b：MRI T2 強調像

c：^{131}I アドステロールシンチ　　d：^{18}F-FDG-PET

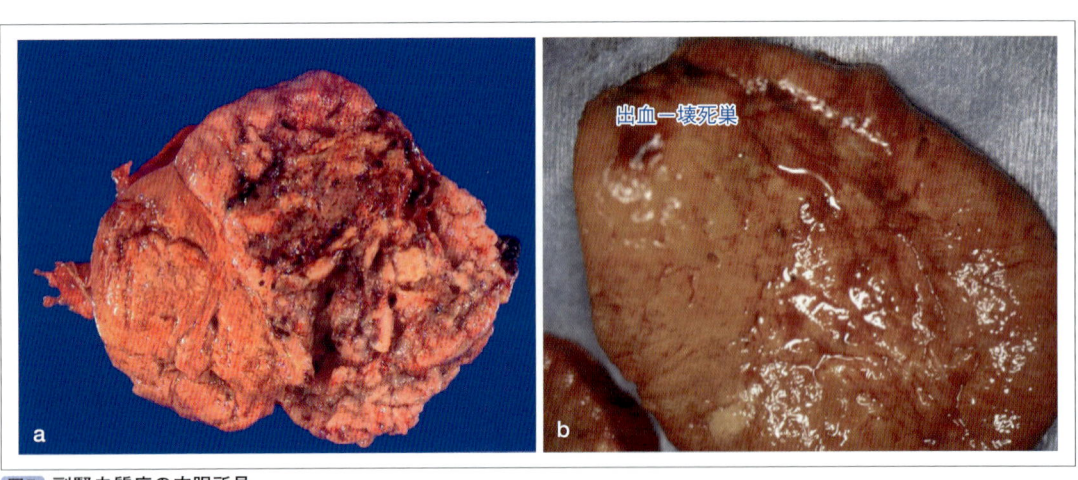

出血─壊死巣

図5 副腎皮質癌の肉眼所見

a：外科手術的に摘出された副腎皮質癌の割面．大きな腫瘍で，中心部に出血と壊死が認められる．

b：出血・壊死が認められた部位の近傍から採取された病理組織標本で，Weiss の指標を適応して副腎皮質癌の診断が得られた．

組織標本を採取する際には異なる肉眼所見を示す部位から切り出すことが肝要となる．肉眼所見には腫瘍の最大径，周囲の脂肪組織などを取り除いた重量，割面の色調などを含めることが望まれる．

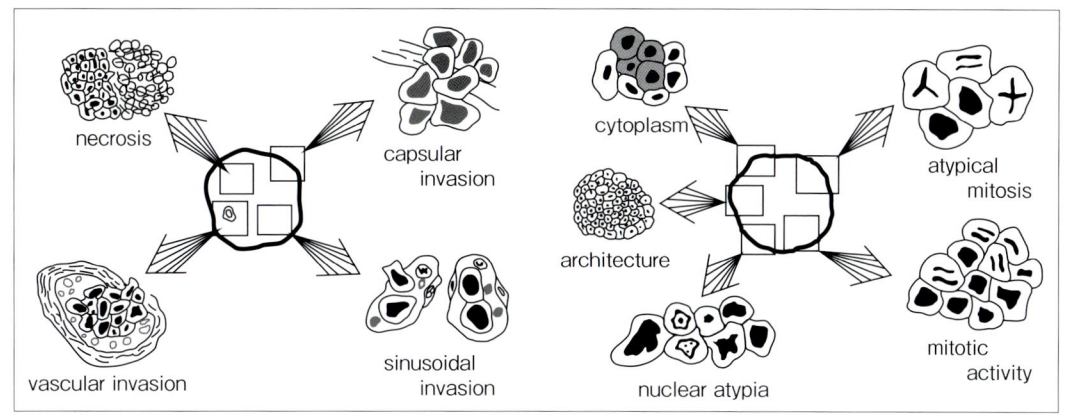

図6 Weiss の指標のまとめ

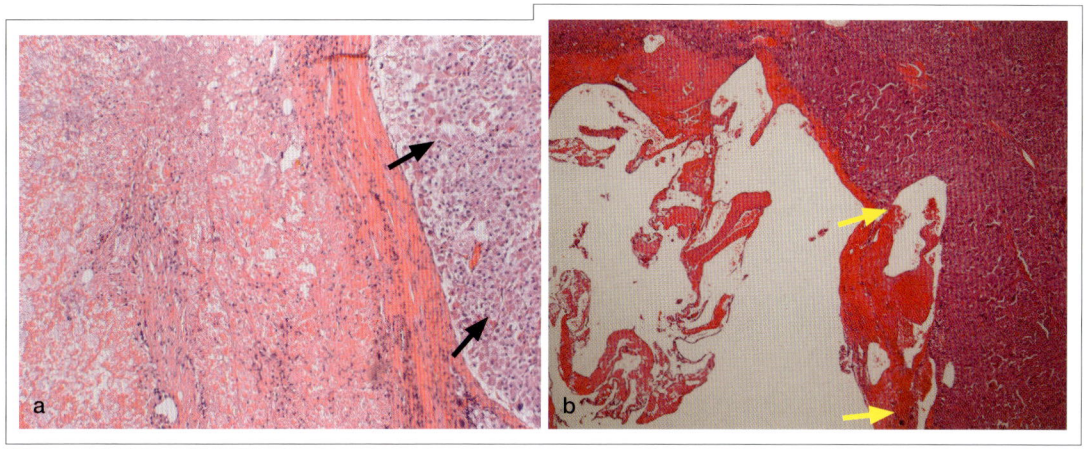

図7 副腎皮質癌の病理組織所見
a：viable な癌細胞が認められるが（➡），いわゆる ghost cells を中心とした凝固壊死が多くみられる．
b：腹腔鏡手術で摘出．凝固壊死，出血の部位に一致して熱変性した癌細胞が認められ（⇨），摘出断端陽性と判定した．

■ 組織学的所見

- 副腎皮質腫瘍の良悪性の鑑別に重要な Weiss の指標（criteria of Weiss）の個々の項目〔①核異型度（nuclear atypia），②細胞分裂像（mitotic activity），③異型細胞分裂像（atypical mitosis），④細胞質が好酸性か淡明か（cytoplasm），⑤構築が正常副腎に類似する索状か（architecture），⑥凝固壊死の有無（necrosis），⑦被膜浸潤の有無（capsular invasion），⑧ sinusoid（毛細血管）への浸潤の有無（sinusoidal invasion），⑨静脈侵襲（venous invasion）の有無〕 **図6** を病理組織学的に検討する．9 項目のうち 3 項目以上が認められれば，副腎皮質癌と診断される．

- 凝固壊死と副腎皮質癌でよく認められる硝子化を区別する **図7a** ．

- 被膜浸潤（capsular invasion）：被膜を貫通して周囲の組織に浸潤性に増殖する場合をいう **図8a** ．被膜外ぎりぎりまで腫瘍細胞が浸潤して被膜が形態的に菲薄化していても，正常副腎皮質が認められる場合は被膜浸潤とはいえない **図8b** ．

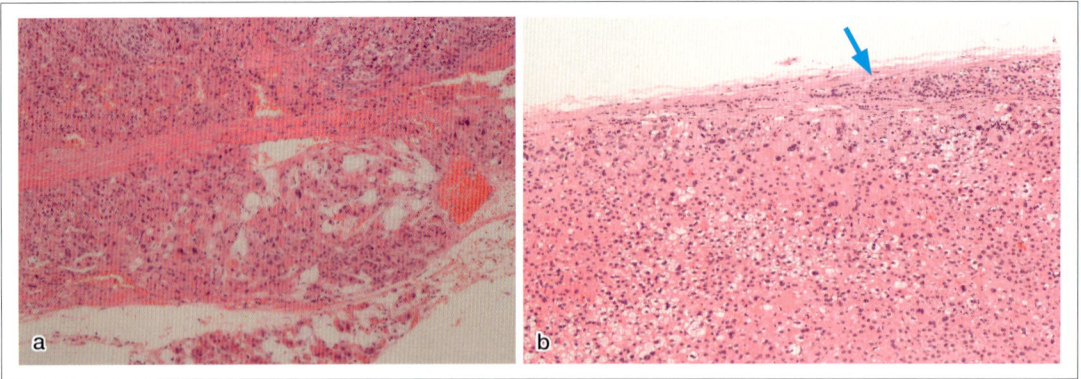

図8 副腎皮質癌の被膜浸潤
a：被膜外に好酸性の細胞質を有する癌細胞の浸潤が認められる.
b：被膜に非腫瘍性副腎皮質（➡）が認められるため被膜浸潤としない.

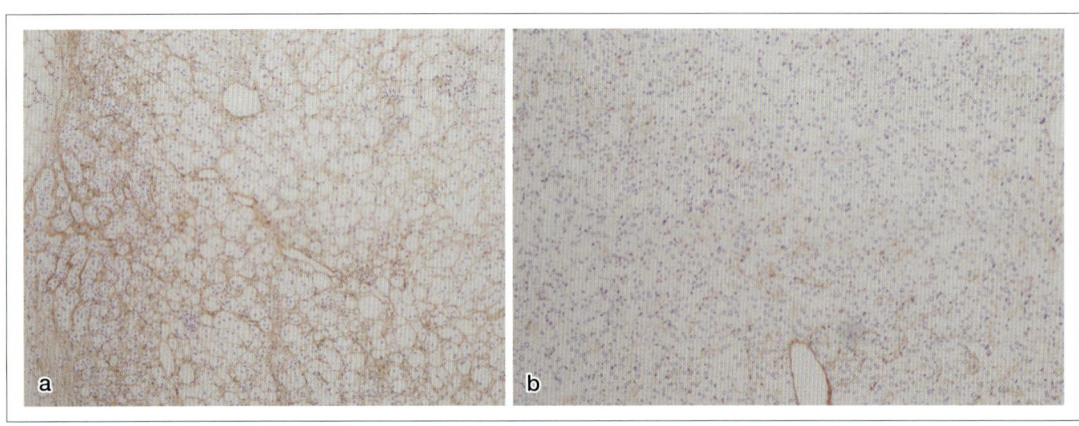

図9 type Ⅳ collagen の免疫組織化学
a：正常副腎皮質　　b：副腎皮質癌
正常副腎皮質では細胞周囲を取り囲むように type Ⅳ collagen が認められるが副腎皮質癌では全くみられない．この副腎皮質癌症例は architecture, すなわち構築異常が陽性とされる．reticulin fiber を染色する鍍銀染色でも同様の所見が得られる.

■ 免疫組織化学

- architecture：銀染色あるいはⅣ型コラーゲンの免疫組織化学によりいわゆる "nested architecture" が認められるかどうかを判断する **図9**.
- 脈管浸潤（vascular invasion）：通常の HE 染色では判断が困難な場合が多く，CD31 や D2-40 などの内皮マーカーを免疫組織化学的に検討する **図10a**．血管内皮細胞を破綻させて癌細胞が浸潤している，あるいは癌細胞が内皮細胞に付着して認められる場合は脈管浸潤陽性とする．一方，腫瘍細胞が圧迫性に内皮細胞を被ったまま膨張性に増殖する場合，すなわち内皮細胞が破綻していない場合に

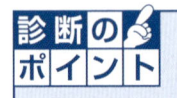

- 腫瘍の副腎皮質由来の判定には SF-1 などの免疫組織化学的検索が重要になる.
- 副腎皮質腫瘍の良悪性の鑑別には Weiss の指標が有用である.
- オンコサイトーマなどの副腎皮質腫瘍は Weiss の指標が必ずしも当てはまらない.
- 副腎皮質癌の悪性度の判定には TNM 分類，Ki-67 標識率などに加えて摘出標本の被膜損傷の有無が重要である.

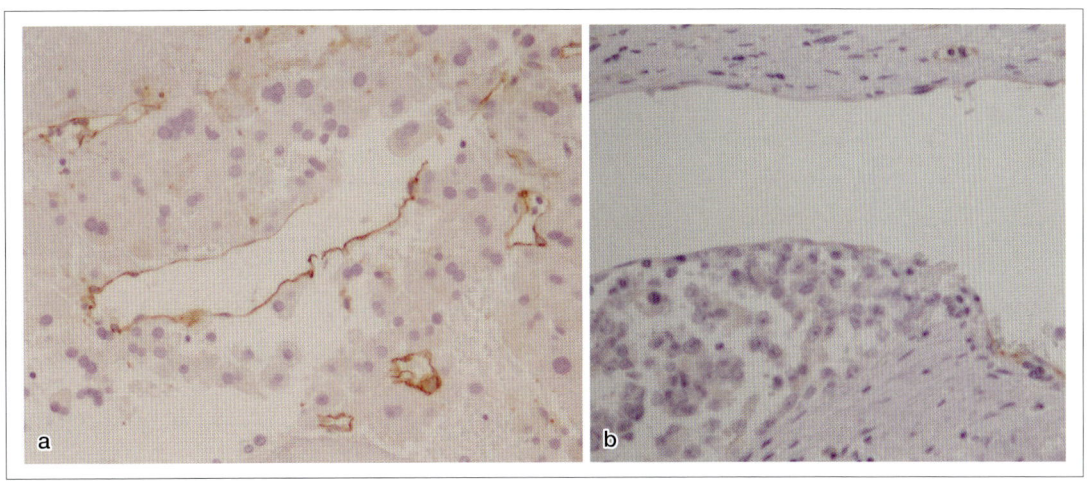

図10 副腎皮質癌における CD31 の免疫組織化学
a：腫瘍細胞は内皮細胞を破綻させて脈管内に浸潤している.
b：副腎皮質癌細胞が脈管構築の内に浸潤しているが腫瘍細胞と血管内腔の間には内皮細胞が連続性に介在しているため
　脈管浸潤とは判定しない.

は脈管浸潤はなしと判定する **図10b**．内皮の被覆が不完全である場合には脈管浸潤ありととらえるのか，viable な癌細胞が脈管内に付着を伴わないで認められる場合を脈管浸潤ありとするのかなどいまだ論議があるところである.

- 副腎皮質腫瘍で Ki-67 標識率が 5% を超えると副腎皮質癌と判断できる.

鑑別診断

▶小児副腎皮質腫瘍（pediatric adrenocortical tumor）

- 15 歳以下の小児副腎皮質腫瘍には Weiss の指標は過剰診断になる傾向がある.

▶ adrenocortical oncocytoma

- 好酸性の細胞質を有する腫瘍細胞が増殖するこの腫瘍は，ほかの臓器に発生するオンコサイトーマ同様に多くのミトコンドリアが認められるため，ミトコンドリアの免疫組織化学が確定診断には有効である **図11**．
- 多くは良性であるが悪性例もあり，Weiss の指標を用いると cytoplasm, nuclear atypia, architecture の 3 項目がほぼ全例で陽性となることから，一般的には過剰診断の傾向がある．Lin-Weiss-Bisceglia の指標と呼ばれる病理組織学的指標 **表2** が報告されてきており，benign（良性），uncertain malignant potential（良悪性不明），malignant（悪性）と分類される.

▶粘液型副腎皮質癌（myxoid variant adrenocortical carcinoma）

- 腫瘍細胞外に豊富なムチンを有する **図12**．
- Weiss の指標を用いると過小診断となる.
- cytokeratin 陽性となるなど転移性腫瘍との鑑別が問題になるが，副腎皮質腫瘍

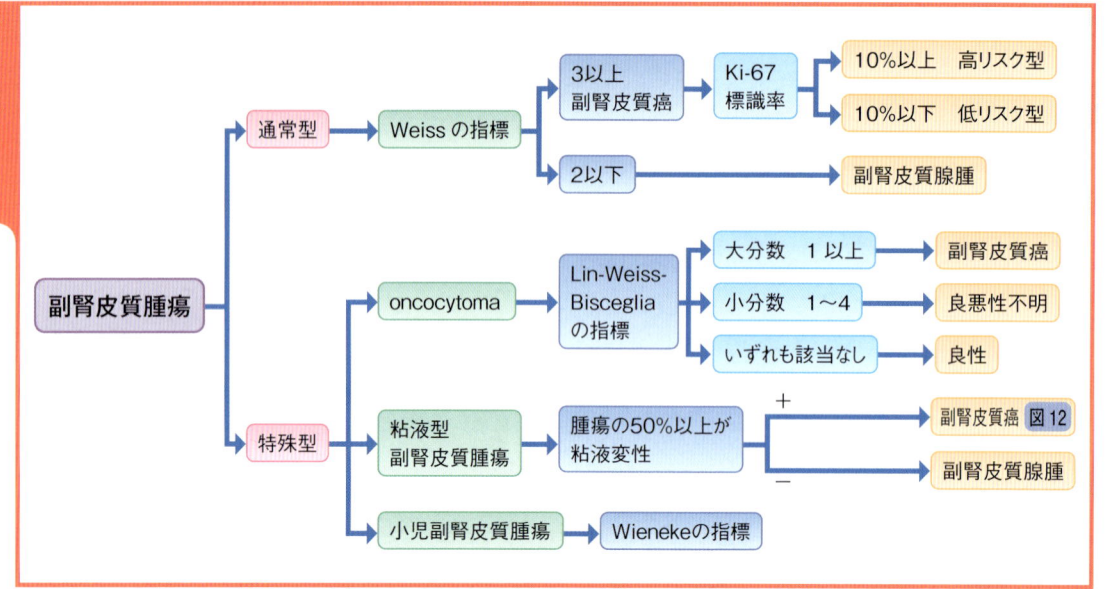

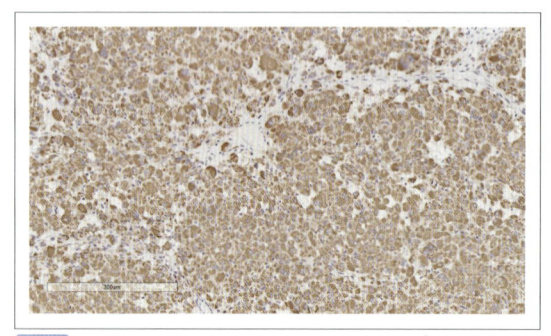

図11 adrenocortical oncocytoma におけるミトコンドリアの免疫染色

腫瘍細胞はびまん性に陽性所見を呈する.

図12 粘液型副腎皮質癌

腫瘍細胞外に豊富なムチンを認める.

表2 adrenocortical oncocytoma の良悪性の鑑別診断に用いる Lin–Weiss–Bisceglia の指標

大基準1個以上：悪性	
小基準1〜4個：良悪性不明	
どの基準も満たさない：良性	
大基準	1. 50高倍視野で5個以上の細胞分裂数が認められる 2. 異型細胞分裂が認められる 3. 静脈浸潤あり
小基準	1. 最大径10cm以上か重量200g以上 2. 凝固壊死あり 3. 毛細血管浸潤あり 4. 被膜浸潤あり

（Bisceglia M, et al. Adrenocortical oncocytic tumors：report of 10 cases and review of the literature. Int J Surg Pathol 2004；12：231-43.）

で半分以上の領域が種々の粘液染色で粘液変性を伴っていることが確認された場合には副腎皮質癌と診断できる.

治療，予後

- ENSAT（European Network for the Study of Adrenal Tumours）で規範した手術可能と手術不能な副腎皮質癌症例の治療アルゴリズムを示す **図13, 14** .
- 副腎皮質癌に特有の治療薬としてミトタン（o,p'DDD）が挙げられる. 現在では副腎皮質癌と診断がついたすべての症例で術後投与が望まれるが, 副作用も少なくない. この抗癌剤は副腎皮質癌患者で約 25～30% の奏効率を示す.
- 被膜損傷がきわめて予後不良になることから, 副腎皮質癌では開腹手術が原則的に行われる.
- 放射線照射は従来無効とも考えられていたが, 近年ではその有効性も報告されてきている.

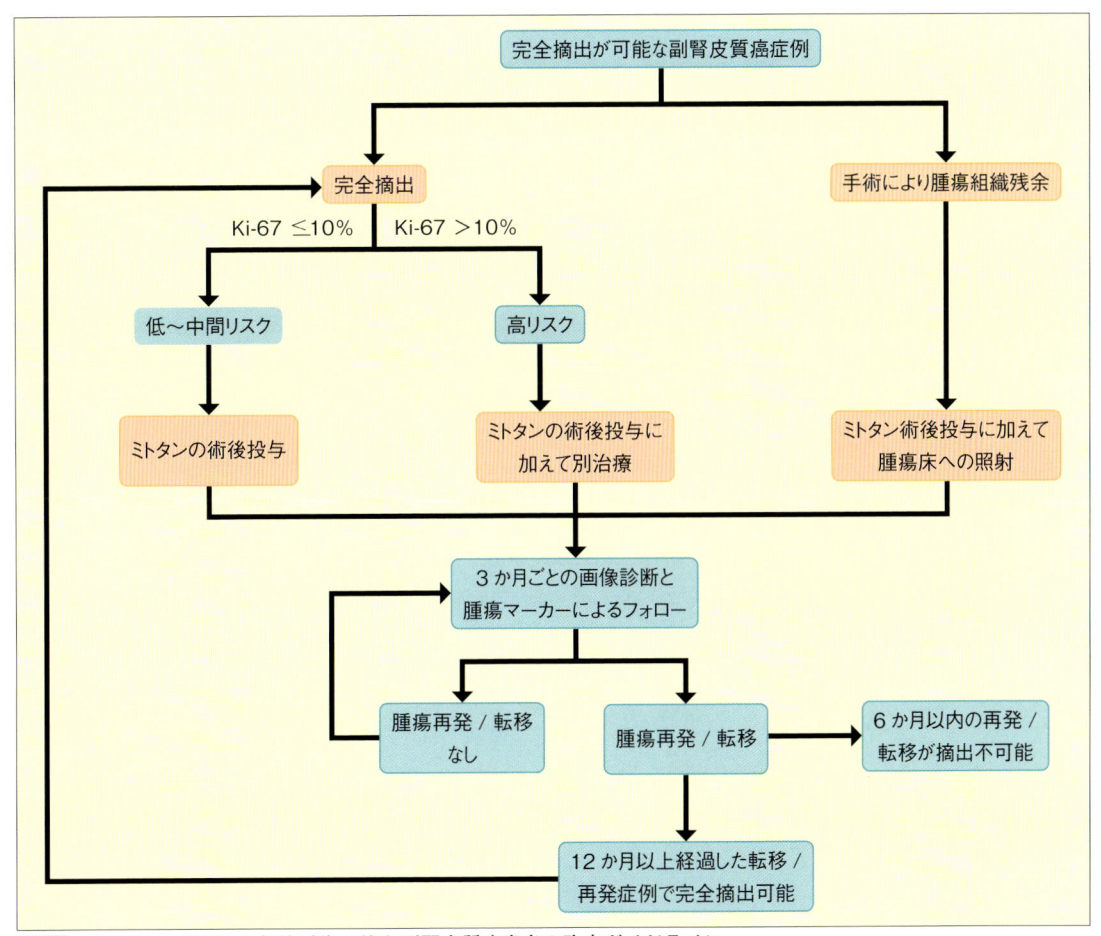

図13 ENSAT が規範した根治手術可能な副腎皮質癌患者の臨床ガイドライン

（Martin F, et al. Adrenocortical carcinoma : a clinician's update. Nature Rev Endo 2011 : 7 : 323）

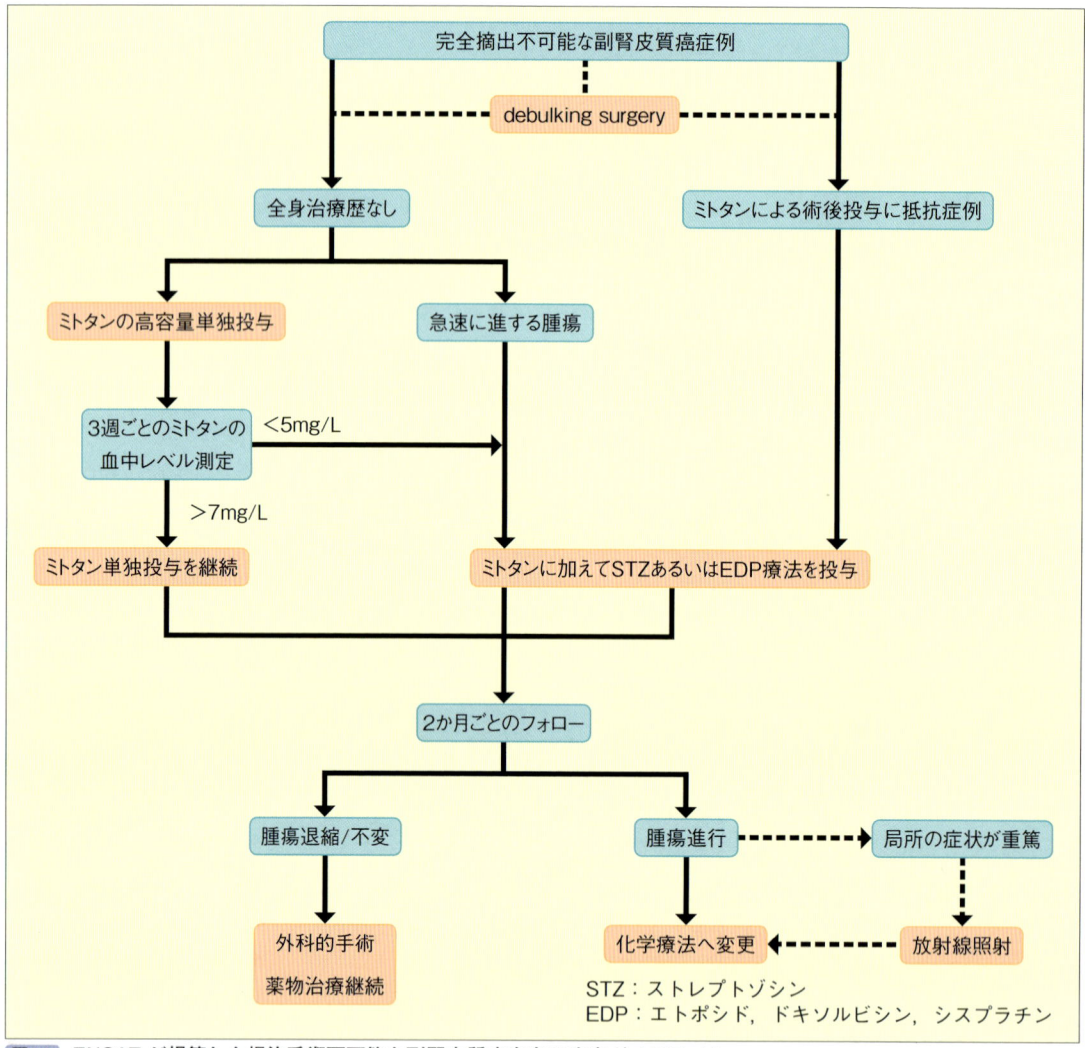

図14 ENSAT が規範した根治手術不可能な副腎皮質癌患者の臨床ガイドライン

(Martin F, et al. Adrenocortical carcinoma：a clinician's update. Nature Rev Endo 2011：7：323)

■予後因子

- TNM 分類：臨床予後は TNM 分類の Stage と関連する．
- 被膜損傷：断端病変の有無は Stage にも関わる．腹腔鏡手術で断端陽性あるいは遺残癌細胞が認められると腹膜播種をしやすい **図7b**．
- Ki-67 標識率：副腎皮質腫瘍の良悪性の鑑別に重要である．10% を超えると高リスク群となる．

（笹野公伸，山崎有人，中村保宏）

悪性腫瘍

転移性（二次性）副腎腫瘍

疾患の概要

- 副腎外に由来する悪性腫瘍が副腎へ遠隔転移，直接浸潤したものである．
- 血流が非常に豊富で，いわゆる網内系も発達している副腎への悪性腫瘍の転移は比較的多い．
- 全悪性腫瘍の剖検で 1/4 近くの症例に副腎への転移が認められる．
- 全悪性腫瘍の転移先としては肺，肝臓，骨に次いで，副腎が 4 番目に多い．
- 副腎転移性腫瘍の原発病巣としては，多い順に乳癌，肺癌，腎細胞癌，胃癌，膵臓癌，食道癌，肝癌が挙げられる．
- 副腎転移の悪性腫瘍の多くは進行期に認められ，半数以上が両側性転移である．しかし近年，肺癌などを中心に片側性の副腎転移や，副腎転移で原発病変がみつかる症例も増加してきている．

臨床所見

- 副腎転移の多くは悪性腫瘍の既往のある患者が臨床経過をフォローされている間に認められる場合が多い．
- 通常は無症状である．
- 両側副腎皮質が転移性病変で破壊されると副腎皮質不全が生じうるが，副腎皮質細胞の予備能は高く，副腎皮質不全を臨床的に伴う症例はまれである．
- 肺の神経内分泌癌などの異所性 ACTH 産生悪性腫瘍の転移ばかりでなく，ほかの悪性腫瘍の副腎転移でも周囲の副腎皮質細胞での自律性コルチゾール合成を刺激し，副腎皮質過形成を生じる症例もある．
- CT, MRI, PET/CT with fluorine-18 fluorodeoxyglucose（FDG）などの画像診断が時に有用であるが，最終診断は穿刺吸引細胞診あるいは針生検などによる．
- 従来は副腎転移があると Stage Ⅳ などの癌の進行期と位置づけられ，保存的治療が多かった．しかし近年，肺癌を中心に両側も含めて副腎への単独転移であれば積極的な副腎摘出が有意な予後の向上につながることが判明し，副腎転移の病理組織細胞診断が重要になってきている．

病理所見

■ 細胞所見

- 転移性腫瘍は原発病変の細胞学的特徴を示す.
- 組織学的所見同様に副腎皮質癌, 褐色細胞腫などとの鑑別が問題になる病変としては腎細胞癌, 肝細胞癌, 肺癌, なかでも大細胞型神経内分泌癌, 悪性黒色腫などが挙げられる.
- 塗抹細胞標本からの転写法, セルブロックなどを用いた steroid factor-1（SF-1）, tyrosine hydroxylase などのカテコラミン合成酵素の免疫細胞化学的アプローチが副腎皮質/髄質実質由来の判定に有用である 図1 .

■ 組織学的所見

- 腎細胞癌 図2 , 肝細胞癌 図3 , 肺癌, なかでも大細胞神経内分泌癌（large cell neuroendocrine carcinoma：LCNEC） 図4 , 悪性黒色腫が副腎原発の副腎皮質癌, 褐色細胞腫などとの鑑別診断で問題になる. 最終的な鑑別診断においては免疫組織化学が非常に重要である.

■ 免疫組織化学

- **副腎皮質癌の特異的マーカー**：SF-1.
- **褐色細胞腫の特異的マーカー**：tyrosine hydroxylase などのカテコラミン合成酵素.

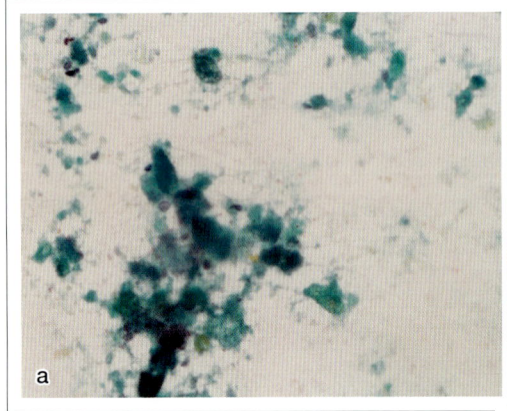
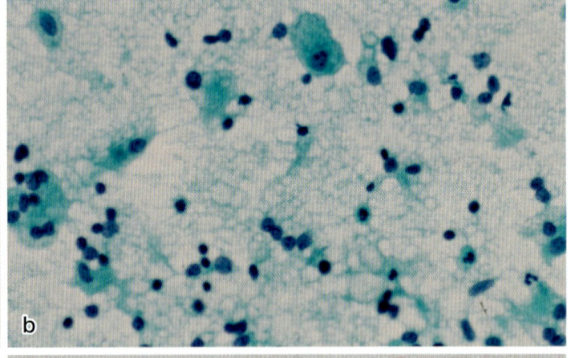
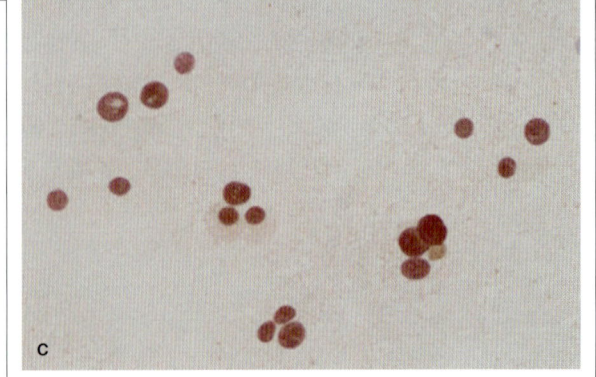

図1 後腹膜腫瘍の細胞診
副腎皮質癌（a）と淡明細胞型の腎細胞癌（b）の Papanicolaou 染色による細胞所見では, 両者の鑑別はきわめて困難である. しかし転写法を用いて SF-1 免疫染色（c）を行うと核に陽性所見が認められ, 細胞診検体でも副腎皮質癌の確定診断が可能となる.

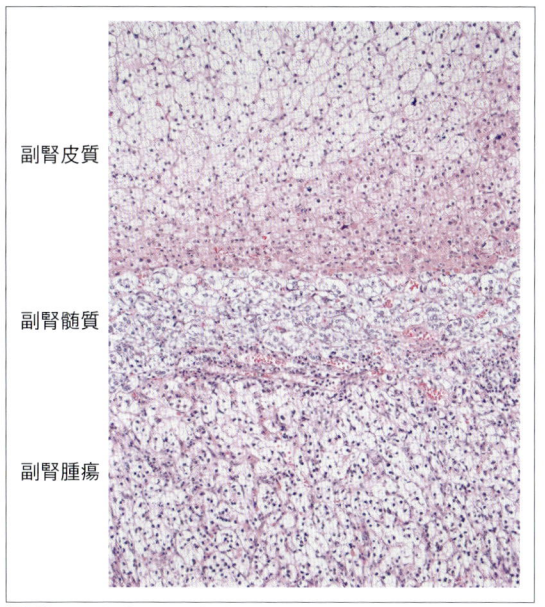

図2　腎細胞癌の副腎転移
副腎腫瘍は淡明細胞から構成され，索状構造を示す副腎皮質原発腫瘍との鑑別が困難である．本症例は SF-1 などの種々の免疫組織化学を行い淡明細胞型の腎細胞癌の副腎転移と判明した．

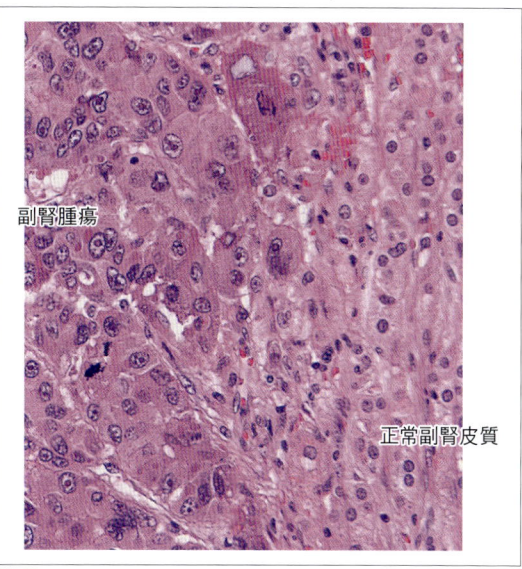

図3　肝細胞癌の副腎転移
好酸性で緻密な細胞質を有する異型細胞が認められるが，通常の病理組織標本では肝細胞癌か原発性の副腎皮質腫瘍かの鑑別は困難である．

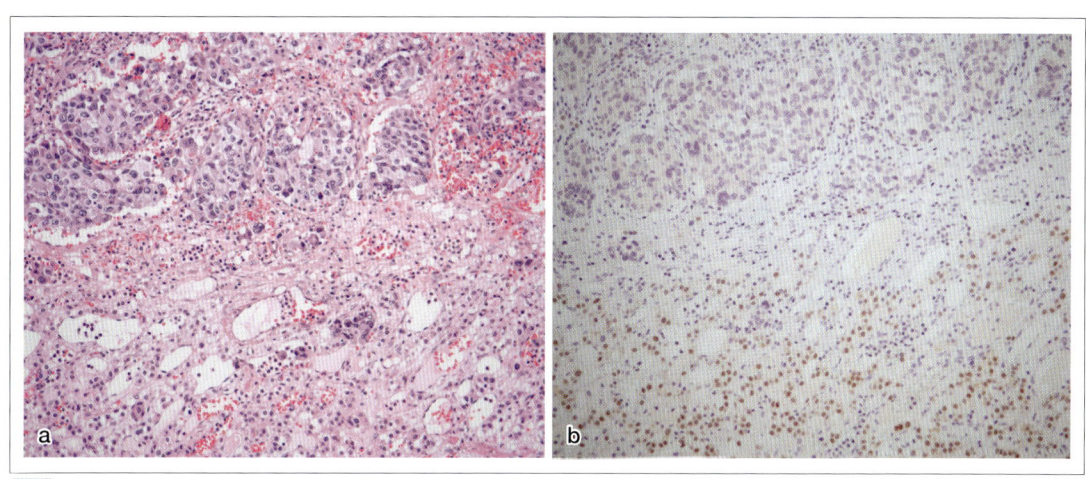

図4　肺原発の LCNEC の副腎転移
a：病理組織学的には副腎皮質癌との鑑別が困難である．
b：SF-1 免疫染色．周囲の副腎皮質細胞の核に SF-1 の明確な陽性所見が認められるが，副腎の転移性腫瘍では全く認められない．

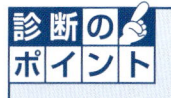　**診断のポイント**

・悪性腫瘍の副腎転移の頻度は比較的高い．肺癌などの転移病変が副腎単独である場合には確定診断を行い，積極的に副腎摘出を行う傾向にあることを病理医は認識すべきである．

・フローチャートに示すように副腎実質細胞由来か，転移あるいは二次性の腫瘍かの鑑別診断には SF-1 と chromogranin A の免疫組織化学が重要な役割を果たす．

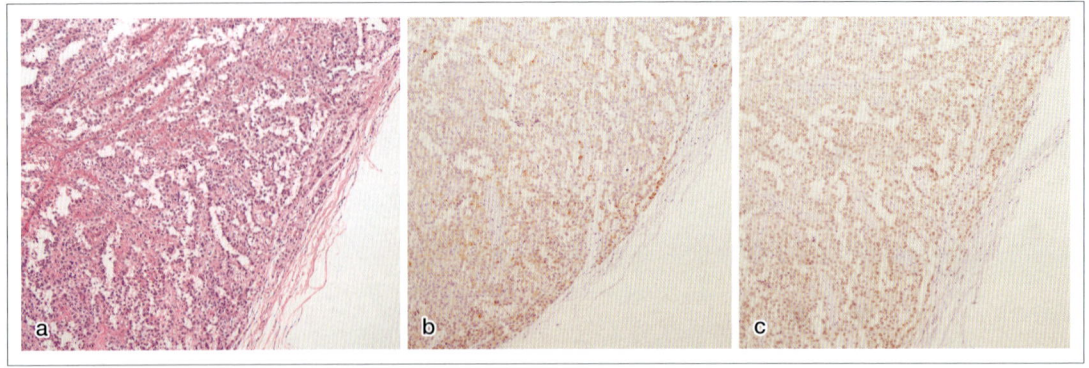

図5 副腎皮質癌の一例

CK（pan cytokeratin）は腫瘍細胞で比較的びまん性に細胞質に陽性所見を呈しているが（b），SF-1 も比較的びまん性に腫瘍細胞の核に陽性所見を示す（c）．ステロイド合成酵素ほかの発現動態から副腎皮質原発の副腎皮質癌と考えられた．まれではあるが副腎皮質癌では myxoid subtypes などを中心に CK が腫瘍細胞で陽性になり，鑑別診断に際しては注意が必要である．

- **原発病変**：原発病変が手術されていた場合にはその病変で陽性所見を呈していたマーカーが有効であることが多い 図1, 4b ．
- 神経内分泌マーカーの１つと考えられている synaptophysin は副腎皮質細胞で特にリポフスチンが多く含まれる好酸性の細胞質を有する細胞などでは陽性所見を呈するので注意が必要である．
- cytokeratin（CK）に関して従来副腎皮質癌では原則的に陰性であると考えられてきたが，myxoid subtypes などを含めて少なからぬ副腎皮質癌症例で陽性例が報告されている 図5 ．
- 副腎皮質癌は synaptophysin，CD56 などに陽性を示すことがあるが，chromogranin A は陰性である．
- SF-1 は副腎皮質由来の非常によいマーカーであるが，固定不良の検体では偽陰性になることも少なくないので注意が必要である．
- 腎細胞癌，肺癌，悪性黒色腫などでは特異的標的治療が進行期の症例でも行われることがあるため，副腎皮質/髄質由来ではない腫瘍ではこれらの検索も重要となる．
- 副腎皮質癌の確定診断にステロイド合成酵素の免疫組織化学は有用であるが，以下の注意点を念頭に置く．
    - ・副腎皮質癌の腫瘍細胞内でステロイド合成酵素が発現しない "disorganized steroidogenesis" がよくみられる．
    - ・C21, DHEA-ST, HSD3B などのステロイド合成酵素は肝細胞癌，腎細胞癌の一部でも発現が認められることを念頭に慎重に鑑別を進める．

鑑別診断

▶副腎皮質実質細胞由来かどうか — 副腎皮質癌との鑑別

- SF-1 発現のチェックが基本である．特異性は高いが固定不良であると染色性が

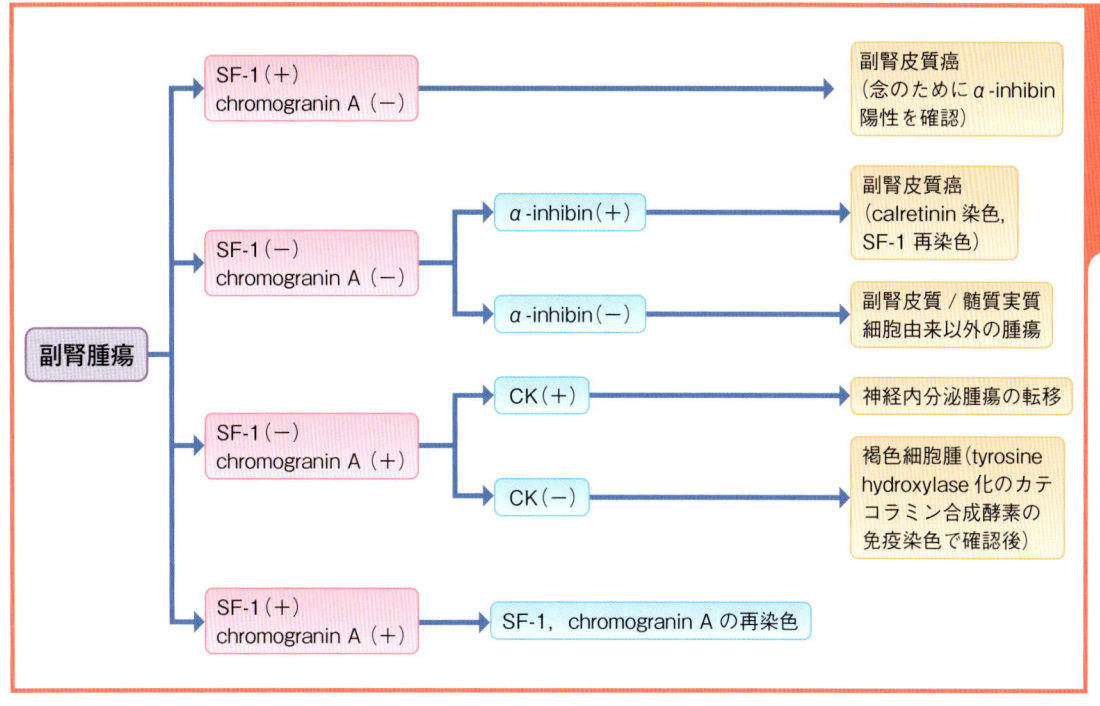

低下するなど感受性が決して高くない.

- 特異性は低いが感受性が高い α-inhibin の免疫染色を組み合わせると検出頻度は上がる.

▶副腎髄質細胞由来かどうか — 褐色細胞腫との鑑別

- 神経内分泌腫瘍では褐色細胞腫同様 chromogranin A, synaptophysin が陽性になるが, 褐色細胞腫は CK 陰性であることが鑑別上のポイントになる.
- tyrosine hydroxylase などのカテコラミン合成酵素が褐色細胞腫の適切な鑑別マーカーとなる.

治療, 予後

- 原発病変の治療に準じるが, 針生検などで副腎転移病変の組織標本を採取して治療標的の検索を進める.
- 肺癌の転移などを中心に両側性副腎摘出と術後の糖質コルチコイド補充を含め, 転移病変が副腎だけにみられる症例では "mass reduction" の原則に基づき積極的に副腎摘出を行い, 原発病変の摘出あるいは全身治療を行うことにより良好な予後を示すことが認められている.
- 副腎転移で臨床的に糖質コルチコイド補充が必要とされる症例は少ない.

(笹野公伸, 山崎有人, 中村保宏)

副腎髄質疾患の概要と鑑別診断

神経節細胞腫と関連疾患

疾患の概要

- 神経節細胞腫（ganglioneuroma）は交感神経系に由来する良性腫瘍で，神経堤に由来する交感神経系胎児性腫瘍（神経芽腫群腫瘍）の一種である．
- 神経節細胞腫は交感神経節や副腎髄質などに発生するが，後縦隔（41.5%），後腹膜（37.5%）に好発し，副腎髄質発生例は 21% とされている．
- 全後腹膜腫瘍のうち副腎原発の神経節細胞腫は 0.72～1.8% と比較的まれな疾患である．
- 神経芽腫群腫瘍には，神経芽細胞腫（neuroblastoma），神経節芽細胞腫（ganglioneuroblastoma），神経節細胞腫が含まれ，神経節細胞腫は神経芽腫群腫瘍の中で最も成熟・分化した病型に相当する．
- *de novo* 発生のものと神経芽細胞腫，神経節芽細胞腫を経て分化・成熟したものがあるとされており，各組織間には移行型が存在する．
- 神経芽腫群腫瘍には Shimoda 分類や International Neuroblastoma Pathology Classification System（INPC）分類が広く用いられている．

臨床所見

■ 好発年齢，性
- 副腎神経節細胞腫は幅広い年齢層に発生する（2～72 歳）が，30～50 歳に好発する．それに対し，後腹膜や後縦隔発生神経節細胞腫は小児に好発する．
- やや男性（男児）に多い（男：女 = 3：2）．
- 通常，神経芽細胞腫は新生児～幼児（0～4 歳），神経節芽細胞腫はそれよりやや年齢層の高い小児に発生し，成人発生はきわめてまれである．

■ 臨床症状
- 神経節細胞腫は無症状で偶発的にみつかることが多く（33.3%），次いで腹痛（20.4%），下痢（5.4%），血尿（4.1%）といった症状を伴うこともある．
- 近年検診や画像診断の普及に伴い，偶発腫瘍としてみつかる頻度が増加している．

■ 内分泌所見
- 神経節細胞腫は通常ホルモン非活性で，臨床的に内分泌症状を呈さないことが多い．
- 神経節細胞腫の 10% 程度に，カテコラミンまたはその代謝産物の異常を伴うと

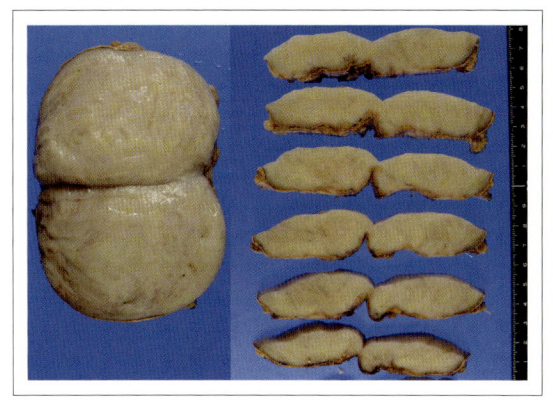

図1 副腎神経節細胞腫の肉眼所見
灰白色調で弾性硬の割面を呈する.

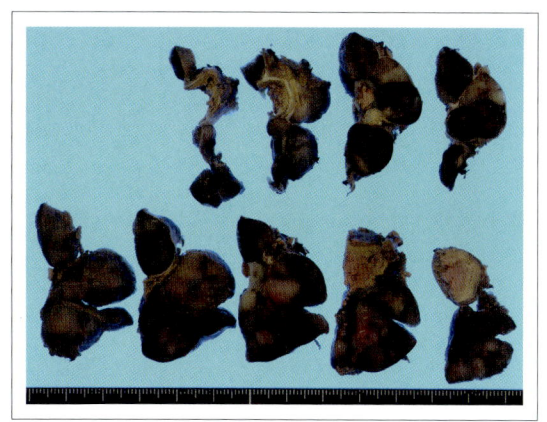

図2 神経芽細胞腫の肉眼所見
暗赤色調を呈する個所が多く，出血や壊死を伴う.

され，特に小児発生例に多い.

- 神経芽細胞腫，神経節芽細胞腫はカテコラミン分泌を示し，尿中カテコラミン代謝産物の増加を示す.

■ 画像診断

- 神経節細胞腫は特徴的な所見に乏しく，褐色細胞腫や神経芽細胞腫との移行・合併例などとの鑑別が難しい場合がある.
- 超音波では境界明瞭でほぼ均一な低エコー腫瘤，CT ではモザイク状に造影され時に石灰化を伴う腫瘤，MRI では T1 強調像で低信号，T2 強調像で高信号を示す腫瘤として描出されることが多い.
- 42〜60% に微細点状の石灰化が認められる.
- ガドリニウム造影 MRI にて造影効果の遅延がみられるのが特徴とされる.
- 神経芽細胞腫や神経節芽細胞腫は不均一に造影される腫瘤を形成し，出血や嚢胞形成などを示す場合がある.

病理所見

■ 肉眼所見

- 腫瘍径は 1〜20cm であるが，偶発腫瘍として小型のうちに発見される頻度が増加している.
- 神経節細胞腫は弾性硬，割面乳白色調で境界明瞭な腫瘤を形成する **図1** .
- 神経芽細胞腫，神経節芽細胞腫ではより軟らかく，時に出血や壊死を伴う **図2** .

■ 組織学的所見

- 神経節細胞腫は Schwann 細胞および神経線維，膠原線維束と線維芽細胞より構成された線維性背景（Schwannian stroma）の中に，大型の分化した神経節細胞が集簇性ないし孤立性に混在する．神経芽細胞は含まれない **図3a** .
- 良性腫瘍であり，構成細胞はいずれも核異型に乏しく，核分裂像はほとんどみられない **図3b** .

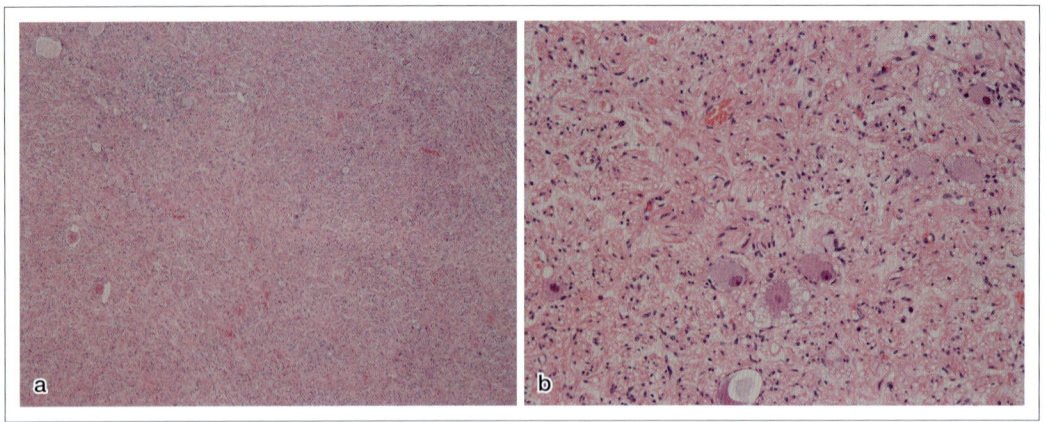

図3 神経節細胞腫
a：豊富な Schwannian stroma を伴い，成熟した神経節細胞が島状に散在している．
b：Schwannian stroma の中に成熟した神経節細胞が観察される．

- INPC では Schwannian stroma-dominant 群に相当し，成熟段階にある神経節細胞を含む maturing type と，外套細胞（satellite cell）に囲まれた成熟した神経節細胞のみの mature type とに分類される．
- 神経節芽細胞腫は神経節細胞腫と神経芽腫との混合型で，悪性腫瘍に分類される．INPC では Schwannian stroma-rich 群に相当し，Schwannian stroma が全体の 50% 以上を占め，その中に種々の程度に神経節細胞への分化を示す神経芽細胞が集簇性に存在する **図4**．
- 神経芽細胞腫は小円形細胞腫瘍の一種で，神経系への分化を示す N/C 比の非常に高い未熟な円形細胞の密な増生よりなる．中心部に neuropil を囲み細胞核が花冠状に配列した Homer-Wright 型ロゼットの形成が本腫瘍の特徴である．INPC では Schwannian stroma-poor 群に相当し，未熟な神経芽細胞と神経細線維，神経節細胞の割合により，undifferentiated（未熟細胞主体），poorly differentiated（未熟細胞と神経細線維，神経節細胞 ≦ 5%），differentiating（神経節細胞 > 5%）に分類される **図5**．
- INPC では神経節細胞腫/神経節芽細胞腫を背景として神経芽細胞腫成分が結節状に存在するものを，ganglioneuroblastoma, nodular と分類している．

■ **免疫組織化学**

- 神経節細胞腫や神経節芽細胞腫の Schwannian stroma は S-100 蛋白に強陽性を

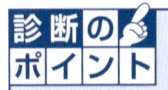

- 神経節細胞腫には *de novo* 発生例と，神経芽細胞腫から神経節芽細胞腫を経て分化するものとがあり，おのおのの移行型が存在する．
- S-100 蛋白陽性の Schwannian stroma の存在とその割合，神経節細胞と神経芽細胞の存在や割合が診断に重要である．
- 神経節細胞腫は特徴的な画像所見に乏しく，褐色細胞腫や神経芽細胞腫との移行・合併例などとの鑑別が難しいことから，切除標本では褐色細胞腫細胞や神経芽細胞の存在の有無を注意して観察する必要がある．

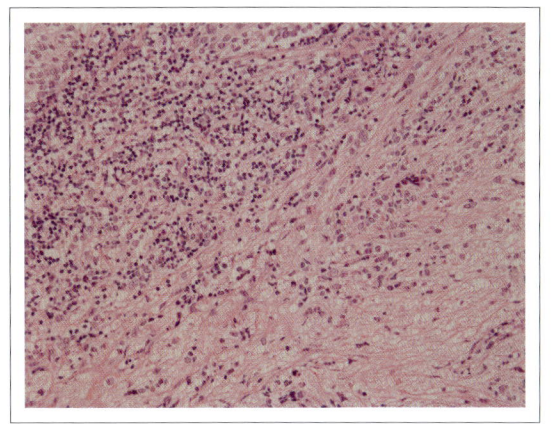

図4 神経節芽細胞腫
Schwannian stroma が 50% 以上を占め，その中に種々の
程度に神経節細胞への分化を示す神経芽細胞が集簇性に存
在する.

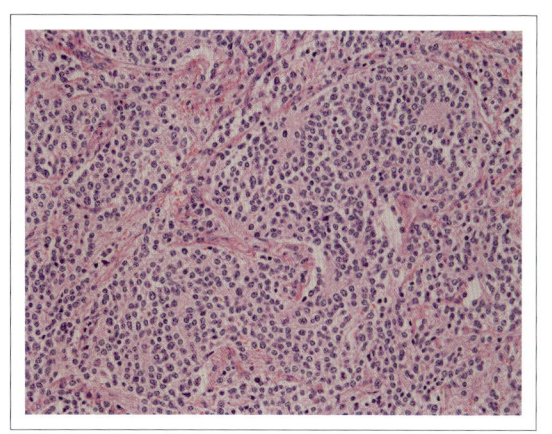

図5 神経芽細胞腫
Schwannian stroma に乏しく，未熟な神経芽細胞が神経細
線維を背景として増生している.

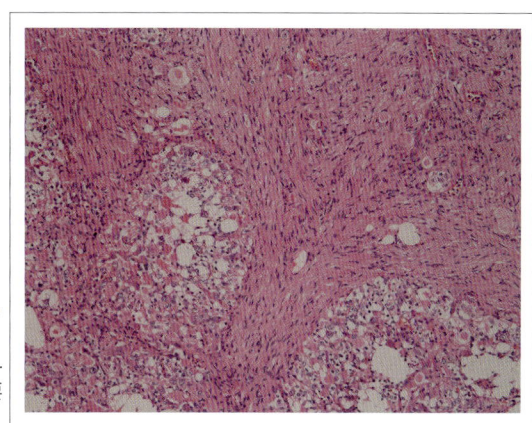

**図6 神経節細胞腫と褐色細胞腫の
混成腫瘍**
神経節細胞の存在とともに，Sch-
wannian stroma を伴うことが重要
である.

示す.

- 神経節細胞腫内の神経節細胞は，chromogranin A や synaptophysin に対する
  染色性が減弱し弱陽性〜部分的に陽性を示すのみであり，axon 様突起の存在を
  うかがうような線状ないしドット状の陽性反応がしばしば観察される.
- 神経節細胞腫はカテコラミン産生酵素の thyrosine hydroxylase（TH）および
  N-methyltransferase（PNMT）に対して，TH 陽性/PNMT陰性を示す場合が
  多いが，TH陰性も時に観察される.
- 自律神経系に発現している転写因子の PHOX2B（paired-like homeobox 2b）
  が，神経芽腫群腫瘍のマーカーとして有用と報告されている.

鑑別診断

▶ 褐色細胞腫と神経芽腫群腫瘍の混成腫瘍（composite pheochromocytoma）図6

- クロム親和細胞の神経内分泌腫瘍である褐色細胞腫と神経芽腫群腫瘍（神経芽細

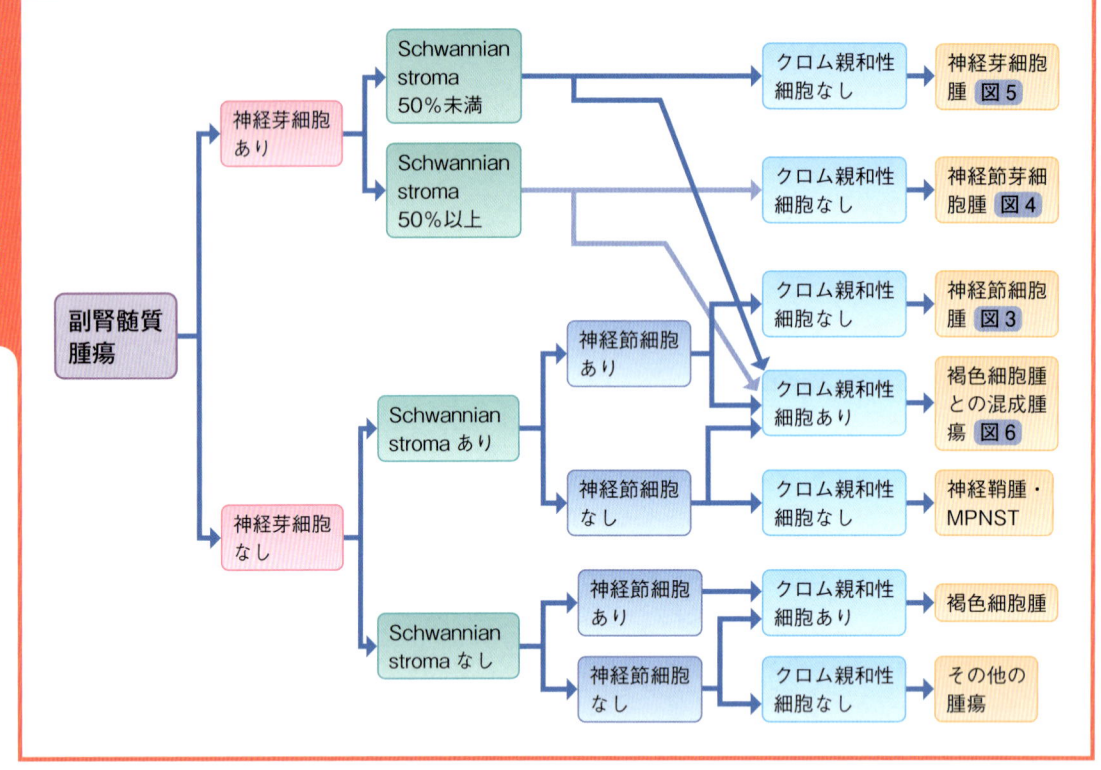

胞腫，神経節芽細胞腫，神経節細胞腫）が混成する腫瘍で，WHO 分類 2017 の mixed neuroendocrine-neural tumor と同義である．

- いずれの成分も神経堤（neural crest）由来の同一起源の細胞（primitive neuro-ectodermal cells）由来とされ，これらが神経内分泌への分化を示す細胞（pheochromoblasts）と神経への分化を示す細胞（neuroblasts）となったものと考えられている．
- まれな病態で全褐色細胞腫の 4〜8.7% とされ，好発年齢などの臨床像は褐色細胞腫と変わりない．
- 80% は褐色細胞腫と神経節細胞腫との混成型であり，20% が褐色細胞腫と神経節芽細胞腫との混成型とされる．
- 褐色細胞腫は chromogranin A や synaptophysin に強陽性を示すこと，S-100 蛋白では Sertoli 細胞が陽性を示すが Schwannian stroma が欠如していることが鑑別に有用である．

▶神経節細胞を含む褐色細胞腫

- 褐色細胞腫には神経節細胞を混在する場合があるが，Schwannian stroma は存在しない点が鑑別点である．

▶神経鞘腫（schwannoma），神経線維腫（nurofibroma）

- 神経鞘腫は末梢神経の髄鞘形成細胞である Schwann 細胞の増殖よりなり，神経

線維腫は Schwann 細胞に加え線維芽細胞や膠原線維など神経構成要素すべてより構成された，いずれも良性腫瘍である．

- 腫瘍の構成成分として神経節細胞の混在は認められない．

▶悪性末梢神経鞘腫瘍 (malignant peripheral nerve sheath tumor：MPNST)

- 神経鞘腫，神経線維腫の悪性型であり，以前悪性神経鞘腫，悪性神経線維腫，神経線維肉腫などと呼ばれていた腫瘍の総称である．
- 紡錘形細胞が杉綾状配列（herring-bone arrangement）や血管周皮腫様パターン（hemangiopericytomatous pattern）を呈することが特徴とされ，悪性度の高い病変では上皮様の様相を呈することがある．核分裂像の増加，壊死の存在などを示す．
- 悪性像を示し，腫瘍の構成成分として神経節細胞の混在は認められない点が鑑別点である．

治療，予後

- 神経節細胞腫は良性腫瘍であり，通常は予後良好とされる．画像診断による確定診断が困難であることから，手術による腫瘍摘出術が第1選択となる．
- 腫瘍径3〜4cm以上や増大傾向のあるものが手術適応となる．
- 非常にまれに悪性化した症例や巨大発育した症例，下大静脈などに浸潤し摘出不可能であった症例などが報告されている．
- 神経芽細胞腫や神経節芽細胞腫はより悪性度が高く，神経芽細胞の混在は予後不良因子となる．ガイドラインに従い，化学放射線療法や手術摘出を交えた治療がなされる．
- 神経芽細胞腫群は年齢，組織型，mitosis-karyorrhexis index（MKI）により，予後良好群・不良群に分類され，さらに*MYCN*遺伝子増幅の有無，DNA index（ploidy）などを加えた予後予測がなされる．

（渡辺みか）

褐色細胞腫

疾患の概要

- 褐色細胞腫は副腎髄質のクローム好性細胞から生じ，アドレナリン，ノルアドレナリン，ドーパミンなどのカテコラミン（CA）を産生，分泌する機能性腫瘍である．まれにカテコラミンを分泌しない非機能性腫瘍もある．

- クローム好性細胞とは，クロームを含む固定液に入れると褐色を呈するところから付いた名称で，褐色細胞腫の「褐色」とはそれに基づいて命名されたものである．

- 発生学的には，副腎髄質は交感神経周囲にある傍神経節の一部が外から副腎皮質に入り込んで1個の副腎組織を形成したもので，副腎髄質と副腎外傍神経節は形態上も，カテコラミンを産生するという機能上も同じ組織であるが，副腎髄質はアドレナリンを産生するが，傍神経節はノルアドレナリンまでしか産生しないという点が異なる．

- したがって副腎髄質から生じる腫瘍である褐色細胞腫と，副腎外の傍神経節から生じる腫瘍であるパラガングリオーマ（paraganglioma：PGL）は臨床的にも病理学的にもほぼ同じ腫瘍であるが，褐色細胞腫はアドレナリンを産生することが多いが，まれな例外を除いてPGLはアドレナリンを産生しない．

- 褐色細胞腫という名称は副腎腫瘍に限定して用いられる．また，副腎内パラガングリオーマという名称は用いられない．

- 米国の統計では10万人に対して13〜30人程度で，1年に450〜1,350人の患者が発生し，発生頻度の低い腫瘍ではあるが非常に珍しい腫瘍というわけではない．

- 患者のQOLには，腫瘍の悪性度のほかに，腫瘍が産生する過剰なカテコラミンが大きく影響する．

染色体・遺伝子異常

- 腫瘍関連遺伝子としては現在 *RET*，*NF1*，*VHL*，*SDHC*，*SDHD*，*SDHB*，*SDHAF2*，*SDHA*，*TMEM127*，*MAX*，*IHD1*，*KIF2*，*HRAS*，*HIF2*，*PHD2* および *FH* などの遺伝子変異が知られている．

- 遺伝子変異と産生カテコラミンの種類との関係もおおよそ明らかになっている．すなわち，多発性内分泌腺腫症2型（MEN2，*RET* 遺伝子変異），または神経線維腫症1型（NF1，*NF1* 遺伝子変異）はアドレナリンを分泌し，尿中メタネフリンが高値である．それに対し，単独にノルアドレナリンまたは尿中ノルメタ

表1 遺伝性褐色細胞腫・パラガングリオーマの遺伝子の種類と病態

遺伝子	頻度（%）	PCC	PGL（胸・腹部）	PGL（頭頸部）	転移率	症候群
VHL	9	+++	まれ	きわめてまれ	5%	RCC, 膵 NET
RET	5	+++	まれ	きわめてまれ	5% ＞	Sipple
NF1	2	++	まれ	きわめてまれ	12%	GIST, 小腸 NET
SDHB	6〜8	+	+++	+	30〜70%	RCC, GIST
SDHD	5〜7	+	++	++	5% ＞	RCC, GIST, PA
SDHC	1〜2	まれ	まれ	++	低い	RCC, GIST
SDHA	1〜2	まれ	+	+	低い	RCC, GIST, PA
SDHAF2	1 ＞	−	−	++	5% ＞	RCC, GIST, PA
MAX	1	+	+	(+)	10%	−
TMEM 127	1	まれ	+	+	低い	RCC
total				Up to 40%		

PCC：pheochromocytoma, PGL：paraganglioma, RCC：renal cell carcinoma, NET：neuroendocrine tumor, GIST：gastrointestinal stromal tumor, PA：pituitary adenoma

（Tischler AS, et al. Phaeochromocytoma. In：Lloyd RV, et al., eds. WHO Classification of Tumors of Endocrine Organs. 4th ed. Lyon：IARC Press；2017. p.183-9.）

ネフリン高値の場合は von Hippel-Lindau 病（*VHL* 遺伝子変異）や SDHx 変異を疑う.

- ドーパミン代謝産物である 3-methoxytyramine が高値の場合は *SDHB*, *SDHD*，または *SDHC* の変異が示唆される.

- コハク酸脱水素酵素 subunit A, B, C, D はまとめて succinate dehydrogenase complex（SDHx）と呼ばれているが，SDHx の変異による家族性褐色細胞腫・PGL 症候群〔familial paraganglioma-pheochromocytoma syndrome，または hereditary pheochromocytoma-paraganglioma syndrome（HPPS）とも呼ぶ〕は gastrointestinal stromal tumor（GIST）や，腎細胞癌，下垂体腺腫などを合併することがある.

- 褐色細胞腫に伴う paraneoplastic syndrome としては①腫瘍が産生する ACTH または CRH 分泌による Cushing 症候群，②腫瘍が産生する VIP ホルモンによる WDHA 症候群がある. WDHA 症候群は多くの場合，複合型褐色細胞腫（褐色細胞腫と神経節腫あるいは神経節芽の混合型）にみられる.

- エリスロポエチンの産生やエリスロポエチン受容体の活性が亢進することに起因する多血症はそれぞれ *EPAS1*（*HIF2A* とも呼ぶ）変異，または *EGLN1/2*（*PHD2/1* とも呼ぶ）の変異による.

■ 遺伝子症候群の一環として発症する褐色細胞腫の頻度 表1

- 褐色細胞腫・PGL 3,694 例のうち，*SDHB*, *SDHD*, *SDHC*, *VHL*, *RET*, *NF1* の割合はそれぞれ 10.3%，8.9%，1.0%，7.3%，6.3%，3.3% であり，全体に占める変異例の割合は 33.8% である. 頻度の低い遺伝子変異を含めると，約 35% に遺伝子変異を認める.

臨床所見

■ 腫瘍の局在

- 副腎腫瘍で，副腎外から生じる場合は PGL と呼ぶ．

■ 好発年齢，性

- 小児〜高齢者まで発生するが，好発年齢は 40〜50 歳代である．
- 遺伝性の場合，大部分は 40 歳代までに発症するが，高齢者のこともある．10 歳以下の 70 % は家族性である．
- 性差はほとんどない．

■ 臨床症状

- カテコラミンの過剰産生による症状を呈する．最も多いのは高血圧症で，持続性あるいは発作性高血圧症を呈する．
- 古典的 3 徴として頭痛，頻拍，発汗が 25% 以上の患者にみられる．さらに起立性低血圧，顔面蒼白，振戦，不安感などを呈する．頑固な便秘はノルアドレナリン産生型腫瘍の 6% ほどにみられる．
- 近年は画像診断の発達により，褐色細胞腫の 60 % は偶発腫（incidentaloma）として発見されている．
- 褐色細胞腫の転移率は 10〜15% で，交感神経性パラガングリオーマの転移率の 40% に比較して低い．しかし，褐色細胞腫のなかでも，ノルアドレナリン型の転移率は 26.5% で，アドレナリン型の 14% よりも高い．

■ 内分泌所見

- 尿中のカテコラミン過剰の有無により診断を行う．
  1. 尿中アドレナリンまたはノルアドレナリンの高値
  2. 尿中メタネフリンあるいはノルメタネフリンの高値
  3. クロニジン試験陽性
- 1，2，3 のうち 1 つ以上の所見がある場合を陽性とする．血中カテコラミンは生理的変動が大きいことから，診断基準には含まれていない．

■ 画像診断

- 以下の 1，2 のうち，1 つ以上の所見があると陽性とする．
  1. ^{123}I-MIBG シンチグラフィで腫瘍に取り込みがある．
  2. MRI の T2 強調画像で高信号強度である．

病理所見

■ 肉眼所見

- 副腎髄質から生じる腫瘍で，腫瘍サイズはおおむね 3.5cm 大であるが，これよりも小さいものも，10cm を超えるものも珍しくない．
- 小さい場合は既存の副腎皮質が腫瘍の外側を取り囲み，腫瘍が白色〜淡赤色なのに対し，皮質は黄色を呈しているので，肉眼上も明瞭に両者が区別できる．

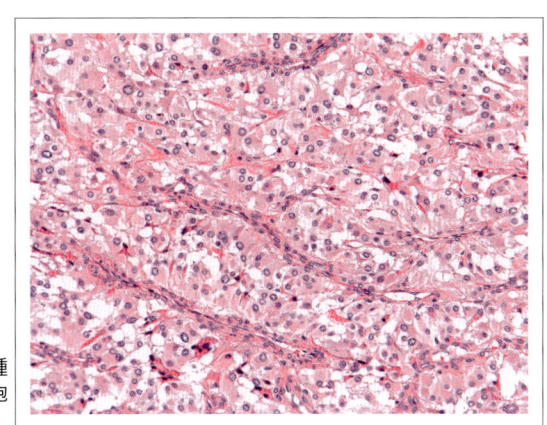

図1 褐色細胞腫
豊かな胞体と大小の核を有する腫瘍細胞が毛細血管の介在により胞巣状配列を示して増殖している.

- 腫瘍が大きくなると,皮質は圧排されて紙のように薄くなるが,それでも割面には黄色の皮質が付着しているのがわかる.
- 褐色細胞腫が生じた副腎の残存髄質はおおむね厚く過形成を呈する.
- ホルマリンなどの固定液に浸漬すると,腫瘍はみるみるうちに褐色に変色する.固定液も同様に褐色を呈するが,アドレナリン産生腫瘍の場合は特に濃く呈色する.
- 腫瘍は充実性に増殖し,弾性硬であるが,腫瘍が大きい場合は腫瘍内に囊胞変性が生じ,チョコレート色の内容液を含む.巨大腫瘍の場合は腫瘍組織の大部分がどろどろに変性し,被膜直下にわずかに顕微鏡で観察しうる細胞が残存しているだけのこともある.しかし,腫瘍が充実性で大きい場合は転移する可能性があるので,注意深く経過観察する必要がある.
- 筆者らのデータでは非転移例は 5.1 ± 0.3cm(range:$1.1 \sim 20.0$cm)に対し,転移例は 8.7 ± 0.7cm(range:$3.0 \sim 16.5$cm)だった($p<0.001$).副腎内に大小の結節が複数存在する場合は家族性の腫瘍を疑う.

■ 組織学的所見 図1

- 特徴的なのは zellballen pattern と呼ばれる腫瘍細胞の胞巣状(alveolar)配列である.胞巣状配列は他の腫瘍でもしばしばみられるが,zellballen 配列と呼ばれるのは褐色細胞腫・PGL のみであり,腫瘍細胞(カテコラミン産生細胞)の胞巣状増殖を支持細胞が取り囲み,さらにその周囲を毛細血管が取り囲む特有の配列である.
- 正常の副腎髄質ではこの関係は明瞭に規則正しく蜂巣状にみられる.両者の関係は髄質の恒常性を保つのに必要であろうと推測されている.しかしながら,腫瘍では両者の関係は不規則になり,支持細胞は非常に少なくしか存在しない場合もしばしばある.

■ 免疫組織化学

- 上記のように,異なる種類の細胞が存在する腫瘍を顕微鏡で鑑別するためには免疫染色を施行することが必須である.まず,褐色細胞腫は神経内分泌腫瘍の1つであるので,それを確認する必要がある.
- 神経内分泌腫瘍マーカー:chromogranin A,synaptophysin,神経細胞接着因

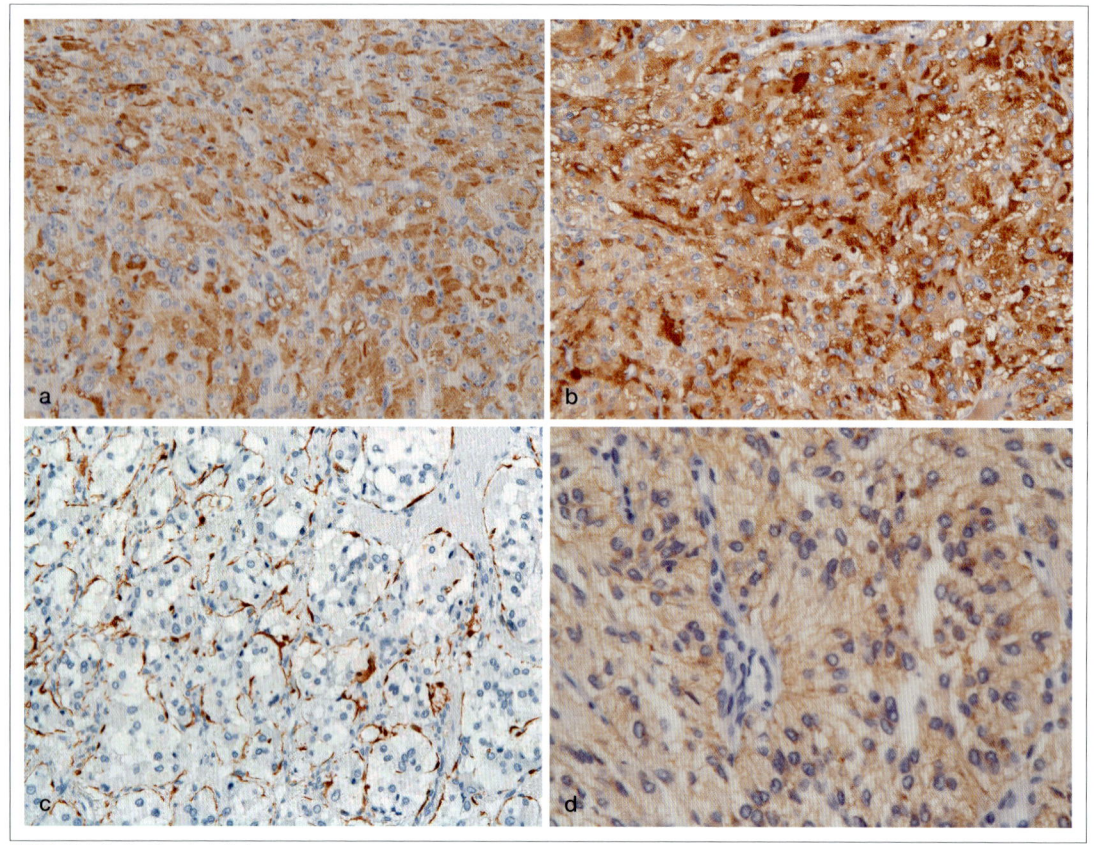

図2 褐色細胞腫の免疫染色

a：chromogranin A 免疫染色．腫瘍細胞は chromogranin A 陽性である．
b：ドーパミンβ-水酸化酵素（DBH）免疫染色．腫瘍細胞は DBH が陽性である．
c：S-100 蛋白免疫染色．腫瘍細胞の周囲に存在する支持細胞は S-100 蛋白陽性で，zellballen 配列を示す．
d：SDHB 免疫染色．腫瘍細胞は SDHB が陽性である．SDHx の変異はないと推定される．

子（neural cell adhesion molecule, NCAM-CD56）はいずれも神経内分泌細胞のマーカーとして用いられているものである．

- chromogranin A は最初に副腎髄質から分離された酸性蛋白であり，電子顕微鏡で観察すると電子密度の高い大型分泌顆粒内に含まれている **図2a**．一方 synaptophysin は神経末端の synaptic vesicle の顆粒成分であり，副腎髄質のみならず，副腎皮質にも陽性となる．NCAM も臓器形成に関与する蛋白で，非内分泌細胞や副腎皮質なども陽性となる．

- すなわち，褐色細胞腫の診断には chromogranin A 以外は必ずしも腫瘍マーカーとしてはふさわしくない．このため chromogranin A が陰性で，synaptophysin と NCAM のみが陽性の場合は褐色細胞腫は否定される．

- chromogranin A は褐色細胞腫のみでなく，ほとんどの神経内分泌腫瘍で陽性になるので，尿中カテコラミンが高値であることを確認していない場合や，腫瘍が副腎外にある場合は chromogranin A 陽性だけで PGL と診断するのは危険である．

- カテコラミン産生腫瘍の同定にはカテコラミン合成酵素の免疫染色が有用である．そのなかでもドーパミンβ-水酸化酵素（dopamine β-hydroxylase：DBH）

はドーパミンからノルアドレナリンを合成する酵素で，褐色細胞腫・PGL に特異的な酵素である．チロシン水酸化酵素（tyrosine hydroxylase：TH）はカテコラミンの律速酵素で，これも有用であるが，非機能性腫瘍などでは陰性のことがある．またカルチノイドなど他の神経内分泌腫瘍でも陽性のことがあるため，DBH のほうが優れたマーカーである 図2b ．

- zellballen pattern における支持細胞の確認には，S-100 蛋白は優れたマーカーであるが 図2c ，腫瘍では時に支持細胞の確認ができない場合がある．
- 静脈浸潤を確認するためには Elastica-Masson's trichrome 染色（EM）や van Gieson 染色は必須である．またリンパ管浸潤が疑われる場合はリンパ管内皮細胞のマーカーである D_2-40 抗体を用いて確認する．

■ リスク分類

- WHO 分類 2004（第 3 版）では褐色細胞腫の病理組織診断は転移したものを悪性褐色細胞腫と呼ぶと定義された．わが国の褐色細胞腫患者の実態調査（Pheo-J）によると，褐色細胞腫の患者 2,920 人中，転移が確認された 320 人のうち，36.8% は初回の病理診断時では良性とされ，60% では初回手術時には転移がなかった．すなわち，初回診断時の転移の有無により良悪性を判定する旧 WHO 分類は臨床的には無意味な病理診断基準と言わざるを得なかった．そのような現状を踏まえて，WHO 分類 2017（第 4 版）では，すべての褐色細胞腫・PGL は転移する可能性がある腫瘍であると定義され，良性褐色細胞腫という概念はなくなった．
- したがって，悪性度（リスク分類）を付記した病理診断が必要となる．現在，組織学的悪性度を記載している論文は Thompson の PASS と Kimura らの GAPP の 2 つのみであるが，PASS は内分泌病理医間の診断一致率が低いということで，実務には使用しないようにとの勧告の論文が出されたため，GAPP が唯一の分類 表2, 3 である．

■ succinate dehydrogenase complex（SDHx）変異と転移，多発

- SDHx のなかでも特に subunit B（*SDHB*）は癌抑制遺伝子として，発癌および転移にかかわる遺伝子として重要である．褐色細胞腫・PGL における *SDHB* 変異の頻度は約 10.3% で，その 63.5% が副腎外，特に胸・腹部・骨盤の PGL である．
- *SDHD* の変異は頭頸部の PGL にみられ，両側性，多発例のことが多い．
- 転移例の 40% 以上が *SDHB* 変異例であり，その変異の有無を免疫染色により推定できる 図2d ．その感度と特異度はそれぞれ 100% と 84% と報告されている．
- *SDHB* は *SDHA*，*SDHC*，*SDHD* とともに複合体を形成しており，このうちの 1 つでも変異を起こすと全体の立体構造が歪み，SDHB 免疫染色が陰性となる．このため，SDHB のみの免疫染色結果により，これら 4 個の遺伝子異常をスクリーニングできる．SDHB 免疫染色で陰性または弱陽性になった場合は遺伝子検索で変異遺伝子を確認する必要がある．

■ *SDHB* 変異例の臨床病理学的特徴

- *SDHB* 変異例は副腎外，再発・転移，若年者にみられると報告されているが，Kimura らの本邦における *SDHB* 変異例 15 例の解析では男女比は 2：1 で，平

表2 GAPP 分類：パラメーターと配点

	パラメーター	配点
組織型	zellballen	0
	large and irregular cell nest	1
	pseudorosette（even focal）	1
細胞密度	low（less than 150 cells/U）	0
	moderate（150〜250 cells/U）	1
	high（more than250 cells/U）	2
コメド壊死	なし	0
	あり	2
脈管/被膜浸潤	なし	0
	あり	1
Ki-67 標識率	＜1%	0
	1〜3%	1
	＞3%	2
カテコラミンタイプ	adrenaline type（A, or A+NA）	0
	noradrenaline type（NA, or NA+DA）	1
	non-functioning type	0
	合計最大点	10

U：10×10mm のミクロメーター内の細胞数（× 400），A：アドレナリン，NA：ノルアドレナリン，DA：ドーパミン
（Kimura N, et al. Pathological grading for predicting metastasis in phaeochromocytoma and paraganglioma. Endocr Relat Cancer 2014；21：405-14.）

表3 GAPP：Total Score and Risk Grade

合計点（points）	組織学的グレード	転移率	リスクグレード
0〜2	高分化型（75%）	3.6%	低い
3〜6	中分化型	60%	中間
7〜10	低分化型	88.2%	高い

（Kimura N, et al. Pathological grading for predicting metastasis in phaeochromocytoma and paraganglioma. Endocr Relat Cancer 2014；21：405-14.）

均年齢は 32.3±14.2 歳（17〜61 歳），発生部位は副腎が 4 例，副腎外が 11 例（後腹膜 9，縦隔＋骨盤 1，膀胱 1）であった．家族歴は 5 例（33%）．

● 産生カテコラミンは 6 例がノルアドレナリン，6 例がノルアドレナリン＋ドーパミン，3 例が非機能性であった．アドレナリン産生型は 1 例もなかった．

● 転移は 8 例（53%）にみられたが，転移しながら 20 年以上の長期間生存例が 4 例含まれていた．特に，初回手術時にすでに骨転移があったものの，術後 37 年もの間生存した例があった．

▶神経内分泌腫瘍（neuroendocrine tumors）

- 神経内分泌腫瘍とはペプチドホルモンとアミンを産生する腫瘍群の総称である．発生学的には外胚葉由来である副腎髄質やパラガングリアのほかに，内胚葉由来である肺，消化管，膵などに存在する神経内分泌細胞から発生し，発生部位や悪性度によりカルチノイド，非定型カルチノイド，神経内分泌腫瘍 G1・G2・G3，神経内分泌細胞癌（neuroendocrine carcinoma：NEC）などと呼ばれている．
- これらの腫瘍は組織形態学的にも褐色細胞腫や PGL と類似するものがあり，また神経内分泌マーカーがともに陽性であることから，カテコラミンの値が不明の場合は両者の鑑別が必要である．
- 褐色細胞腫や交感神経性 PGL ではカテコラミンの合成酵素の 1 つである DBH が免疫染色では必ず陽性であるが，他の腫瘍では陰性である．
- TH はカテコラミンの律速酵素であり，大部分の褐色細胞腫・PGL では陽性になるが，非機能性褐色細胞腫では陰性になることがある．また他の神経内分泌腫瘍でも時に陽性になることがあるので，DBH のほうが診断には有用である．
- 褐色細胞腫・PGL を病理組織学的に診断するためには chromogranin A と DBH がともに陽性であることを確認することが必須である．

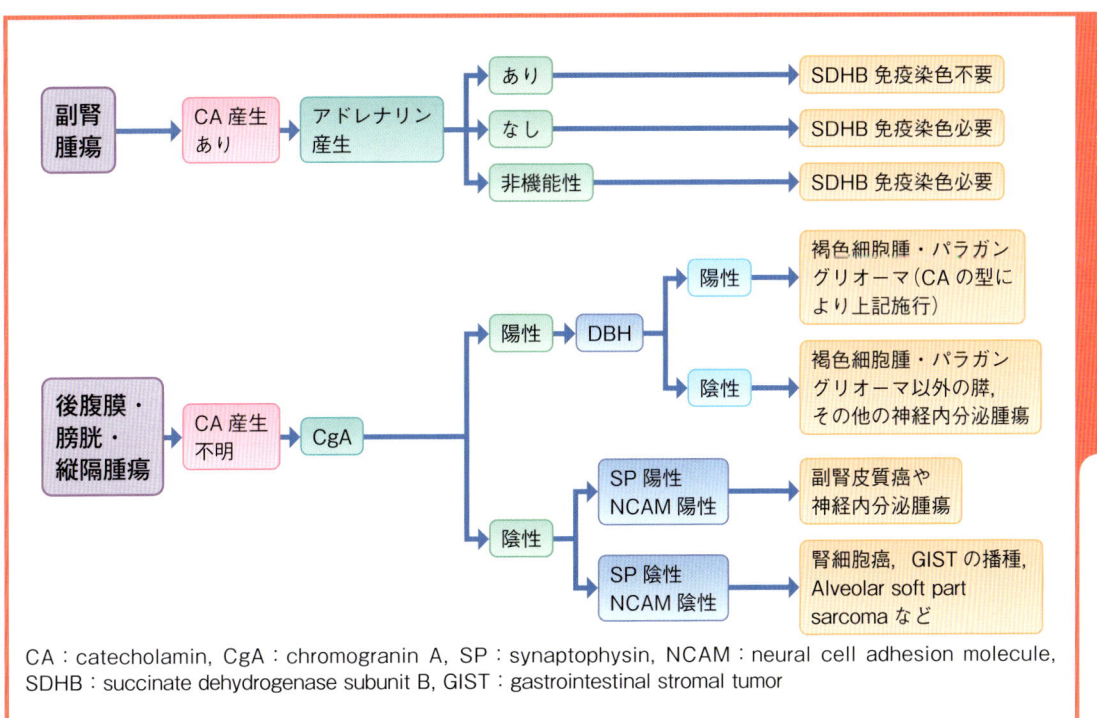

CA：catecholamin, CgA：chromogranin A, SP：synaptophysin, NCAM：neural cell adhesion molecule, SDHB：succinate dehydrogenase subunit B, GIST：gastrointestinal stromal tumor

▶複合型褐色細胞腫（composite pheochromocytoma）

- 褐色細胞腫と神経節腫または神経節芽腫，または神経芽腫との混合型である．おおむね神経節腫との複合型が 70%，神経節芽腫との複合型が 10〜20% で，神経芽腫または悪性末梢神経鞘腫との複合型はきわめてまれである．
- 神経節細胞が褐色細胞腫内に散在性に混在するのはしばしばみられるが，それを本型と間違えないようにすることが重要である．
- 家族性腫瘍，特に NF1 との合併率が高い．

治療，予後

- 褐色細胞腫診療ガイドラインに基づいて治療されるが，再発や転移が予測されるために，生涯にわたってフォローアップする必要がある．
- 高血圧のコントロールに加えて，悪性腫瘍としての治療が必要である．治療法の第 1 選択は手術である．手術の適応にならない転移例に関しては ^{131}I-MIBG や，ソマトスタチンアナログに放射性物質を標識した内部照射などが欧米で施行されているが，それらは本邦では必ずしも施行できない場合がある．
- シクロホスファミド，ビンクリスチン，ダカルバジン 3 剤の併用化学療法（CVD 療法）の効果が報告されている．
- 本腫瘍はいまだ治療法が確立しておらず，腫瘍の局在と転移部位などにより，内分泌内科，内分泌外科，泌尿器科，腫瘍内科，心臓血管外科，消化器外科，放射線科，耳鼻科，脳外科など，多くの科の協力のもとに集学的治療が求められる．

（木村伯子）

副腎外パラガングリオーマ

疾患の概要

- 副腎外パラガングリオーマは神経堤由来の神経内分泌腫瘍で，副腎の褐色細胞腫類似の腫瘍である．
- 副腎外褐色細胞腫という名称は用いない．
- 頭頸部パラガングリオーマと後腹膜などに生ずるパラガングリオーマ（paraganglioma：PGL）の2種類に分けられる．
- 頭頸部パラガングリオーマ（parasympathetic paraganglioma）は迷走神経や舌咽頭神経などの副交感神経に沿って存在するため副交感神経性パラガングリオーマ（parasympathetic paraganglioma）と呼ばれる．
- 腹部大動脈周囲や膀胱，まれに縦隔・心臓に生ずる腫瘍は交感神経に沿っているため，交感神経性パラガングリオーマ（sympathetic paraganglioma）と呼ばれる．これらの2種類のPGLは発生部位だけでなく，腫瘍の性格も異なるので以下に分けて述べる．

頭頸部パラガングリオーマ（parasympathetic paraganglioma）

疾患の概要

- 腫瘍の局在に応じて①頸動脈小体パラガングリオーマ（carotid body paraganglioma），②中耳パラガングリオーマ〔middle ear paraganglioma，または頸静脈鼓室パラガングリオーマ（jugulotympanic paraganglioma）〕，③迷走神経パラガングリオーマ（vagal paraganglioma），④喉頭パラガングリオーマ（laryngeal paraganglioma）と呼ばれる．
- 発生頻度の低いまれな腫瘍で，10万人に対して1〜3人程度である．頸動脈小体PGLが57%と最も多く，次に中耳PGLが23%，迷走神経PGLが13%である．
- 遺伝子変異，特にコハク酸脱水素酵素サブユニットD（*SDHD*）変異例の頻度が高い．その他，慢性の低酸素状態（チアノーゼ性心疾患や，高地居住者など）も腫瘍発生の要因となる．

染色体・遺伝子異常

- 頭頸部PGLの胚細胞変異率は散発例の18.8%で，家族歴のある場合はさらに高い．遺伝子変異は*SDHD*が80%と最も頻度が高く，次いで*SDHB*，*SDHAF2*，

SDHA, *SDHC* と続く．頻度は非常に低いが *VHL*, *TMEM127*, *RET*, *NlF1* も報告されている．

- 家族歴がなくとも，すべての患者で少なくとも主な遺伝子変異の有無を調べることが推奨される．

臨床所見

■ 好発年齢，性
- 発症年齢は 5～85 歳で，好発年齢は 41～47 歳である．
- 家族発生の場合は平均年齢が 10 歳若い．
- 両側発生は 10～25% にみられるが，家族性の場合は 80% が両側性である．
- 女性に多い．

■ 臨床症状
- 通常は非機能性で，カテコラミン高値を示す機能性腫瘍はわずかに 3.6% である．
- 頸部神経圧迫や甲状腺画像検査の際に偶発的に発見される．
- 転移率は平均で 3～5% であるが，迷走神経 PGL では 16% と高い．転移部位は頸部リンパ節が 70% で，ほかに骨，肺，肝である．転移した患者の 5 年生存率は 60～84% である．

■ 画像診断
- ソマトスタチン受容体（SSTR）はカテコラミンを産生しない頭頸部 PGL の優れたマーカーである．ソマトスタチンに放射性物質を標識したシンチグラフィは欧米では診断にも広く用いられており，[123]I-MIBG シンチグラフィよりも有用であるとされている．

病理所見

■ 肉眼所見
- 褐色細胞腫よりも硬く，弾性硬である．大きさは 2.0～6.0cm 大．

■ 組織学的所見 図1
- 典型的な zellballen pattern 配列を示す．
- zellballen pattern は主細胞（chief cell）と呼ばれる明るい胞体とクロマチンに富む核を有する細胞集塊を支持細胞（sustentacular cell）が取り囲み，さらにその周囲を毛細血管が取り囲む独特の配列である．
- 間質の硬化を伴う sclerosing pattern もしばしばみられる．
- 術前の塞栓術のために，comedo type 壊死や腫瘍細胞の変性が高度にみられることが多い．したがって，腫瘍組織形態から悪性度を推測するのはきわめて困難である．

■ 免疫組織化学
- 神経内分泌腫瘍の 1 つであるので，それを確認する必要がある．
- 神経内分泌腫瘍マーカー：chromogranin A はしばしば不均質な染色パターンを

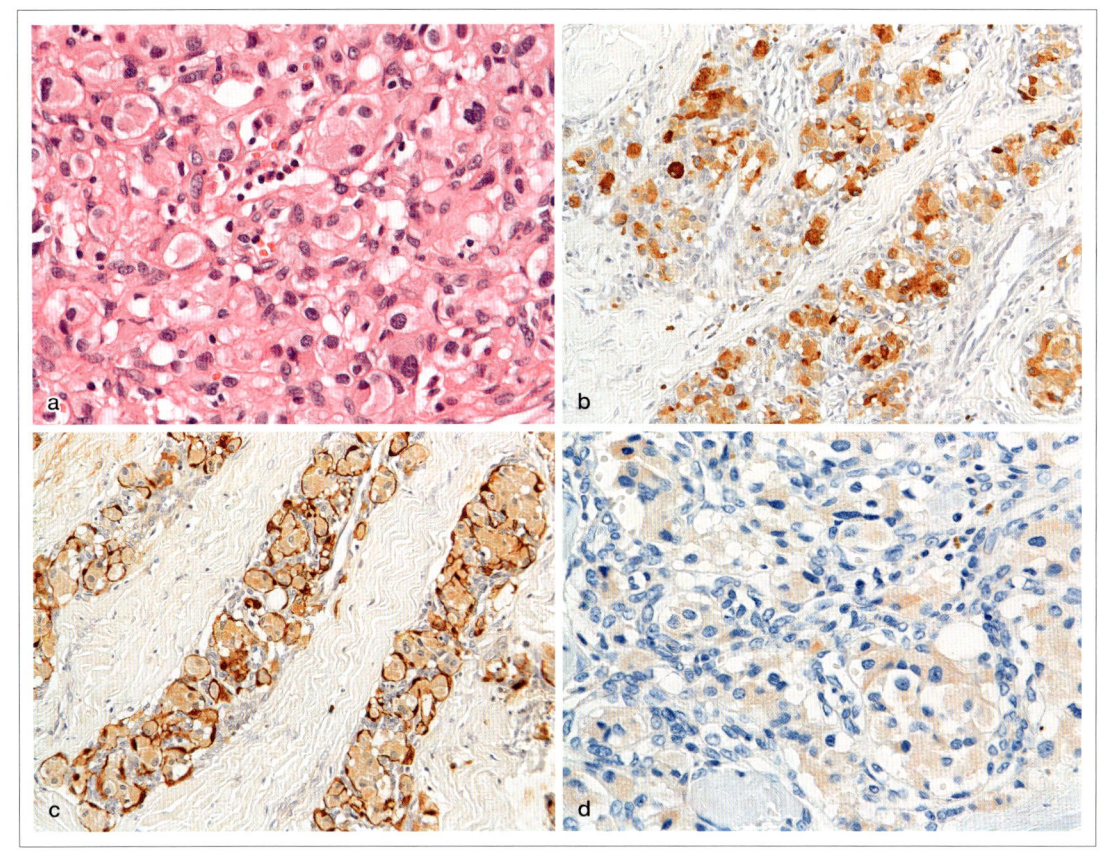

図1 頸動脈小体パラガングリオーマ
a：明るい胞体をもつ主細胞とその周囲の支持細胞，毛細血管の内皮細胞が zellballen pattern をとって配列している.
b：chromogranin A 免疫染色. 主細胞は chromogranin A が陽性である.
c：S-100 蛋白免疫染色. S-100 蛋白陽性の支持細胞が主細胞を取り囲んでいる.
d：SDHB 免疫染色. 本例は *SDHD* の変異例であるが，SDHB が弱陽性を呈する.

とる．すなわち，陽性の部分と陰性の部分が混在し，時に陰性の部分が多くみられる．一方，synaptophysin は例外なくすべての腫瘍細胞が強陽性を呈する.

- zellballen pattern を見るためには支持細胞の確認が必須である．S-100 蛋白は支持細胞の優れたマーカーであり，頭頸部 PGL では非常に多数の陽性細胞を見ることが一般的である.

- カテコラミン合成酵素の免疫染色の陽性率は低く，陽性細胞が散在性にしかみられないことも多い．したがって，腫瘍マーカーとしては推奨できない.

- SDHB 免疫染色は *SDHA, SDHB, SDHC, SDHD* のすべての変異をスクリーニングするのに有用であるので，すべての腫瘍に免疫染色を施行することが推奨される.

鑑別診断

- 組織学的に鑑別すべき腫瘍としては①カルチノイド，②甲状腺髄様癌，③甲状腺硝子化索状腫瘍，血管周皮腫瘍がある．これらの腫瘍との鑑別には chromogranin A, synaptophysin, S-100 蛋白が陽性で，cytokeratin や *a*SMA が陰

性であることが有用である.

> ### 治療, 予後

- 手術が第1選択である. 術前に塞栓術を施行後, 手術されることが多い. 部位的に手術が困難な場合は放射線治療も行われる.
- *SDHB* 変異を有する腫瘍は高率に転移する可能性があり, 70歳までに少なくとも1/3の患者に転移が報告されている. しかしながら, 転移しても腫瘍の増殖は緩徐なので, 必ずしも予後が悪いわけではない.
- 遠隔転移がある場合と発病時年齢が50歳以上の場合は予後が悪い.

交感神経性パラガングリオーマ（sympathetic paraganglioma）

> ### 疾患の概要

- 褐色細胞腫と同様の所見を呈するために, 臨床的には褐色細胞腫・パラガングリオーマ（pheochromocytoma paraganglioma：PPGL）と記載され, 統計も一緒にされていることが多い.
- 発生頻度は PPGL の10〜15%で, 米国の統計では10万人当たり1.5〜4人とまれな腫瘍である. しかし, わが国では画像診断の普及につれて, 偶然に発見される incidentaloma としての後腹膜 PGL は増加している印象がある.
- 本症の30〜40%は遺伝子変異が原因である. 特に小児例では例外なく遺伝性である.
- 慢性の低酸素状態（チアノーゼ性心疾患や, 高地居住者など）も腫瘍発生の要因となる.

染色体・遺伝子異常

- 4章「褐色細胞腫」（p.349 ）を参照.

> ### 臨床所見

■腫瘍の局在
- 副腎周囲と腎門部42%, Zuckerkandle 器周囲28%, 膀胱10%と大部分は横隔膜下に生ずる. 縦隔は12%, 心臓発生は2%以下である.
- 副腎周囲に生じた場合は褐色細胞腫との鑑別を慎重にする必要があり, 萎縮した副腎皮質が腫瘍の周りに付着していないかを調べると同時に, 術前の画像所見や術中の副腎と腫瘍の関係などを臨床医に確認する.

■好発年齢, 性
- 小児〜高齢者まで発生するが, 好発年齢は40〜50歳代であり, 性差はない.
- 成人例に比較して, 小児例では家族性, 両側性, 多発性が多い. 転移率は10〜

25% である.

■臨床症状

- カテコラミン過剰による症状で褐色細胞腫の項を参照.
- 褐色細胞腫と異なるのはアドレナリン産生例がほとんどなく，ノルアドレナリンまたはドーパミンを産生することである．まれであるが，アドレナリンが高値のPGL の場合は，腫瘍血管が副腎皮質を貫通して腫瘍に入るような走行異常がみられることがあり，術前の血管造影が参考になる.
- 膀胱パラガングリオーマの約半数は血尿と排尿時の高血圧などによる症状で発見される.
- 転移率は褐色細胞腫よりも高く，25〜40% であるため十分なフォローアップが必要である．好発転移部位は付属リンパ節，骨，肝，肺である.

▶ 病理所見

■肉眼所見

- 腫瘍は周囲の血管や神経と一塊になっているが，他の臓器に浸潤性に増殖するのは非常にまれである.

■組織学的所見

- 褐色細胞腫と同様に，カテコラミン産生細胞，支持細胞，毛細血管が1つの単位を構成して zellballen pattern をとる腫瘍である．支持細胞が多いものからほとんどみられないものまで多彩である.

■免疫組織化学

- chromogranin A とドーパミン β 水酸化酵素（DBH）は交感神経性パラガングリオーマでは例外なく強陽性である．これらの免疫染色は必須である.
- 転移例には *SDHB* 変異例が多く，多発例には *SDHD* 変異例が多いので，すべての症例に SDHB の免疫染色を施行して，陰性であれば変異を疑って遺伝子検査をすることが望ましい.

■リスク分類

- 腫瘍の悪性度を決めるためには褐色細胞腫では，大きさを5cm 以下か，それ以

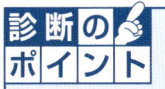

- ・褐色細胞腫と交感神経性パラガングリオーマはほぼ同じ腫瘍であるが，後者にはアドレナリンを産生するものはほとんどない.
- ・褐色細胞腫と交感神経性パラガングリオーマは必ず chromogranin A が陽性になる．陰性であれば他の腫瘍を考える.
- ・頭頸部パラガングリオーマでは chromogranin A よりも synaptophysin が有用である.
- ・悪性度の判定に用いるリスク分類である GAPP は交感神経性パラガングリオーマに対して有用である.
- ・*SDH* 変異は転移や多発腫瘍の因子として重要である．*SDH* の変異は SDHB 免疫染色でスクリーニングできる.

上かを分ける考え方があり，後腹膜に存在する PGL では同様に考えることができるだろう．膀胱や心臓でも同様に考えてよいかどうかはまだ議論が始まっていない．

鑑別診断

▶後腹膜腫瘍（retroperitoneal tumor）

- カテコラミンによる症状が不明な偶発腫として手術された場合は，腹部や後腹膜に生ずる腫瘍が鑑別診断の対象になる．すなわち，①副腎皮質腫瘍，特に副腎皮質癌，②膵内分泌腫瘍，③腎細胞癌，④ gastrointestinal stromal tumor（GIST）の腹腔内転移などがある．
- これらの腫瘍の組織所見は非常に似ていることがあるので，HE 染色だけでなく，必ず十分な免疫染色を施行して確認することが大事である．

▶複合型パラガングリオーマ（composite paraganglioma）

- PGL と神経節腫または神経節芽腫または神経芽腫との混合型である．非常にまれに悪性末梢神経鞘腫との混合型がある．
- 複合型褐色細胞腫よりも頻度は低い．

治療，予後

- *SDHB* 変異症例は高率に転移するが，その頻度は転移した患者の全体数の 55% にすぎず，残りの 45% の転移の原因は不明である．
- ほかに危険因子として重要なのは腫瘍サイズが大きいこと，初診時に高齢であること，ノルアドレナリンまたはドーパミン産生腫瘍であることなどが挙げられる．
- 本腫瘍は再発や転移が予測されるために，生涯にわたってフォローアップする必要がある．「褐色細胞腫・パラガングリオーマの診療ガイドライン」に基づいて治療される．

（木村伯子）

MEN と副腎髄質病変

疾患の概要

- 多発性内分泌腫瘍症（multiple endocrine neoplasia：MEN）は複数の内分泌臓器に腫瘍性病変を認め，常染色体優性遺伝形式をとる.
- 1型と2型があり，副腎髄質に病変を認めるのは2型である.
- 多発性内分泌腫瘍症2型（MEN2）は甲状腺髄様癌，副腎褐色細胞腫，原発性副甲状腺機能亢進症を発症する.
- MEN2はさらに2Aと2Bに分かれる. 2Aは髄様癌，褐色細胞腫，原発性副甲状腺機能亢進症を発症し，2Bは髄様癌，褐色細胞腫に粘膜神経腫を発症しMarfan体型を呈する.
- 本稿ではMEN2に認められる褐色細胞腫について解説する.

染色体・遺伝子異常

- MEN2に伴う副腎髄質病変の発症率は *RET* 遺伝子変異によって想定可能である. 2Aのcodon 634，2Bのcodon 918変異はきわめて高い浸透率が想定される.
- 褐色細胞腫の頻度が高いのはcodon 634，918および883変異である 表1 .
- わが国のMENコンソーシアムによると *RET* 遺伝子のcodon 634変異症例では褐色細胞腫の浸透率は30歳で25%，50歳で52%，77歳で88%と髄様癌のみならず褐色細胞腫も生涯にわたって発生してくる可能性が高い. 褐色細胞腫が対側副腎に発生するものも多い.
- codon 611，618，620，768変異は32%以下の浸透率である.

臨床所見

- 褐色細胞腫は散発性では悪性が10%であるが，MEN2では3〜4%と少ないもののMEN2患者の死因の24%を占める. 未治療で放置されると最も致死率の高い疾患である.
- MEN2の褐色細胞腫は副腎外病変では4%と少なく，両側性やアドレナリン分泌型ではMEN2を強く疑う.

表1 MEN2A・2B における *RET* 変異と髄様癌の進行度リスクレベルとの関連および褐色細胞腫，副甲状腺機能亢進症，皮膚アミロイド苔癬，Hirschsprung 病の発生頻度

RET 変異	exon	MTC リスクレベル	PHEO 発症率	HPTH 発症率	CLA	HD
G533C	8	MOD	+	−	N	N
C609F/G/R/S/Y	10	MOD	+/++	+	N	Y
C611F/G/S/Y/W	10	MOD	+/++	+	N	Y
D631Y	11	MOD	+++	−	N	Y
C620F/R/S	10	MOD	+/++	+	N	Y
K666E	11	MOD	+	−	N	N
C634F/G/R/S/W/Y	11	H	+++	++	Y	N
E768D	13	MOD	−	−	N	N
L790F	13	MOD	+	−	N	N
V804L	14	MOD	+	+	N	N
V804M	14	MOD	+	+	Y	N
A883F	15	H	+++	−	N	N
S891A	15	MOD	+	+	N	N
R912P	16	MOD	−	−	N	N
M918T	16	HST	+++	−	N	N

MTC：medullary thyroid carcinoma；髄様癌，PHEO：pheochromocytoma；褐色細胞腫，HPTH：hyperparathyroidism；副甲状腺機能亢進症，進行髄様癌のリスクレベル/MOD：moderate, H：high, HST：highest, 発症頻度/+：～10%, ++：～20～30%, +++：～50%, CLA：cutaneous leichen amyloidosis, HD：Hirschsprung disease, 発生の有無/Y：あり，N：なし
(Brandi ML, et al. Guidelines for diagnosis and therapy of MEN type 1 and type 2. J Clin Endocrinol Metab 2001；86：5658-71. を基に筆者作成)

病理所見

- 褐色細胞腫は副腎髄質あるいは傍神経節に発生するカテコラミン産生の腫瘍である．散発性は単発の腫瘍が多いが，遺伝性である MEN2 の場合には両側性や多発性であることが多い 図1, 2．
- MEN2 ではたとえ同時性に両側に褐色細胞腫が認められない場合でも，対側副腎髄質に過形成増殖が認められ，あたかも甲状腺髄様癌と C 細胞過形成と似た前腫瘍状態を呈する．
- 組織学的所見は通常の褐色細胞腫と変わらない（他項参照）が，MEN の場合，マクロ標本の割面で褐色～やや紫灰色を呈し，多発であることが多い．
- 悪性は少ないものの，PASS（Pheochromocytoma of the Adrenal Gland Scaled Score）の 12 項目で 4 点を超える場合，悪性の経過をたどることが多い．
- 病理組織所見から MEN2 と類推されるのは上記所見のみで，特異的なものはない．あくまでも *RET* 遺伝子検査が重要であり，褐色細胞腫の発症予測やリスク評価をする．

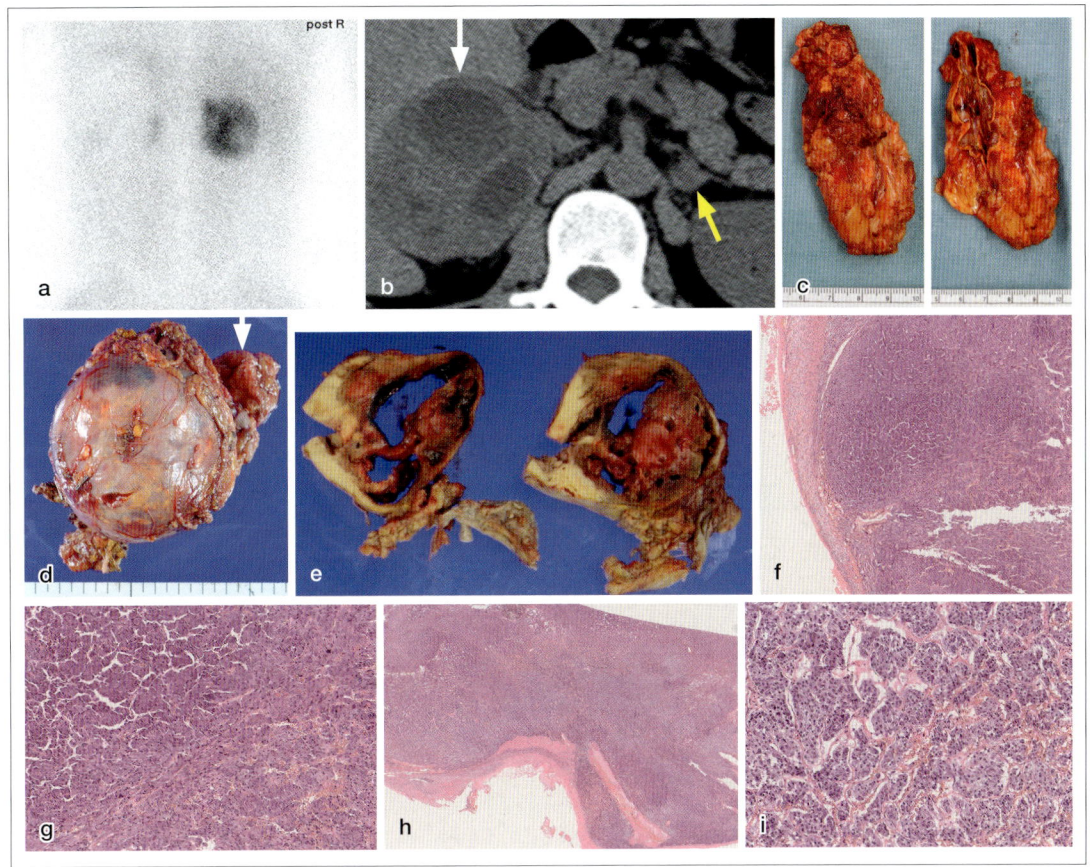

図1　MEN2A における副腎褐色細胞腫病変（30 歳代，男性）

母親の両側褐色細胞腫および甲状腺髄様癌手術の説明の際に高血圧，冷汗，動悸を認め，精査し MEN2A の両側副腎褐色
細胞腫と診断される．*RET* 遺伝子は codon 634 に変異あり．腹腔鏡下両側副腎摘除術施行．

a：^{123}I-MIBG シンチ．両側副腎に集積あり．

b：腹部 CT 右 95mm 大（⇨），左 10mm 多発（⇨）．特に右は大きく，LDA が複数認められ過去に高血圧発作の既往を
　疑う出血である．

c：左腎摘出標本と同割面．紫灰白色の多発性髄質腫瘍が認められる．

d：右副腎腫瘍摘出標本．肝臓も一部合併切除（⇨）．

e：左副腎腫瘍割面．一部血液が含まれた嚢胞形成あり．

f, g：左副腎腫瘍の組織学的所見

h, i：右副腎腫瘍の組織学的所見．肉眼に一致して髄質内に腫瘍を認め，類円形核と好塩基性の細胞質を有する多菱形〜紡
　　錘形細胞が増殖し，血管間質の介在が目立つが，支持細胞・血管間質が胞巣状に取り囲む zellballen 構造ははっきりし
　　ない領域が目立つ．被膜浸潤，脈管浸潤は認めず悪性所見なし．合併切除した肝組織への浸潤も認めなかった．

治療，予後

- MEN2 で褐色細胞腫が発見された場合には，手術適応であり，髄様癌が併存す
  る場合でも褐色細胞腫の手術を先行させる．

- 手術は腹腔鏡下切除が多く施行されるが，腫瘍の大きさや周囲への状況，術者の
  技量などに合わせ開腹術も考慮する．

- 両側例は，両側全摘が基本であるが，全摘後の副腎不全のリスクも考慮し，一部
  部分切除に留める場合や皮質機能温存亜全摘術などもある．しかし，皮質機能温
  存の場合 1 側副腎の 25〜34% が必要とされ，また本来遺伝性であり残存副腎で

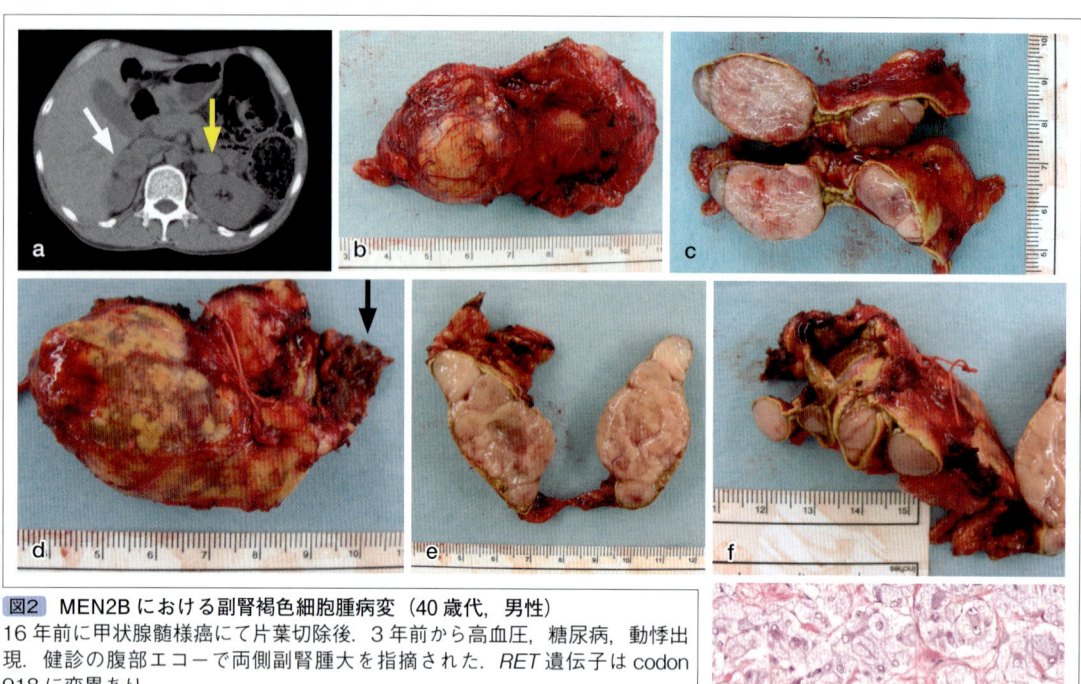

図2 MEN2B における副腎褐色細胞腫病変（40 歳代，男性）

16 年前に甲状腺髄様癌にて片葉切除後．3 年前から高血圧，糖尿病，動悸出現．健診の腹部エコーで両側副腎腫大を指摘された．*RET* 遺伝子は codon 918 に変異あり．

a：腹部 CT．両側に副腎腫瘍，左 3cm，2cm の 2 個の低吸収域を認める（⇨）．右 3.5cm（⇨）．
b：左副腎切除標本
c：左副腎割面標本．紫灰白色の 2 個の髄質腫瘍が認められる．
d：右副腎切除標本．一部肝臓を同時切除（➡）
e，f：右副腎割面標本．紫灰白色の髄質腫瘍が副腎ほぼ全体を占める（e）．さらに割を入れると，紫灰白色の多発結節が認められる．腫瘍周辺に黄色の圧排された正常皮質が認められる（f）．
g：左副腎腫瘍の組織学的所見．左右とも同様で，好塩基性の多角形細胞が充実性増殖を示し，線維血管性の隔壁により特徴的な zellballen の配列をとっている．中心壊死や被膜浸潤など悪性を示唆する所見は明らかではない．

の再発の可能性も否定できず，十分な考慮が必要である．

- 腫瘍摘出によって合併症，死亡のリスクは激減するが，MEN2 で両側に褐色細胞腫が発生する確率は 2/3 以上であり，長期予後は対側副腎の発生に依存する．

- MEN の死因で最も多い髄様癌は褐色細胞腫より若年でほぼ 100% に近くなるが，平均死亡年齢は髄様癌 53 歳に比べ褐色細胞腫は 39 歳と若年である．

- 甲状腺髄様癌では予防的甲状腺全摘術が *RET* 遺伝子変異によって考慮され始めているが，褐色細胞腫では行わない．

- 予防的副腎全摘は勧められないが，同時性，異時性に両側発症の傾向があるため，codon 634，918 変異型では厳重なフォローアップが必要である．

（鈴木眞一）

5章

病理検体の取り扱い

副腎皮質疾患

切り出しの目的

　固定された副腎組織に対して適切な割を入れ，詳細な肉眼的観察および適切な病理組織標本作製による組織学的評価を行うことで，副腎皮質病変に対する正しい病理診断を行うことである．

実際の方法

オリエンテーションの確認

　頭尾側，内外側を確認する．その際に，副腎中心静脈の位置を参考にする 図1 ．

肉眼的計測

　提出された検体の重量，最大径を含む縦，横，高さを正確に計測する．また，腫瘍や結節が存在する場合，それらの数やサイズについても計測を行う．重量計測の際には，周囲の脂肪組織をていねいに取り払って測定することが重要である．

スライス

　腫瘍・結節がある場合は，短軸に沿って3mm間隔でかつそれらの最大割面が必ず含まれるように割を入れる 図2 ．また，非腫瘍/結節部をスライスする際には，より多くの割面で皮質と髄質が含まれていることが望ましい．なお，近年微小アルドステロン産生病変の可能性が疑われる検体が病理側に提出されてくる頻度も低く

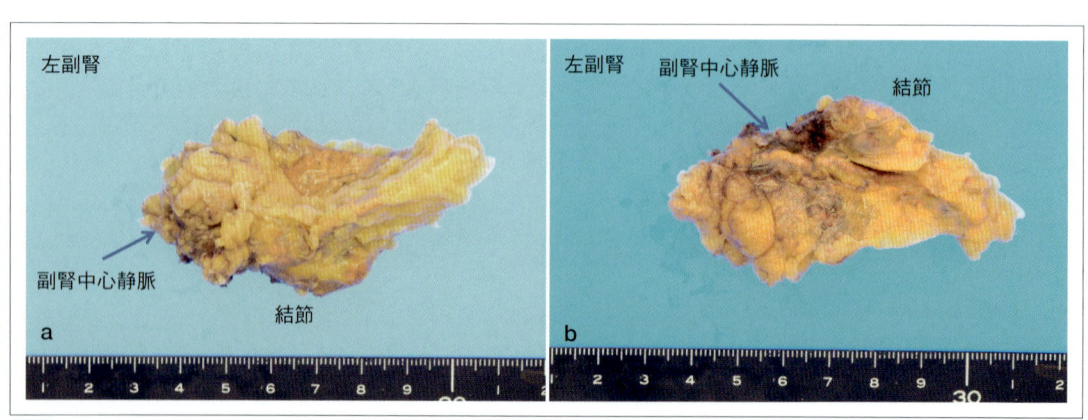

図1 オリエンテーションの確認
副腎全摘出検体の場合，副腎中心静脈同定がオリエンテーションの把握に重要である（a：表面，b：裏面）．

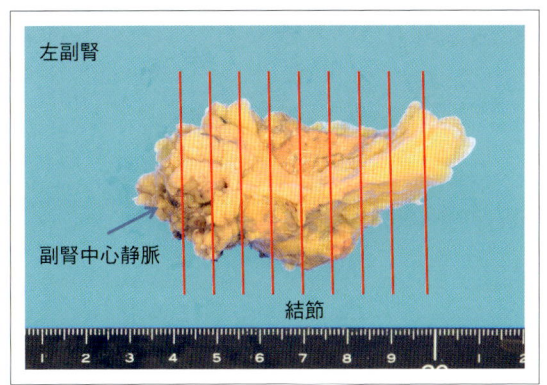

図2 割の入れ方の実例

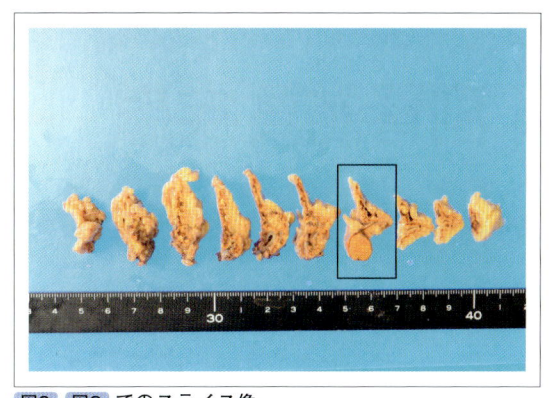

図3 **図2** でのスライス像
□は必ず標本を作製すべき割面である.

図4 副腎皮質腫瘍での標本のサンプリング方法
肉眼像が均質でない，あるいは悪性が否定できない場合，形状が異なる部位をなるべく多くサンプリングする（□は必ず標本を作製すべき割面）.

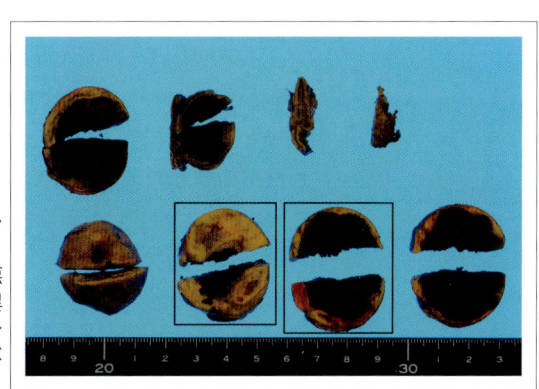

ない．その可能性が疑われる場合は，検体を 2mm 間隔で慎重に切り出すことが必要である.

割面の観察

割面で観察・同定可能な腫瘍および結節のすべてに対して，病変の局在（副腎皮質内か外），数，大きさ，肉眼的性状（色調，出血，壊死，被膜，線維化，石灰化，嚢胞，感染など）を確認する．また，これらの肉眼所見を写真に保存することも重要である.

標本ブロックの作製

組織標本作製の際は，腫瘍・結節の最大割面をすべて病理切片にするのが原則である **図2, 3**．また，腫瘍・結節と背景副腎皮質との移行部，腫瘍・結節から離れた副腎組織を含む切片を作製する．肉眼的に腫瘍・結節が複数観察される場合，おのおのの病変に対して同様の処理を行う．なお，腫瘍の肉眼的形状が均質でない場合は，肉眼所見の異なる部分のおのおのから病理切片を作製する．特に，肉眼的形状および術前の臨床情報から副腎皮質癌が疑われる場合，なるべく多くの肉眼所見の異なる部分からの標本作製が必要となる **図4**．肉眼的に出血，壊死が同定できる場合には，その近傍からの病理組織標本を採取し検討することが重要である.

（中村保宏）

副腎髄質疾患

切り出し方

- 摘出された腫瘍は重量と大きさを測定する.
- 大きい腫瘍の場合は割を入れて，固定する.
- 固定液に入れた翌日には（内部が固定不十分であっても），副腎の長軸に垂直になるように切り出す. 腫瘍が大きい場合はこの段階では適宜 0.5〜1cm ほどの厚さに切って，全体像を観察し，写真に撮る 図1.
- その後，組織の一部でも未固定の場合はホルマリン固定液に戻して，完全に固定する. このようにすることにより固定が速く進む.
- 腫瘍の周りに黄色の皮質が付着していることを確認する. 逆に，パラガングリオーマでは皮質が付着していないことを確認する.
- 割面の観察では，腫瘍・結節の数，大きさ，病変の性状（色調，出血，壊死，囊胞変性，線維化など）を観察する.
- 組織標本は切り出した最大割面の組織を全部切片にするのが原則であるが，腫瘍が大きい場合は，①変性の少ない充実性の部分，②被膜を含む部分，③中心静脈を含む部分，④腫瘍と副腎皮質の移行部，および⑤非腫瘍部の髄質を含む部分を長軸に垂直な標本にする. 非腫瘍部は腫瘍部と対比してみるだけでなく，髄質の増大の有無，過形成の有無を知るのに必要である 図2, 3.
- 腫瘍が均質でなく，多彩な外観の場合は肉眼所見の異なる部分のおのおのから，切片を作製する.
- 腫瘍が複数個ある場合はそれらのすべてを標本に作製する.
- どの部分からどのように切り出したかを写真撮影する.
- 固定が完了した段階で，組織標本用に 3mm の厚さに切り出してカセットに詰め，パラフィンブロックを作製する.
- 将来の研究に備えて，ブロックの数は余裕をもって作製する.

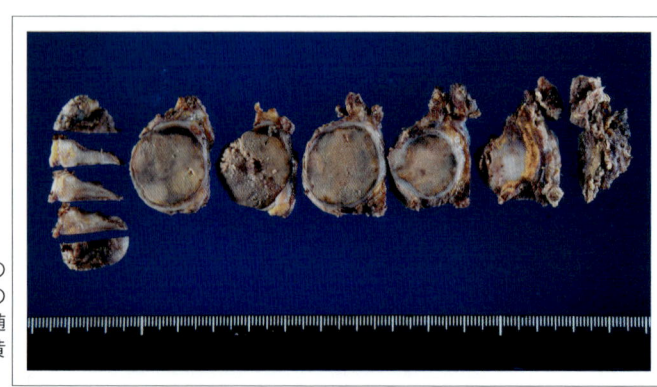

図1 褐色細胞腫の切り出し図
腫瘍は大きさにもよるが，0.5〜1.0cm 厚さの段階切片に切り，全体像を写真に撮る. 副腎の長軸に垂直になるように切り出すと，皮質と髄質の両方がよく観察される. 固定後は皮質は黄色に，褐色細胞腫の腫瘍組織は褐色になる.

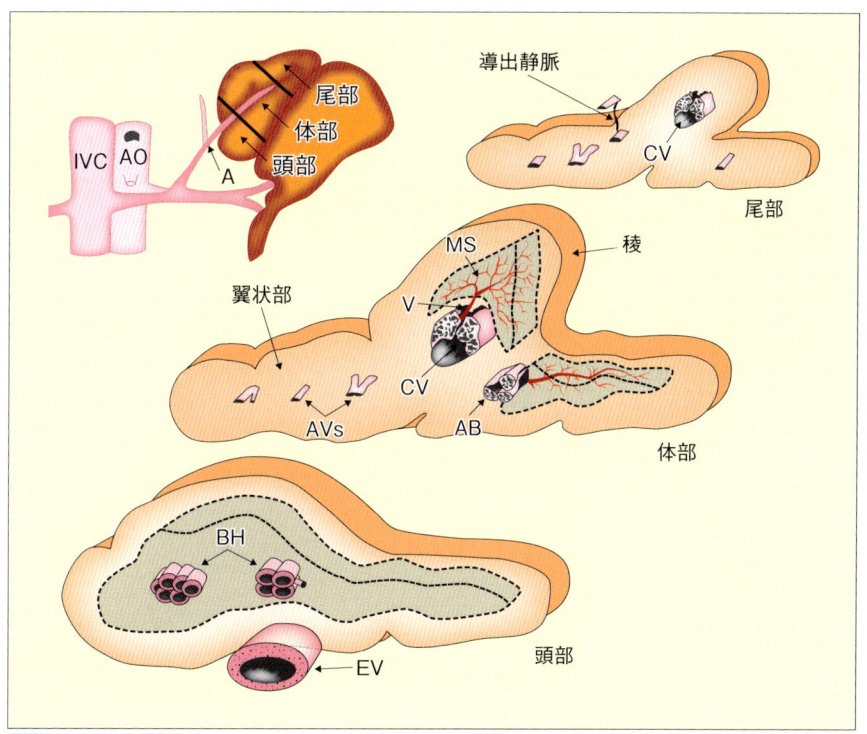

図2 正常副腎の部位と形

ヒト副腎は内側から頭部，体部，尾部と命名されており，暗調の部分が髄質である．尾部には髄質は含まれていない．

AO：大動脈，IVC：下大静脈，EV：副腎外静脈，BH：頭部への枝，AVS：翼状部静脈，CV：中心静脈，MS：髄質類洞，V：細静脈，AB：翼状部への枝，A：副腎静脈

(Symington T. Adult adrenal cortex. In：Symington T, et al., eds. Functional Pathology of the Human Adrenal Gland. Livingstone, 1969. p.13-4.)

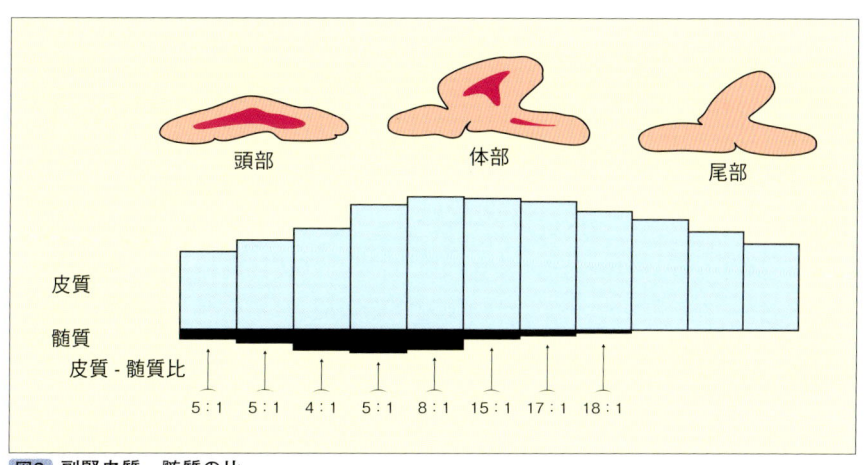

図3 副腎皮質・髄質の比

ヒト副腎の皮質と髄質の割合は部位によって異なる．

(Symington T. Adult adrenal cortex. In：Symington T, et al., eds. Functional Pathology of the Human Adrenal Gland. Livingstone, 1969. p.13-4.)

固定法

- 10% 緩衝ホルマリンで室温固定する．固定時間は3日以内にする．
- また，遺伝子検索のためには凍結保存しておくことも望ましい．
- 電顕（電子顕微鏡）では特徴的な所見が得られるので，電顕観察が可能な施設では電顕用固定液で固定し，樹脂包埋ブロックを作製する．

染色法

- HE 染色と静脈浸潤の有無を調べる elastica-Masson trichrome（EM）染色や van Gieson 染色は必須である．
- 免疫染色は4章「褐色細胞腫」「副腎外パラガングリオーマ」を参照のこと．

（木村伯子）

6章

症例の実際

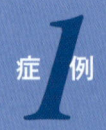

黒色腺腫，色素性腺腫

症例 1

60 歳代，女性

■ **現病歴**

　20 年前より糖尿病，高血圧症を指摘され，内服加療中．サブクリニカル Cushing 症候群の診断にて施行した CT 検査にて，左副腎に腫瘍性病変を認め，副腎摘出となる．

病理所見

　肉眼的に切除副腎内に 径2cm 大の腫瘍性病変を認めた．割面は大部分が褐色調ないしは黒褐色調を呈しており，一部で黄色調の部分が小斑状にみられた **図1**．

　組織学的には主に豊富な好酸性細胞質を有する細胞が充実性小胞巣状に増殖しており，細胞質内にはリポフスチン顆粒の含有が目立った．わずかながら，豊富な脂肪滴を有する淡明細胞の胞巣が小斑状に介在するものの，大部分が好酸性の細胞より構成されていた．Weiss の指標 1 点の副腎皮質腺腫（pigmented adrenocortical adenoma）と診断した．

　腫瘍内ではリンパ球の巣状の集簇巣，石灰化や脂肪変性などの変性所見を伴っていた．付随副腎では皮質が菲薄化しており，束状層，網状層の萎縮を認め，Cushing 症候群に伴う変化に矛盾しない所見であった **図2**．

鑑別診断

　基本的に本腫瘍は副腎皮質内に存在し，形態学的に副腎皮質由来の細胞より構成される病変と判断される．したがって，他の副腎皮質腫瘍との鑑別が主となる．なお，副腎皮質腺腫の変性の目立つ亜型と考えられるため，良悪性の鑑別および境界悪性病変（oncocytoma）との鑑別が臨床上，肝要となる．

　鑑別診断フローチャートは **図3** に示すとおりである．

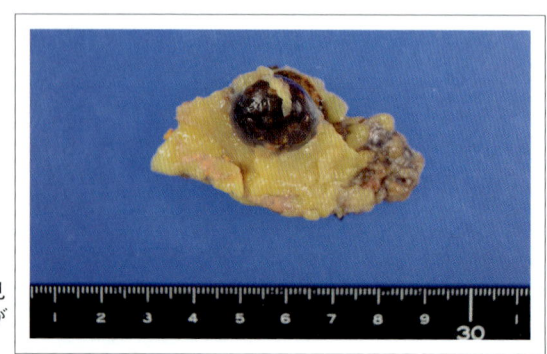

図1 副腎黒色腺腫の割面肉眼所見
比較的境界明瞭な黒褐色の腫瘍が認められる．

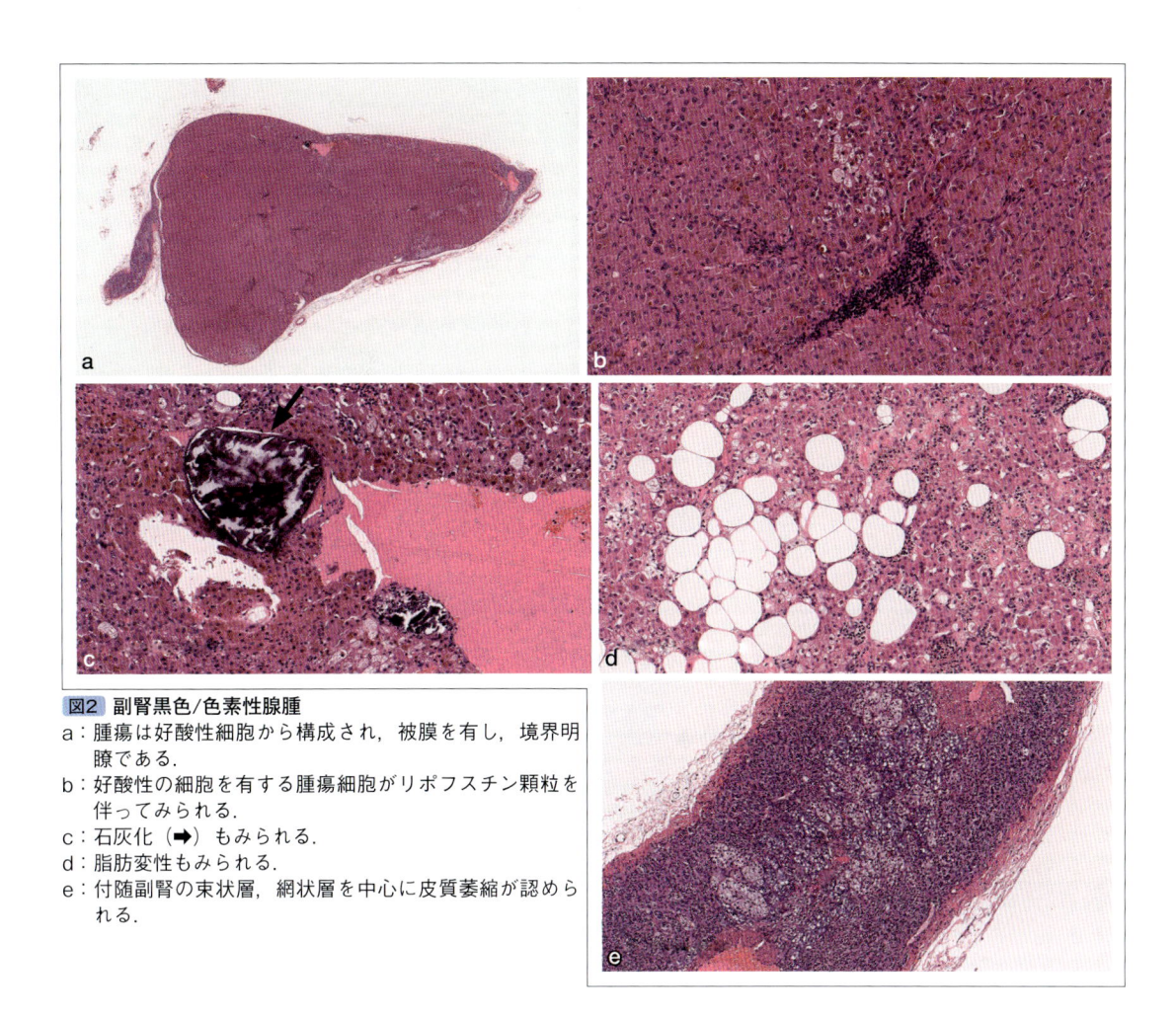

図2 副腎黒色/色素性腺腫

a：腫瘍は好酸性細胞から構成され，被膜を有し，境界明瞭である．

b：好酸性の細胞を有する腫瘍細胞がリポフスチン顆粒を伴ってみられる．

c：石灰化（➡）もみられる．

d：脂肪変性もみられる．

e：付随副腎の束状層，網状層を中心に皮質萎縮が認められる．

■ 通常型副腎皮質癌

　色素性腺腫（pigmented adenoma）では基本的に Weiss の指標は 1 点以上となるが，それ以外の項目は満たさないことが多い．また，変性した細胞により構成されるため，Ki-67 標識率は低値を示す．副腎皮質癌では核異型や核分裂像，凝固壊死などの悪性を示唆する所見が認められる．

■ adrenocortical oncocytoma

　好酸性の細胞より構成される腫瘍である．90% 以上にリポフスチン顆粒が観察される部位も見られるが，概して均一なミトコンドリアの豊富な好酸性細胞より構成される．変性所見は乏しく，淡明細胞の介在はまれである．臨床上も生物学的に活性の高いホルモン分泌は認められず，免疫組織化学的に SF-1 も陰性である点で色素性腺腫と鑑別可能である．

　oncocytoma では核異型（核腫大，核濃染，核の大小不同）が観察されることも多く，境界悪性病変では Ki-67 標識率が 3〜4% や 5% 前後とやや高値を示す症例もあるが，このような所見は色素性腺腫ではみられない．

■ 通常型副腎皮質腺腫

　典型的なアルドステロン産生腺腫は淡明細胞が主体となるため，鑑別は容易である．コルチゾール産生腺腫や非機能性腺腫との厳密な鑑別は困難な症例もあり，両

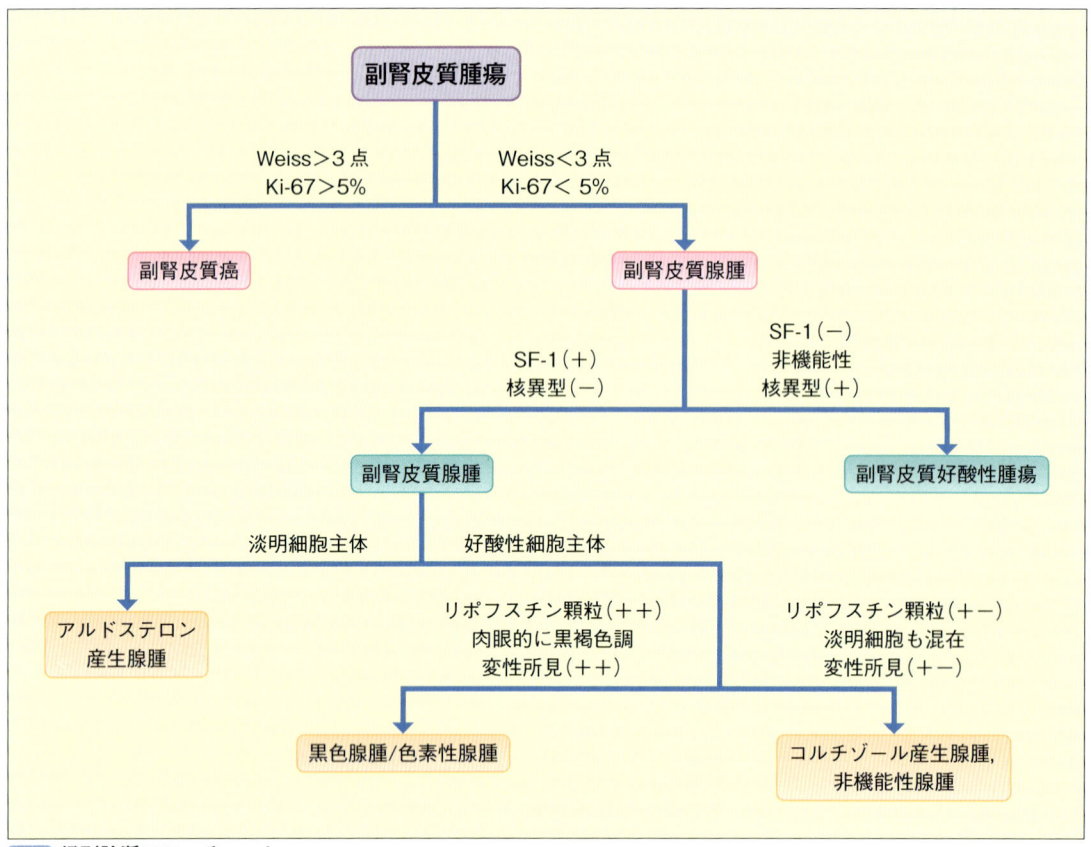

図3 鑑別診断フローチャート

者を分ける明確な診断基準も存在しない。肉眼所見や臨床内分泌学的ホルモン活性，病歴の長さ，付随副腎での萎縮性変化の程度，変性所見の程度などを考慮し，総合的に判断する。

本亜型の診断には肉眼所見を含む形態学的所見のほか，内分泌学的な臨床情報や病歴の長さなどを総合して判断することが重要である。

診断のポイント

黒色腺腫（black adenoma），色素性腺腫では主に好酸性の豊富な細胞質を有し，リポフスチン顆粒の目立つ細胞により構成される。このリポフスチン顆粒が肉眼的に（黒）褐色調に見える。したがって，Weiss の指標では少なくとも 1 点以上の病変となる。

基本的に石灰化や脂肪変性，myelolipomatous change などの変性所見が観察されることが多く，長期間の病歴における退行性変化を伴う。変性によりホルモン活性が低下している場合もある。

臨床的にはコルチゾール産生過剰（Cushing 症候群/サブクリニカル Cushing 症候群）の症例が多いが，アルドステロン産生過剰（原発性アルドステロン症）や非機能性の症例もみられる。

（山崎有人，中村保宏，笹野公伸）

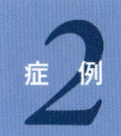

症例 **2** 小児副腎皮質癌

4歳，女児

■ **現病歴**

　陰毛の出現，陰核腫大あり，思春期早発症の診断にて精査したところ，男性ホルモン（アンドロゲン）高値，CTにて右副腎に4cm大の腫瘤性病変を認め，手術となる．

　　　病理所見

　肉眼的に径4cm大の腫瘤性病変を認めた．黄色調からやや茶色調の不均一な割面を呈している．部分的に壊死を示唆する褪色調の脆弱な領域もみられる **図1**．

　組織学的には大小不同で腫大した濃染性の核と好酸性の豊富な細胞質を有する異型細胞が充実性に増殖する病変である．既存の充実性小胞巣や索状の配列は消失しており，diffuse architecture を示す．また，核分裂像は10/50HPF程度観察される．腫瘍内では凝固壊死が観察される．静脈侵襲像や被膜外浸潤は明らかではなかった．Ki-67標識率は8%（hot spot）であった **図2**．

　Weissの指標に当てはめると5点（核異型，核分裂像，凝固壊死，びまん性増殖，類洞侵襲）相当の病変であり，副腎皮質癌（adrenocortical carcinoma）と判断される．一方で，Wienekeの指標では1点（凝固壊死）相当の病変であり，良性病変と判断される **表1**．

　本症例では，最終的に男性化徴候や思春期早発症など（virilization）を認めることやKi-67標識率が8%（hot spot）と高値であったため，総合的に副腎皮質癌と診断した．

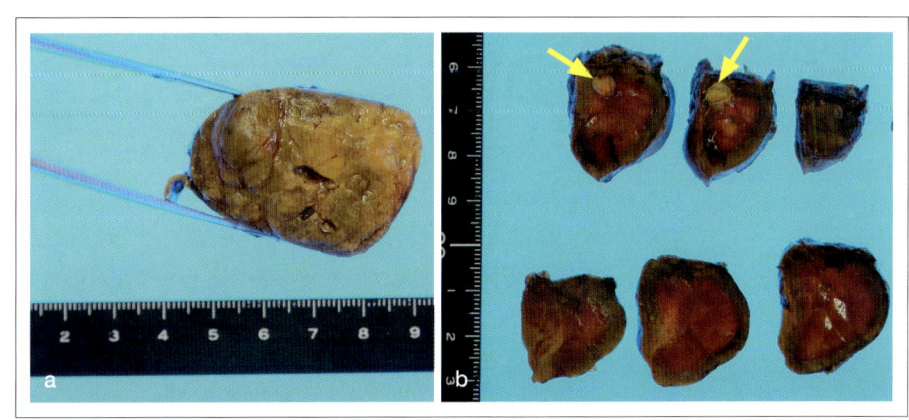

図1 副腎皮質腫瘍の肉眼所見
a：割面で黄〜黒褐色の不均一な色調を呈している．
b：aと同割面．黄白色の部位（⇨）が認められる．

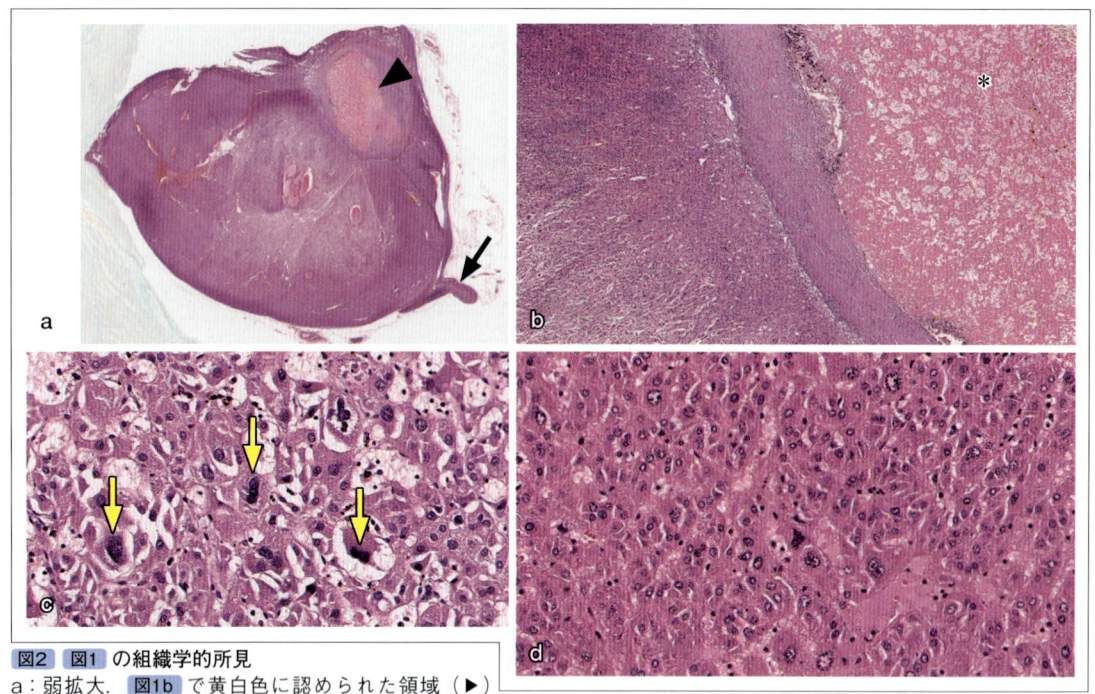

図2 **図1** の組織学的所見
a：弱拡大．**図1b** で黄白色に認められた領域（▶）
　がみられる．腫瘍は被膜を有し，境界明瞭である（➡：付随副腎）．
b：a（➡）の強拡大．凝固壊死を示している（*）．
c：Bizarre な異型核を有する腫瘍細胞（⇨）がみられる．
d：好酸性の細胞質を有する腫瘍細胞がびまん性に増殖していることがわかる．

鑑別診断

　小児副腎皮質癌では，ミトタンなどのホルモン療法を含む術後化学療法の是非が
ポイントとなるため，腫瘍の悪性度を予測することはきわめて重要である．した
がって，小児副腎皮質癌の病理組織診断において Weiss の指標は過剰診断となる
ことを考慮して，Wieneke の指標や p53，Ki-67 などの補助的な免疫染色マーカー
のほか，virilization などの臨床情報を総合的に判断する必要がある．このため，
臨床医との間でも十分な情報共有，ディスカッションがなされるべきである．

診断のポイント

　小児副腎皮質癌では成人の副腎皮質腫瘍の組織学的悪性度評価の際に用いられる
Weiss の指標を適用すると過剰診断となることが知られている．小児副腎皮質腫瘍
の病理学的悪性度評価の際には Wieneke の指標を適用することの有用性も報告さ
れているが，臨床面と対比した今後の症例の蓄積が待たれる．
　臨床的には 90% 以上の症例に virilization を認める．virilization を認めるとき
は基本的に悪性であることが多い．コルチゾール産生過剰（Cushing 症候群/サブ
クリニカル Cushing 症候群）単独で発症する例はほとんどない．
　小児副腎皮質癌では Li-Fraumeni 症候群などの p53 突然変異との関連性も報告
されているが，地域差も考慮する必要がある（ブラジルでは高頻度）．

表1 Weiss の指標と Wieneke の指標

Weiss の指標	Wieneke の指標
高度の核異型 (high grade nuclear atypia：Fuhrman G3/G4)	重量 (tumor weight > 400g)
核分裂像 (mitosis > 5/50HPF)	腫瘍径 (tumor size > 10.5cm)
異常核分裂像 (atypical mitosis)	副腎周囲組織ないしは隣接臓器への浸潤 (extension to periadrenal soft tissue or adjacent organs)
好酸性細胞＞ 75% (eosinophilic cells > 75%)	下大静脈への浸潤 (invasion into vena cava)
びまん性の増殖様式 (diffuse architecture > 33%)	被膜浸潤（capsular invasion）
被膜浸潤 (capsular invasion)	静脈侵襲（平滑筋を有する） (venous invasion)
類洞侵襲 (sinusoidal invasion)	腫瘍凝固壊死 (tumor confluent necrosis)
静脈侵襲（平滑筋を有する） (venous invasion)	核分裂像 (mitosis > 15/20HPF)
腫瘍凝固壊死 (tumor confluent necrosis)	異常核分裂像 (atypical mitosis)

Wieneke の指標では悪性度の評価は Benign ≦ 2 項目，Intermediate ＝ 3 項目，Malignant ≧ 4 項目としている.

　完全切除例については予後が良好であることが多いため，切除断端の評価も重要な点である.

（山崎有人，中村保宏，笹野公伸）

参考文献

甲状腺・副甲状腺

1章　病理診断の流れとポイント

甲状腺と副甲状腺疾患の病理診断の流れとポイント

・加藤良平. 甲状腺. 病理と臨床 2017；35：362-70.
・Guerra G, et al. Morphological, diagnostic and surgical features of ectopic thyroid gland：a review of literature. Int J Surg 2014：12：S3-S11.
・日本甲状腺学会編. 甲状腺結節取扱い診療ガイドライン 2013. 東京：南江堂；2013.
・Lloyd RV, et al., eds. WHO Classification of Tumours of Endocrine Organs. 4th ed. Lyon：IARC Press；2017.
・亀山香織. 副甲状腺. 病理と臨床 2017；35：371-6.
・亀山香織. 副甲状腺. 腫瘍病理鑑別診断アトラス　NET・下垂体・副甲状腺・副腎. 笹野公伸ほか編. 東京：文光堂；2017. p.170-91.

2章　診断のための基本知識

甲状腺・副甲状腺疾患の血清学的診断

・日本甲状腺学会. 甲状腺疾患診断ガイドライン 2013.
　http://www.japanthyroid.jp/doctor/guideline/japanese.html
・玉井秀一. 甲状腺検査値の読み方. 宮内　昭監，網野信行編. 甲状腺疾患の疾病管理テキスト. 第2版. 大阪：メディカルレビュー社；2012. p.2-6.
・宮内　昭監，網野信行編. 甲状腺・副甲状腺診療ゴールデンハンドブック. 東京：南江堂；2012.
・竹内靖博. 高カルシウム血症　鑑別診断. 日内会誌 2007；96：656-61.
・Fukumoto S, et al. Causes and differential diagnosis of hypocalcemia：recommendation proposed by expert panel supported by ministry of health, labour and welfare, Japan. Endocr J 2008；55：787-94.

甲状腺・副甲状腺画像診断

・日本乳腺甲状腺超音波医学会，甲状腺用語診断基準委員会編. 甲状腺超音波診断ガイドブック. 改訂第3版. 東京：南江堂；2016.
・日本超音波医学会用語・診断基準委員会. 甲状腺結節（腫瘤）超音波診断基準. JPN J Med Ultrasonics 2011；38：667-8.
・鈴木眞一. 一般医のためのエコー活用法　甲状腺. Medicina 2007；44：412-22.
・鈴木眞一. 甲状腺エラストグラフィー. 臨床画像 2011；27（増刊）：92-7.

甲状腺の細胞診

・日本臨床細胞学会編. 細胞診ガイドライン3 甲状腺・内分泌・神経系 2015年版. 東京：金原出版；2015.
・日本甲状腺外科学会編. 甲状腺癌取扱い規約. 第7版. 東京：金原出版；2015.
・社本幹博監. 新版 細胞診断学入門. 名古屋：名古屋大学出版会；2009.
・坂本穆彦監訳. 甲状腺細胞診ベセスダシステム. 東京：シュプリンガー・ジャパン；2011.
・越川　卓. 細胞診文献シリーズ No.19. メイ・ギムザ染色を主体とした甲状腺の細胞診. 東京：武藤化学薬品；1991.
・Orell SR, et al. Manual and Atlas of Fine Needle Aspiration Cytology. 4th ed. London：Churchill-Livingstone；1999.
・Orell SR, Philips J. Monographs in Clinical Cytology. Vol 14. The Thyroid. Fine Needle Biopsy and Cytological Diagnosis of Thyroid Lesions. Basel：Karger；1997.
・Kini SR. Guides to clinical aspiration biopsy. Thyroid. New York：Igaku-shoin；1987.

・Dröse, M. Aspirationszytologie der Schilddrüse. Stuttgart：FK Schattauer；1979.

甲状腺癌の広がり—TNM 分類

・日本甲状腺外科学会編. 甲状腺癌取扱い規約. 第 7 版. 東京：金原出版；2015.
・Lloyd RV, et al., eds. WHO Classification of Tumours Endocrine Organs. 4th ed. Lyon：IARC Press；2017.
・Mete O, et al. Controversies in thyroid pathology：thyroid capsule invasion and extrathyroidal extension. Ann Surg Oncol 2010；17：386-91.

甲状腺微小癌の診断と取り扱い

・Takebe K, et al. Mass screening for thyroid cancer with ultrasonography［in Japanese］. KARKINOS 1994；7：309-17.
・Takami H, et al. Therapeutic strategy for differentiated thyroid carcinoma in Japan based on a newly established guideline managed by Japanese Society of Thyroid Surgeons and Japanese Association of Endocrine Surgeons. World J Surg 2011；35：111-21.
・Haugen BR, et al. 2015 American Thyroid Association management guidelines for adult patients with thyroid nodules and differentiated thyroid cancer：The American Thyroid Association guidelines task force on thyroid nodules and differentiated thyroid cancer. Thyroid 2016；26：1-133.
・日本乳腺甲状腺超音波医学会 甲状腺用語診断基準委員会編. 甲状腺超音波診断ガイドブック. 改訂第 3 版. 東京：南江堂；2016.
・Ito Y, et al. Revisiting low-risk thyroid papillary microcarcinomas resected without observation：Was immediate surgery necessary? World J Surg 2016；40：523-8.
・Ito Y, et al. Patient age is significantly related to the progression of papillary microcarcinoma of the thyroid under observation. Thyroid 2014；24：27-34.
・Sugitani I, et al. Three distinctly different kinds of papillary thyroid microcarcinoma should be recognized：our treatment strategies and outcomes. World J Surg 2010；34：1222-31.

術中病理診断の意義

・Anton RC, Wheeler TM. Frozen section of thyroid and parathyroid specimens. Arch Pathol Lab Med 2005；129：1575-84.
・Huber GF, et al. Intraoperative frozen-section analysis for thyroid nodules：a step toward clarity or confusion? Arch Otolarygol Head Nech Surg 2007；133：874-81.
・Haymart MR, et al. The role of intraoperative frozen section if suspicious for papillary thyroid cancer. Thyroid 2008；18：419-23.
・杉野公則ほか. 甲状腺・副甲状腺手術における術中迅速 PTH 測定の有用性. 日内分泌・甲状腺外会誌 2013；30：201-6.

甲状腺腫瘍の遺伝子異常と診断応用

・日本甲状腺外科学会編. 甲状腺癌取扱い規約. 第 7 版. 東京：金原出版；2015.
・Cibas ES, Ali SZ. The Bethesda system for reporting thyroid cytopathology. Am J Clin Pathol 2009；132：658-65.
・Williams ED. Guest editorial：two proposals regarding the terminology of thyroid tumors. Int J Surg Pathol 2000；8：181-3.
・Nikiforov YE, et al. Nomenclature revision for encapsulated follicular variant of papillary thyroid carcinoma. A paradigm shift to reduce overtreatment of indolent tumors. JAMA Oncol 2016；2：1023-9.
・Kondo T, et al. Pathogenetic mechanisms in thyroid follicular-cell neoplasia. Nat Rev Cancer 2006；6：292-306.
・Vuong HG, et al. The changing characteristics and molecular profiles of papillary thyroid carcinoma over time：a systemic review. Oncotarget 2017；8：10637-49.

外科的治療

・日本甲状腺外科学会編. 甲状腺癌取扱規約. 第 7 版. 東京：金原出版；2015.

・鈴木眞一. 甲状腺良性結節. 村井　勝, 高見　博編. 内分泌外科標準テキスト. 東京：医学書院；2003. p.47-52.

・日本内分泌外科学会, 日本甲状腺外科学会編. 甲状腺腫瘍診療ガイドライン. 2010 年版. 東京：金原出版；2010.

・鈴木眞一ほか. 甲状腺癌の外科治療. 癌と化療 2015；42：661-5.

・鈴木眞一. 内視鏡下バセドウ病手術. 伴　良雄編. よくわかる甲状腺疾患のすべて. 改訂第 2 版. 大阪：永井書店；2009. p.218-25.

・Bilezikian JP, et al. Guidelines for the management of asymptomatic primary hyperparathyroidism：summary statement from the Fourth International Workshop. J Clin Endocrinol Metab 2014；10：3561-9.

・Suzuki S, et al. Video-assisted parathyroidectomy. Biomed Pharmacother 2002；56 Suppl 1：18s-21s.

・鈴木眞一. 原発性副甲状腺機能亢進症の手術（腺腫・過形成・癌）. 日本内分泌外科学会編. 内分泌外科標準手術アトラス. 改訂版. 東京：インターメルク；2003. p.167-74.

・鈴木眞一. 術中ラジオガイド法による副甲状腺摘除. 内分泌外科の要点と盲点　改訂版. 東京：文光堂；2007. p.221-3.

・冨永義博. 二次性副甲状腺機能亢進症の治療. 冨永義博編. 副甲状腺機能亢進症の外科. 東京：東京医学社；2016. p.54-138.

甲状腺癌ホルモン療法

・Mazzaferri EL, Kloos RT. Clinical review 128：Current approaches to primary therapy for papillary and follicular thyroid cancer. J Clin Endocrinl Metab 2001；86：1447-63.

・McGriff NJ, et al. Effects of thyroid suppression therapy on adverth clinical outcomes in thyroid cancer. Ann Med 2002；34：554-64.

・Jonklaas J, et al. Outcomes of patients with differentiated thyroid carcinoma following initial therapy. Thyroid 2006；16：1229-42.

・Sugitani I, Fujimoto Y. Does postoperative thyrotropin suppression therapy truly decrease recurrence in papillary thyroid carcinoma? A randomized controlled trial. J Clin Endocrinol Metab 2010；95：4576-83.

・Carhill AA, et al. Long-Term Outcomes Following Therapy in Differentiated Thyroid Carcinoma：NTCTCS Registry Analysis 1987-2012. J Clin Endocrinol Metab 2015；100：3270-9.

・Heemstra KA, et al. The effects of thyrotropin-suppressive therapy on bone metabolism in patients with well-differentiated thyroid carcinoma. Thyroid 2006；16：583-91.

・Haugen BR, et al. 2015 American Thyroid Association Management Guidelines for Adult Patients with Thyroid Nodules and Differentiated Thyroid Cancer：the American Thyroid Association Guidelines Task Force on Thyroid Nodules and Differentiated Thyroid Cancer. Thyroid 2016；26：1-133.

・日本内分泌外科学会, 日本甲状腺外科学会編. 甲状腺腫瘍診療ガイドライン 2010 年版. 東京：金原出版；2010.

・Ito M, et al. TSH-suppressive doses of levothyroxine are required to achieve preoperative native serum triiodothyronine levels in patients who have undergone total thyroidectomy. Eur J Endocrinol 2012；167：373-8.

・Ito M, et al. Biochemical markers reflecting thyroid function in athyreotic patients on levothyroxine monotherapy. Thyroid 2017；27：484-90.

甲状腺癌放射線療法

・日本核医学会分科会 腫瘍・免疫核医学研究会, 甲状腺 RI 治療委員会. 甲状腺癌の放射性ヨード内用療法に関するガイドライン. 第 5 版.

http://oncology. jsnm. org/files/pdf/thyroid-guideline_201408. pdf

・日本内分泌外科学会，日本甲状腺外科学会編．甲状腺腫瘍診療ガイドライン 2010 年版．東京：金原出版；2010.

・Mazzaferri EL, Kloos RT. Clinical review 128：current approaches to primary therapy for papillary and follicular thyroid cancer. J Clin Endocrinol Metab 2001；86：1447-63.

・Sisson JC, et al. Radiation safety in the treatment of patients with thyroid diseases by radioiodine [131]I：practice recommendations of the American Thyroid Association. Thyroid 2011；21：335-46.

・横山邦彦ほか．甲状腺癌に対する放射性ヨード内用療法―治療効果のエビデンスと日本における問題点．外科 2006；68：773-6.

・茂松直之．甲状腺疾患に対する放射線外照射．日臨 2007；65：2053-60.

・絹谷清剛．甲状腺分化癌再発に対する内用療法原則論．日内分泌・甲状腺外会誌 2012；29：268-74.

・絹谷清剛．甲状腺癌の内照射と外照射．CLINICIAN 2017；655：211-5.

甲状腺癌の薬物療法

・Brose MS, et al. Sorafenib in radioactive iodine-refractory, locally advanced or metastatic differentiated thyroid cancer：a randomised, double-blind, phase 3 trial. Lancet 2014；384：319-28.

・Schlumberger M, et al. Lenvatinib versus placebo in radioiodine-refractory thyroid cancer. N Engl J Med 2015；372：621-30.

・Ren Z, et al. Randomized controlled trial of the prophylactic effect of urea-based cream on sorafenib-associated hand-foot skin reactions in patients with advanced hepatocellular carcinoma. J Clin Oncol 2015；33：894-900.

・Wells SA, et al. Vandetanib in patients with locally advanced or metastatic medullary thyroid cancer：a randomized, double-blind phase III trial. J Clin Oncol 2012；30：134-41.

・Ito Y, et al. Sorafenib in Japanese patients with locally advanced or metastatic medullary thyroid carcinoma and anaplastic thyroid carcinoma. Thyroid 2017；27：1142-8.

・Elisei R, et al. Cabozantinib in progressive medullary thyroid cancer. J Clin Oncol 2013；31：3639-46.

・Onoda N, et al. The safety and efficacy of weekly paclitaxel administration for anaplastic thyroid cancer patients：A Nationwide Prospective Study. Thyroid 2016；26：1293-9.

・Tahara M, et al. Lenvatinib for anaplastic thyroid cancer. Front Oncol 2017；7：25.

3章　甲状腺・副甲状腺疾患の概要と鑑別診断

腺腫様甲状腺腫

・Sendt W, et al. Monosomy and ring chromosome 13 in a thyroid nodular goiter-do we underestimate its relevance in benign thyroid lesions? Cancer Genet 2012；205：128-30.

・Rio Frio T, et al. DICER1 mutations in familial multinodular goiter with or without ovarian Sertoli-Leydig cell tumors. JAMA 2011；305：68-77.

濾胞腺腫

・Williams ED. Two proposals regarding the terminology of thyroid tumors. Int J Surg Pathol 2000；8：181-3.

・Nikiforov YE, et al. Nomenclature revision for encapsulated follicular variant of papillary thyroid carcinoma：A paradigm shift to reduce overtreatment of indolent tumors. JAMA Oncol 2016；2：1023-9.

・Takada N, et al. Diagnostic value of GATA-3 in cytological identification of parathyroid tissues. Endocr J 2016；63：621-6.

境界悪性腫瘍

- Kakudo K, et al. Encapsulated papillary thyroid carcinoma, follicular variant：a misnomer. Pathol Int 2012；62：155-60.
- Hirokawa M, et al. Observer variation of encapsulated follicular lesions of the thyroid gland. Am J Surg Pathol 2002；26：1508-14.
- Nikiforov YE, et al. Nomenclature Revision for Encapsulated Follicular Variant of Papillary Thyroid Carcinoma：A Paradigm Shift to Reduce Overtreatment of Indolent Tumors. JAMA Oncol 2016；2：1023-9.
- Liu Z, et al. Encapsulated follicular thyroid tumor with equivocal nuclear changes, so-called well-differentiated tumor of uncertain malignant potential：a morphological, immunohistochemical, and molecular appraisal. Cancer Sci 2011；102：288-94.
- Bychkov A, et al. Low rate of noninvasive follicular thyroid neoplasm with papillary-like nuclear features in Asian practice. Thyroid 2017；27：983-4.
- Lloyd RV, et al., eds. WHO Classification of Tumours of Endocrine Organs (4th ed). IARC：Lyon；2017.
- Yang GC, et al. Sonographic and cytologic differences of NIFTP from infiltrative or invasive encapsulated follicular variant of papillary thyroid carcinoma. Diagn Cytopathol 2017 [Epub ahead of print].
- Cho U, et al. Molecular correlates and rate of lymph node metastasis of non-invasive follicular thyroid neoplasm with papillary-like nuclear features and invasive follicular variant papillary thyroid carcinoma：the impact of rigid criteria to distinguish non-invasive follicular thyroid neoplasm with papillary-like nuclear features. Mod Pathol 2017；30：810-25. [Epub ahead of print].
- Gucer H, et al. The value of HBME-1 and claudin-1 expression profile in the distinction of BRAF-like and RAS-like phenotypes in papillary thyroid carcinoma. Endocr Pathol 2016；27：224-32.
- Piana S, et al. Encapsulated well-differentiated follicular-patterned thyroid carcinomas do not play a significant role in the fatality rates from thyroid carcinoma. Am J Surg Pathol 2010；34：868-72.
- Bai Y, et al. Subclassification of non-solid-type papillary thyroid carcinoma, identification of high-risk group in common type. Cancer Sci 2008；99：1908-15.
- Bychkov A, et al. Noninvasive follicular thyroid neoplasm with papillary-like nuclear features in Asian practice：perspectives for surgical pathology and cytopathology. Endocr Pathol 2018 [Epub ahead of print].
- Kakudo K, et al. Noninvasive follicular thyroid neoplasm with papillary-like nuclear features (NIFTP) in thyroid tumor classification. Pathol Int 2018 [Epub ahead of print].

乳頭癌

- 日本甲状腺外科学会編. 甲状腺癌取扱い規約. 第7版. 東京：金原出版；2015.

濾胞癌

- Bartolazzi A, et al. Application of an immunodiagnostic method for improving preoperative diagnosis of nodular thyroid lesions. Lancet 2001；357：1644-50.
- Nikiforova MN, et al. PAX8-PPAR gamma rearrangement in thyroid tumors：RT-PCR and immunohistochemical analyses. Am J Surg Pathol 2002；26：1016-23.
- Nikiforova MN, et al. RAS point mutations and PAX8-PPAR gamma rearrangement in thyroid tumors：evidence for distinct molecular pathways in thyroid follicular carcinoma. J Clin Endocrinol Metab 2003；88：2318-26.
- Hunt JL, et al. A novel microdissection and genotyping of follicular-derived thyroid tumors to predict aggressiveness. Hum Pathol 2003；34：375-80.
- Prasad ML, et al. Galectin-3, fibronectin-1, CITED-1, HBME1 and cytokeratin-19

immunohistochemistry is useful for the differential diagnosis of thyroid tumors. Mod Pathol 2005；18：48-57.

・Ito Y, et al. Prognosis and prognostic factors of follicular carcinoma in Japan：importance of postoperative pathological examination. World J Surg 2007；31：1417-24.

・Xing M. Molecular pathogenesis and mechanisms of thyroid cancer. Nat Rev Cancer 2013；13：184-99.

・Hsiao SJ, Nikiforov YE. Molecular approaches to thyroid cancer diagnosis. Endocr Relat Cancer 2014；21：T301-13.

・Cancer Genome Atlas Research Network. Integrated genomic characterization of papillary thyroid carcinoma. Cell 2014；159：676-90.

・Dralle H, et al. Follicular cell-derived thyroid cancer. Nat Rev Dis Primers 2015；1：15077.

髄様癌

・Kameyama K, Takami H. Medullary thyroid carcinoma：Nationwide Japanese survey of 634 cases in 1996 and 271 cases in 2002. Endocr J 2004；51：453-6.

・Kameyama K, et al. RET oncogene mutations in 75 cases of familial medullary thyroid carcinoma in Japan. Biomed Pharmacother 2004；58：345-7.

・Takami H. Medullary thyroid carcinoma and multiple endocrine neoplasia type 2. Endocr Pathol 2003；14：123-31.

低分化癌

・WHO Classification of Tumours of Endocrine Organs. WHO Health organization 3rd ed. Lyon：IARC press；2004.

・WHO Classification of Tumours of Endocrine Organs. WHO Health organization 4th ed. Lyon：IARC press；2017.

・日本甲状腺外科学会編. 甲状腺癌取扱い規約. 第7版. 東京：金原出版；2015.

・Kondo T, et al. Pathogenetic mechanisms in thyroid follicular-cell neoplasia. Nat Rev Cancer 2006；6：292-306.

・Sakamoto A, et al. Poorly differentiated carcinoma of the thyroid. A clinicopathologic entity for a high-risk group of papillary and follicular carcinomas. Cancer 1983；52：1849-55.

・Carcangiu ML, et al. Poorly differentiated（"insular"）thyroid carcinoma. A reinterpretation of Langhans' "wuchernde Struma". Am J Surg Pathol 1984；8：655-68.

・Volante M, et al. Poorly differentiated thyroid carcinoma：the Turin proposal for the use of uniform diagnostic criteria and an algorithmic diagnostic approach. Am J Surg Pathol 2007；31：1256-64.

・Dettmer M, et al. Poorly differentiated oncocytic thyroid carcinoma-diagnostic implications and outcome. Histopathology 2012；60：1045-51.

・Nishida T, et al. Clinicopathological significance of poorly differentiated thyroid carcinoma. Am J Surg Pathol 1999；23：205-11.

甲状腺未分化癌

・廣川満良. 甲状腺腫瘍の最近のトピックス. 甲状腺未分化癌の病理―診断における問題点―. 病理と臨 2013；31：44-9.

・菅間　博, 亀山香織. 甲状腺の細胞診の新しい報告様式と技術によせて. 甲状腺腫瘍の遺伝子診断と細胞診. 日内分泌・甲状腺外会誌 2014；31：98.

・日本甲状腺外科学会編. 甲状腺癌取扱い規約. 第7版. 東京：金原出版；2015.

・Lloyd RV, et al., eds. World Health Organization Classification of Tumours of Endocrine Organs. 4th ed. Lyon：IARC Press；2017.

・Smallridge RC, et al. American Thyroid Association guidelines for management of patients with anaplastic thyroid cancer. Thyroid 2012；22：1104-39.

甲状腺リンパ腫

- Kato I, et al. Chronic thyroiditis as a risk factor of B-cell lymphoma in the thyroid gland. Jpn J Cancer Res 1985；76：1085-90.
- Rosai J, et al. Malignant lymphoma of the thyroid gland and related lesions. In：Rosai J, et al. editors. Tumors of the Thyroid and Parathyroid Glands. AFIP atlas of tumor pathology series 4. Silver Spring Maryland：American Registory of Pathology；2014. p.299-307.
- Rosai J, et al. Thyroiditis Hashimoto thyroiditis. In：Rosai J, et al. editors. Malignant lymphoma of the thyroid gland and related lesions. AFIP atlas of tumor pathology series 4. Silver Spring Maryland：American Regstory of Pathology；2014. p.339-42.
- Chan JKC, et al. Primary thyroid lymphoma. In：Lloyd RV, et al. editors. WHO classification of Tumour of Endocrine Organs. 4th ed. Lyon：International Agency for Research on Cancer；2017. p137-8.
- Lloyd RV, et al. Hashimoto's thyroiditis. In：Lloyd RV, Douglas BR, Young, Jr WF editors. Endocrine Diseases. Atlas of nontumor pathology. First series Fascicle 1. Silver Spring Maryland：American Registry of Pathology and Washington DC：Armed Forces Institute of Pathology；2002. p.115-26.
- Umehara H, et al. A novel clinical entity, IgG4-related disease (IgG4RD)：general concept and details. Mod Rheumatol 2012；22：1-14.
- 梅原久範. 日本からの発信：新たな疾患概念. IgG4 関連疾患（IgG4-related disease）. 日内会誌 2010；99：237-45.

小児甲状腺癌

- Bogdanova TI, et al. Comparative histopathological analysis of sporadic pediatric papillary thyroid carcinoma from Japan and Ukraine. Endocr J 2017；64：977-93. doi：10. 1507/endocrj. EJ17-0134.［Epub ahead of print］
- Mitsutake N, et al. BRAF (V600E) mutation is highly prevalent in thyroid carcinomas in the young population in Fukushima：a different oncogenic profile from Chernobyl. Scientific Reports 2015；5：16976.
- Bogdanova T, et al. Thyroid cancer pathology in Ukraine after Chernobyl. In：Thyroid cancer pathology in Ukraine after the Chernobyl —dosimetry, epidemiology, pathology, molecular biology, Tronko M, et al. editors. Nagasaki；IN-TEX Ltd, 2014. p.65-108.
- Fridman MV, et al. Clinical and pathologic features of "sporadic" papillary thyroid carcinoma registered in the years 2005 to 2008 in children and adolescents of Belarus. Thyroid 2012；22：1016-24.
- Tuttle RM, et al. Clinical presentation and clinical outcomes in Chernobyl-related paediatric thyroid cancers：what do we know now? What can we expect in the future? Clin Oncol (R Coll Radiol) 2011；23：268-75.
- Williams ED, et al. Morphologic characteristics of Chernobyl-related childhood papillary thyroid carcinomas are independent of radiation exposure but vary with iodine intake. Thyroid 2008；18：847-52.
- Williams ED, et al. Thyroid carcinoma after Chernobyl latent period, morphology and aggressiveness. Br J Cancer 2004；90：2219-24.
- Shirahige Y, et al. Childhood thyroid cancer：comparison of Japan and Belarus. Endocr J 1998；45：203-9.
- 菅間 博. 小児の甲状腺癌の病理組織学的な特徴, 特にびまん性硬化型乳頭癌に着目して. 日内分泌・甲状腺外会誌 2013；30：281-6.

4章　副甲状腺非腫瘍性および腫瘍性疾患の概要と鑑別診断

副甲状腺過形成病変

- Lloyd RV, et al., eds. WHO Classification of Tumours of Endocrine Organs. World Health Organization. 4th ed. Lyon：IARC Press；2017.

- DeLellis RA, et al. Primary hyperparathyroidism：a current perspective. Arch Pathol Lab Med 2008；132：1251-62.
- Ordóñez NG. Value of GATA3 immunostaining in tumor diagnosis：a review. Adv Anat Pathol 2013；20：352-60.
- Tominaga Y, et al. Clonal analysis of nodular parathyroid hyperplasia in renal hyperparathyroidism. World J Surg 1996；20：744-50.

副甲状腺腺腫

- Lloyd RV, et al., eds. WHO Classification of Tumours of Endocrine Organs. 4th ed. Lyon：IARC Press；2017.
- DeLellis RA, et al. Primary hyperparathyroidism：a current perspective. Arch Pathol Lab Med 2008；132：1251-62.
- Ordóñez NG. Value of GATA3 immunostaining in tumor diagnosis：a review. Adv Anat Pathol 2013；20：352-60.
- Tominaga Y, et al. Expression of PRAD1/cyclin D1, retinoblastoma gene products, and Ki67 in parathyroid hyperplasia caused by chronic renal failure versus primary adenoma. Kidney Int 1999；55：1375-83.

副甲状腺癌

- Lloyd RV, et al., eds. WHO Classification of Tumours of Endocrine Organs. 4th ed. Lyon：IARC Press；2017.
- Schantz A, Castleman B. Parathyroid carcinoma. A study of 70 cases. Cancer 1973；31：600-5.
- Carpten JD, et al. HRPT2, encoding parafibromin, is mutated in hyperparathyroidism-jaw tumor syndrome. Nat Genet 2002；32：676-80.
- Kumari N, et al. Role of Histological Criteria and Immunohistochemical Markers in Predicting Risk of Malignancy in Parathyroid Neoplasms. Endocr Pathol 2016；27：87-96.

その他の副甲状腺疾患

- Lloyd RV, et al., eds. WHO Classification of Tumours of Endocrine Organs. 4th ed. Lyon：IARC Press；2017.
- DeLellis RA, et al. Primary hyperparathyroidism：a current perspective. Arch Pathol Lab Med 2008；132：1251-62.
- Ordóñez NG. Value of GATA3 immunostaining in tumor diagnosis：a review. Adv Anat Pathol 2013；20：352-60.

5 章　病理検体の取り扱い

甲状腺病理標本の取り扱い方

- 長沼　廣ほか. バセドウ病甲状腺に合併した甲状腺癌の病理学的検討. 仙台市立病院医誌 1995；15：3-8.
- 廣川満良ほか. 外科病理マニュアル　甲状腺・副甲状腺. 病理と臨床 2008；26：232-7.
- Yamashina M. Follicular neoplasms of the thyroid. Total circumferential evaluation of the fibrous capsule. Am J Surg Pathol 1992；16：392-400.

6 章　症例の実際

症例 1　結節性病変をきたした IgG4 関連病変

- Deshpande V, et al. Consensus statement on the pathology of IgG4-related disease. Mod Pathol 2012；25：1181-92.
- Kamisawa T, et al. IgG4-related disease. Lancet 2015；385：1460-71.
- Hirokawa M, et al. Warthin-like papillary thyroid carcinoma with immunoglobulin G4-posi-

tive plasma cells possibly related to Hashimoto's thyroiditis. Endocr J 2018；26：175-80.

症例2　篩型乳頭癌

・廣川満良，樋口観世子．篩型乳頭癌．Thyroid Cancer Explore 2015；1：82-6.
・Hirokawa M, et al. Cribriform-morular variant of papillary thyroid carcinoma-cytological and immunocytochemical findings of 18 cases. Diagn Cytopathol 2000；38：890-6.
・Ito Y, et al. Our experience of treatment of cribriform morular variant of papillary thyroid carcinoma；difference in clinicopathological features of FAP-associated and sporadic patients. Endocr J 2011；58：685-9.

症例3　異型間質細胞がびまん性に腫瘍間質に浸潤した低分化癌

・吉田　明．State of the Art 臨床　偶発型甲状腺未分化癌．Thyroid Cancer Explore 2016；2：32-7.
・田中克浩．甲状腺未分化がんの生物学的特性と治療戦略．最新医学 2013；68：1862-6.
・宍戸-原　由紀子ほか．Breast carcinoma with osteoclast-like stromal giant cells―破骨細胞様間質巨細胞の出現と，富血管性炎症性間質の関係とは？―．病理と臨床 2015；33：793-7.

症例4　長期生存未分化癌

・Higashiyama T, et al. Induction chemotherapy with weekly paclitaxel administration for anaplastic thyroid carcinoma. Thyroid 2010；20：7-14.
・Sugitani I, et al. Prognostic factors and treatment outcomes for anaplastic thyroid carcinoma：ATC Research Consortium of Japan cohort study of 677 patients. World J Surg 2012；36：1247-54.
・Hirokawa M, et al. Histopathological analysis of anaplastic thyroid carcinoma cases with long-term survival：A report from the Anaplastic Thyroid Carcinoma Research Consortium of Japan. Endocr J 2016；63：441-7.

症例5　CASTLE/ITET

・Kakudo K, et al. Intrathyroid thymic carcinoma. In：Lloyd RV, et al., eds. WHO Classification of Tumours of Endocrine Organs. 4th ed. Lyon：IARC press；2017. p.125-6.
・Miyauchi A, et al. Intrathyroidal epithelial thymoma：an entity distinct from squamous cell carcinoma of the thyroid. World J Surg 1985；9：128-35.
・Chan JK, Rosai J. Tumors of the neck showing thymic or related branchial pouch differentiation：a unifying concept. Hum Pathol 1991；22：349-67.
・Dorfman DM, et al. Intrathyroidal epithelial thymoma（ITET）/carcinoma showing thymus-like differentiation（CASTLE）exhibits CD5 immunoreactivity：new evidence for thymic differentiation. Histopathology 1998；32：104-9.
・Reimann JD, et al. Carcinoma showing thymus-like differentiation of the thyroid（CASTLE）：a comparative study：evidence of thymic differentiation and solid cell nest origin. Am J Surg Pathol 2006；30：994-1001.
・Ito Y, et al. Clinicopathologic significance of intrathyroidal epithelial thymoma/carcinoma showing thymus-like differentiation：a collaborative study with Member Institutes of The Japanese Society of Thyroid Surgery. Am J Clin Pathol 2007；127：230-6.
・Kakudo K, et al. Intrathyroid epithelial thymoma（ITET）and carcinoma showing thymus-like differentiation（CASTLE）：CD5-positive neoplasms mimicking squamous cell carcinoma of the thyroid. Histol Histopathol 2013；28：543-56.
・Hirokawa M, et al. Intrathyroidal epithelial thymoma/carcinoma showing thymus-like differentiation；comparison with thymic lymphoepithelioma-like carcinoma and a possibility of development from a multipotential stem cell. APMIS 2013；121：523-30.
・Wang YF, et al. Thyroid carcinoma showing thymus-like elements：a clinicopathologic, immunohistochemical, ultrastructural, and molecular analysis. Am J Clin Pathol 2015；143：

223-33.

症例6　腎癌の腺腫様甲状腺腫内転移

- Suzuki A, et al. Diagnostic significance of PAX8 in thyroid squamous cell carcinoma. Endocr J 2015 ; 62 : 991-5.
- Takada N, et al. Diagnostic value of GATA-3 in cytological identification of parathyroid tissues. Endocri J 2016 ; 63 : 621-6.
- Kobayashi K, et al. Metastatic carcinoma to the thyroid gland from renal cell carcinoma : role of ultrasonography in preoperative diagnosis. Thyroid Res 2015 ; 8 : 4.

症例7　副甲状腺疾患

- Padgett SN, et al. Parathyroid hyperplasia of auto-transplanted tissue in forearm skin. J Cutan Pathol 2011 ; 38 : 232-5.
- Schantz A, Castleman B. Parathyroid carcinoma. A study of 70 cases. Cancer 1973 ; 31 : 600-5.
- Lloyd RV, et al. Who Classification of Tumours of Endocrine Organs. 4th ed. Lyon : IARC Press ; 2017.
- Block GA, et al. Cinacalcet for secondary hyperparathyroidism in patients receiving hemodialysis. N Engl J Med 2004 ; 350 : 1516-25.
- Sumida K, , et al. Histopathological alterations of the parathyroid glands in haemodialysis patients with secondary hyperparathyroidism refractory to cinacalcet hydrochloride. J Clin Pathol 2011 ; 64 : 756-60.

副　腎

1章　病理診断の流れとポイント
副腎疾患の病理診断の流れとポイント

- Lloyd RV, et al., eds. WHO Classification of Tumours of Endocrine Organs. 4th ed. Lyon : IARC Press ; 2017.
- Yamazaki Y, et al. Histopathological classification of cross-sectional image-negative hyperaldosteronism. J Clin Endocrinol Metab 2017 ; 102 : 1182-92.

臨床から病理に期待すること

- Plouin PF, et al. European Society of Endocrinology Clinical Practice Guideline for long-term follow-up of patients operated on for a phaeochromocytoma or a paraganglioma. Eur J Endocrinol 2016 ; 174 : G1-10.
- Niemeijer ND, et al. Chemotherapy with cyclophosphamide, vincristine and dacarbazine for malignant paraganglioma and pheochromocytoma : systematic review and meta-analysis. Clin Endocrinol (Oxf) 2014 ; 81 : 642-51.
- Yoshinaga K, et al. Effects and safety of ^{131}I-metaiodobenzylguanidine (MIBG) radiotherapy in malignant neuroendocrine tumors : results from a multicenter observational registry. Endocr J 2014 ; 61 : 1171-80.
- Thompson LDR. Pheochromocytoma of the adrenal gland scaled score (PASS) to separate benign from malignant neoplasms : a clinicopathologic and immunophenotypic study of 100 cases. Am J Surg Pathol 2002 ; 26 : 551-66.
- Kimura N, et al. Histological grading of adrenal and extra-adrenal pheochromocytomas and relationship to prognosis : a clinicopathological analysis of 116 adrenal pheochromocytomas and 30 extra-adrenal sympathetic paragangliomas including 38 malignant tumors. Endocr Pathol 2005 ; 16 : 23-32.
- Sabet FA, et al. Likelihood ratio of computed tomography characteristics for diagnosis of

malignancy in adrenal incidentaloma：systematic review and meta-analysis. J Diabetes Metab Disorders 2016；15：12.

・Weiss LM. Comparative histologic study of 43 metastasizing and nonmetastasizing adrenocortical tumors. Am J Surg Pathol 1984；8：163-9.

・Aubert S, et al. Weiss system revisited：a clinicopathologic and immunohistochemical study of 49 adrenocortical tumors. Am J Surg Pathol 2002；26：1612-9.

・Pennanen M, et al. Helsinki score：a novel model for prediction of metastases in adrenocortical carcinomas. Hum Pathol 2015；46：404-10.

・Creemers SG, et al. Future directions in the diagnosis and medical treatment of adrenocortical carcinoma. Endocr Relat Cancer 2016；23：R43-69.

2章　診断のための基本知識

副腎皮質疾患の血清学的診断

・柳瀬敏彦ほか．日本内分泌学会臨床重要課題「潜在性クッシング症候群（下垂体性と副腎）の診断基準の作成」．日内分泌会誌 2017；93：1-18.

・成瀬光栄ほか．日本内分泌学会臨床重要課題「わが国の原発性アルドステロン症の診療に関するコンセンサス・ステートメント」．日内分泌会誌 2016；92：ii-49.

・柳瀬敏彦ほか．日本内分泌学会臨床重要課題「副腎クリーゼを含む副腎皮質機能低下症の診断と治療に関する指針」．日内分泌会誌 2015；91：1-4.

褐色細胞腫・パラガングリオーマの生化学的診断

・厚生労働省難治性疾患克服研究事業「褐色細胞腫の実態調査と診療指針の作成」研究班（研究代表者 成瀬光栄）・日本内分泌学会悪性褐色細胞腫検討委員会（委員長 成瀬光栄）編．褐色細胞腫診療指針 2012.

・Lenders JW, et al. Pheochromocytoma and paraganglioma：an endocrine society clinical practice guideline. J Clin Endocrinol Metab 2014；99：1915-42.

・立木美香，成瀬光栄．褐色細胞腫／パラガングリオーマ．成瀬光栄ほか編．内分泌代謝専門医ガイドブック．第4版．東京：診断と治療社；2016. p.269.

・Eisenhofer G, et al. Understanding catecholamine metabolism as a guide to the biochemical diagnosis of pheochromocytoma. Rev Endocr Metab Disord 2001；2：297-311.

・地曳和子ほか．褐色細胞腫の診断におけるノルメタネフリンおよびメタネフリン測定の意義．日内分泌誌 1998；64：707-16.

・Lenders JW, et al. Plasma metanephrines in the diagnosis of pheochromocytoma. Ann Intern Med 1995；123：101-9.

・Grouzmann E, et al. Diagnostic accuracy of free and total metanephrines in plasma and fractionated metanephrines in urine of patients with pheochromocytoma. Eur J Endocrinol 2010；162：951-60.

・Tanaka Y, et al. Plasma free metanephrines in the diagnosis of pheochromocytoma：diagnostic accuracy and strategies for Japanese patients. Endocr J 2014；61：667-73.

・Peaston RT, et al. Performance of plasma free metanephrines measured by liquid chromatography-tandem mass spectrometry in the diagnosis of pheochromocytoma. Clin Chim Acta 2010；411：546-52.

・Lenders JW, et al. Is supine rest necessary before blood sampling for plasma metanephrines? Clin Chem 2007；53：352-4.

・Yu R, Wei M. False positive test results for pheochromocytoma from 2000 to 2008. Exp Clin Endocrinol Diabetes 2010；118：577-85.

副腎疾患の遺伝的背景

・Dahia PL. Pheochromocytoma and paraganglioma pathogenesis：learning from genetic heterogeneity. Nat Rev Cancer 2014；14：108-19.

・Lenders JW, et al. Endocrine Society. Pheochromocytoma and paraganglioma：an endo-

crine society clinical practice guideline. J Clin Endocrinol Metab 2014 ; 99 : 1915-42.
- Neumann HP, et al. Distinct clinical features of paraganglioma syndromes associated with SDHB and SDHD gene mutations. JAMA 2004 ; 292 : 943-51.
- Benn DE, et al. Clinical presentation and penetrance of pheochromocytoma/paraganglioma syndromes. J Clin Endocrinol Metab 2006 ; 91 : 827-36.
- Brito JP, et al. Testing for germline mutations in sporadic pheochromocytoma/paraganglioma : a systematic review. Clin Endocrinol (Oxf) 2015 ; 82 : 338-45.
- Schiavi F, et al. Are we overestimating the penetrance of mutations in SDHB? Hum Mutat 2010 ; 31 : 761-2.
- Neumann HPH, et al. Germ-line mutations in nonsyndromic pheochromocytoma. N Engl J Med 2002 ; 346 : 1459-66.
- Currás-Freixes M, et al. Recommendations for somatic and germline genetic testing of single pheochromocytoma and paraganglioma based on findings from a series of 329 patients. J Med Genet 2015 ; 52 : 647-56.
- Rattenberry E, et al. A comprehensive next generation sequencing-based genetic testing strategy to improve diagnosis of inherited pheochromocytoma and paraganglioma. J Clin Endocrinol Metab 2013 ; 98 : E1248-56.

副腎疾患の画像診断

- Omura M, et al. Clinical characteristics of aldosterone-producing microadenoma, macroadenoma, and idiopathic hyperaldosteronism in 93 patients with primary aldosteronism. Hypertens Res 2006 ; 29 : 883-9.
- Boland GW, et al. Characterization of adrenal masses using unenhanced CT : an analysis of the CT literature. AJR Am J Roentgenol 1998 ; 171 : 201-4.
- Halefoglu AM, et al. Comparison of computed tomography histogram analysis and chemical-shift magnetic resonance imaging for adrenal mass characterization. Acta Radiol 2009 ; 50 : 1071-9.
- Caoili EM, et al. Adrenal masses : characterization with combined unenhanced and delayed enhanced CT. Radiology 2002 ; 222 : 629-33.
- Koopman D, et al. Current generation time-of-flight (18) F-FDG PET/CT provides higher SUVs for normal adrenal glands, while maintaining an accurate characterization of benign and malignant glands. Ann Nucl Med 2016 ; 30 : 145-52.
- Omura K, et al. Anatomical Variations of the Right Adrenal Vein : Concordance Between Multidetector Computed Tomography and Catheter Venography. Hypertension 2017 ; 69 : 428-34.
- Satani N, et al. Intra-adrenal Aldosterone Secretion : Segmental Adrenal Venous Sampling for Localization. Radiology 2016 ; 278 : 265-74.
- Burton TJ, et al. Evaluation of the sensitivity and specificity of (11) C-metomidate positron emission tomography (PET)-CT for lateralizing aldosterone secretion by Conn's adenomas. J Clin Endocrinol Metab 2012 ; 97 : 100-9.
- Lingam RK, et al. CT of primary hyperaldosteronism (Conn's syndrome) : the value of measuring the adrenal gland. AJR Am J Roentgenol 2003 ; 181 : 843-9.
- Mantero F, et al. A survey on adrenal incidentaloma in Italy. Study Group on Adrenal Tumors of the Italian Society of Endocrinology. J Clin Endocrinol Metab 2000 ; 85 : 637-44.
- Shulkin BL, et al. Pheochromocytomas : imaging with 2-[fluorine-18]fluoro-2-deoxy-D-glucose PET. Radiology 1999 ; 212 : 35-41.

副腎腫瘍の TNM 分類

- Brierley JD, et al., eds. Adrenal Cortex TNM Classification of Malignant Tumours, 8th ed. Oxford : John Wiley & Sons ; 2017. p.211-3.
- 中村保宏ほか. 病理学的事項. 日本泌尿器学会ほか編. 副腎腫瘍取扱い規約. 第 3 版. 東京 : 金原出版 ; 2015. p.86-116.

・Fassnacht M, et al. Limited prognostic value of the 2004 International Union Against Cancer staging classification for adrenocortical carcinoma：proposal for a Revised TNM Classification. Cancer 2009；115：243-50.

・Correa P, Chen VW. Endocrine gland cancer. Cancer 1995；75：338-52.

・三浦徳宣ほか．副腎皮質癌 7 例の臨床病理学的特徴と予後の検討．日泌尿会誌 2014；105：79-84.

副腎皮質癌の治療

・Fassnacht M, et al. Adrenocortical carcinoma：a clinician's update. Nat Rev Endocrinol 2011；7：323-35.

・Berruti A, et al. Adrenal cancer：ESMO Clinical Practice Guidelines for diagnosis, treatment and follow-up. Ann Oncol 2012；23（Suppl 7）：vii131-8.

・Kerkhofs TM, et al. Developing treatment for adrenocortical carcinoma. Endocr Relat Cancer 2015；22：R325-38.

・JCOG ホームページ　http://www. jcog. jp/

・Konda B, Kirschner LS. Novel targeted therapies in adrenocortical carcinoma. Curr Opin Endocrinol Diabetes Obes 2016；23：233-41.

・Fassnacht M, et al. Combination chemotherapy in advanced adrenocortical carcinoma. N Engl J Med. 2012；366：2189-97.

・Stigliano A, et al. New insights and future perspectives in the therapeutic strategy of adrenocortical carcinoma（Review）. Oncol Rep 2017；37：1301-11.

・Varghese J, Habra MA. Update on adrenocortical carcinoma management and future directions. Curr Opin Endocrinol Diabetes Obes 2017；24：208-14.

・Przytulska J, et al. Current and emerging therapies for adrenocortical carcinoma：review. Adv Clin Exp Med 2015；24：185-93.

褐色細胞腫の薬物療法

・野城孝夫．カテコラミンの生理作用．成瀬光栄ほか編．褐色細胞腫診療マニュアル．改訂第 2 版．東京：診断と治療社；2012. p.6-7.

・日本内分泌学会悪性褐色細胞腫検討委員会・厚生労働省難治性疾患克服研究事業「褐色細胞腫の実態調査と診療指針作成」研究班（平成 23 年 10 月改訂）.

・柴田洋孝．症状，スクリーニング，機能検査．成瀬光栄ほか編．褐色細胞腫診療マニュアル 改訂．第 2 版．東京：診断と治療社；2012. p.64-9.

・木村伯子．病理診断と悪性度．成瀬光栄ほか編．褐色細胞腫診療マニュアル．改訂第 2 版．東京：診断と治療社；2012. p.64-9.

・渡辺みか．悪性褐色細胞腫―副腎褐色細胞腫の悪性度について―．内分泌甲状腺外会誌 2013；30：41-4.

・Young WF, Kebebew E. Treatment of pheochromocytoma in adults. www. uptodate. com © 2017 UpToDate®

・立木美香ほか．褐色細胞腫クリーゼの治療．成瀬光栄ほか編．褐色細胞腫診療マニュアル．改訂第 2 版．東京：診断と治療社；2012. p.55-7.

・田辺晶代．悪性褐色細胞腫への CVD 治療．内分泌甲状腺外会誌 2015；32：34-8.

・竹澤健太郎ほか．CVD 療法および放射線治療が奏効した Malignant paraganglioma の 1 例．泌尿紀要 2009；55：691-4.

・竹越一博，川上　康．遺伝性褐色細胞腫・パラガングリオーマ症候群．内分泌甲状腺外会誌 2012；29：104-12.

・Lenders JW, et al. Pheochromocytoma and paraganglioma：an endocrine society clinical practice guideline. J Clin Endocrinol Metab 2014；99：1915-42. doi：10. 1210/jc. 2014-1498.

3章　副腎皮質疾患の概要と鑑別診断

Cushing's adenoma

・日本泌尿器科学会ほか編. 副腎腫瘍取扱い規約. 第3版. 東京：金原出版；2015.
・Ronchi CL, et al. Genetic landscape of sporadic unilateral adrenocortical adenomas without PRKACA p.Leu206Arg mutation. J Clin Endocrinol Metab 2016；101：3526-38.
・Duan K, et al. Clinicopathological correlates of adrenal Cushing's syndrome. J Clin Pathol 2015；68：175-86.
・笹野公伸. 副腎. 向井　清ほか編. 外科病理学. 第4版. 東京：文光堂；2006. p.817-42.

副腎皮質癌粘液亜型，粘液型副腎皮質癌

・Papotti M, et al. Adrenocortical tumors with myxoid features：a distinct morphologic and phenotypical variant exhibiting malignant behavior. Am J Surg Pathol 2010；34：973-83.
・Weissferdt A, et al. Myxoid adrenocortical carcinoma；a clinicopathologic and immunohistochemical study of 7 cases, including 1 case with lipomatous metaplasia. Am J Clin Pathol 2013；139：780-6.
・Lloyd RV, et al., eds. WHO Classification of Tumours of Endocrine Organs. 4th ed. Lyon：IARC Press；2017.

オンコサイトーマ

・Nose V, et al., eds. Adrenal Gland. Diagnostic Pathology：Endocrine. Salt Lake City：Amirsys Inc；2012. p.28-49.
・Sato N, et al. Case report：adrenal oncocytoma associated with markedly increased FDG uptake and immunohistochemically positive for GLUT1. Endocr Pathol 2014；25：410-5.
・中村保宏ほか. 病理学的事項. 日本泌尿器科学会ほか編. 副腎腫瘍取扱い規約. 第3版. 東京：金原出版；2015. p.86-116.
・中村保宏. 良性腫瘍. 笹野公伸ほか編. 腫瘍病理鑑別診断アトラス NET・下垂体・副甲状腺・副腎. 東京：文光堂；2017. p.219-28.
・Bisceglia M, et al. Adrenocortical oncocytic tumors：report of 10 cases and review of the literature. Int J Surg Pathol 2004；12：231-43.
・Bisceglia M, et al. Oncocytic adrenocortical tumors. Pathol Case Rev 2005；10：228-42.

4章　副腎髄質疾患の概要と鑑別診断

神経節細胞腫と関連疾患

・Lam AK. Update on Adrenal Tumours in 2017 World Health Organization（WHO）of Endocrine Tumours. Endocr Pathol 2017；28：213-27.
・Maciel CA, et al. Imaging of rare medullary adrenal tumours in adults. Clin Radiol 2016；71：484-94.
・吉田栄宏ほか. 副腎神経節細胞腫の1例. 泌尿器科紀要 2005；51：93-6.
・Ohtsuki Y, et al. Composite paraganglioma and ganglioneuroma in the retroperitoneum：a case report. Med Mol Morphol 2012；45：168-72.
・Brady S, et al. Composite pheochromocytoma/ganglioneuroma of the adrenal gland associated with multiple endocrine neoplasia 2A：case report with immunohistochemical analysis. Am J Surg Pathol 1997；21：102-8.
・Warren M, et al. Utility of Phox2b immunohistochemical stain in neural crest tumours and non-neural crest tumours in paediatric patients. Histopathology 2018；72：685-96.

褐色細胞腫

・Kimura N, et al. Pathological grading for predicting metastasis in phaeochromocytoma and paraganglioma. Endocr Relat Cancer 2014；21：405-14.
・Lenders JWM, et al. Pheochromocytoma and paraganglioma：an endocrine society clinical

practice guideline. J Clin Endocrinol Metab 2014；99：1915-42.
・成瀬光栄ほか．褐色細胞腫・悪性褐色細胞腫の診断基準．成瀬光栄ほか編．褐色細胞腫診療マニュアル．改定第2版．東京：診断と治療社；2012．p.26-7.
・Tischler AS, et al. Phaeochromocytoma. In：Lloyd RV, et al, eds. WHO Classification of Tumors of Endocrine Organs. 4th ed. Lyon：IARC Press；2017. p.183-9.
・Thompson LD. Pheochromocytoma of the adrenal gland scaled score（PASS）to separate benign from malignant neoplasms：a clinicopathologic and immunophenotypic study of 100 cases. Am J Surg Pathol 2002；26：551-66.
・Kimura N, et al. Histological grading of adrenal and extra-adrenal pheochromocytomas and relationship to prognosis：a clinicopathological analysis of 116 adrenal pheochromocytomas and 30 extra-adrenal sympathetic paragangliomas including 38 malignant tumors. Endocr Pathol 2005；16：23-32.
・Gimenez-Roqueplo AP, et al. Mutations in the SDHB gene associated with extra-adrenal and/or malignant pheochromocytomas. Cancer Res 2003；63：5615-21.
・van Nederveen FH, et al. An immunohistochemical procedure to detect patients with paraganglioma and phaeochromocytoma with germline SDHB, SDHC, or SDHD gene mutations：a retrospective and prospective analysis. Lancet Oncol 2009；10：764-71.
・Burnichon N, et al. The succinate dehydrogenase genetic testing in a large prospective series of patients with paragangliomas. J Clin Endocri Metab 2009；94：2817-27.
・Kimura N, et al. Clinicopathological study of SDHB mutation-related pheochromocytoma and sympathetic paraganglioma. Endocr Relat Cancer 2014；21：L13-6.
・日本内分泌学会臨床重要課題「悪性褐色細胞腫の実態調査と診療指針の作製」検討委員会編「褐色細胞腫・パラガングリオーマ診療ガイドライン2018」診断と治療社（in print）.

副腎外パラガングリオーマ

・Kimura N, et al. Paraganglion tumours. In：El-Naggar AD, et al, eds. WHO Classification of Head and Neck Tumours. Lyon：IARC Press；2017. p.275-84.
・Kimura N, et al. Extraadrenal paraganglioma. In：Lloyd RV, et al, editors. WHO Classification of Tumours of Endocrine Organs. Lyon：IARC Press；2017. p.190-5.
・Kimura N. Update on Tumors of Adrenal Medulla and Extra-adrenal Paraganglia. ASJP：Reviews & Reports 2017；22：240-5.
・Lenders JWM, et al. Pheochromocytoma and paraganglioma：an endocrine society clinical practice guideline. J Clin Endocrinol Metab 2014；99：1915–42.
・成瀬光栄ほか．褐色細胞腫・悪性褐色細胞腫の診断基準．成瀬光栄ほか編．褐色細胞腫診療マニュアル改定第2版．東京：診断と治療社；2012．p.26-7.

MEN と副腎髄質病変

・多発性内分泌腫瘍ガイドブック編集委員会編．多発性内分泌腫瘍症診療ガイドブック．東京：金原出版；2013.
・Imai T, et al. High penetrance of pheochromocytoma in multiple endocrine neoplasia 2 caused by germ line RET codon 634 mutation in Japanese patients. Eur J Endocrinol 2013；168：683-7.
・Rodriguez JM, et al. Pheochromocytoma in MEN 2A syndrome. Study of 54 patients. World J Surg 2008：32：2520-6.
・Mannelli M, et al. Clinically guided genetic screening in a large cohort of italian patients with pheochromocytomas and/or functional or nonfunctional paragangliomas. J Clin Endocrinol Metab 2009；94：1541-7.
・Eisenhofer G, et al. Age at diagnosis of pheochromocytoma differs according to catecholamine phenotype and tumor location. J Clin Endocrinol Metab 2011；96：375-84.
・Brandi ML, et al. Guidelines for diagnosis and therapy of MEN type 1 and type 2. J Clin Endocrinol Metab 2001；86：5658-71.
・Thompson LD. Pheochromocytoma of the Adrenal gland Scaled Score（PASS）to separate

benign from malignant neoplasms：a clinicopathologic and immunophenotypic study of 100 cases. Am J Surg Pathol 2002；26：551-6.

5章　病理検体の取り扱い

副腎皮質疾患

・中村保宏ほか．病理学的事項．日本泌尿器科学会ほか編．副腎腫瘍取扱い規約．第 3 版．東京；金原出版：2015．p.86-116.
・笹野公伸ほか．6. 副腎皮質　第 1 部　検鏡前の確認事項．笹野公伸，亀山香織編．腫瘍病理鑑別診断アトラス NET・下垂体・副甲状腺・副腎．東京；文光堂：2017．p.200-9.

副腎髄質疾患

・Symington T. Adult adrenal cortex. In：Symington T, et al. eds. Functional Pathology of the Human Adrenal Gland. Livingstone, 1969. p.13-4.
・日本泌尿器科学会ほか編．副腎腫瘍取扱い規約．第 2 版．東京：金原出版；2005．p.62.

6章　症例の実際

症例 1　黒色腺腫，色素性腺腫

・Visser JW, et al. A functioning black adenoma of the adrenal cortex：a clinico-pathological entity. J Clin Pathol 1974；27：955-9.
・Tokunaga H, et al. Preclinical Cushing's syndrome resulting from black adrenal adenoma. A case report. Horm Res 2004；62：60-6.
・Erem C, et al. Adrenal black adenoma associated with Cushing's syndrome. Endocrine 2004；25：253-7.

症例 2　小児副腎皮質癌

・Wieneke JA, et al. Adrenal cortical neoplasms in the pediatric population：a clinicopathologic and immunophenotypic analysis of 83 patients. Am J Surg Pathol 2003；27：867-81.
・Wasserman JD, et al. Prevalence and functional consequence of TP53 mutations in pediatric adrenocortical carcinoma：a children's oncology group study. J Clin Oncol 2015；33：602-9.
・Das S, et al. Weineke criteria, Ki-67 index and p53 status to study pediatric adrenocortical tumors：Is there a correlation? J Pediatr Surg 2016；51：1795-800.
・Michalkiewicz E, et al. Clinical and outcome characteristics of children with adrenocortical tumors：a report from the International Pediatric Adrenocortical Tumor Registry. J Clin Oncol 2004；22：838-45.

中山書店の出版物に関する情報は，小社サポートページを御覧ください．
http://www.nakayamashoten.co.jp/bookss/define/support/support.html

癌診療指針のための病理診断プラクティス

内分泌腫瘍　　甲状腺，副腎

2018 年 7 月 10 日　　初版第 1 刷発行ⓒ　　　　　〔検印省略〕

総編集 ─── 青笹克之

専門編集 ─── 長沼　廣，笹野公伸

発行者 ─── 平田　直

発行所 ─── 株式会社 中山書店
　　　　　　〒 112-0006 東京都文京区小日向 4-2-6
　　　　　　TEL 03-3813-1100（代表）　振替 00130-5-196565
　　　　　　https://www.nakayamashoten.jp

印刷・製本 ── 三報社印刷株式会社

Published by Nakayama Shoten Co.,Ltd.　　　　　Printed in Japan
ISBN 978-4-521-74271-7
落丁・乱丁の場合はお取り替え致します

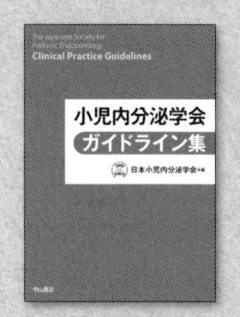

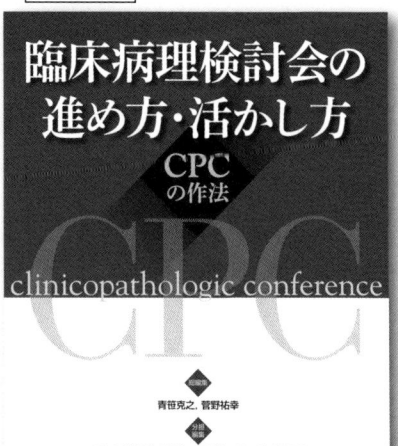

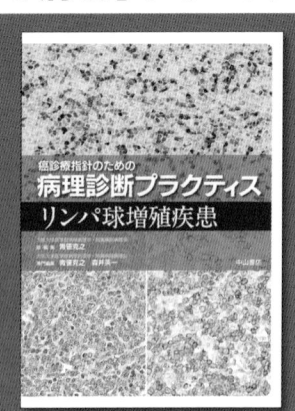